医学教育理论与实践系列丛书

临床胜任力评价实用指南

第 2 版

Practical Guide to the Evaluation of Clinical Competence

原 著 [美] Eric S. Holmboe
[美] Steven J. Durning
[美] Richard E. Hawkins

主 译 张抒扬（中国医学科学院北京协和医院）

副主译 刘继海（中国医学科学院北京协和医院）
罗林枝（中国医学科学院北京协和医院）
朱慧娟（中国医学科学院北京协和医院）

译 者 （按姓名汉语拼音排序；单位：北京协和医学院）

戴依敏 杜华康 冯芸颖 高瑞辰 关 艾 雷曙槟
李安安 李慕聪 曲江明 师 悦 万梓琪 王招荐
杨奕颖 赵 清 郑雪晴

审校者 （按姓名汉语拼音排序；单位：中国医学科学院北京协和医院）
陈 蓉 郭 超 景 泉 李 菁 杨莹韵 张 晖
张 舒 赵 峻

北京大学医学出版社

LINCHUANG SHENGRENLI PINGJIA SHIYONG ZHINAN （DI 2 BAN）

图书在版编目（CIP）数据

临床胜任力评价实用指南：原书第 2 版 /（美）埃里克·霍尔姆波（Eric S. Holmboe），
（美）史蒂文·德宁（Steven J. Durning），（美）理查德·霍金斯（Richard E. Hawkins）原著；
张抒扬主译. —北京：北京大学医学出版社，2021. 8（2023. 9 重印）
书名原文：Practical Guide to the Evaluation of Clinical Competence，2nd edition
ISBN 978-7-5659-2418-7

Ⅰ. ①临… Ⅱ. ①埃… ②史… ③理… ④张… Ⅲ. ①医学教育-教育质量-评价
-研究 Ⅳ. ① R-4

中国版本图书馆 CIP 数据核字（2021）第 097205 号

北京市版权局著作权合同登记号：图字：01-2021-4434

Elsevier（Singapore）Pte Ltd.
3 Killiney Road，#08-01 Winsland House I，Singapore 239519
Tel：(65) 6349-0200；Fax：(65) 6733-1817

注　意

临床胜任力评价实用指南（第 2 版）

主　　译：张抒扬
出版发行：北京大学医学出版社
地　　址：（100191）北京市海淀区学院路 38 号　北京大学医学部院内
电　　话：发行部 010-82802230；图书邮购 010-82802495
网　　址：http://www.pumpress.com.cn
E-mail：booksale@bjmu.edu.cn
印　　刷：北京信彩瑞禾印刷厂
经　　销：新华书店
责任编辑：赵　欣　　责任校对：靳新强　　责任印制：李　啸
开　　本：889 mm×1194 mm　1/16　印张：22.75　字数：650 千字
版　　次：2021 年 8 月第 1 版　2023 年 9 月第 2 次印刷
书　　号：ISBN 978-7-5659-2418-7
定　　价：118.00 元

版权所有，违者必究
（凡属质量问题请与本社发行部联系退换）

原书主编

Eric S. Holmboe, MD, MACP, FRCP

Senior Vice President, Milestones Development and Evaluation
Accreditation Council for Graduate Medical Education
Chicago, Illinois;
Professor Adjunct
Yale University
New Haven, Connecticut;
Adjunct Professor of Medicine
Feinberg School of Medicine, Northwestern University
Chicago, Illinois

Steven J. Durning, MD, PhD

Professor of Medicine and Pathology
Department of Medicine
Uniformed Services University of the Health Sciences
Bethesda, Maryland

Richard E. Hawkins, MD, FACP

Vice President, Medical Education Outcomes
American Medical Association
Chicago, Illinois

原书作者

John R. Boulet, PhD
Vice President, Research and Data Resources
Foundation for Advancement of International Medical
    Education and Research
Educational Commission for Foreign Medical Graduates
Philadelphia, Pennsylvania

Carol Carraccio, MD
Vice President
Competency Based Assessment Programs
American Board of Pediatrics
Chapel Hill, North Carolina

Brian E. Clauser, EdD
Vice President
Center for Advanced Assessment
National Board of Medical Examiners
Philadelphia, Pennsylvania

Daniel Duffy, MD
Landgarten Chair of Medical Leadership
Department of Internal Medicine
Oklahoma University School of Community Medicine
Tulsa, Oklahoma

Steven J. Durning, MD, PhD
Professor of Medicine and Pathology
Department of Medicine
Uniformed Services University of the Health Sciences
Bethesda, Maryland

Michael L. Green, MD
Professor of Medicine
Department of Internal Medicine
Associate Director for Student Assessment
Teaching and Learning Center
Yale University School of Medicine
New Haven, Connecticut

Stanley J. Hamstra, PhD
Vice President, Milestones Research and Evaluation
Accreditation Council for Graduate Medical Education
Chicago, Illinois

Richard E. Hawkins, MD, FACP
Vice President, Medical Education Outcomes
American Medical Association
Chicago, Illinois

Eric S. Holmboe, MD, MACP, FRCP
Senior Vice President, Milestones Development and
    Evaluation
Accreditation Council for Graduate Medical Education
Chicago, Illinois;
Professor Adjunct
Yale University
New Haven, Connecticut;
Adjunct Professor of Medicine
Feinberg School of Medicine, Northwestern University
Chicago, Illinois

William Iobst, MD
Vice Dean and Vice President for Academic Affairs
Professor of Medicine
Geisinger Commonwealth School of Medicine
Scranton, Pennsylvania

Jennifer R. Kogan, MD
Professor of Medicine
Assistant Dean, Faculty Development
Director of Undergraduate Education, Department of
    Medicine
Perelman School of Medicine at the University of
    Pennsylvania
Philadelphia, Pennsylvania

Jocelyn M. Lockyer, PhD
Professor of Community Health Sciences
Senior Associate Dean of Education
Cumming School of Medicine
University of Calgary
Calgary, Alberta, Canada

Melissa J. Margolis, PhD
Senior Measurement Scientist
National Board of Medical Examiners
Philadelphia, Pennsylvania

Neena Natt, MD
Associate Professor
Vice Chair Education
Division of Endocrinology, Diabetes, Metabolism, Nutrition
Mayo Clinic
Rochester, Minnesota

Patricia S. O'Sullivan, EdD
Director
Research and Development in Medical Education
Center for Faculty Educators, School of Medicine
Professor of Medicine
University of California San Francisco
San Francisco, California

Louis N. Pangaro, MD, MACP
Professor and Chair
Department of Medicine
Uniformed Services University of the Health Sciences
Bethesda, Maryland

Joan M. Sargeant, PhD
Professor
Faculty of Medicine
Division of Medical Education
Department of Community Health and Epidemiology
Dalhousie University
Halifax, Nova Scotia, Canada;
Adjunct Professor
School of Education
Acadia University
Wolfville, Nova Scotia, Canada

Ross J. Scalese, MD
Associate Professor of Medicine
Director of Educational Technology Development
Michael S. Gordon Center for Research in Medical Education
University of Miami Miller School of Medicine
Miami, Florida

David B. Swanson, PhD
Vice President of Academic Affairs
American Board of Medical Specialties
Chicago, Illinois;
Professor (Honorary) of Medical Education
University of Melbourne
Victoria, Australia

Olle ten Cate, PhD
Professor of Medical Education
Center for Research and Development of Education
University Medical Center Utrecht
Utrecht, the Netherlands

中文版前言

值此北京协和医院建院百年之际，我们完成了《临床胜任力评价实用指南》（第2版）的翻译工作。回顾协和百年历史，不禁让我们重温作为医者和临床教师的初心和使命。早在1921年创建之初，我们就建立了严格、规范并与国际接轨的住院医师培训制度。100年来，我们始终坚持高标准、高起点和严要求，强调"三基""三严"，注重素质培养与文化熏陶，着眼国际接轨，实行过程管理，注重师资培训，建设资源平台，不断探索，传承精进，使我院住院医师始终保持了极高的成才率，该制度被誉为医学人才培养的基石和"通向医学大师的必由之路"。

改革开放40多年来，我国医学教育改革也经历了快速稳步发展的阶段，这40多年间逐步形成了院校医学教育、毕业后医学教育和继续医学教育三阶段有机衔接的具有中国特色的医学人才培养体系。特别是以2013年12月国家七部委联合印发的《关于建立住院医师规范化培训制度的指导意见》和2015年12月国家八部委联合印发的《关于建立专科医师规范化培训制度试点工作的指导意见》为标志，建立了我国历史上第一次严格规范培训医师的国家制度。目前住院医师规范化培训基地已经遍布我国各个省、自治区、直辖市，专科医师规范化培训制度试点稳步推进，使得临床医学人才培养区域标准化、同质化。中国毕业后医学教育作为一项国家制度，是中国医学教育史上具有开拓性和里程碑意义的重大事件。如何让制度真正发挥医学人才培养的重要作用，成为中国毕业后医学教育亟待解决的问题。

2016年，北京协和医院启动临床医学博士后项目，恢复老协和"小而精"教学模式，为我国毕业后医学教育开启了新的篇章。2018年9月，北京协和医院联合国内8家精英教学医院共同正式发布了"中国精英教学医院联盟住院医师核心胜任力框架共识"，成为我国医学教育领域的又一重要举措，填补了我国住院医师规范化培训标准的空白，为培训质量的高标准、同质性奠定了坚实的基础。随着胜任力导向医学教育改革的逐步推广，需要医学教育体系重新审视和思考如何能够真正做好临床胜任力的培训与评价。《临床胜任力评价实用指南》（第2版）一书结合胜任力导向医学教育实践，为临床教育者提供了实用而全面的临床胜任力评价框架，并围绕各种评价方法进行了详尽和全面的阐述，包括直接观察评价法、理论知识测试、临床实地评价、循证实践的评价、学习档案集、360°评价和模拟评价等，同时本书还涉及如何结合评价对学生做出有针对性的反馈，以及针对有困难的学习者应该如何进行教育和辅导等问题。本书对于临床教育者是一本非常好的辅助工具，希望在本书的指导下能够帮助临床教育者们更好地完成临床胜任力评价，提升我国医学教育质量。

本书的翻译团队均来自北京协和医院和北京协和医学院。值得一提的是，本书的翻译工作启动于2019年底，在过去的2020年，我们遇到了新冠病毒肺炎疫情的严峻挑战，很多译者都是在抗击新冠病毒肺炎的同时完成了本书的翻译工作。在这场疫情的考验下，充分展现了协和人的担当，也为我国医学教育在突发传染病疫情应对方面提出了新的挑战。

本书的出版得到了北京大学医学出版社的大力支持，也感谢原著的三位主编 Eric S. Holmboe、

Steven J. Durning 和 Richard E. Hawkins，他们的专业知识和卓越工作成就了这部著作，为临床胜任力评价工作奠定了扎实的理论基础。我们还要向为本中文译著的出版付出辛勤努力的所有工作人员表示由衷的感谢。

张抒扬

2021 年 6 月

原著前言

译者：王招荐　审校者：刘继海

将对医疗卫生专业人员的评价贯穿于医学教育和临床实践中，对于为患者和公众提供高质量和安全的医疗至关重要。临床胜任力的评价是职业素养的核心要素，是进行有效的专业人员自我管理的基础。不仅如此，评价对于履行我们的专业职责也是至关重要的。只有通过评价，我们才能向公众保证，医学教育培训项目的毕业生已真正做好了进入下一阶段教育或实践的准备。尽管在过去 20 年中，人们对医疗卫生的质量和安全性给予了极大的关注，但此领域依旧存在重要的缺陷和隐忧。医学教育以及对全体医疗卫生专业人员的教育方面的转型被视为恰当的解决方案的一部分。而有效的评价则是转型的重要组成部分。首先也是最重要的，我们须认识到医疗行业是服务性行业。作为医学教育工作者，为了履行服务公众和患者的基本义务，我们必须开发和使用高质量的评价方法和体系。此外，有效的评价为稳健可靠的反馈和指导提供了必要的数据，为专业技能的成长和发展保驾护航。如果没有评价和反馈，学习者就几乎不可能达到"精通"——结果导向教育的最终目标。

距本书第 1 版的出版已将近十年，在这期间医学教育也有了很大的变化。目前全球各地正在不同程度地施行胜任力导向医学教育（competency-based medical education，CBME）模式，以推动教育和医疗卫生行业更好的成果产出。CBME 的理念基础是让受训者了解关于课程和程序性评价的变化、能力鉴定和认证的途径，以及医疗卫生专业人员的资格认证。CBME 强调了在巨大压力下利用更为传统的评价方法的重要性，同时也强调了发展其他评价方法的必要性，特别是应用基于工作场所的评价方法。全面实施的 CBME 框架采用整体而建构性的评价方法。

成功的评价方案将会是多种教育、评价的理论与方法的荟萃。

我们很高兴能与大家分享自 2008 年以来在评价方面的变化和进展。许多读者告诉我们，第 1 版的主要优点之一是每一章中可用于培训项目的实用建议。再版时，我们试图忠于这个理念，添加了更多的补充材料和新的章节，包括在工作场所评价临床推理能力、基于工作场所的操作评价以及反馈。所有其他章节也都经过了大量的修订，以适应最新的和实际的需要。

我们三位主编在职业生涯的大部分时间里都在思考、学习，然后传授有关评价的知识。像你们中的许多人一样，我们最初的学习大多是通过反复试错来完成的，而那发生在我们被指派去负责测定医学生和住院医师的内科胜任力的时候。我们还有幸在全国性组织内参与对医生的连续性评价工作。医生和其他医疗卫生专业人员对评价常常不会持欢迎态度，尤其是当评价来自于外部实体时。然而，如果没有评价，反馈几乎是不可能的，进而持续的专业成长也很困难。通过在这本书里分享我们的部分经历，我们希望可以帮助读者战胜他们在自己的工作环境中所面临的来自评价的挑战。同时，评价作为一种提高医疗质量和安全性的机制，我们也希望促成对其更广泛的探讨。

本书的主要目的是从系统的视角为评价方案的开发提供实用指南。单一的评价方法是无法判定像临床胜任力这样复杂的事物的。因此，教育工作者需要根据当地的情况及现有的最佳证据，选择最佳的评价方法组合，从而制订评价方案。本书将围绕以下两个方面来组织阐述：各种评价方法和工具，评价责任人如何因地制宜地应用这些方法和工具。为了帮助读者理解如何巧妙地使用评价方法及发挥其目的，我们提供了关键教育理论的概述。每一章均提供了关于评价方法的优缺点以及特定工具的相关信息。许多章提供了评价工具的实例以及对教师有关开发和有效施行评价方法的建议。每章最后还包含一个颇具助益的注释书目，以供扩展阅读。

第 1 章概述了基本的评价原则，其重点是基于胜任力的评价方法的兴起及其对获取结果的影响。第 2 章提供了心理测量学关键的理论和各方面的入门知识。对于有效的评价，心理测量学是一门必不可少的学科。第 3 章探讨了评定量表使用方法的演变。评定量表是评价表和调查的常见组成部分，它强调了合适的框架及评价锚点的重要性。第 4 章的重点是工作场所直接观察法，特别是对临床技能的观察。这一章就如何更好地培养教师的基本观察评价技能提出了多种实用性建议。第 5 章探讨了在标准化病人情境下的临床技能评价，是直接观察法在受控环境下的另一种运用形式。

第 6 章概述传统的书面标准化测验的有效使用。此类测验用于对医学知识和临床推理能力的评价，虽然传统但依然是评价方案的重要组成部分。然而，由于临床工作中持续存在的、贻害无穷的诊断及治疗失误，使得在工作场所对临床推理能力进行高质量评价的必要性日渐凸显。而与此相关的内容是第 7 章讨论的焦点，第 7 章也是本版的新增章节。另一新增的章节是第 8 章，涉及基于工作场所对操作性胜任力的评价。这是对患者安全备感担忧的当下越来越受医学教育工作者关注的又一领域。

第 9 章强调了评价循证实践胜任力的重要性。在医学知识快速增长和医疗照护中临床决策支持的使用日益增加的时代背景下，这一胜任力是医者的一项基本胜任力。第 10 章经过大量的修订，聚焦于使用质量和安全控制措施评价临床实践表现的多种方式上。这些日益普及的措施现已成为全球医疗实践中的既有部分。第 11 章提供了关于有效使用多来源反馈的指导，这是以患者为中心的照护和跨学科实践必不可少的方法。

第 12 章是对第 5 章的补充，涵盖了标准化病人之外其他日益壮大的模拟评价领域。根据学科的不同，模拟应逐渐成为评价过程的标准组成部分。第 13 章是有关反馈的实用方法的新章节。如果没有稳健可靠的反馈，任何评价体系都不可能完全起效，这也是增加此章的原因。

最后三章帮助读者"把所有的东西整合到一起"。在第 14 章中，学习档案集提供了一个综合性方案来支持一个评价方案的顺利开展。此章就如何设计和实施学习档案集提供了实用性建议。第 15 章提供了一个系统性的方法来解决胜任力不佳学习者（即有困难的学习者）的问题。这些胜任力不佳学习者需要一个运用多种评价方法的系统性评价方案的帮助。最后，第 16 章介绍了对培训方案自身的评估作为有效培训方案组成部分的重要作用，并提供了新近出现的有关概念和方法。

有效的评价需要综合使用多层面的评价方法，这也是本书组织和设计的基本依据。有效的评价还取决于一支教师队伍和其他教育工作者之间的合作。因此，对评价体系所做出的改变不仅必须包括从他处而来的输入借鉴，而且还必须包括对教育者的培训投入，使其能有效使用评价方法和工具。在 CBME 系统中，还须让学习者作为"主观能动者"参与到他们自己的学习和评价中。跨专业教师、项目负责人和学习者需要通力合作，共同创建、制订评价方案，以最大限度地提高项目教育产出和学习者最终的临床能力。

需要指出的是，真正的评价工具取决于使用它的人，而不是工具本身。只有被人们有效利用，评价工具才是良好的。如果使用得好，评价可以对患者、学习者和教师产生深远的积极影响。这一点自 2008 年以来就从没有改变过，很可能永远也不会改变。没有什么事情比知道你的每个毕业生都已经为进入下一职业阶段做好了充分准备更令人满意。公众的期许不会降低，我们对自己的期许也不应降低。本着这种精神，我们诚邀读者为本书的提升建言献策。

Eric S. Holmboe
Steven J. Durning
Richard E. Hawkins

致 谢

以此纪念无比支持我的父母 Dr. Kenneth C. 和 Mrs. Bette M. Holmboe。

我要向我的妻子也是我最好的朋友 Eileen Holmboe，还有我的两个孩子 Ken 和 Lauren，表示我由衷的爱和感激。

Eric S. Holmboe

感谢我结婚 25 年的妻子 Kristen 和我的两个好儿子 Andrew 和 Daniel，感谢他们的爱和支持。感谢父母和姻亲的智慧和鼓励。

Steven J. Durning

非常感谢我的母亲 Jacqueline Hawkins 和我的搭档 Margaret Jung 对我的支持和鼓励。

Richard E. Hawkins

献 词

我们还要感谢作者们的才华和奉献精神，正是他们的努力和专业知识成就了这本书。我们还要感谢多年来与我们合作的无数学员和教师，是他们不断激励和挑战着我们。

Eric S. Holmboe, Steven J. Durning,
Richard E. Hawkins

目　录

第1章

结果导向教育背景下评价面临的挑战

ERIC S. HOLMBOE, MD, MACP, FRCP, OLLE TEN CATE, PHD,
STEVEN J. DURNING, MD, PHD, AND RICHARD E. HAWKINS, MD, FACP

译者：杜华康　审校者：刘继海

章节纲要

胜任力导向医学教育的兴起

尽管生物医学及相关科技取得了重大进步，全球医疗服务仍然在质量与安全方面存在严重的缺陷，这些缺陷每年都会让很多患者得到无效的医疗服务，甚至遭受严重的伤害。[1,2] 2001 年，美国医学研究所制订了针对医疗服务质量的六个目标：有效、高效、安全、以患者为中心、及时和公平。[3] 最近，患者体验质量（由上述六个目标定义）、人群健康和成本管理这三大目标已成为美国和其他一些国家医疗体系的总体驱动框架。[4] 然而，来自经济合作与发展组织（Organization for Economic Cooperation and Development，OECD）、世界卫生组织（World Health Organization，WHO）和英联邦基金会（Commonwealth Fund，CMWF）等多个来源的数据表明，发病率和死亡率方面的问题依然持续存在，解决这些问题需要的是更好、更安全的医疗服务。[5] 虽然造成这一状况的因素很多，但是许多医学教育工作者和政策制订者都坚持要对医学教育事业负责任这一前提，因为医学教育没有帮助医学生为在 21 世纪行医做好准备。[6] 伴随着这些对医疗服务质量和安全性的担忧，医学教育的最终结果日益受到关注。具体而言，教育者现在最关心的是毕业生的能力，而不是其是否仅完成了规定的培养计划。[7] 包括上述因素在内的各个因素使得以胜任力为医学教育项目基本框架的结果导向教育在全球铺展开来。

1978 年，McGaghie 及其同事描述了一种建立在获得既定胜任力基础上的医学教育方法的基本理念。他们写道："一个基于胜任力的医学教育项目的预期成果是培养出一名可以根据当地条件以一定的熟练水平行医，并满足当地医疗需求的医疗专业人员。"[8] 世界各地的教育界领军人物和政策制订者在撰写的多份报告中都曾哀叹当前的医学教育体系并不能使医生具备应对现代临床实践复杂性所需的能力，这让人们认识到院校教育、毕业后教育和继续医学教育均亟待改革。在美国，最近发表的几篇综述都提及关注我们的毕业生，面对我们国家日新月异的医疗服务体系，毕业生并没有为有效行医做好足够的准备。[12-14]

包括这一背景在内的种种因素最终促使多个国家开始构建胜任力框架，进而以这一框架为出发点，在各个国家落实胜任力导向的医学教育（competency-based medical education，CBME），以期获得更好的医学教育及临床实践成果。1996 年，加拿大皇家内科与外科医师学院制订了《加拿大专科医师医学教育方向》（Canadian Medical Education Directions for Specialists，CanMEDS）的第 1 版 [15-16]。出于类似的需求和问题，美国毕业后医学教育认证委员会、美国医学专科委员会、美国医学研究所、英国医学总会、澳大利亚皇家外科学院、荷兰医学专科学院和其他国家级医疗机构纷纷制订出了各自的胜任力框架。[17-21] 这些框架有两个主要特点：一是对医生的重新定义，除了过去几十年来一直主导医学教育主要内容的医学知识和医疗技能以外，还加入了许多对于医疗服务来说更重要、更密切相关的能力。二是重视医生培养过程中的质控，确保他们的胜任力达到毕业直至独立行医的预期标准。[7,22]

自 2008 年本书初版以来，许多重大报告和举措都在努力推动 CBME 的进一步普及与落实。国际 CBME 教育合作者（加拿大皇家内科与外科医师学院召集的一批医学教育工作者和医学教育领军人物）撰写了一系列论文，阐述了胜任力导向医学教育的发展历程、概念和在整个医学教育过程中实施胜任力导向医学教育所面临的挑战，包括现有评价方式需要做出的改变。[15,16,23-25] 同年，Frenk 和一群国际教育界带头人在《柳叶刀》上发表了很有影响力的论文，内容是有必要基于 CBME 的原则加快医学教育的变革。[6] 最后，在 Flexner 报告（1910 年）发表 100 周年之际，卡内基教学促进基金会发布了涵盖 CBME 的许多关键原则和目标的医学教育建议。[9] 以上都强调了对优化评价方式的迫切需求。

本书这次推出第 2 版的主要目的是为教育工作者和培训项目负责人提供"前沿"的实用指南，以利用现有的最佳证据和信息来构建和实施更好的项目和评价系统。要进行有效学习以及实现预期的教育目标和临床目标，评价至关重要。我们还需要持续地努力来改善医学教育项目，进一步来说，我们要持续努力提高患者和人群所接受的医疗服务的质量和安全性，CBME 是这一最新阶段的一部分。本章为介绍性章节，将概述驱动临床教育中使用的评价方式不断变化的因素、此类评价的框架、选择评价方法的准则、打造高效率师资力量的要素，以及现已用于促进医学教育的变革和改良的里程碑和置信职业行为等新概念。在继续探讨 CBME 领域的基本评价问题之前，我们将首先回顾 CBME 的一些关键定义和要素。

结果导向和胜任力导向的医学教育

对教育过程的关注现已转变为关注医生在完成培养计划以及达到培养过程中各个重要节点时实际能做些什么。胜任力已经成为评价医学教育结果的首要机制。结果导向教育的第一步是明确一名医师完成医学教育后应具备的胜任力，进而以预期达到的胜任力为出发点指导课程的具体内容和结构、教学方法的选择、培训的场所以及教师扮演的角色。评价的重要作用就是判断受训的学生和住院医师是否达到了预期的胜任力、培养项目是否有效。CBME 强调将课程和评价进行整合的重要性；二者不应彼此独立，而应作为教育系统整体和评价项目的一部分相互交流。这种思想上的变化和对医师各种胜任力进行评价的需求作为重要因素推动了新的评价方法的构建，尤其是本书中详细介绍的基于工作场所的评价。

CMBE 是一种聚焦于结果的方法和哲学，其以让医疗工作者能为患者提供所需医疗服务为明确培养历程的指导。它的基本特征（详见框 1.1）之一不再强调仅仅关注学生是否有临床轮转等经验的基于时间阶段的项目，而更倾向于强调出于实际需求考量的毕业标准，强调真实性，强调以学生为中心。[11,26] 根据 Frank 及其同事的定义，CBME 是"在胜任力的组织框架下，用以结果导向的方法来设计、实施、评价和评估医学教育项目"。[11] 尽管教育项目的最终结果是现在的主要驱动力，但这并不意味着教育项目的结构和过程并不重要。著名的 Donabedian 质量方程式（结构 × 过程 = 结果）就体现出，良好的结果取决于有效的结构和过程。[27] 然而，我们还了解到，在实际操作中，结构与过程之间的关系是非常复杂且非线性的。[28] 本书第 16 章将针对如何在教育项目设计和评价中面对这种复杂性提供有用的指导。对于教育项目的结构与过程之间的复杂相互作用来说，评价是一个关键环节。

评价可以展示我们感兴趣的结果，是一个至关重要的活动（即过程）。这也不是什么新鲜

框 1.1　胜任力导向医学教育的基本特征

CMBE 倡议的目标之一是在医学生毕业时以他们实现了多少预期的胜任力这一形式衡量其毕业成绩。这些胜任力与毕业生职业生涯的下一阶段所要扮演的角色相一致。

这些预设的胜任力从患者、医学生以及医学院校的需求出发，将这些需求整合为一个连贯的指导性框架。

投入的时间是学习的一种资源，但不是能力提高的保障（即花在病房中的时间长短不是衡量成绩的准绳）。

各个教学活动会顺应能力增长的不同阶段进行排序。

学习进程会以某种方式根据不同个体的差异量体裁衣。

大量的直接观察和有针对性的反馈有助于专业知识的有效学习和发展。

评价具有计划性、全面性、系统性、综合性。

事了，在任何教育工作中，评价都极其关键。但是，医学教育乃至整个医疗专业教育中的评价是一直存在并且令人长期困扰的问题，例如，缺乏对学习者表现的直接观察和有效反馈，过分依赖对医学知识的评价而缺乏对其他有助于毕业生有效服务于我们的医疗保健系统的重要能力（如跨专业团队合作能力和质量改进能力）的关注，以及教学人员未能有效运用各种评价方法和工具。本章节将初步探讨现有评价存在的问题，并介绍近年来通过里程碑和置信职业行为将胜任力落到实处的一些尝试，最后介绍构建评价项目的重要性。在本章中，我们将引导读者参阅本书中的其他章节，帮助读者创建和修改自己的评价项目。

医学教育评价简史

20 世纪 50 年代，对于医师的评价手段还很有限[29]。那时，医学知识的评价方式是导师对撰写的文章或其他开放性问题的论述打出成绩。而临床技能和判断力是通过口试来考查的，通常会要求学生到床旁收集患者信息，并根据收集到的信息，列出诊断清单和治疗计划，回答一个或多个考官提出的问题。因为这些是当时仅有的被普遍接受的方法，所以它们被用于大多数评价场合，哪怕并不适用于所需场合。倘若是在导师对医疗过程有更多控制权、对学习者报告上来的内容都会检查一遍的时代，这种评价方式还可以接受。但过去几十年来，医疗服务已经变得十分复杂，这种限定于 50 年代的方式也不再适用。例如，和那个时候相比，现在的平均住院时间已经显著降低，教学者身上也承担着很多教学以外的工作。

从那个时候到现在，评价方式已经发生剧变。随着评价方法一起激增的还有对合理运用评价方法的需求。在各种书面和以计算机为载体的技术的支持下，医学知识的评价在提供可靠和有效的结果方面已取得了很大进展（见第 6 章）。在过去的几十年里，客观结构化临床考试（objective structured clinical examinations，OSCEs）的心理测量质量有了更明确的定义并不断提高，尤其是其在高利害考试中的应用更是取得了可观的进步（见第 5 章）。然而，对于医学生在临床

情境（即病房、手术室、门诊等）中的评价还有一定程度的滞后，尤其是在临床技能、跨学科团队合作、医疗服务质量及安全性等方面。[24,30]

同样重要的是，为支持临床教育而开发的评价方法通常依赖于使用它们的教师，而很多教师在使用这些评价方法时往往经验不足，不具有一致的标准，对于关键的能力没有一致的心理模型，且没有经过培训以一致地应用这些评价方法。此外，教师们如今也面临着巨大的时间压力、更多的受训者、更多的患者周转、住院患者中更高的合并症发生率，以及不断增加的临床责任。也许更令人关注的是，最近的研究发现，教师评价的主要驱动力之一与他们自身的临床技能有关，许多研究表明一些临床医师自身的临床技能（例如问诊、体格检查和沟通技能）方面也存在重要缺陷。[31,32] 最后，还要求许多教师评价受试者诸如医疗协调、患者安全和信息技术的使用之类的能力，而他们本人从未在这些方面接受过正式培训。使这种情况更加复杂的是，没有有效的方法来形成教学团队，也没有现成的模型来应对这些新的临床和教育方法。[33]

评价方法变革的驱动因素

公众对于医学教育机构的关注增加是重要的一点；医学教育应始终为个体患者和公众服务。这种服务的逻辑可以帮助教育工作者制订评价项目，以满足公众、患者和医学生的需求。[34] 在全球范围内，许多医学教育项目正在实施更重视胜任力和结果的课程改革，支持着这一改革的是技术、心理测量的改进以及不断发展的以工作实践为基础的评价方法，这些评价方法越来越多地包含定性技术和系统性判断。

问责制和质量保障

在向胜任力导向的医学教育转变的过程中，人们也为增强医师的责任感付出了巨大努力。[3] 公众持续不断地要求加大对医疗行业的监管力度，去除害群之马。这一部分是出于提高医疗服务质量和安全性的需要，也有一部分是被 20 世纪 90 年代的一些著名的案件所驱动的，包括美国的 Michael Swango 案和英国的 Howard Shipman 案。[35,36] 医学教育工作者还更加敏锐地意识到，太多的医学生毕业时在基础知识和临床技能方面还存在重大缺陷，最近，他们意识到了毕业生对于在医疗系统取得成功至关重要的胜任力上亦有缺陷。[12,14,37] 有效的质量保障取决于强大的评价项目，质量保证的重要性在于确保医学教育项目中的毕业生真正为迈入职业生涯下一阶段做好准备并能最终实现独立行医。给能力不足者亮绿灯会侵蚀甚至破坏医学界与公众之间的信任。

质量改进运动

同时，人们为持续提升医疗服务质量做出了各种努力。[4,27,38-41] 这些努力主要依赖于用质量管理科学领域的专家设计的方法（其中一些在工业领域已经成功应用 60 余年）来推动医疗服务质量的持续改善，目前也越来越多地应用到医学教育项目中。质量提升的核心是评价，没有**有意义**的测量和数据反映真实情况，就很难对现有状况进行改进。评价能够找出表现不达标者，并为表现合格者提出可以改进的地方，帮助持续改进医疗服务质量。上述进展推动了新的评价方式的开发和已有评价手段用于新领域的挖掘。例如，尝试在美国以描述性、发展性的术语来更好地阐释胜任力的里程碑，这一评价方式的实施就采用了持续质量改进的原则来作为改善毕业后医学教育的基础之一。可以通过"基于行动或实践的研究"的视角来观察里程碑的实现过程，从而随着时间的推移获得并积累证据。[42] 并没有哪种评价手段是完美无瑕的，各种评价手段均有优劣，教育项目应对活动进行持续评价（见第 16 章）。

技术

在过去的 50 年中，日益精进的技术逐渐普及，从根本上改变了对医学知识和判断力的评价。[43,44] 计算机的使用开启了大规模测验的时代，在计算机的支持下，多项选择题（multiple-choice question，MCQ）在评价中的使用日益增多，多项选择题的答案可以由机器扫描转换为分数，并以高效、客观的方式给出成绩。

最近一段时间，计算机的智能化使评价方式有了以下两方面的改进：

1. 一方面，计算机使重大的心理测量学进展能够应用于医学知识的评价。具体而言，计算机的智能化使得选择出针对特定能力进行考查的问题成为可能，从而大大提高了评价的效率。递进测试和适应化测试可以提高评价的效率和准确度。
2. 另一方面，计算机可以通过使用交互式的题目格式让受试者更好地模拟医生在临床实践中需要做出的判断，从而更好地评价包括临床思维在内的更高阶的认知能力（见第6章）。

尽管技术对临床技能评价的影响发展较慢，但模拟评价和计算机技术的进步带来了新的方法和工具，可以相当真实地再现临床情境的各个方面。这些方法对评价的影响越来越大，尤其是在掌握性学习模式日渐受到关注的操作性技能领域。[45-48]

最后，技术，尤其是智能手机和平板电脑上的应用程序，正在改变评价数据的获取和处理方式。例如，为直接观察评价打造的工具日渐被转化为智能手机应用程序。[46,47] 被各个教育项目使用的越来越多的学习管理系统也纷纷将移动设备的应用程序纳入其平台中。[49] 这些使用便捷的软件大大减小了收集评价数据的工作负荷，指引教师们将评价的重点放到更关键的胜任力上。

心理测量学

在技术进步的同时，心理测量学这一评价领域的基础科学也有了长足的进步。以对测试项目和受试者的强假设为基础的测量模型已经取代了20世纪初开始流行的经典测试理论。在现有的各种项目反应理论模型的帮助下，即便不同受试者的考题不同，也可以给他们打出等效的分数。[50] 新的模型还可以根据受试者个人的能力水平提供量体裁衣式的基于计算机的测试，这最多可以使测试题量减少40%。[51] 减少测试的题量在降低成本和提高效度上均有重要意义。减少受试者接触到的题目可以降低将来的受试者熟悉考试内容（从而影响考试效度）的可能性。[52] 利用概化理论可以确定与测量的不同因素（例如评价者、患者）相关的误差各是多少。[53] 以此信息为基础可以前瞻性地设计评价，使有限的资源（例如教师时间）得到充分利用的同时保证结果的可靠性。

除此之外还有很多其他的进展，例如，有许多系统性的方法可用于设定考试的标准，识别考试问题是否对特定的受试者群体有偏倚。测试开发的方法也有了明显进步，现在已经形成了评估特定项目是否发挥了恰当作用的判断方法，这一进步使得评价质量和效率都有了明显改善。

定性评价和团体流程

尽管心理测量学的进步对医学教育评价的改进有明显帮助，心理测量学也仍是评价学的基石，但越来越多的人开始注意到，在当今的临床和医学教育背景下，传统的心理测量学有其局限性。[56] 书面形式的评价（通常被称为定性评价或描述性评价）有了更重要的作用。例如，许多新的智能手机应用程序都具备自然语言处理功能，可以通过捕获描述性评价和听写进行反馈。本书后面将会详尽介绍的里程碑更是将测量的定性和定量方面紧密结合起来，是对发展的不同阶段的更笼统的叙述性描述。[48]

团体流程通常由名为临床能力委员会的部门执行，已经成为评价流程和项目的重要组成部分。有效的团队流程可以更好地对胜任力进行评价。[57-59] 最后，在对整合性评价信息（如学习档案集中包含的信息，详见第14章）进行判断时，定性研究技术显示出了其价值。同样，严格采用定性研究的技术和原理有助于提高判断的信度和效度。[60-62]

评价框架

随着评价方法种类的激增，有效地使用这些方法并将它们整合到评价系统中的需求也随之增加。要想构建、实施并维持有效的体系来对医学院校学生、住院医师和专科培训项目中学员的临床胜任力作出评价，要考虑需要评价哪些胜任力、如何用最佳的方式对其进行评价以及待评价受训者的水平。因此，用于构建评价系统的三维框架可以帮助医学教育者对学习者的发展过程做出更好的判断。这一框架的第一个维度是需要评价的胜任力，第二个维度是所需评价的层次，第三个维度是受训者的发展阶段。

维度一：胜任力

如表 1.1 所示，有几种不同的方案可以用来展现一名医师的知识、技能和素养。[16-19] 加拿大皇家内科与外科医师学院制订的 CanMEDS 模型用医师扮演的不同角色来描述胜任力的各个方面。英国医学总会的优质医疗实践（good medical practice，GMC）模型描述的则是优质的临床实践所包含的要素。在美国，两个有影响力的团体分别制订了一系列核心胜任力。美国毕业后医学教育认证委员会（Accreditation Council for Graduate Medical Education，ACGME）和美国医学专科委员会（American Board of Medical Specialties，ABMS）在 2001 年提出了六项核心胜任力，涵盖了住院医师培训、专科培训以及美国医师整个职业生涯中的职业训练的教育结果的框架。美国医学研究所（Institute of Medicine，IOM）则推荐了五项核心技能 / 胜任力，这五种核心技能 / 胜任力为评价学生表现和促进教育改革提供了框架。其意图是改进专业教育和临床实践，实现提高医疗服务的安全性和质量的目标。尽管这些方案之间存在一些差异，但是在对医师的评价方面它们之间也存在交叉之处。

预期的教育结果首先应指导毕业后医学教育培训项目的学习目标、评价和课程设置，并与特定专科 / 亚专科的内容、教育和实践相适应。明确上述胜任力的内容是确定关键教育结果的第一步。正如我们将在下文中介绍的那样，里程碑和置信职业行为（EPA）是根据专业的不同来具体化并调整的概念，可以促进胜任力导向教育项目的实施。评价这些胜任力得出的数据可作为判断受训者及其所接受培训质量的基础，并支持两者的持续改进。

维度二：评价的不同层次

胜任力具有多面性，因此，没有任何一种方法能为全面评价一名医学生或住院医师提供足够的基础。为了以有条理的方式解决这一问题，Miller 提出了一种根据对受训者的要求将评价进行分层的分类方法。Miller 将评价分为四个层次：知其然、知其所以然、展示如何做、可以实践。人们常将这四个层次称为 Miller 金字塔。[63]

Miller 金字塔

知其然 这是 Miller 金字塔的最低层次，这一层次囊括的评价方法主要测试受训者对胜任力的某一领域了解些什么。作为金字塔的底层，知识是构筑临床技能的基石。针对医学伦理和患者隐私保护原则的多选题能够评价受试者对职业素养相关知识的掌握程度。

表 1.1	四个不同机构对医师胜任力的描述		
CanMEDS	**GMC**	**ACGME/ABMS**	**IOM**
医疗专家	良好的临床照护	医学知识	运用循证医学工作
沟通者	保持良好的医疗实践	人际交往和沟通技能	跨学科团队合作
协作者	教学、培训评估、评价	患者照护	以患者为中心的照护
领导者	医患关系	职业素养（基于系统的实践中）	
健康倡议者	和同事合作	基于实践的学习和提高	应用质量改进
学者	廉洁正直	基于系统的工作能力	运用信息技术
专业人士	健康		

ABMS，American Board of Medical Specialties，美国医学专科委员会；ACGME，Accreditation Council for Graduate Medical Education，美国毕业后医学教育认证委员会；CanMEDS，加拿大医师能力框架；GMC，good medical practice，优质医疗实践（英国）；IOM，Institute of Medicine，美国医学研究所

知其所以然　要成为一名优秀的医生，单单知识基础牢固是不够的。了解如何在获取数据、分析解读检查结果、构思解决方案的过程中运用知识也十分重要。例如，要针对受试者对职业素养是否"知其所以然"进行评价的话，一种方式是给出一个在伦理上进退两难的情境，让受试者加以论证，从而评判受试者在伦理上的思考是否成熟。

展示如何做　尽管受试者可能已经知其然、知其所以然，但不一定能整合这些技能并面对患者成功运用出来。正因为如此，一些评价手段会要求受试者在患者身上演示操作。例如，一名面临伦理上艰难抉择的标准化病人可以给受试者提供展现自己职业素养的机会。

可以实践　上述的传统评价手段不管再怎么好，都是在一个受控制的特定情境下进行评价的，而这种受限的情境并不能代表临床上会遭遇的所有情况。因此，Miller 金字塔最高层次的评价方法是对受试者在现实中的日常表现进行评价的方法。例如，关键事件系统（如一些医学院校正在使用的）的发展和运用就为学生在职业精神方面实际做了些什么给出一个评价。

Miller 金字塔是一种实用的评价框架，需要教育者考量不同评价方法的差异及共性。不过，Miller 金字塔的模型可能提示某些位于顶层的评价方法更好，或者另一方面可能认为占据区域最大底层相对应的基础知识是最重要的。但实际上，评价方法的优越性取决于其是否与评价目的相符。例如，如果需要评价对基础医学知识的掌握是否牢固的话，与这一层次相对应的评价方法（如多项选择题）很可能比另一层次的评价方法（如标准化病人）更好。Cruess 及其同事最近提出在 Miller 金字塔的顶层再加一个"成为"，以表示对专业性形成的重视，但现在还不清楚这一层次与何种评价方式相匹配。[64]

剑桥模型

当医生完成医学训练即将步入临床工作中时，外部力量会开始对医生的表现产生很大影响。Miller 金字塔的变体剑桥模型提出，临床实践中的表现（Miller 金字塔的最顶层）除了受到胜任力的影响之外，还取决于另外两个因素。[65]

在各个因素中，各种系统因素对于医生的行为有着很强的影响，例如政府项目、临床氛围（行医场所）、制度化的医疗服务实践、患者期望以及临床指南。类似地，与医生个人相关的因素也有很显著的影响，比如精神状态、人际关系等。因此，由于更难排除医疗服务所处环境（见第 7 章）对医生个体的能力的干扰，评价也会变得更困难。此处，用医疗过程和结果衡量医生做了些什么可以粗略地评价一个医生在复杂的社会情境下整合各项胜任力的能力。然而，一些系统因素还是会对医疗过程和结果产生影响，一些系统因素会影响患者的选择，进而影响对医疗过程的评价。最后，特定服务的可及性也会影响医疗的结果。

维度三：进展评价

胜任力的习得不是短时间内能完成的。从本科生开始到之后的整个职业生涯，受训者会经历许多阶段。教育者应该能够感知受训者的知识、技能和态度是否达到进入下一阶段的要求，二者需要恰当的标准以及过渡的标志。Hubert 和 Stuart Dreyfus 提出了一种适用于医疗专业的学习进展模型，将教育的进展分为五个阶段（表 1.2）。[17,66]

在学习者经历发展的这五个阶段时，学习者自身的特征以及其习得某种胜任力所要经历的过程也会随之改变。因此，用于不同阶段的评价方法很可能也会发生改变。例如，在新手这一阶段，评价医学知识的多项选择题可能是最合适的，而标准化病人考试可能会更适用于精通者水平的受试者。我们需要意识到，在不同的评价内容和情境下，受试者所处的阶段通常是不同的。例如，一名住院医师可能在处理胸痛患者上达到精通水平，而在给患者提供临终关怀方面的咨询时处于高级新手的水平。同样，学习者在医疗协调、成本意识等系统性的医疗实践领域达到一定水平之前，他们在医学基础知识或沟通技能上早已达到了同样的水平。基于工作的评价终将需要占据主导地位，对于在临床训练与实践中都存在的专业能力持续发展来说尤其如此。设计评价方法时，教育者应该注意这种发展的顺序，选择与任务相适应的评价方法至关重要。

追求，因为不存在能解决一切评价需求的评价工具。评价是一项艰难的工作，需要多角度切入。在 35 多年前的一篇考核评价领域的里程碑式论文中，Landy 和 Farr 就曾恳求研究者们将注意力从寻找完美的评价工具转移到培训评价方法的使用者上去。[76] 于是，该领域的研究者后来开发出了能大大改善评价的培训评价者的方法。第 4 章会就一些如何使用评价工具的师资培训方法提供一些指导。

后面会提到的里程碑和置信职业行为需要给予特别考虑。用里程碑和置信职业行为来进行课程设置或评价需要师资人员转变思维，也需要基础设施支持新的评价实践。对于置信职业行为中的置信决策和对应的情况，每个带教师资人员以及教务部门都应该熟知并精通。[77] 还需要针对评价的各个维度和置信决策的标准进行培训。一些与基于 EPA 的评价有关的特定工具，如视频录制，也正被开发出来。置信决策是需要长期辅导的，充足的督导和反馈是其不二法门。[78,79] 这不一定意味着要在辅导上投入大量时间，倒是意味着每一次导师与学生会见的机会都应该得到有效利用。作为评价系统的一部分，团体流程很可能会增强里程碑和 EPA 的效果，因此，教职人员也需要在团体流程这一方面接受培训。[57]

评价方法概要

传统方法

传统的评价方法将继续在临床能力的评价中发挥重要的作用（见第 5、6 章）。

具体来讲，在不久的将来，多项选择题这种书面的评价方法、标准化病人仍将是评价项目的基石，尤其是在院校教育中。所有这些方法都可以不断改进，相关的工作也必须继续开展。

基于观察的方法

历史上，尽管评价已经被穿插到基础科学课程当中，但是并没有很好地和临床教育结合起来（见第 3、4、7、11 章）。

尽管如此，基于临床上的常规场景的观察评价方法提供了丰富的和可行的目标进行评价。这些方法自身需要持续完善，对成功运用评价方法

至关重要的师资培训也同样很有必要。此外，作为评价方法的一部分，对教育的反馈可能和其评价潜力一样重要。

模拟

技术的进步刺激了一系列模拟技术的开发，这些模拟技术以高仿真度再现了现实（见第 5 章和第 12 章）。在评价中使用模拟技术的方法正日益增多，但是许多技术仍然很昂贵，在广泛应用之前还需要进行一些改进。研究人员将需要继续专注于确定合适的评分方法，优化评分的通用性，并确保其与实际表现的相关度。[80] 不过，这些方法将提供在各种条件下进行评价的能力，特别是在操作性技能这一方面，可以避免对患者的伤害。一些证据表明，将基于掌握性的学习和基于模拟的刻意练习结合起来最终能带来更好的医疗服务和患者预后。[45,81,82] 教育工作者将面临艰难的决策，在选择最好地评价操作性技能的评价方法时，他们需要平衡不同模拟技术的成本、仿真度以及对受试者或患者的潜在风险。[83]

工作场所

评价学中现在发展和变化最多的领域就是医生工作表现（大体上是 Miller 金字塔最顶层的范畴）的评价（详见第 3、4、7、8、9、10、11、14 章）。尽管在有上级旁观时医生可能会刻意表现自己，但大部分人都会很快适应。而且，就算师资人员观察到的是医生最好的一面，这一评价方法依然可以有较高的效用，有利于保障患者接受的照护是安全、高效、以患者为中心的。[31] 在持续质量改进以及医师问责制的设定下，医师的日常表现被越来越多地使用。这一背景下的评价主要是确定判断的依据（如患者照护过程和结局），决定收集数据的方式，并避免干扰信度和效度的因素（例如患者组合、患者复杂性、归因和患者人数）。[84] 患者也在基于工作场所的评价中扮演着越来越重要的角色，主要是通过患者经历调查问卷。[85] 此外，患者报告结局量表（patient-reported outcome measures，PROMs）也越来越多地被用于判断患者的功能性结局（见第 10 章）。尽管目前在质量和安全性量表、患者经历调查问卷和患者报告结局量表等方面有很多的研究，但要做的

工作还有很多。不过，鉴于这正是患者以及公众最终在意的地方，医学教育项目应该将基于工作场所的评价纳入评价项目中。

评价的新方向

对于整个教育连续体系的很多项目来说，落实胜任力导向的医学教育模型依然具有挑战性。[11,29] 其中的一个原因是很难将各种胜任力的书面概念和语言转化为教育过程中的实践和评价。因此，里程碑和置信职业行为这两种途径逐渐兴起并不断发展。这两种途径有潜力辅助结果导向教育在胜任力框架下的实施。读者需要认识到的很重要的一点是，尽管这两种途径都有着强大的教育理论支持，我们在确定其效用（包括其效度以及对最终的教育结果和临床结果的影响）这方面才刚刚起步。尽管初步研究的结果很鼓舞人心，但要做的工作还有很多。不过考虑到里程碑和置信职业行为已经是美国国家评价系统的一部分，[29] 我们在本书中也会给予一些背景相关的介绍来帮助读者在他们自己的评价项目中评判、探索这些概念。

里程碑

美国毕业后医学教育认证委员会（ACGME）的胜任力框架一直深受 Dreyfus 于 1986 年提出的"技能习得发展阶梯"（包括新手、高级新手、胜任者、精通者、专家这 5 个阶段）的启发，[17,26] 但几年后，这几个阶梯被附加于里程碑框架中。[26] 里程碑被用于协助工作场所中学习者的评价以及课程安排的变动。[86] 里程碑是具体的行为描述，它们与 5 个发展阶段相对应，帮助教师使用胜任力和亚胜任力的专业发展的逻辑轨迹来评价医学受训者。作为有效评价的基准，ACGME 里程碑是为所有美国毕业后医学教育学科编写的，并于 2013 年 3 月和 2014 年 3 月发表在《毕业后医学教育杂志》（*Journal of Graduate Medical Education*）上。[87] 专科的里程碑是用于住院医师半年度进展报告的框架。表 1.3 以儿科专科胜任力为例介绍了 21 个里程碑组合中的一套。[88] 到 2014 年，所有专业都描述了其教育项目的里程碑，[87] 现在，美国的每个住院医师都必须定期接受借助这些里程碑的针对其所有胜任力的评价。[89,90] 据报道，里程碑的应用有助于及早发现有困难的住院医师并更好地为其提供反馈，有助于开发更好的评价方法，也可以为师资培训提供有用的框架。[91]

2015 年版本的 CanMEDS 中亦引入了里程碑的概念，将其定义为 CanMEDS 七种胜任力框架下"对受训者在发展的某一阶段预期应具备的能力的说明"，从而引导教育者和学生明确学习者是否在正常的"轨迹"上。[15]

置信职业行为

置信职业行为（EPA）的概念是在 2005 年引入的。[92] 2007 年在 *Academic Medicine* 期刊上的一篇论文发表后，[93] 美国、加拿大以及其他一些国家的毕业后医学教育项目纷纷开始注意到 EPA。从那时起，EPA 在美国和加拿大获得了众多医学教育项目的青睐并成为判断医学生是否为

表 1.3	ACGME 里程碑说明——以儿科培训的 21 种胜任力之一为例			
胜任力：具有人道主义、同情心、正直，尊重他人，有同理心				
水平 1	**水平 2**	**水平 3**	**水平 4**	**水平 5**
用"我们和他们"的框架看待患者，对患者及其家人的需求漠不关心	在特定情境下（例如悲剧性的场景，如意料之外的死亡）表现出对患者的同情和怜悯，但行为方式显露出对其他人的很多需求不够敏感	理解对患者及其家属表达出来的需求，并时常尽量满足这些需求，能及时表达善良和同情	为人无私，能体察到患者及其家属没有表达出来的需求，在日常工作中努力满足患者及其家属的人文需求	主动帮助每一个患者、家庭和需要帮助的儿童群体

ACGME，Accreditation Council for Graduate Medical Education，美国毕业后教育教育认证委员会；来源：Carraccio C，Benson B，Burke A，et al；Pediatrics milestones. *J Grad Med Educ*. 2013；5（1 Suppl 1）：59-73.

进入住院医师项目做好准备的新的基础。[94] 欧洲医学教育联盟发布的 99 号指南中可以找到这一概念的详尽说明以及在工作场所培训和评价中使用的方法。[49]

置信职业行为（EPA）指的是当受训者具备所需胜任力后在不受监督指导的情况下可以被委托的一系列专业活动。和胜任力不同，EPA 不是学员的一种性质，而是必须完成的一部分工作。表 1.3 展示了一项胜任力，其不与特定的任务相关联，而对应的 EPA 是需要包括这项胜任力在内的能力才能完成的具体任务。更具体地说，EPA 是给定背景下的关键专业活动的一部分，需要足够的、通常从训练中获取的知识、技能和态度；EPA 必须使专业活动有受认可的成果；EPA 只能由有资质的人士完成；EPA 必须能单独执行；EPA 必须能在一定的时间框架内完成；受训者完成 EPA 的过程和结果必须可观察、可衡量，并且可以就其给出"做得好"或者"做得不够好"之类的结论；EPA 应该能够反映受训者获得的一项或多项胜任力（详见附录 1.1）。[92]

医疗服务中的大多数工作都可以拆分为需要委托给个人的一项任务或责任。EPA 要求医师能同时整合不同领域的多项胜任力，如专业知识、合作、沟通、管理等方面的技能。反过来，每个领域的胜任力与许多项不同的专业活动相关。将胜任力与 EPA 整合进一个矩阵中可以清楚地显示出受训者进行某种操作需要的是哪些方面的胜任力。[94] 表 1.4 中的二维矩阵为评价及反馈、个人发展和置信决策提供了有用的说明。这使得基于 EPA 的评价成为一种整体性或综合性的方法，而不是将一个学员的性质按照胜任力细化分析。[95] EPA 和胜任力并不能相互替代，而是构成了不同的维度。

如今，包括妇产科、儿科、内科、家庭医学、精神科、血液科、肿瘤科、呼吸和重症医学科在内的许多院校教育项目已经确立了各自的置信职业行为。[96-102] EPA 的一个例子，如完成接生过程且不能有并发症。这项活动是妇产科医生和家庭医生需要掌握的，在受训者成长的某个阶段，这项活动会被委托给他们，因为他们总有一天需要学会独立完成这一任务。这项活动对知识、技能、行为有一定的要求。随着不断练习，受训者会逐渐熟练这项活动。而且，这项活动便于观察，易于体现出受训者的胜任力。接生这项操作很能体现出 CanMEDS 提出的医师的沟通者、协作者的角色，是 EPA 如何体现胜任力的一个很好的例证。EPA 的其他例子还包括完成术前评价、在不同医疗场所处理常见急症的患者、处理免疫力正常 / 低下人群的普通感染、就精神分裂症进行家属教育、完成风险评估、初步收治平素健康突发急症的患儿、开具药物治疗焦虑症、为老年人提供临终关怀以及在诊室接受关于儿童发育和行为的咨询。一系列广泛的 EPA 应该能涵盖一个专科的所有核心内容。每一项 EPA 应该有详尽的说明，首先要有一个清晰的标题，紧随其后的是其具体说明以及限制，一个所需胜任力的列表，对所需经验、知识、技能的具体要求，有关评价的建议，以及有效期限。[94] 详见附录 1.2。

和 EPA 概念相联系的是置信决策。这一过程可以让受训者知悉能力，获得允许以半独立方式完成某一任务，并使之能够履行医疗服务中的义务。在真正的胜任力导向的医学教育中，无论训练的时间长短，一旦获得某项胜任力，受训者就会被授予相应的证书，而这一模式要求培训项目能灵活机动、因材施教。EPA 允许对专业实践的不同模块分别做出置信决策，从而让受训者以一种更循序渐进、更合理的方式逐渐参与到临床实践中，[103] 而不是在训练的最后一天一下子拿到一张完整的证书。[94] EPA 的证书颁发也不是一个一分为二的过程，随着置信的积累，监督指导可以逐渐放松。框 1.2 展现了一种毕业后教育的监督 - 置信 - 允许五阶段模型。[93,104]

表 1.4	EPA- 胜任力矩阵概览					
	EPA1	EPA2	EPA3	EPA4	EPA5	EPA6
胜任力 1	●		●		●	●
胜任力 2		●		●		●
胜任力 3		●	●			●
胜任力 4	●	●		●		
胜任力 5	●				●	●
胜任力 6			●			
胜任力 7					●	

EPA，置信职业行为

1. 仅在房间内见习，不允许执行置信职业行为（EPA）。
2. 允许在房间内操作，但需要在直接的严密监督情况下完成。
3. 允许随意进入房间操作，仅需要在间接的重复性监督情况下完成。
4. 允许在周边没有具备资质的监督下完成操作；可远程监督或临床督导；基本上不需要监督。
5. 允许针对置信职业行为（EPA）对初级培训者实施监督。

整合里程碑和置信职业行为

尽管在批评者看来，在胜任力之外还要实施里程碑和 EPA 会增加教育项目和师资的负担，[105] 但一些作者指出可以将二者结合起来。Eric Warm 是辛辛那提大学内科住院医师培训项目的负责人，他把胜任力的五个里程碑水平（表 1.3）与 EPA 的五个监督指导水平（框 1.2）简单地对应了起来。面对定期报告每个住院医师的里程碑进度的需求，他让临床医生估计住院医师为何种水平的监督做好了准备——是直接监督？间接监督？抑或是没有监督的独立实践？这种方法更高效也更

简洁。将这种方法进一步升华，Dreyfus 模型[66]、广泛使用的 RIME［(reporter（报告者）-interpreter（解读者）-manager（处置者）-educator（教育者）]模型（见第 3 章）[106]、里程碑途径[106] 等各种途径都可以这样对应起来（图 1.1）。用更具体的行为和监督的表现可以进一步延伸这一模型，[66,108] 不过核心的概念依然是对应框架。从里程碑或监督的水平 3 上升到 4 可以看作越过了能解除部分监督的阈值。完成一项 EPA 并不是允许受训者在这一方面停止努力，而是对其能力、权限和义务予以正式的肯定。有时候这也被称作职责授予声明（statement of awarded responsibility，STAR）[93]，或是终结性置信决策（表 1.5）。

有了这种对应关系，我们不妨举个例子。假设一个儿科住院医师培训项目中有一项 EPA 是"通过电话为患者提供建议并处理"（来自 Jones 等人[109]）。在 EPA- 胜任力矩阵中，我们已经确定了几个最重要的领域，分别是医学知识、人际沟通技能以及基于实践的学习与改进。我们不妨假设在这些领域里都已经制订了相应的里程碑。受训者必须经过评价才能确定间接监督（即指导者不在同一个房间里）对其是否合理。如果受训者在最相关的三个领域都达到了里程碑水平 3 的预期行为，那么就可以认为这一决策是合理的。

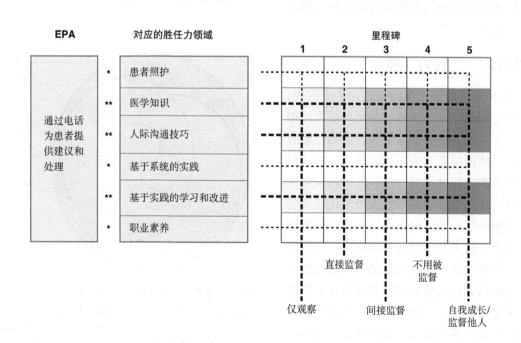

图 1.1　应用里程碑来确定针对 EPA 适合的监督水平

里程碑水平	Dreyfus 模型阶段	学习者行为	RIME 阶段	执业者过渡阶段	监督和允许的恰当水平
表 1.5	不同模型的对应关系				
1	新手	接受指令 遵守规则	报告者	临床工作入门	只观察不动手
2	高级新手	理解	报告者 / 解读者	指导下进行临床工作	在直接监督下操作
3	胜任者	应用于普通情况	解读者 / 处置者	初步独立进行临床工作	在间接监督下操作
4	精通者	应用于特殊情况	处置者 / 教育者	完全独立进行临床工作	无需监督
5	专家	经验丰富的临床医师	教育者	毕业后主动成长	可以督导他人

如果受训者在任何一个领域都没有达到里程碑水平 3 预期的行为或技能的话，那么还要对其加强监督。换做 RIME 模型的术语来表达，受训者则会被评价为比解读者有余、比处置者不足。表1.3 展现了这种关系。[49]

这一模型也可以反过来用。临床教育者可能基于受训者在各个场合的表现产生该受训者只需要间接监督的直觉，然后一个快速的测试可能会发现这个受训者在各个胜任力领域都已经达到了里程碑水平 3，从而证实之前的直觉。Warm 等人曾报道，他们假设一个置信 - 监督量表的得分与里程碑量表一一对应，用该得分对一个辛辛那提内科住院医师培训项目的住院医师进行定期评价，结果大获成功。[110]

置信职业行为 - 胜任力 - 技能

尽管 EPA 的本质是工作任务的一个个模块，而胜任力描述的则是一个个体的品质和能力，但在通俗语言中人们常常将两者混用。例如，教育者们常会称"体格检查"为一项胜任力。但严格来说，体格检查本身并不是一项胜任力，实施体格检查的能力才是受训者或专业人员的技能和特征。在更具体的层面上，可以说这一技能需要动手能力、视力、听力乃至时间管理能力、沟通能力。一个受训者如果具备这些技能，或者说胜任力，那么就可以理所当然地信任其具备在不受监督的情况下完成某一任务的能力。简而言之，医疗专业人员需要一系列能力（即胜任力）的整合才能有效地执行临床活动（即 EPA）。

医学教育连续体系中的置信职业行为以及嵌套置信职业行为

活动是可大可小的。很难回答出什么是 EPA 的"准确"的广度，因此，我们也很难回答出 EPA 的数量。如果我们考虑的问题是"当我们把一项任务委托给受训者且不给予直接监督时其涵盖的职责范围是什么"，那么，答案则会随着受训者所处阶段的不同而产生很大的差异。受训者能被委托的第一个 EPA 可能是"测量血压"。如果我们可以信任一名受训者在没有导师监督的情况下完成一项专业实践或活动的话，那么我们就可以说这项活动是一项 EPA（图 1.2）。

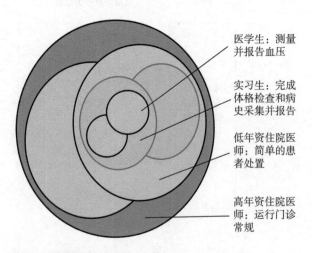

医学生：测量并报告血压

实习生：完成体格检查和病史采集并报告

低年资住院医师：简单的患者处置

高年资住院医师：运行门诊常规

图 1.2 嵌套在其他 EPA 中的 EPA

Ten Cate O，Chen HC，Hoff RG，et al：Curriculum development for the workplace using Entrustable Professional Activities（EPAs）：AMEE Guide No. 99. *Med Teach*. 2015；37（11）：983-1002.

不过很清楚的一点是，在之后的阶段里，规范的全套体格检查是一项对于高年级医学生来说更适用的 EPA，其中便包含了测量血压这一小的 EPA。而规范的全套体格检查又可以是更广泛的 EPA 的一个组成部分，比如囊括了病史采集和体格检查的门诊接诊。用专业术语来表达的话就是，小一些的 EPA 嵌套在更大的 EPA 之中。[49]

乌特勒支大学本科医学教育有一项 EPA 是"临床接诊"，会在每一个受训者毕业前予以置信。这项 EPA 相对而言比较宽泛，需要神经科、耳鼻喉科、妇科和精神科等学科的病史采集及体格检查技能。在乌特勒支大学的课程安排中，学生早些时候会在临床见实习过程中获得"耳鼻喉科临床接诊"等各个专科临床接诊的置信。只有在最后一年集齐了这些较小的 EPA 之后，受训者才能被置信以"临床接诊"这一范围更广的 EPA。

因此，对于基于 EPA 的评价来说，针对教育连续体系中的特定课程设计 EPA 是足够的，例如本科生进入住院医师培训阶段之前必须掌握的 EPA、[111] 老年医学科训练完成后的 EPA、[112] 专科培训的 EPA[113] 等。这并不意味着 EPA 只有在训练结束时才能掌握。相反，胜任力导向的培训之关键就在于受训者一旦具备了相应的胜任力，就可以掌握相应的 EPA 并获得更多自主权。

置信决策作为评价

聚焦于 EPA 来评价受训者的潜在益处在于这可能与临床思维的日常实践相契合。因为在临床思维中，我们关注的是一项临床活动有没有较好地被执行，这取决于受训者自身的行为以及团队其他成员的行为。患者的满意度、诊疗的成功是我们关注受训者胜任力及照护品质的重要原因。[114] 基于此，我们可以给出以下推荐。

先关注 EPA 的执行情况，再关注胜任力。基于 EPA 的评价的首要关注点是执行得好不好。多数情况下，我们并不需要对胜任力进行细致的评价。当受训者表现不佳时，最有用的是分析其中的原因。利用 EPA- 胜任力矩阵以及里程碑的说明可以帮助受训者找出弱点，帮助其提高改进。

区分评价的三种参照标杆 / 框架。教育者在评价过程中常常面临的困难是缺乏用于参照的明确的标准、标杆和框架（见第 3、4 章）。教育者往往会在基于标准参照的评价（如对慢性病患者的照护是否合理有效）和基于常模参照的评价之间纠结。例如，Robert 在这一阶段是不是和 Jane 做得一样好？这名受训者比上次的得分高是因为她取得了进步吗？还是因为她付出了很大的努力？或是因为该受训者能够和我这个教职人员做得一样好（以常模和自身为参照标杆）？评价和反馈有三种主要的参照基准：①和临床实践的标准（预期的表现）对比；②和其他受训者对比（其他同一阶段的受训者做得怎么样）；③和受训者自身之前的表现纵向对比（受训者和上次比是否有进步）。在胜任力导向的临床训练中，最终应该采用的参照基准自然是第一种，但在现实情况中，这三种往往被混用。基于评价的背景、目的，评价者应该清晰地表达评价的参照基准，受试者也应该清楚评价对个人表现的要求。

以发展过程中的置信决策作为评价的框架。给予受训者在无人监督的情况下工作的信任，即使只是偶尔为之，也比简单地通过考试衡量受训者的技能需要更广阔的视野。评价者脑海中的问题是：如果明天早上有一位重症患者（或者患者是我自己的亲戚）有需要，我是否能充分信任这名受训者，使其不受监督地在该患者身上独立执行某项 EPA 呢？受训者是否值得信任不仅仅是知识和技能的问题，还需要考虑受训者能否认识到自身的局限性，能否在需要时寻求帮助，完成临床任务时是否认真细致，是否能如实沟通。[115] 尽管宽容偏倚已是工作场所评价的一个常见的众人皆知的问题，[116,117] 谨慎的置信决策可能会带来严格偏倚，但尚未有文献报道。

信任定义的核心是"基于对他人意图和行为的积极预期，对风险和脆弱性的接受。"[118] 临床受训者的信任是一个在未来几年肯定会得到更多关注的研究领域，包括在置信决策中直觉和启发的作用。[119,120] 在信任受训者时，需要考虑实际情况。风险可能各不相同，范围从违反保密原则或伤害和混淆患者到忽略关键信息、高估能力、不足以执行诊断检验以及应用错误的治疗和建议。

将量表与监督建议对应起来。将临床实践的要素与对受训者的评价对应起来很可能会带来更高的效度。Weller 等人用"导师需要在手术室监

督 - 导师需要在医院监督 - 无需监督"这几个等级来评价麻醉科的住院医师。[121] George 等人用一个 Zwisch 量表来描述导师在手术过程中需要对住院医师扮演何种角色，分别是"示范讲解 - 主动帮助 - 被动帮助 - 只有监督"。[46,121,122] 两位作者都表示使用新的量表比传统分级的效度更高。图 1.1 和框 1.1 中的量表是这一理念的更一般性的代表，但可以根据培训阶段和科室背景的不同加入更多细节。

区分临时性置信决策和终结性置信决策。置信决策可以分为临时性置信决策和终结性置信决策。临时性置信决策时时刻刻都在发生，通常是导师个人给予受训者即时性的操作许可。终结性置信决策则是基于系统性的观察后所给出的在一定水平监督下的操作许可。终结性置信决策可以和驾照类比，驾照是对持证人在获取驾照后可以不受监督地独立驾驶的正式许可，但也要在领证后的某个时间节点进行复核。[78] 临时性置信决策没有什么长期性的后果，但可以促进受训者的成长，初步评价受训者是否为终结性的置信决策做好准备。反过来，终结性的置信决策是需要书面记录的一般性陈述，为受训者未来的行为授予更大的职责，并且是得到第三方认定的。在基于EPA 的课程体系中，二者都很重要。导师给予的临时性置信决策经历也可以被记录到受训者的个人档案集中（该经历是否合理？如果不合理的话是为什么？观察者是否推荐尽快给予终结性置信决策？）。终结性决策应该是在多次临时性置信决策以及其他各个渠道（如多来源反馈、知识评

价、技能评价等）获取的补充性信息基础上作出的。终结性置信决策应该是一个以多部分信息为基础的决策。监督水平 4 的终结性置信决策可能是证书、职责授予声明[92]（STAR）、电子徽章等形式。[123] 鉴于终结性置信决策体现的是个体当时的能力，因此，在培训中或完成培训后，如果个人无法保持完成某项 EPA 的能力，上述的终结性置信决策可以被撤回。[93]

用多个来源的信息支持置信决策。尽管临时性置信决策往往带有个人主观性，且局限于一时一地，终结性置信决策必须以多个来源明确的信息为基础。用于终结性置信决策的信息来源和其他基于工作场所的评价方式并没有什么不同，大体上可以归为表 1.6 所列出的 5 个类别。[78,93]

评价体系（详见第 16 章）

正如前面里程碑和 EPA 部分已经强调过的那样，不管你的教育项目是否采用这些概念，一个教育项目必须有一个嵌入有效的教育系统中的包含多种评价方式的强大评价体系。转向结果导向的教育和评价对医学教育者提出了许多挑战。教育领导者将会需要把传统的评价方法和新的评价方法整合到他们的教育项目中，以确保每个受训者都能达到预期的教育和专业目标，并为教育项目质量的不断提高提供有用的信息。评价方法必须与教育目标明确一致，并与教学方法保持一致。评价应与教学活动紧密结合在一起，以优化资源的利用效率并巩固学习效果。评价系统将需要包括多种评价方法，从而涵盖各种胜任力，最

表 1.6	支持终结性置信决策的信息来源
信息来源	**举例**
知识测验	书面 / 电子测验，基于案例的讨论，教学观察
简短的实践观察	mini-CEX、DOPS、交接班、视频和其他*
长期的实践观察	多来源反馈，轮转评价
模拟测试	OSCE，OSATS，† 标准化病人测试
工作成果评价	EHR 条目，汇报展示，论文，报告，事件分析

* 来源：Gigerenzer G：Gut Feelings. *The Intelligence of the Unconscious.* New York，Penguin Group，2007，pp 1-280.
† 也可以作为直接观察工具
DOPS，direct observation of procedural skills，操作性技能的直接观察；EHR，electronic health record，电子病历；mini-CEX，clinical evaluation exercise，迷你临床评估练习；OSATS，objective structured assessment of technical skill，客观结构化技术性技能测试；OSCE，objective structured clinical examination，客观结构化临床考试

理想的是还能用不同的评价方法对每种胜任力的不同方面进行评价。为了实现评价系统的成功运作，教育项目和见实习的负责人将需要通过实施强大的师资培训项目来培养一批评价者，并向受训者提供相关信息，动员受训者参与其中。

要想为教育项目的质量改进不断提供反馈，评价项目还需要支持综合数据的持续收集和分析，而不仅仅是一个个受训者个体的表现。综合数据包括来自更传统的评价方式（例如多项选择题考试的项目级别子评分或临床技能考试的汇总病例级别数据）的信息，也包括新一些的评价方法（如多来源反馈、基于计算机模拟的练习和基于工作场所的评价）产生的综合评分。综合数据还包括临床信息的收集和分析，例如循证医学流程的符合度、能为课程改革提供推动力或能为教育干预质量提供反馈的患者的健康结局。建立此种联系至少在制度层面上有利于所需研究的开展，从而阐明教育活动与医疗实践和医疗成果之间的关系。里程碑和 EPA 就是为了促进这种整合与联系而创造出来的。

除了在教育项目中收集综合数据来为质量改进提供信息支撑以外，评价体系还将需要收集与项目受训者毕业后的表现有关的信息。教育领导者将需要获取有关项目毕业生未来的能力和表现的信息，并将其纳入评价系统中，从而指导质量改进工作。某些信息可能并不难获得，例如执照获取情况、在培考试或认证考试的分数或教育项目负责人的评分。其他一些信息的获取则更困难一些，例如特定的绩效指标或临床数据。建立协作项目及将整个教育和实践领域的专业和临床成果联系起来的网络，将有助于理解和纳入对持续改进教育项目质量至关重要的信息。

总结

由于公众和专业人士不断施压，要求提高临床照护的质量、完善问责制，医学教育和评价发生了重要变化。对医师基本胜任力的描述以及结果导向的医学教育的广泛实施不同程度地导致了对胜任力和表现评价的质量及其使用方法的严格审查。技术和心理测量学的进步为传统评价方式的不断完善和新方法的发展提供了支持。在开发

和整合嵌入有效的评价系统及整体的教育项目的评价项目时，教育领导者正面临着艰巨的挑战。他们必须了解各种评价工具的心理测量特性，考虑其与受训者水平、教学方法和教育目标的相关性；然后根据项目文化和资源可及性综合考量，来决定在评价系统中使用哪种方法。教育工作者还需要了解基于工作的评价这一领域日新月异的科学理论，例如质量和安全性的衡量、患者经历调查问卷和患者报告结局量表（PROMs）。最后，定性评价技术和团体流程的结合使用对于评价项目也越来越重要。以下章节旨在引导教育领导者设计他们自己的评价项目和体系，从而支持对受训者个体的评价以及教育项目的持续改进。这既是为了使受训者和教育项目受益，更重要的，也是造福患者和公众。

致谢

作者想要对 John Norcini 博士表示诚挚感谢，他为第 1 版中的本章贡献了内容，我们很感谢他对本章的恩情以及他对医学教育做出的贡献。

参考文献

1. Institute of Medicine. *To Err Is Human: Building a Safer Health System*. Washington, DC: National Academy of Health Sciences; 1999.

2. National Patient Safety Foundation: *Free From Harm: Accelerating Patient Safety Improvement Fifteen Years After To Err Is Human*. Available at: http://www.npsf.org/?page=freefromharm.

3. Institute of Medicine. *Crossing the Quality Chasm*. Washington, DC: National Academy Press; 2001.

4. Berwick DM, Nolan TW, Whittington L. The triple aim: care, health cost. *Health Aff (Millwood)*. 2008;27(3):759–769.

5. Mossialos E, Wenzl M, Osborn R, et al. *International Profiles of Health Care Systems, 2014*. Australia, Canada, Denmark, England, France, Germany, Italy, Japan, The Netherlands, New Zealand, Norway, Singapore, Sweden, Switzerland, and the United States: The Commonwealth Fund; 2015. Available at: http://www.commonwealthfund.org/publications/fund-reports/2015/jan/international-profiles-2014.

6. Frenk J, Chen L, Bhutta ZA, et al. Health professionals for a new century: transforming education to strengthen health systems in an interdependent world. *Lancet*. 2010;376(9756): 1923–1958.

7. Harden RM, Crosby JR, Davis M. An introduction to outcome-based education. *Med Teach*. 1999;21(1):7–14.

8. McGaghie WC, Miller GE, Sajid AW, et al. *Competency-based curriculum development in medical education: an introduction*. Geneva: World Health Organization; 1978.

9. Cooke M, Irby DM, O'Brien BC. *Educating Physicians. A*

Call for Reform of Medical School and Residency. San Francisco: Jossey-Bass; 2010.

10. Frank JR, Mungroo R, Ahmad Y, et al. Toward a definition of competency-based education in medicine: a systematic review of published definitions. *Med Teach.* 2010a;32(8):631–637.

11. Frank JR, Snell LS, ten Cate O, et al. Competency-based medical education: theory to practice. *Med Teach.* 2010b;32(8): 638–645.

12. Crosson FJ, Leu J, Roemer BM, et al. Gaps in residency training should be addressed to better prepare doctors for a twenty-first-century delivery system. *Health Aff (Millwood).* 2011;30(11):2412–2418.

13. Skochelak SE. A decade of reports calling for change in medical education: what do they say? *Acad Med.* 2010;85(suppl 9): S26–S33.

14. MedPAC. *Graduate medical education financing: focusing on educational priorities. In Report to the Congress: Aligning Incentives in Medicare.* Washington, DC: MedPAC; 2010:103–128.

15. Frank JR, Jabbour M, Tugwell P, et al. Skills for the new millennium: report of the societal needs working group, CanMEDS 2000 Project. *Ann R Coll Phys Surg Can.* 1996;29:206–216.

16. Frank JR, ed. *The CanMEDS 2005 Physician Competency Framework. Better Standards. Better Physicians. Better Care.* Ottawa: The Royal College of Physicians and Surgeons of Canada; 2005.

17. Batalden P, Leach D, Swing S, et al. General competencies and accreditation in graduate medical education. *Health Aff (Millwood).* 2002;21(5):103–111.

18. General Medical Council: *Good Medical Practice.* 2013. Available at: http://www.gmc-uk.org/static/documents/content/Good_medical_practice_-_English_1015.pdf.

19. Institute of Medicine. *Health Professions Education: A Bridge to Quality.* Washington, DC: The National Academies Press; 2003.

20. Royal Australasian College of Surgeons: *Nine RAC Competencies.* 2015. Available at: http://www.surgeons.org/becoming-a-surgeon/surgical-education-training/competencies/.

21. Ten Cate O. Medical education in the Netherlands. *Med Teach.* 2007;29(8):752–757.

22. Association of Medical Education in Europe. *Education Guide No 14: Outcome-based Education.* Dundee: AMEE; 1999.

23. Iobst WF, Sherbino J, ten Cate O, et al. Competency-based medical education in postgraduate medical education. *Med Teach.* 2010;32(8):651–656.

24. Holmboe ES, Sherbino J, Long DM, et al. The role of assessment in competency-based medical education. *Med Teach.* 2010;32(8):676–682.

25. Campbell C, Silver I, Sherbino J, et al. Competency-based continuing professional development. *Med Teach.* 2010;32(8): 657–662.

26. Carraccio C, Englander R, Van Melle E, et al. Advancing competency-based medical education: a charter for clinician-educators. *Acad Med.* 2016;91(5):645–649.

27. Donabedian A. *An Introduction to Quality Assurance in Health Care.* New York: Oxford University Press; 2003.

28. Durning SJ, Lubarsky S, Torre D, et al. Considering "nonlinearity" across the continuum in medical education assessment: supporting theory, practice, and future research directions. *J Contin Educ Health Prof.* 2015;35(3):232–243.

29. Norman GR. Research in medical education: three decades of progress. *BMJ.* 2002;324:1560–1562.

30. Kogan JR, Holmboe ES. Realizing the promise and importance of performance-based assessment. *Teach Learn Med.* 2013;25(suppl 1):S68–S74.

31. Kogan JR, Hess BJ, Conforti LN, et al. What drives faculty ratings of residents' clinical skills? The impact of faculty's own clinical skills. *Acad Med.* 2010;85(suppl 10):S25–S28.

32. Kogan JR, Conforti LN, Iobst WF, et al. Reconceptualizing variable rater assessments as both an educational and clinical care problem. *Acad Med.* 2014;89:721–727.

33. Wong BM, Holmboe ES. Transforming academic faculty to better align educational and clinical outcomes. *Acad Med.* 2016;91(4):473–479.

34. Holmboe ES, Batalden P. Achieving the desired transformation: thoughts on next steps for outcomes-based medical education. *Acad Med.* 2015;90(9):1215–1223.

35. Stewart JB. *Blind Eye: How the Medical Establishment Let a Doctor Get Away With Murder.* New York: Simon and Shuster; 1999.

36. The Final Report of the Shipman Inquiry. 2005. http://webarchive.nationalarchives.gov.uk/20090808154959/http://www.the-shipman-inquiry.org.uk/6r_page.asp.

37. Reilly BM. Physical examination in the care of medical inpatients: an observational study. *Lancet.* 2003;362(9390): 1100–1105.

38. Nelson EC, Batalden PB, Godfrey MM. *Quality by Design: A Clinical Microsystems Approach.* San Francisco: Jossey-Bass; 2007.

39. Ogrinc GS, Headrick LA. *Fundamentals of Health Care Improvement. A Guide to Improving Your Patients' Care.* Oakbrook Terrace, IL: Joint Commission Resources; 2008.

40. Von Korff M, Gruman J, Schaefer J, et al. Collaborative management of chronic illness. *Ann Intern Med.* 1997;127: 1097–1102.

41. Batalden M, Batalden P, Margolis P, et al. Coproduction of healthcare service. *BMJ Qual Saf.* 2016;25(7):509–517.

42. Holmboe ES, Yamazaki K, Edgar L, et al. Reflections on the first 2 years of milestone implementation. *J Grad Med Educ.* 2015;7(3):506–511.

43. Bunderson CV, Inouye DK, Olsen JB. The four generations of computerized educational measurement. In: Linn RL, ed. *Educational Measurement.* Washington, DC: American Council on Education; 1989.

44. Norcini JJ. Computers in physician licensure and certification: new methods of assessment. *J Educ Computing Res.* 1994;10:161–171.

45. Griswold-Theodorson S, Ponnuru S, Dong C, et al. Beyond the simulation laboratory: a realist synthesis review of clinical outcomes of simulation-based mastery learning. *Acad Med.* 2015;90(11):1553–1560.

46. George BC, Teitelbaum EN, Meyerson SL, et al. Reliability, validity, and feasibility of the Zwisch scale for the assessment of intraoperative performance. *J Surg Educ.* 2014;71(6):e90–e96.

47. Foundation for Excellence in Women's Healthcare: MyTIPreport. 2016. Available at: https://mytipreport.org/.

48. Spickard 3rd A, Ridinger H, Wrenn J, et al. Automatic scoring of medical students' clinical notes to monitor learning in the workplace. *Med Teach.* 2014;36(1):68–72.

49. Ten Cate O, Chen HC, Hoff RG, et al. Curriculum development for the workplace using Entrustable Professional Activities (EPAs): AMEE Guide No. 99. *Med Teach.* 2015;37(11):983–1002.

50. Hambleton RK, Swaminathan H. *Item Response Theory: Principles and Applications.* Dordrecht. Kluwer; 1985.

51. Green BF. Adaptive testing by computer. In: Ekstrom RB, ed. *Principles of Modern Psychological Measurement.* San Francisco: Jossey-Bass; 1983:5–12.

52. American Board of Internal Medicine: *A Vision for Certification in Internal Medicine in 2020.* Available at: http://transforming.abim.org/assessment-2020-report/.

53. Brennan RL. *Generalizability Theory.* New York: Springer-Verlag; 2001.

54. Norcini JJ. Standard setting. In: Dent JA, Harden RM, eds. *A Practical Guide for Medical Teachers*. Edinburgh: Churchill Livingston; 2005:293–301.

55. Berk RA, ed. *Handbook of Methods for Detecting Test Bias*. Baltimore: Johns Hopkins Press; 1982.

56. Hodges BD, Lingard L. *A Question of Competence. Reconsidering Medical Education in the Twenty-First Century*. New York: Cornell University Press; 2012.

57. Hauer KE, Ten Cate O, Boscardin CK, et al. Ensuring resident competence: a narrative review of the literature on group decision making to inform the work of clinical competency committees. *J Grad Med Educ*. 2016;8(2):156–164.

58. Holmboe ES, Edgar L, Padmore J, et al. *Clinical competency committees & use of milestones in residency. Guide to Medical Education in the Teaching Hospital*. 5th ed. Philadelphia: Association for Hospital Medical Education; 2015.

59. Gaglione MM, Moores L, Pangaro L, et al. Does group discussion of student clerkship performance at an education committee affect an individual committee member's decisions? *Acad Med*. 2005;80(suppl 10):S55–S58.

60. Battistone MJ, Milne C, Sande MA, et al. The feasibility and acceptability of implementing formal evaluation sessions and using descriptive vocabulary to assess student performance on a clinical clerkship. *Teach Learn Med*. 2002;14(1):5–10.

61. Van der Vleuten CPM, Schuwirth LWT. Assessing professional competence: from methods to programmes. *Med Educ*. 2005;39(3):309–317.

62. van der Vleuten CP, Schuwirth LW, Driessen EW, et al. A model for programmatic assessment fit for purpose. *Med Teach*. 2012;34(3):205–214.

63. Miller G. The assessment of clinical skills/competence/performance. *Acad Med*. 1990;65(suppl):S63–S67.

64. Cruess RL, Cruess SR, Steinert Y. Amending Miller's pyramid to include professional identity formation. *Acad Med*. 2016;91(2):180–185.

65. Rethans JJ, Norcini JJ, Barón-Maldonado M, et al. The relationship between competence and performance: implications for assessing practice performance. *Med Educ*. 2002;36:901–909.

66. Dreyfus HL. *On the Internet: Thinking in Action*. New York: Routledge; 2001.

67. Van Der Vleuten CP. The assessment of professional competence: developments, research and practical implications. *Adv Health Sci Educ Theory Pract*. 1996;1(1):41–67.

68. Higgins R, Cavendish S. Modernising Medical Careers foundation programme curriculum competencies: will all rotations allow the necessary skills to be acquired? The consultants' predictions. *Postgrad Med J*. 2006;82(972):684–687.

69. Norcini J, Anderson B, Bollela V, et al. Criteria for good assessment: consensus statement and recommendations from the Ottawa 2010 Conference. *Med Teach*. 2011;33(3):206–214.

70. Herbers Jr JE, Noel GL, Cooper GS, et al. How accurate are faculty evaluations of clinical competence? *J Gen Intern Med*. 1989;4:202–208.

71. Noel GL, Herbers Jr JE, Caplow MP, et al. How well do internal faculty members evaluate the clinical skills of residents? *Ann Intern Med*. 1992;117:757–765.

72. Kroboth FJ, Hanusa BH, Parker S, et al. The inter-rater reliability and internal consistency of a clinical evaluation exercise. *J Gen Intern Med*. 1992;7:174–179.

73. Engel GL. Editorial: are medical schools neglecting clinical skills? *JAMA*. 1976;236(7):861–863.

74. Frank JR, Snell L, Sherbino J (Eds): *The Draft CanMEDS 2015 Framework Physician Competency Framework*. 2015. Available at: http://www.royalcollege.ca/portal/page/portal/rc/common/documents/canmeds/framework/canmeds2015_framework_series_IV_e.pdf.

75. Hemmer PA, Dadekian GA, Terndrup C, et al. Regular formal evaluation sessions are effective as frame-of-reference training for faculty evaluators of clerkship medical students. *J Gen Intern Med*. 2015;30(9):1313–1318.

76. Landy FJ, Farr JL. Performance rating. *Psychol Bull*. 1980;87:72–107.

77. ten Cate O. Nuts and bolts of entrustable professional activities. *J Grad Med Educ*. 2013;5(1):157–158.

78. ten Cate O. Trust, competence, and the supervisor's role in postgraduate training. *BMJ*. 2006;333(7571):748–751.

79. ten Cate O, Hart D, Ankel F, et al. Entrustment decision-making in clinical training. *Acad Med*. 2016;91(2):191–198.

80. Boulet JR, Swanson DB. Psychometric challenges of using simulations for high-stakes assessment. In: Dunn D, ed. *Simulators in Critical Care Education and Beyond*. Philadelphia: Lippincott Williams and Wilkins; 2004:119–130.

81. McGaghie WC, Barsuk JH, Cohen ER, et al. Dissemination of an innovative mastery learning curriculum grounded in implementation science principles: a case study. *Acad Med*. 2015;90(11):1487–1494.

82. Barsuk JH, Cohen ER, Potts S, et al. Dissemination of a simulation-based mastery learning intervention reduces central line-associated bloodstream infections. *BMJ Qual Saf*. 2014;23(9):749–756.

83. Ziv A, Wolpe RP, Small SD, et al. Simulation-based medical education: an ethical imperative. *Acad Med*. 2003;78:783–788.

84. Norcini JJ. Current perspectives in assessment: the assessment of performance at work. *Med Educ*. 2005;39:880–889.

85. Agency for Healthcare Quality and Research: *CAHPS Toolkit*. Available at: http://www.ahrq.gov/cahps/index.html.

86. Holmboe ES, Edgar L, Hamstra S: *The Milestones Guidebook*. Available at: www.acgme.org.

87. Swing SR, Beeson MS, Carraccio C, et al. Educational milestone development in the first 7 specialties to enter the next accreditation system. *J Grad Med Educ*. 2013;5(1):98–106.

88. Carraccio C, Benson B, Burke A, et al. Pediatrics milestones. *J Grad Med Educ*. 2013;5(1 suppl 1):59–73.

89. Hauer KE, Clauser J, Lipner RS, et al. The internal medicine reporting milestones: cross-sectional description of initial implementation in U.S. residency programs. *Ann Intern Med*. 2016;165(5):356–362.

90. Beeson M, Holmboe E, Korte R, et al. Initial validity analysis of the emergency medicine milestones. *Acad Emerg Med*. 2015;22(7):838–844.

91. Holmboe ES, Yamazaki K, Edgar L, et al. Reflections on the first 2 years of milestone implementation. *J Grad Med Educ*. 2015;7(3):506–511.

92. ten Cate O. Entrustability of professional activities and competency-based training. *Med Educ*. 2005;39(12):1176–1177.

93. ten Cate O, Scheele F. Competency-based postgraduate training: can we bridge the gap between theory and clinical practice. *Acad Med*. 2007;82(6):542–547.

94. Englander R, Flynn T, Call S, et al. Toward defining the foundation of the MD degree: core entrustable professional activities for entering residency. *Acad Med*. 2016;91(10):1352–1358.

95. Pangaro L, ten Cate O. Frameworks for learner assessment in medicine: AMEE Guide No. 78. *Med Teach*. 2013;35(6):e1197–e1210.

96. Scheele F, Caccia N, Van Luijk S, et al. *BOEG-Better Education for Obstetrics and Gynaecology. A National Competency-Based Curriculum for Obstetrics & Gynaecology*. Utrecht: Netherlands Association for Gynaecology and Obstetrics; 2013:1–61.

97. Gilhooly J, Schumacher DJ, West DC, et al. The promise and challenge of entrustable professional activities. *Pediatrics*. 2014;133(suppl):S78–S79.

98. Caverzagie KJ, Cooney TG, Hemmer PA, et al. The development of entrustable professional activities for internal medicine residency training: a report from the Education Redesign Committee of the Alliance for Academic Internal Medicine. *Acad Med.* 2015;90(4):479–484.

99. Shaughnessy AF, Sparks J, Cohen-osher M, et al. Entrustable professional activities in family medicine. *J Grad Med Educ.* 2013;5(1):112–118.

100. Schultz K, Griffiths J, Lacasse M. The application of entrustable professional activities to inform competency decisions in a family medicine residency program. *Acad Med.* 2015;90(7): 888–897.

101. Boyce P, Spratt C, Davies M, et al. Using entrustable professional activities to guide curriculum development in psychiatry training. *BMC Med Educ.* 2011;11:96.

102. Fessler HE, Addrizzo-Harris D, Beck JM, et al. Entrustable professional activities and curricular milestones for fellowship training in pulmonary and critical care medicine: report of a multisociety working group. *Chest.* 2014;146(3):813–834.

103. Lave J, Wenger E. *Situated Learning. Legitimate Peripheral Participation.* Edinburgh: Cambridge University Press; 1991.

104. ten Cate O, Snell L, Carraccio C. Medical competence: the interplay between individual ability and the health care environment. *Med Teach.* 2010;32(8):669–675.

105. Norman G, Norcini J, Bordage G. Competency-based education: milestones or millstones?. *J Grad Med Educ.* 2014;6:1–6 (March).

106. Pangaro L. A new vocabulary and other innovations for improving descriptive in-training evaluations. *Acad Med.* 1999;74(11):1203–1207.

107. Hicks PJ, Schumacher DJ, Benson BJ, et al. The pediatrics milestones: conceptual framework, guiding principles, and approach to development. *J Grad Med Educ.* 2010;2(3):410–418.

108. Chen HC, van den Broek WES, ten Cate O. The case for use of entrustable professional activities in undergraduate medical education. *Acad Med.* 2015;90(4):431–436.

109. Jones MD, Rosenberg A, Gilhooly JT, et al. Perspective: competencies, outcomes, and controversy–linking professional activities to competencies to improve resident education and practice. *Acad Med.* 2011;86(2):161–165.

110. Warm EJ, Mathis BR, Held JD, et al. Entrustment and mapping of observable practice activities for resident assessment. *J Gen Intern Med.* 2014;29(8):1177–1182.

111. Englander R, Flynn T, Call S, et al: *Core Entrustable Professional Activities for Entering Residency - Curriculum Developers Guide* [Internet]. Washington, DC, 2014. Available at http://www.aamc.org.

112. Leipzig RM, Sauvigné K, Granville LJ, et al. What is a geriatrician? American Geriatrics Society and Association of Directors of Geriatric Academic Programs End-of-Training Entrustable Professional Activities for Geriatric Medicine. *J Am Geriatr Soc.* 2014;62(5):924–929.

113. Rose S, Fix OK, Shah BJ, et al. Entrustable professional activities for gastroenterology fellowship training. *Gastrointest Endosc.* 2014;80(1):16–27.

114. Crossley J, Johnson G, Booth J, et al. Good questions, good answers: construct alignment improves the performance of workplace-based assessment scales. *Med Educ.* 2011;45(6): 560–569.

115. Kennedy TJT, Regehr G, Baker GR, et al. Point-of-care assessment of medical trainee competence for independent clinical work. *Acad Med.* 2008;83(suppl 10):S89–S92.

116. Albanese M. Challenges in using rater judgements in medical education. *J Eval Clin Pract.* 2000;6(3):305–319.

117. Govaerts MJB, van der Vleuten CPM, Schuwirth LWT, et al. Broadening perspectives on clinical performance assessment: rethinking the nature of in-training assessment. *Adv Health Sci Educ Theory Pract.* 2007;12(2):239–260.

118. Earle TC. Trust in risk management: a model-based review of empirical research. *Risk Anal.* 2010;30(4):541–574.

119. Gigerenzer G. *Gut Feelings. The Intelligence of the Unconscious.* New York: Penguin Group; 2007:1–280.

120. Gigerenzer G, Gaissmaier W. Heuristic decision making. *Annu Rev Psychol.* 2011;62:451–482.

121. Weller JM, Misur M, Nicolson S, Morris J, Ure S, Crossley J, et al. Can I leave the theatre? A key to more reliable workplace-based assessment. *Br J Anaesth.* 2014;112(March):1083–1091.

122. DaRosa DA, Zwischenberger JB, Meyerson SL, et al. A theory-based model for teaching and assessing residents in the operating room. *J Surg Educ.* 2012;70(1):24–30.

123. Mehta NB, Hull AL, Young JB, et al. Just imagine: new paradigms for medical education. *Acad Med.* 2013;88(10): 1418–1423.

构建置信职业行为

1. 项目:
2. 具体描述和局限性
3. 最相关的胜任力（运用你所在项目的胜任力框架；如果你不使用胜任力框架，那么使用你最熟悉的）
4. 需要的经验、KSA 和置信行为
5. 评价进步和做出终结性置信决策的评价信息
6. 在培训的哪个阶段达到置信决策的哪个监督阶段?
7. 有效期

图 1.3　描述置信职业行为的模板

KSA，knowledge，skills，and abilities，知识、技能和能力

置信职业行为、胜任力和里程碑的整合

置信职业行为		胜任力领域		里程碑				
				1	2	3	4	5
1. 项目：		患者照护						
2. 具体描述和局限性：		医学知识						
3. 最相关的胜任力领域（对应右侧表格中的相应领域）：		职业素养						
4. 需要的经验、KSA和置信行为：		人际沟通技巧						
5. 评价进步和做出终结性置信决策的评价信息：		基于实践的学习和改进						
6. 有效期：		基于系统的实践						

直接监督　　不用被监督

仅观察　　间接监督　　自我成长/监督他人

第 **2** 章

医学教育评价中的效度及信度问题

BRIAN E. CLAUSER, EDD, MELISSA J. MARGOLIS, PHD, AND
DAVID B. SWANSON, PHD

译者：雷曙槟　审校者：景　泉

章节纲要

一个命题只有在经过严格证伪之后，才会有一定的可信度。

—— Lee Cronbach

本章旨在概述用于医学教育评价的效度及信度概念。具体由效度理论的简要历史发展及效度概念的演变开始讲述。本章内容的主要重点为 Michael Kane 的效度检验方法，其效度论证过程可作为结构化依据为基于考试分数所做出的解释提供支持。Kane 的方法之所以重要，是因为这种观点表明效度论证过程可作为收集的证据之一，为支持预期解释构建一致性依据，而这引出了一个值得注意的结论：事实上并不存在所谓的有效的测试！任何已有测试的分数在不同的情况下以及不同的测试人群中都可以导致不同的决策；在一定条件下的特定测试人群中支持一种解释有效性的证据，在条件和测试人群改变时可能会、也可能不会支持不同的解释。这一点将在后续内容中详细讨论。之所以对它进行介绍，是因为它对于理解本章将要讨论的观点至关重要。

在 Kane 的效度框架的各个组成部分内，各种医学教育评价背景将为可能被收集起来创建效度依据的证据类型的示例提供一个结构框架。关于信度的讨论将在概化理论部分进行，分数的概化性将在整体效度论证的背景下加以考虑。希望本章内容可以加深读者对有关效度和信度的重要问题的理解，因为这些概念与医学教育评价密切相关。

历史背景

事实上，我们所知道的测验理论起源于 20 世纪初左右的 Charles Spearmen。Spearman 的兴趣在于智力的心理学研究而非评价。Spearman 在经典测验理论中提出的大部分基本方程是为了帮助他研究大多数（如果不是全部）心理能力测验所共有的共同（g）因素。[1-4] 这些方程都基于 Karl Pearson 关于相关系数的数学公式。[5]

这一奠基性工作为第一次世界大战期间迅猛发展的测验科学打下了基础。美军有一个巨大的人事问题：需要为成千上万的新兵分配工作岗位。测验为决定合适的工作岗位提供了可能的有用且高效的方法。[6] 这驱动了心理学测验的建立，不出所料，在战后，测验科学继续被用于提高工业效率。不论在军队还是工业界，测验的核心问题都是"测验在多大程度上能够预测工作表现？"证明这些测验合理的证据自然符合 Spearman 建立的方法，具体表现为测试分数与工作表现的独立评价之间的相关性。

1920—1950 年之间定职测验的爆发使用对效度的定义起到了巨大的作用。相关性证据，也被称作效标效度，是这一阶段的标准。在 1951 第 1 版的《教育测量》中，Edward Cureton 以"实际测试分数与'准确'的标准分数之间的相关性"定义了效度这一概念。[7]

从实际来看，效标效度显然具有重要作用。在定职测验中，这一概念与对分数的解释之间存在明显的相关性。同时，效标效度还为比较同一目的下不同的评价提供了客观基础。然而，这一方法的优势在定职测验之外的情况则不那么明显。有个问题在于有时无法得到一个明显且实用的效标。此外，对成就测验而言，不太可能存在一个明确且客观的外部效标。若要确定一个效标，测验的设计者则需要提供效度证据以支持效标的应用。[8]

效标效度是学业成就考核的初级评定方式，关于其适当性的问题促进了内容效度评价程序的发展。这类证据的目的在于说明测试内容可以合理代表测试者感兴趣的方面。显然，这种证据对于建立成就测验结果解释的有效性来说是必要但不充分的。正如 Messick 所指出的，表明测试内容与目的相关的证据并不能直接支持基于测试分数的推断。[9]

在第二次世界大战后的一段时间内，对于人格测验的兴趣推动研究者继续探索支持这种新手

段的证据。但没有出现特别适合这些测验的效标或内容效度模型。正是在这种情况下，Cronbach 和 Meehl 引入了构念效度的概念。[10] 在描述促进构念效度产生的因素时，Cronbach 在第 2 版《教育测量》中评论道：[11]

> 构念效度的基本概念（*Cronbach & Meehl*，1995）是根据人格测验开发的。以对自我强度的测量为例，不存在有预测力的唯一切题的效标，也没有一个可供取样的相关内容领域。然而，有一种理论可以概述该特征的假设性质。如果测试分数可以作为自我强度的有效度量，那么可以设想，它与其他变量的关系符合理论预期。

这种效度论证方法大大拓宽了可以被用于评估评价方法的证据类型。例如，对成就测验而言，构念效度或许可以支持证据以证明在目标领域受过较好培训的受试者比受过较少培训的受试者表现更好。

效度的概念在 20 世纪 50 年代还发生了 2 个重要变化。首先，Campbell 与 Fiske 引入了多特质-多方法矩阵。[12] 这一矩阵为同一方法测量的不同特质及用不同方法测量的同一特质之间关系的相对强度提供了相关性证据。对人格测验来说，示例特征包括外向型及攻击性，示例方法包括对单一受试者进行的评估及以组为单位进行的纸笔测试。在测试中，测试分数可能受考核方法或格式这些无关变量的影响（不同方法测试的相同特质及同一方法测试的不同特质之间的高度相关性提示存在影响），Campbell 和 Fiske 的矩阵为测量这种影响提供经验性的方法。这种**方法效应**与后来被称作构念无关方差的参数相关，本章稍后将对构念无关方差的概念进行详细介绍。当 Loevinger 将目光聚焦于对测试分数的解释时，效度概念发生了第二个重要变化。[13] 这代表着一个重要的观点转变，即从考虑测验设计的结构测验设计的结构与测试分数之间的关系转变为考虑测试所测内容与测试得分的解释之间的一致性。

随着第 3 版《教育测量》的出版，Messick 得以展示一个统一的效度理论。[9] 此时效度被定义为"经验性证据以及理论概念支持基于测试分数

的解释及行为的充分和恰当程度"，[7] 而不是"实际测试分数与真实效标量数之间的相关性"。[9] Messick 的模型建立在包括 Cronbach 和 Meehl、[10] Loevinger[13] 在内的前人贡献的基础上，强调了在效度论证前需要确定测验的目的和测验分数的用途。同 Cronbach、Meehl、Campbell 及 Fiske 一致，[12] Messick 强调了考虑其他假说的重要性，比如构念无关方差所带来的影响。此外，与前人一样，Messick 认为效度论证过程还涉及更多研究项目。

虽然 Messick 的构想与之前的效度框架一致，但他改变了重点。特别是他格外重视评估测验项目的结果。他认为测验所带来的实际和潜在的社会影响都必须被评估。以行医执照为例，至少需要考虑测试将影响教师选择教授的内容以及学生选择学习的内容。更宽泛的是，结果效度则需要考虑测验对大部分社区，特别是医疗服务水平低下社区的医师资源的影响。Messick 对于结果效度的观点超出了这些方面，他认为还应当考虑测试可能对于少数受试者步入行业的影响。这种对于结果效度的广义定义强调了测试设计者以

及负责行动的管理者的重要性。这一定义将效度论证过程从对考核的科学评估的层面拔高至社会及政治价值层面。

到 1999 年，在效度领域中，结果效度的概念被完善地建立起来，并被列入教育和心理测试标准的 5 项效度证据来源之一。[14] 表 2.1 简单介绍了这 5 种证据来源，这些内容有助于与之前描述 Messick 的效度理论的二次文献建立联系。需要注意的是，Messick 的统一的效度理论与标准中所强调的并非不同种类的效度。但是，它们作为不同的证据来源，在对分数进行特定解释时，重要性有所不同。

关于效度理论的历史需要明确的是，效度的概念是随时间不断被拓展的。其重点也随着测验的关注点改变而不断变化。效标效度（基于与其他变量关系的证据）的概念并没有被取代；这一种证据类型在评估就职测验中仍然十分关键。与之类似，内容效度代表了支持成就测验的重要证据来源。效度概念的发展史既是拓宽概念的过程，也是重点转变的过程。最近，Kane 再次提出了一点观念转变，即将效度作为对测验分数的预

| 表 2.1 | 测试标准中强调的效度证据来源 | | | |
内容效度	回应过程效度	内部结构效度	与其他变量的关系	结果效度
此项包括了证明测试内容与测试分数想要代表的领域之间的相关性的证据。此项可能包括：测试规范的设计（如实践分析）、规范性与实际内容之间的匹配程度、测试不能或不能较好反映出的领域、测试问题或任务的特点 **注意：** 正如 Kane 所指出的，Messick 认为内容效度在确定分数效度中的作用有限，因为其不能直接为基于测试分数的推断提供证据	此项包括了有关测试者如何进行回答的证据。证据可能来源于面试或有声思维研究、对于表现的直接观察或对书面证据（如在完成最终版论文过程中的草稿）的检查。当测试分数由人工判定时，回应过程效度还会关注评分程序与预期的分数解释之间的一致性	可以支持测试中回答的数据结构与目标测试设计保持一致这一结论的证据即属于此类。这需要证据证明测试为单方面的或者每一确定部分测量不同（但可能相关）特征。另一种常见的内部结构的相关证据侧重于根据对目标领域精通程度匹配可识别的受试者亚组（如男女分组）成员后，确定出能够显示出不同组间表现差异的任务或项目。这种匹配一般是基于测试总分数而完成的	这种证据来源可能包括与测试相关外界效标的相关性，例如测量相同或相关概念的其他评估手段或者对目的效标更直接的测量手段，例如直接测量在工作或教育项目中的表现。此项证据来源还可包括收敛或发散性。例如，用不同方法评估同一特征比用同一方法测量不同特征相关性更高。相似地，可能有理论根据希望某些人格特质或能力可以以收敛或发散的形式展现。与这一理论相符的结果或许可以支持分数的可信性	此项证据来源包括预期的效益，例如保护公众不受没有行医资格的从业者伤害或明确需要补习的学生；有关公正性以及其他社会价值（如对少部分候选人的影响）的事项，以及预料之外的结果，例如对分数的误用 **注意：** 广义的结果相关性证据可能包括对于分数滥用等问题的考量。这明显超出了对测试分数进行解释的相关证据和论据的范围

期解释的支持证据。[8,15] 在效度概念进化历史的前期，Kane 的观点没有否定证据的重要性以及过去半个世纪中所讨论的一些观点；熟悉 Messick 关于效度的著作的读者会发现 Kane 改变了这一观点，而非推翻基本的论述。这一观念的改变有一个重要特点：它强调了在收集测试分数解释的支持证据时，必须形成一个结构化的、连贯的论述以将测试的实施转变为解释。这一结构化论述的强度取决于其中最薄弱的部分。

Kane 对于效度的观点

对于某一测试分数的解释内部隐含着一系列支持这种解释的主张和假设。例如，对某一医学执照考试合格分数的解释所需假设即为，测试是在标准情况下进行的，且受试者不能提前获知测试内容。如果受试者有舞弊行为，即使测试具有其他特征，其分数也不能作为解释的依据。对测试分数的解释需要有关分数精确性的假设；如果测试分数不可重复，则不具备解释基础。对于分数的解释假定测试能够测量医学实践所需整体知识、技能及能力的相关方面，还假定分数线是以一种支持该解释的方式确定的。若上述假设中任何一个不成立，那么其他假设的强度也就无关紧要了。

Kane 为效度的论述提供了一个结构，即列出了从举行测试到最终的决策或解释之间的 4 个步骤。[8,15] 他将这四个步骤标记为：**评分、概化、外推及决策**。支持整体内容中**评分**部分的论据包括，测试妥善举行，受试者行为被正确采集，评分规则恰当，并以一致的标准准确使用。**概化部分**的证据包括观察项目确由整体测试项目、临床情景等中适当取样而成。概化也需要证据表明选取的样本大小足以产生精确度水平在接受范围内的分数。广义而言，这一阶段的论述提出了这一问题：测试是否可靠？**外推**部分的论据包括支持分数呈现的观测结果与测试测量的目标技能或内容相关性的证据。这需要证明观测指标与解释之间是相关的，并且与预期解释无关的变量没有对分数产生过度影响。论证中的**决策**部分需要支持解释分数所必需的任一理论框架或支持决策规则的证据。对于有分数线的测试来说，这一部分还

包括支持分数线确立过程的证据。需要再次指出的是，只有当整体论述中的每一部分都有相应证据时，解释对于分数使用者来说才具有相信的价值。不同目的及特征的测试将需要不同的证据类型。

表 2.2 给出了在各个论证阶段可能出现的问题样例。这些问题仅作为举例，并不全面。下面的章节将介绍效度论述的 4 个方面。每一单独章节将详细介绍三种评价类型的详细信息，这些类型涵盖了当前医学教育中使用的一系列评价手段：多项选择题考试，表现评价以及基于工作场所的评价。多项选择题考试在医学教育中十分普遍，从医学院校的选拔考试，到课堂教学评估，再到执业和资格考试都有所涉及（Swanson & Hawkins，本书）。由于客观结构化临床考试及基于标准化病人的考查在医学院及部分执业资格考试中都十分普遍，表现评价在医学教育中也有很长的历史。[16] 基于工作场所的评价在医学院及住院医师训练中的地位也愈加重要。[17]

表 2.2	有关 Kane 提出的效度论证 4 部分中各部分的问题
部分	**问题**
评分	1. 观察及测试内容是否在标准条件下进行？ 2. 分数记录是否精确？ 3. 分数算法的使用是否正确？ 4. 是否有恰当的保密措施？
概化	1. 评价中观测到的分数的测量误差来源是什么？ 2. 重复测试流程中分数的相似性如何？ 3. 重复测试流程中分类决策的结果相似性如何？ 4. 测试的构建多大程度上采用了系统流程？
外推	1. 分数反映目的技能真实水平的程度如何？ 2. 是否存在对目的技能水平评价的干扰因素？ 3. 分数是否能预测现实中目的内容的水平？ 4. 是否存在影响分数的测试中的人为因素？
决策	1. 标准是否是依据合情合理的实施方案建立的？ 2. 被确认需要补习的受试者是否可以通过补习提升达到标准或比其他未被确认的受试者获益更多？

评分

效度论证中的评分部分必须提供证据证明评价数据的收集过程的合理性以及评分的精确性。这将包括对各种类型证据的考虑，例如多大程度上达到了规定的标准化条件、评分过程的准确性以及规范化流程的实施和选择。与 4 种效度论证的组合一样，与评分方面相关的具体证据将随测试特征而变化。

示例 1：多项选择题考试

标准化考试的发展是为了给效度论证中的评分和概化部分提供尽可能强的证据。与标准条件的一致性确保了所有受试者的数据都是以相同的方式被收集的。其他因素，例如考试的时间、座位、光线以及测试材料的质量都将被控制。在管理程序中包含对于违规情况的记录以及对于分数报告的注解的情况下，分数使用者就会对回收试卷的情况感到放心。同样，经专业管理和评分的测试也将质量控制步骤作为评分过程中程式化的一项。"关键性效度验证"——一种对于受试者回答的统计学分析，旨在核实关键答案正确性——提供了证明评分规则被精确实施的证据。这一步骤包括核查每个题目中得分的受试者比例以及比较不同能力水平的受试者在某题中得到正确分数的概率。

保密性是高利害测验分数的一个重要考虑因素。能力不佳的受试者可能存在作弊动机，并且有可能以各种方式进行作弊。当考试题目被另一个实施者重复使用时，先进行考试的测试者有可能窃取（即记忆、抄录、拍照）考试题目并提供给后参加考试的受试者。当连续在计算机上进行考试时，这一风险将会增加。有关测试题目库大小及题目被再次使用的频率的信息可使得使用者更加相信预先暴露并不会对整体分数造成影响。针对机考，除了在屏幕上显示外，始终对测试题目进行加密可能会进一步提升测试材料保密性的可信度。

示例 2：表现评价

正如之前所说，测试材料及评分程序的可重复性是包含多项选择题在内的标准化考试的优势。不难保证参加同一考试的受试者坐在不同的计算机前看到同样的题目，同样，不难确保以相同的方式对这些项目进行评分。而对于表现评价，例如需要用到标准化病人或其他需要人工开展和（或）参与评分的考试，情况就大不相同了。这种情况下，存在两个被训练表现相同情景的标准化病人没有完全按照标准扮演的可能，这正是引入人工因素所造成的结果；同一个标准化病人在两种不同情况下表现同一情景的方式也可能不同。效度论证的评分阶段需要包括有关标准化病人经训练已达到可接受标准的证据，同时也需要标准化病人被长期监测的证据，以确保不同标准化病人之间以及同一标准化病人自身的一致性。对这些测试的评分也涉及类似的问题；不论分数是由标准化病人给出还是由考试内容专家给出，都必须评估这一过程的精确性。需要再次提出的是，测试流程这一方面必须在测试开始前核实清楚并被持续监测。另一点需要记住的是，小规模预实验测试收集到的评分者之间一致性的证据不能代替测试被大规模施行后的相同证据。

除了确保标准化病人表演及评分过程的总体误差率较低，还需给出证据证明，受试者个性特点与标准化病人的表现及评分之间没有显著的相互作用。例如，受试者的性别和种族不应该对情景展现和评分过程产生影响。一旦发现了显著的相互作用，就说明某些实际上能力水平相同的受试者可能获得更好的分数，例如男性比女性分数高，这对令人信服的分数解释来说是一个严重威胁。这一效应比表演及评分中的随机误差更严重，因为随机误差总体会趋于平均，但系统误差不会。

保密性问题在表现评价中也很重要。如果测试被用于重要决策的制订，那么受试者可能会企图通过提前获取测试信息来提高分数。大多数情况下，表现评价（特别是基于标准化病人的测试）会在不同情况下多次进行。这就为已完成考试的受试者把信息分享给将要参加考试的受试者提供了机会；在多数情况下，提前获知测试中的具体任务会影响受试者的分数。[18] 这对效度的影响与多项选择题考试中重复使用材料的问题类似，但是在相关的全域分数或真分数之间的关系，准备包含大量测试"题目"的库更加困难。

当多次测试在一个相对短的时间内进行时，隔离受试者以防止他们共享信息可以保证这一威胁效度的因素已被控制。在以标准化病人为基础的测试中，标准化病人本身也有可能在测试进行前给受试者提供信息，这也是对保密性的一种威胁。

示例 3：基于工作场所的评价

除了完全标准化的多项选择题考试以及部分标准化的表现评价之外，通过直接观察对临床医师以及受训者进行评价还涉及控制程度相对较低的病房或门诊观察。为了支持这种环境下的分数解释，必须收集证据证明不同环境中的不同评价者实际上是在以相同的方式评价相同的内容。给出这类证据的一种方法即为详细定义被评分表现的特点。对评分内容的详尽细化加上对评价者的周密训练可以支持测试受试者接受的是相同方式的评价这一推断。

即使进行了详尽的具体化并对评价者进行了训练，收集证据证明评价者的确在评价相同内容也是十分重要的；有声思维或其他基于面试的程序可能会为评价者所考虑的特定属性提供依据。

概化

对这一阶段的论证侧重于观测分数与相关的全域分数或真分数之间的关系。全域分数和真分数都是概念模型，全域分数代表当受试者有机会对全部可接受的观测题目进行回答（即如果受试者回答了该领域所有的题目）时其获得的分数。真分数是一个与全域分数紧密相关的概念，它代表受试者完成无限次随机等效（平行）的测试时，所获分数的平均值。（观测分数是指受试者完成某特定测试时实际获得的分数。）这些概念的细节及相关理论不在本章论述范围内；有兴趣的读者可参考 Gulliksen[1] 及 Lord 和 Novick[19] 的论述以了解对经典测试理论的详细讨论，也可参考 Cronbach 及同事 [20]、Brennan[21] 的论述以了解概化理论。

这一阶段的论证需要两种证据。首先，必须证明题目样本和观测对分数概化的领域具有一定代表性。其次，还需证明取样量足够大，以防止观测到的分数受到取样误差的过度影响。取样的代表性程度取决于构建测试所用的程序（对于基于工作场所的评价来说，即为数据收集过程）；取样是否足量可以通过一系列设计完善且基于理论的统计学程序来直接测量。

在数据收集遵循特定规则的情况下，样本将会具有一定的代表性。在某些情况下，从某一特定范围随机抽取题目测试即可，然而，其他情况下，分层抽样更为合适。在某些情况下，可以（或必须）进行观察的条件范围的规定可以取代测试材料的取样。

毫无疑问，测试学说最发达的方面与信度的评估相关；从概念上讲，这一方法学的产生就是为了评估观测分数与真分数或全域分数之间的关系。这种关系最常用的指数即为信度系数；这一系数代表了两次等价测试所得分数的相关性。这一数值的平方根代表了测试观测分数与真分数间的相关性。在经典测试学说的框架中，信度系数还与围绕某一给定真分数的观测分数分布直接相关。

目前已有很多方法可以用于估计观测分数与真分数之间的关系。这些程序的实用性取决于如何理解"重复进行的测量程序"的含义。[22] 由于特定的题目及测试进行的日期和时间很少作为分数解释的关键，通常用一个测试的两个版本中所得分数的一致性来描述重复及信度。该标准的价值基于以下假设：在两次测试的过程中所测量的特征没有发生变化。

当测试的**相关**条件很难在不同情况下保持一致时，更合适的方法是将重复测试概念化以保持情况不发生变化。在一天内举行两场测试的实际情况下，同样条件下的重复测试不仅受疲劳因素的影响，练习效应导致的对测试形式的熟悉度提高也会对重复测试产生影响。在完全一样的情况下重复测试时（即两次测试同时进行），虽然不会出现以上问题，但难以真正完成重复过程，故重复测试仅仅以概念或理论的形式存在。

对于基于多项选择题的测试而言，重复的定义必须考虑测试时机以及考试题目的选择。对于更复杂的测试形式来说，重复的定义也会更复杂。例如，想象一次文章写作测试。在这个例子中，测试必须是标准化的，但是重复测试可能会涉及不同场合下受试者对另一个作文命题进行作答。此外，测试分数将由不同的评分者给出，且这些评分者可能会在不同的情况下完成评分。因此，对重复的定义依赖于将哪些因素视为固定以及将哪些因素视为随机。在这种情况下，对固定及随机变量的定义将受所需分数解释的引导。当分数解释假定评分是由特定的一组专家完成且所有受试者均由此组专家评分时，评分者将被视为固定参数。当分数解释合理地将特定的专家视为从一组可接受程度相似专家中的随机取样时，评分者将被视作随机变量。类似地，如果分数解释采用某些特定的测试题目时，这一变量将被视为固定；反之，当测试题目被认作由更大范围内的取样时，该变量被视为随机。在不同的重复测试中，随机变量可以变化，但固定变量将保持不变。

检视观测分数与真分数间的关系或估计测量标准误差的合适方法取决于数据收集过程的复杂程度。在实际允许的情况下，测量程序的完全重复将为评估目标关系提供坚实的基础。重复测试所得分数间的相关性为测试的信度提供合理的评估。同样，该数值的平方根代表观测分数与真分数之间的相关性，如下被广泛接受的公式给出了一种估计测量的标准误差的方法。（在该公式中，σ_e 代表观测分数的标准偏差，σ_X 代表标准误差，$r_{XX'}$ 代表测试的信度。）

$$\sigma_e = \sigma_X \sqrt{1 - r_{XX'}}$$

在许多情况下，重复测试缺乏实际操作性；例如，参加执业考试的受试者在通过一次考试之后，无法再次被召集并在同样的高利害条件下参加考试。针对一次考试，可以有许多种评价测试分数的方法。在 1 个多世纪以前，Spearman 和 Brown 提出了第一种基于测试分半信度间相关性（例如，偶数项题目及奇数项题目）的方法。[4.23] KR20[24] 及 α 系数 [25] 可以估得一个所有可能的分半信度的平均值。这种方法在一次测试中题目之间关系强度的基础上评估了测试的可靠性。使用此法的基础假说为同一测试中的题目 n 与题目 m（$n \neq m$）之间的关系（协方差）是测试版本 1 中的题目 "n" 与测试版本 2 中的题目 "m" 之间关系强度的良好近似。

α 系数与 Kuder-Richardson 公式是收集有关测试分数概化证据的有效工具，然而，它们已经成为了提到分数信度时的下意识反应。研究者们似乎更多地将信度评估视为杂志社编辑要求他们提供的参数，而不是更好地了解测试特点的一个方法。当运用这些方法时，需要着重考虑两个问题。首先，评价者必须提出一个问题：测试流程的重复究竟意味着什么？当在其他测试条件保持不变的条件下，从不同题目（或测试版本）的角度考虑概化问题时，这种方法是合适的。在运用这种方法时第二个需要考虑的问题与研究者们最初使用的假设有关。解释 α 系数（或 KR20）时最主要的假设是，平均来看，同一测试版本的任意两个题目之间的关系强度与不同测试版本中的任意两个题目之间的关系强度是相等的。当违反这一假设时，结果与实际信度将有很大的偏差。一般来说，违反假设将导致测试的信度被高估。考虑一下这个例子：一次测试包括一篇描述临床情景的文章以及据此提出的几个问题。此时，同一篇文章下问题之间的关系强度通常会大于基于不同文章的问题间的关系强度。由于不同测试的情景一般不同，不同测试版本题目间的关系强度最好由同一版本测试中不同情境下题目间的关系强度进行近似。

多个评分者为受试者在同一任务中的表现进行评价是错误运用这些方法的另一个例子。例如，想象有两人一组的专家为受试者与真实患者之间的互动进行评分。测试要求每个受试者与 5 个患者互动，每组互动由不同的评分小组打分。如果每个评分者分别评分，受试者将得到 10 个分数。如果所有受试者都与相同的 5 个患者进行互动，且由针对每个患者的相同评分组打分，测试评估者将依据这 10 个分数计算 α 系数。然而，由于为同一患者互动打分的评分者给出分数之间的关系强度大于为不同患者评分的评分组所给分数之间的关系强度，这一方法不能很好地对不同测试分数之间的关系强度进行近似。在这个例子中，测试评估误差可能很大（例如，所得标准误差可能为实际值的 50%），并且有可能大幅度高估分数的可重复性。

概化理论

经典测试理论将观测分数分为两部分：实际分数及误差。由于受试者的真分数被认为与误差无关，所以观测分数方差也由真分数方差及误差方差组成。概化理论在这一框架的基础上进行了扩展，将总体方差分为了几个组分。考虑以下这个简单测试的例子：受试者需要对给出的作文命题进行回答，这些文章由评分者评价。为了研究结果的概化程度，一个研究者收集了一组受试者的数据，所有受试者对同一命题进行作答，所有文章均由同一组评分者进行评价。在概化理论的框架下，作文命题和评分者是误差方差的主要来源。在经典测试理论中，可凭借单一测试的数据评估测试的信度（或概化程度），并反映为不同作文命题的测试的信度。然而，由于概化理论给出了一个详细地研究由文章及评分者不同导致的方差的研究方法，当评估每一篇文章的评分者数目发生变化时，这一框架为评估测试信度的变化提供了可能。

之前的段落概述了评估测试分数概化程度的方法。同样，这些问题的细节不在本章论述范围内。接下来的内容进一步讨论了上述三种测试情况中在概化方面的考虑。

示例 1：多项选择题考试

效度论述中概化阶段的重点在于重复测试流程时分数的可比性。在标准化多项选择题考试中，分数解释通常需要分数在不同测试版本之间具有一定可比性的前提。例如，在执业或认证考试中，如果参加不同版本考试的受试者间分数差异很大，那么考试就失去了可信性。

从概化理论框架来看，论证的这一部分需要几种不同的证据。首先，必须证明构建测试的取样流程支持互相可比较的测试版本的产生。几种形式中最简单的情况基于从已有可接受的题目库中随机选取一些题目。这一种方法概念上比较简单，但一般不用于标准化测试。一个更为普遍的方法是抽取满足一系列规格或测试"蓝图"的题目。在这种情况下，题目将从每一个内容类别中被随机抽取（表 2.3 给出了一个假想的由 200 个多项选择题组成的内科学考试的例子）。当一个测试中包含不同的题目类型时，取样表可能会指定每种形式或类别组合的题目数目。这种情况下一个主要的不同在于需要为测试编写其他版本的题目以达到之前考试版本的规格。当不同版本的

疾病类型 / 器官系统*	每一临床项目的问题数目				
	诊断	明确治疗方案	预防疾病	运用诊断性实验	总计
心血管疾病	10	9	5	6	30
皮肤病	4	2	2	2	10
内分泌及代谢疾病	7	6	3	4	20
妇产科疾病	3	3	2	2	10
血液病	3	3	1	3	10
免疫系统疾病	3	3	2	2	10
精神疾病	4	3	1	2	10
肌肉骨骼疾病	8	6	2	4	20
神经疾病	6	3	3	3	15
营养及消化疾病	8	9	4	4	25
肾、泌尿系统以及男性生殖系统疾病	6	3	2	4	15
呼吸系统疾病	8	9	4	4	25
总计	70	60	30	40	200

表 2.3　包含 200 个多项选择题的内科学考试的取样方法

* 与感染和肿瘤疾病有关的题目包括在受影响的器官系统中

测试内容之间存在系统差异时，以某一版本的概化分析为基础估计不同版本之间分数的相关性是不合适的。当使用系统测试构建流程时，多项选择题测试的数据收集方法一般比较简单，受试者通常是测量流程的主要环节（在概化理论术语中被称为测量对象）。题目的取样则是测量误差的可能来源。由于方法简单，三种来源的方差（称为方差成分）都可以被估计出来：个体方差成分，与经典测试理论中的真分数方差具有等价的概念；题目方差成分，代表题目难度的变异性；个体 - 题目方差成分，代表没有被上述两种效应解释的剩余方差。个体 - 题目方差成分除以题目数量所得数值可以代表比较参加相同版本考试的不同受试者时的误差方差。当在参加不同版本考试的受试者间进行比较时，误差方差的定义更为复杂。如果测试版本是通过从无差别题目库中随机抽样的方法构建的，且没有一个根据难度不同调整分数的正式方法，那么恰当的误差方差则是题目方差成分与个体 - 题目方差成分之和除以题目数量。当运用统计等价方法时，题目方差成分的影响可以被忽略。

当测试题目是从固定的内容类别中取样得到时，分析过程则变得更加复杂。在这种情况下包含以下种类方差成分：个人（p）；题目类别（c）；每一内容类别中的题目（$i: c$）；个体 - 内容类别（$p \times c$）；以及个体 - 每一内容类别中题目（$p \times i: c$）的方差。在这种情况下，c 成分不对测量误差产生影响，因为不同版本间的结构是固定的。类似地，由于这些类别都是固定的，$p \times c$ 方差成分会影响全域或真分数的方差。$p \times i: c$ 成分可以造成误差，当在不同版本之间进行比较时，$i: c$ 构成测量误差。后者的影响将随着测试版本在构建过程中的平衡以及统计学上相似性的提升而降低。与没有经过分层的分析相比，这一分层的过程将导致标准误差减小以及概化系数增大；这也是 α 系数被认为是信度范围下界估计值的一个原因。但是，需要注意的是，实际上系数之间的差异通常很小。

使用概化理论得出的误差方差估计值为估计测试测量的标准方差提供了基础；这对计算分数的置信区间十分有用。概化系数也可以由全域分数方差与全域分数方差及误差方差之和的比值得到。尽管这些参数经常被报道，仍然需要格外注意，因为它们可以被评估所用的特定受试者样本所影响。考虑以下这个例子：估计美国医学执业资格考试中某一步骤的这样一个指数；如果以水平相对一致的首次参加考试的美国毕业生为基础估计这一系数，所得结果将比以所有完成考试的受试者为基础所得结果低几个百分点。相反，不同组别之间的标准误差水平更为稳定，这使其成为解释水平更强且更有用的精度指标。

示例 2：表现评价

上一个例子中提到的论证逻辑限制了表现评价的环境。为了从以单次测试为基础的分析中得到结论，测试设计的原则必须保证不同测试版本之间没有系统性差异。当测试题目基于人时，进行测试的逻辑事实可能使这一假设更难实现，但是，当不同测试版本的任务（例如标准化病人）之间存在系统性差异时，不同版本间的概化必然受到威胁。重要的差异包括考试中所表现的问题种类的改变以及病人训练程度及经验水平的不同。

对于包含多项选择题的标准化考试的概化性相对比较容易评估，即便是更简单的经典测试学说都为大部分情况提供了足够的工具。但是表现评价的复杂性使分数概化性的评估更为困难。考虑这样一个测试：受试者在不同站点之间轮转，在每一个站点都与一位患者互动并完成患者记录。一组评分者将对这些记录评分。当受试者完成同一组站点的轮转且由同一组评分者评分时，可以评估个体、站点、评分者、个体 - 站点、个体 - 评分者、站点 - 评分者以及个体 - 站点 - 评分者的方差成分。（这在大规模客观结构化临床考试中并不常见，即使所有受试者均在同一组站点之间轮转，不同标准化病人的角色扮演以及对表现打分的不同评分者也将导致一些不同的"巡回"，这将对精度产生逆向影响。）[16] 评估者需要确定在某一条件下，哪些成分会对测量误差产生影响。互动项目，包括个人及站点效应，始终会对测量误差产生影响——不论如何进行分数解释——因为概化性论证的基础是内容相似的测试版本间分数的可比性。相反，评分者之间的概化性可能重要，也可能不重要。如果在一次测试中，所有的受试者都是由同一组评分者打分的，且测试不打算解释受试者面对不同评分者时可能产生的不同表现，那么评分者即是一个固定变量。这种情况下，评分者方差以及站点 - 评分者方差成分不会对测量误差产生影响，但个体 - 评分者成分会对全域分数方差产生影响。然而，在大多数情况下，测试分数的使用者希望得到超出一组评分者为受试者打分这一范围的推断，这时最好考虑这些方差成分对测量误差的影响（如果受试者通常被少数几个评分者评分，那么这种影响比较大）。

到目前为止，我们已经清楚的一点是当测试中某一参数被人认作是固定参数时，分数的误差方差将变小，概化性将增大。评估者可能通过将参数视为固定的方法来提高概化性。这一策略并没有什么价值，反而为错误的问题提供了鼓舞人心的回答。

示例 3：基于工作场所的评价

当受试者在一个真实环境下被观察时，效度论证的概化部分就产生了很多问题。即使可能有控制观测取样的细则，基于工作场所的评价的实施逻辑导致了与不同受试者相比，同一受试者不同观测之间环境因素及患者特征的相似性更好。这可能导致分数概化性被过度乐观地报道。在这种环境下，评分者效应以及特定患者或任务提供的观测背景都会影响分数。受分配评分者方法的影响，很难精准评估评分者效应。想要将患者表现或其他测试特点相关的方差与剩余方差进行区分也很困难。

当测试从高度结构化的形式——例如专业设计的多项选择题测试——变为表现评价或基于工作场所的评价时，分数的概化性通常会降低。这有两种原因。第一，在多项选择题测试中，可以从目标领域中更全面及有效地取样，因为回答问题所需时间较短且它们所占分值较低。第二，多项选择题考试的内容取样以及评分的过程都可以达到高度标准化的水平，故这些因素对测量误差的影响会明显降低。

潜在的广泛取样的可能性降低了受试者 - 题目互作项以及高阶互作项（包括剩余方差）的影响。一种被广泛接受的说法是：典型的个体 - 题

目设计中的受试者 - 题目互作项代表"内容特异性"，或者医生知识的问题特异性趋向。这一效应的普遍性质已被详细记录：个体 - 题目（或案例）互作项一般来说是误差方差最主要的来源。然而，仍不清楚此项是否可以代表测试的内容特异性或其他来源的不可控变量。目前，有关受试者在不同情况下对相同题目或案例回答的一致性的研究相对较少。若认为目标效应的程度即为内容特异性，那么受试者在不同情况下进行多项选择题考试或表现测试时，所得分数的一致性较高。有些医学测试领域之外的证明提示，不同情况所得分数之间的可重复性可能不高。类似地，有证据表明，可以通过从固定内容类别中一致取样以设计测试版本的方法来提高测试分数的概化性；然而，这一提高的绝对量级通常较小。

如前所述，表现评价与基于工作场所的评价所得分数的概化性较低的另一个原因是，测试的条件以及评分过程难以标准化。这就要求测试增加结构性，但是这一过程需要仔细考量。实施一个较低而非较高结构化测试（例如，临床测试而非多项选择题测试）的决策，是基于对目标内容直接评估的需求。问题在于，改变评分流程可能会通过改变被评价内容的方式提高标准化程度，因此，评价的重点可能会转移到更容易量化的能力方向上，从而偏离其初衷。这并不是反对尽量提高测试的结构性，但关键是需要始终着眼于分数解释意向。不可避免地，分数的概化性与由这些分数推至真实目的能力的外推性之间必然需要一个平衡。下一节将介绍论证过程中的外推阶段。

外推

效度论证的外推过程注重证明从某些测试部分中收集的分数与现实世界中目标领域的表现之间的关联。评估者很少对受试者回答多项选择题或与标准化病人互动的能力感兴趣。事实上，评估者感兴趣的是诸如理论知识基础、问题解决技巧、临床判断和有效沟通的能力。测试分数为受试者在目标领域的可能表现提供了间接证据；效度论证的外推部分研究的就是这类证据的精确性。

由于证据本质上是推论性的，且分析框架没有概化过程那样完善，这是效度论证中难度最大

的部分。论证的外推阶段与概化阶段同样重要。一个测试错误特征的分数，即使可靠性很高，也没有实用价值。然而，考试所测试的目标能力的外在表现并不能完全代替实际情况，这一点也同样重要。这种"表面效度"可能支持政策上的可接受性，甚至测试的法律可行性，[26] 但对效度论证来说并无作用。

正如本章引言所述，因为很难（如果可以）明确有效的效标，由测试分数得到的效度推断不能被简化为与效标测量的相关性。尽管如此，有关考试分数与其他相关测量间关系的信息仍将有助于论证。同样，有关测试内容的其他证据也应纳入考虑范围。除了这两种支持性证据之外，外推论证的过程必须由本章开头 Cronbach 的引文指导："一个命题只有在经过严格证伪之后，才会有一定的可信度。"[27] 评估者应当首先评估与目标技能无关的变量对分数的影响程度以及分数无法反映目标技能的程度；这两个对效度产生的威胁被认为是构念无关方差且构念代表性不足。

测试形式本身可能就是构念无关方差的潜在来源之一。例如，当测试在计算机上进行时，可以考虑分数受计算机使用技巧的影响程度。考虑在一次测试中，受试者被召集参加一个面试并对一个病人进行检查，之后需要描述这一病例的关键点。如果受试者被要求使用电脑键盘，那么测试表现将受打字技术的影响；如果回答有时间限制，那么这一影响不能被忽略。如果打字不是测试内容的一部分，那么打字技术对测试分数的影响就将被视为构念无关方差。

一种评估构念无关变量效应对分数影响程度的方法是多特质 - 多方法矩阵。例如，面试、检查患者以及描述关键点的能力将由受试者打字回答和口头展示两种方法被评估。这两种回答形式可以被用于评估不同的技能，例如受试者对疾病机制的了解。如果同种形式不同技能分数与两种形式相同技能分数相比，相关性更高，则应当考虑这一问题的影响。

示例 1：多项选择题考试

这种形式的考试通常评价一个特定的兴趣领域。从测试分数到实际表现（或是否准备充分以进行更高级的培训）的外推需要考试内容与实际需求之间的匹配。测试内容效度的证据来自测试版本用到的定义测量领域的流程及取样流程。可以用工作（或实践）分析来收集实用性所需的信息，进一步研究可能包括收集对实际测试版本中题目的专业判断。[28]

从概念上讲，效标相关证据是效度论证中外推阶段的核心。毫无疑问，对于执业考试来说，需要证明分数与受试者测试后实际治疗的安全性及有效性直接相关。即使有些研究者已经成功收集到了这种证据，[29,30] 总体上讲对这一问题的研究仍不透彻。其中一个原因是缺乏对测试目标的效标的有效测量方法。当然，对于执业考试来说，另一个限制因素是没有通过考试的受试者不能再次参加考试，因此，无法收集对于效标的测量。这并不是说不应该继续施行基于这种效标测量的考试，但归根结底，更具说服力的论据可能基于不太直接的证据，这些证据表明测试内容可以合理代表目标领域，并且分数不会受构念无关方差的过度影响。

构造逻辑使高利害性的多项选择题考试必须在规定时间内完成，故对于这种考试，构念无关方差的重要来源之一就是时间限制对考试结果的影响，这通常被称为速度。快速回答问题的能力可能（并且通常）不是目标内容的一部分并且与预期分数解释不一致。速度效应是构念无关方差潜在来源的另一个例子。

在有关教育测量的文献中，另一个被关注的问题是题目功能差异，目前已开发出许多统计学流程以确定不同组别（受试者已经根据考试所测定的技能进行匹配）的受试者表现出差异的测试题目。[31,32] 这些方法为确定对构念无关方差敏感的考试题目提供了有用的方法，同时，这些方法的使用也可以支持效度论证。当考试题目所需的知识内容与目标内容不相关时，就会发生这种问题。例如，如果一个阅读理解测试包括一篇有关美国内战的文章，那么它对在美国长大的受试者就有一定偏向性。这些方法也可以被用于比较在考试开始及考试结束时看到这个题目的受试者的分数（可以测试是否存在时间限制或考生疲劳问题）。也可用类似的方法比较受试者对首次出现的题目以及在之前的考试中出现过的题目的回答。这些比较中的每一种都可以证明构念无关方差是否存在，这种效应的存在显然会对测试分数的解释产生影响。

示例 2：表现评价

基于表现评价的主要优势在于它们有可能更直接地测量目标内容；由于外推论据得到了加强，弱化的概化性是可接受的。然而，即使可以被高度模仿，总有一些方面是仿造的。目前关于标准化病人以及真实患者互动区别的研究相对比较少，但区别是不可避免的。即使当标准化病人看起来难以与真实患者区分时，也会有一些因素影响从分数到实际表现的外推性，例如评分方法的选择。例如，评分表可能不能包括更微妙的面试技巧，但这些技巧会促进信息的收集。类似地，以评分表为基础对互动进行评分可能会改变受试者的面试方法，这样受试者就可以取得最高的分数。

之前的评论旨在强调一个事实，即测试环境与真实环境之间的相似性本身不能作为效度证据。使用高度模拟真实环境的测试任务可能会限制构念无关方差效应以及构念代表性不足的影响，但这种相似性不能确保分数可以合适地代表目标技能。

示例 3：基于工作场所的评价

对于基于表现的测试形式，例如使用标准化病人的测试，直接观察具有一定优势，因为它有可能增强效度论证中的外推阶段。由于观察是在实际环境中进行的，测试与实际环境的特征区别可能达到最小甚至被避免。这一特点有助于提高测试的构建，使其与真实世界的表现直接相关，但是同样它本身不能作为外推的论据。观测行为有可能改变环境，更重要的是，观察哪些内容，如何把观测转变为分数都是由评分算法决定的。由于关注的是分数而不是测试环境，在实际环境中收集观测结果并不能确保消除构念无关方差和构念代表性不足的影响。

基于直接观测的考试没有高度结构化的评分算法及详细的培训，格外易受光环效应[33]以及其他构念无关方差的影响。然而，在尝试明确定义所评价的行为以消除此类影响的过程中，测试将由目标内容转化为容易定义的一系列行为。在避免构念无关方差的影响时，也会产生构念代表性不足的问题。例如，复杂的医患沟通概念可能被简化为一系列描述，如"询问开放式问题"和"进行眼神交流"。这并不是反对基于工作场所的评价，但是这也不同于对目标技能的直接测量。即使当目标行为在真实世界中被直接观察时，最终分数也将取决于记录或评分的方法。

决策／解释

效度论证的决策阶段为决策规则及对分数的解释提供了支持论据，这种解释是以理论为基础的。最常见的决策规则是简单的基于单一分数线的通过／不通过分类，但是联合或部分互补的规则也并不罕见。如果与最终分类决策相关的分数解释被认作可信，那么就需要支持这些规则合理性的论据。

同样，基于关于认知、判断或决策等心理学理论的分数解释仅与理论本身同样可信。例如，如果分数基于医师诊断过程中的信息采集并将医师分为专家及初学者，则支持评分过程的专业判定理论十分重要；如果理论是有缺陷的，这将延伸到对分数的解释，使解释也被怀疑。

示例 1：多项选择题考试

当多项选择题考试的结果用于执业资格决策或认证时，分数线的确定对效度论证的任何一个部分来说都至关重要，这些论证可以支持基于分数的相应解释，即没有通过考试的受试者有可能缺乏安全有效操作所需的某些技能。虽然如此，还是需要记住这种标准设置是政策判断，没有经过科学证实。基于这一现实，Kane 认为支持分数线使用的那些证据将会证明标准建立所用的流程是合理的。[34] 关于流程选择，评分者选拔以及流程实施的信息至关重要。

对于高利害标准化考试来说，决策规则的可信度是分数解释的关键，但是这并没有降低基于理论的假设的潜在重要性。例如，多项选择题的运用可能基于如下理论假设：回答问题所需要的知识和判断能力是在现实情况下做出决策的必要先决条件。即使高分不能确保实际情况下的优良表现，在设计完善的考试中获得低分可能会提示知识缺乏已严重到不太可能在实际情况中有优良表现。

示例 2：表现评价

表现评价包括基于标准化病人的考试，这些考试有时被用于医学教育或研究生教育中的分类决策，在这种情况下，没有通过考试的受试者需要接受补习培训。一旦完成之后，测试将具备分级考试的特点。这种情况下，支持决策规则的证据可能包括以下结果，这些结果证明被归类为需要补习培训的受试者在接受补习项目时，改善状况有所不同。或者，可以收集证据以证明被归类为需要补习的受试者在完成补习项目后，在未来的培训中成功的可能性更大。

表现评价的评分过程可能或直接或间接地基于一些理论假设，这些假设主要是关于在对受试者技能水平下结论时，信息是如何被收集的。需要就全面性和有效性的相对值做出决策。如果从业者在诊断考试中可以同时得到阴性和阳性的结果，那么，对受试者基于无差别的体格检查做出诊断的能力进行评判的理论基础就值得怀疑了。这些评论并不是在主张或反对这类考试的某些评分过程；只是为了强调如下事实：评分流程的结构基本上都依赖于诊断过程的理论观点，这一模型的优势也限制了分数被用于解释受试者诊断技能的程度。

示例 3：基于工作场所的评价

与前面讨论的测试形式类似，基于直接观察的考试同样依赖于理论假设。关于被测试构念特征的假设，决定了过程的选择而非成果或结果的测量。类似地，与专家 - 初学者区别相关的理论或者关于医学诊断过程的认知理论——更宽泛地说，医学决策过程——可能会影响收集的数据以及这些数据被整合的方式，进而影响后续用于解释的分数。

基于工作场所的评价通常是学习者所获反馈的基础。在这种情况下，可能没有基于分数的一个明确分类决策。然而，在其他的例子中，至少会部分基于测试结果来做出晋升或其他高利害决策。在这种情况下，存在一个隐含的（如果不是外显的）分数线。对分数使用的论证需要支持分

数线，或者更宽泛地讲，支持决策过程合理性的证据。事实是隐含的分数线可能内置在分数量表的定义中，而不是单独的标准设置过程的结果，这并没有降低该部分在效度论证中的重要性。当观测者必须将表现分为"适当"或"不适当"时，经常会出现这种情况。分级的定义可能使分数线的确定变得不那么重要，但是证明与"适当"的定义与技能水平相关的证据对于支持特定决策来说还是必要的。

总结

作为效度理论的一方面，结果效度[9]在本章中没有被详细论述。如果从政策的角度分析测试的影响，那么结果效度可能是唯一有意义的论据。在本章中，效度论证被视作支持目标分数解释的科学性证据的积累。对价值和对社会政策的判断可能会促使评价者实施考试。测试可能被用于促进课程改革或使受训者关注课程中可能被忽略的方面。这种促进作用可能是合适的，但这并不能影响分数的解释。尽管广义上讲，结果效度可能属于效度的范畴，但对这种因果作用的考虑并不是效度论证的一部分。也就是说，需要牢记的是，测试项目——不论是在班级内进行的考试还是全国甚至国际考试——都会导致一些结果，对于这些积极以及消极的结果的程序性审查是测试项目实施者的责任。

本章简要介绍了效度及信度的概念。效度理论由 Kane 在其框架中被概念化，并作为支持分数解释的系统性论据被视作总体效度论据的一部分。具体示例的细节并不重要，同时某一特定的证据是否应被归于概化或外推论证的一部分是次要内容。这一部分的关键在于整体的论证必须是完整且连贯的。并不存在所谓的有效的测试；效度论证必须以分数的预期解释为焦点。为了构建这样一个论证，研究者必须系统地、自我批判式地广泛收集证据，以详细了解这些解释的可信度。

自从本书第 1 版出版以来，Kane 的框架越来越多地被用于医疗卫生领域的文章中。[35-37] 尤其是 Cook 及其同事，他们成功地将这一体系运用于医疗卫生领域常用测试方法的大规模系统性回顾中。[38-42] 我们备受鼓舞并希望在未来看到进

一步的工作。

注释书目

可在 www.expertconsult.com 在线获取推荐的注释书目。

参考文献

1. Gulliksen H. *Theory of Mental Tests*. New York: John Wiley & Sons; 1950.
2. Spearman C. Proof of the measurement of association between two things. *Am J Psychol*. 1904;15:72–101.
3. Spearman C. "General intelligence" objectively determined and measured. *Am J Psychol*. 1904;15:201–292.
4. Spearman C. Correlation calculated with faulty data. *Br J Psychol*. 1910;3:271–295.
5. Pearson K. Mathematical contributions to the theory of evolution: III. Regression, heredity, panmixia. *Phil Trans R Soc Lond [Series A]*. 1896;187:253–318.
6. Yoakum CS, Yerkes RM. *Mental Tests in the American Army*. London: Sidgwick & Jackson; 1920.
7. Cureton EE. Validity. In: Lindquist EF, ed. *Educational Measurement*. Washington, DC: American Council on Education; 1951:621–694.
8. Kane MT. Validating the interpretations and uses of test scores. *J Educ Meas*. 2013;50:1–73.
9. Messick S, Validity. Educational Measurement. In: Linn RL, ed. 3rd ed. New York: American Council on Education/Macmillan; 1989:13–103.
10. Cronbach LJ, Meehl PE. Construct validity in psychological tests. *Psych Bull*. 1955;52:281–302.
11. Cronbach LJ. Test validation. In: Thorndike RL, ed. *Educational Measurement*. 2nd ed. Washington, DC: American Council on Education; 1971:443–507.
12. Campbell DT, Fiske DW. Convergent and divergent validation by the multitrait-multimethod matrix. *Psych Bull*. 1959;56:81–105.
13. Loevinger J. Objective tests as instruments of psychological theory. *Psych Rep*. 1957;3:635–694.
14. American Educational Research Association (ERA). *American Psychological Association (APA), National Council on Measurement in Education (NCME): The Standards for Educational and Psychological Testing*. Washington, DC: Author; 1999.
15. Kane M. An argument-based approach to validation. *Psych Bull*. 1992;112:527–535.
16. Swanson DB, van der Vleuten CP. Assessment of clinical skills with standardized patients: state of the art revisited. *Teach Learn Med*. 2013;25(suppl 1):S17–S25.
17. Norcini J, Burch V. Workplace-based assessment as an educational tool: AMEE Guide No. 31. *Med Teach*. 2007;29(9-10):855–871.
18. Swanson DB, Clauser BE, Case SM. Clinical skills assessment with standardized patients in high-stakes tests: a framework for thinking about score precision, equating, and security. *Adv Health Sci Educ*. 1999;4:67–106.
19. Lord FM, Novick MR. *Statistical Theories of Mental Test Scores*. Reading, MA: Addison-Wesley; 1968.
20. Cronbach LJ, Gleser GC, Nanda H, Rajaratnam N. *The Dependability of Behavioral Measurements: theory of Generalizability for Scores and Profiles*. New York: John Wiley & Sons; 1972.
21. Brennan RL. *Generalizability Theory*. New York: Springer-Verlag; 2001.
22. Brennan RL. An essay on the history and future of reliability from the perspective of replications. *J Educ Meas*. 2001;38:295–317.
23. Brown W. Some experimental results in the correlation of mental abilities. *Br J Psych*. 1910;3:296–322.
24. Kuder GF, Richardson MW. The theory of estimation of test reliability. *Psychometrika*. 1937;2:151–160.
25. Cronbach LJ. Coefficient Alpha and the internal structure of tests. *Psychometrika*. 1951;16:297–334.
26. Clauser BE, Margolis MJ, Case SM. Testing for licensure and certification in the professions. In: Brennan RL, ed. *Educational Measurement*. 4th ed. Westport, CT: American Council on Education/Praeger; 2006:701–731.
27. Cronbach LJ. *Validity on parole: how can we go straight? New directions for testing and measurement: measuring achievement over a decade. Proceedings of the 1979 ETS Invitational Conference*. San Francisco: Jossey-Bass; 1980:99–108.
28. Cuddy MM, Dillon GF, Clauser BE, et al. Assessing the validity of the USMLE Step 2 Clinical Knowledge Examination through an evaluation of its clinical relevance. *Acad Med*. 2004;79(10):S43–S45.
29. Tamblyn R, Abrahamowicz M, Dauphinee WD, et al. Association between licensure examination scores and practice in primary care. *JAMA*. 2002;288(23):3019–3026.
30. Swanson DB, Roberts TE. Trends in national licensing examinations in medicine. *Med Educ*. 2016;50(1):101–114.
31. Holland PW, Wainer H. *Differential Item Functioning*. Hillsdale, NJ: Lawrence Erlbaum Associates; 1993.
32. Clauser BE, Mazor KM. Using statistical procedures to identify differentially functioning test items (ITEMS Module). *Educ Meas Issues Pract*. 1998;17(1):31–44.
33. Margolis MJ, Clauser BE, Cuddy MM, et al. Use of the Mini-CEX to rate examinee performance on a multiple-station clinical skills examination: a validity study. *Acad Med*. 2006;81(10):S56–S60.
34. Kane M. Validating the performance standards associated with passing scores. *Rev Educ Res*. 1994;64:425–461.
35. Clauser BE, Margolis MJ, Holtman MC, et al. Validity considerations in the assessment of professionalism. *Adv Health Sci Educ*. 2012;17(2):165–181.
36. Hawkins RE, Margolis MJ, Durning SJ, Norcini JJ. Constructing a validity argument for the mini-clinical evaluation exercise: a review of the research. *Acad Med*. 2010;85(9):1453–1461.
37. Schuwirth LW, van der Vleuten CP. Programmatic assessment and Kane's validity perspective. *Med Educ*. 2012;46(1):38–48.
38. Cook DA, Brydges R, Ginsburg S, Hatala R. A contemporary approach to validity arguments: a practical guide to Kane's framework. *Med Educ*. 2015;49(6):560–575.
39. Cook DA, Brydges R, Zendejas B, et al. Technology-enhanced simulation to assess health professionals: a systematic review of validity evidence, research methods, and reporting quality. *Acad Med*. 2013;88(6):872–883.
40. Cook DA, Zendejas B, Hamstra SJ, et al. What counts as validity evidence? Examples and prevalence in a systematic review of simulation-based assessment. *Adv Health Sci Educ*. 2014;19(2):233–250.
41. Hatala R, Cook DA, Brydges R, Hawkins R. Constructing a validity argument for the Objective Structured Assessment of Technical Skills (OSATS): a systematic review of validity evidence. *Adv Health Sci Educ*. 2015;20(5):1149–1175.
42. Ilgen JS, Ma IW, Hatala R, Cook DA. A systematic review of validity evidence for checklists versus global rating scales in simulation-based assessment. *Med Educ*. 2015;49(2). 161–117.

第3章

评估框架、表格和总体分级量表

LOUIS N. PANGARO, MD, MACP, STEVEN J. DURNING, MDM PHD, AND
ERIC S. HOLMBOE, MD, MACP, FRCP

译者：李慕聪　审校者：景　泉

章节纲要

引言

前面的章节中提到，评估受训者在实践环境下照护患者的表现，对于有效评估是十分重要的（在本章中，"评估"和"评价"二词将不作区分）。教育工作者常常将这种评估称为在培评估，[1]近来也称为基于工作场所的评估（WBA）。临床整体表现的有效评估需要从多个维度反映受训者照护患者的能力，其中应包含来自医学相关和不相关人员两方面的反馈。[2]这些对学习者表现的评估（亦即评价）常常借助分级量表和文字评估完成。本章将探讨评估基于的框架、常用分级系统、分级量表的应用及不足。

临床教育工作者最常用的临床整体表现评估方法是评估表格中总体分级量表这一部分；其中，"总体"指在一段时期内学习者各方面表现的整体情况，"量表"指对表现的不同等级或阶段进行线性模拟（常用一串数字作为分值），"分级"指赋予学习者的表现以特定的等级或相应的分值。[3,4]然而我们应该注意到，评估表格除了包含分级量表外，通常还包括一些描述性的文字评估。[5]这一设计是考虑到评估表格中的评估应该综合特定胜任力的量表分级得分和描述性文字评估两个部分。包含量表和总体文字评估的评估表格更贴合医疗机构的评估框架；对于一些医疗相关的国家机构，如美国毕业后医学教育认证委员会（ACGME）/美国医学专科委员会（ABMS），这种评估表格还可以进而满足其在毕业后医学教育（GME）方面的评估需求。因此，定义什么是优秀临床表现的前提是建立一个完善的临床评估框架，在其中应整合分级量表、评估表格、评估者观察三个方面，且三者应一致。本章将会强调建立评估框架作为评估前提的重要性；只有评估者认识到这一点，评估过程才能顺利完成。[6]

评估表格 = 分级量表 + 文字评估

评估表格应该如何应用到医学教育评估体系中去？受训者综合评估是由学术项目主管（"学术主任"），即进修计划主管、项目主管或实习医学生主管负责的多维度过程（图 3.1），通常由一位或多位教师对受训者的综合评估及一系列量化考核两个部分组成。各个教师的评估，一般是在数日或数周内个人观察的总体整合，可能包含或不包含对每个任务中反映出的受训者胜任力的直接观察。

对受训者进行终结性评价和学习评估有助于保障全社会和未来患者的利益，对受训者进行形成性评价和促学评估能够使其在反馈中得到成长；因此，包括进修实习项目主管、实习医学生主管、课程主管在内的学术主管的重要职责之一是实现一致可靠的受训者评估。评估表格的一大优势是可以帮助学术主管获得可靠的评估结果；这一评估过程基于机构目标，而不依赖于评估者特有的个人观点，不同评估者的观察建立在同一个固定的评估框架之上；因此，无论评估表格中是否包含分级量表，其都可以作为一种有据可依而非主观的评估工具，得到可重复的可靠结果。在终结性评分前，学习者应当能依靠评估表格中的形成性评价反馈得以自我提升。[7]

教师发展总体上是一个质量完善过程；通过培训教师使用评估表格和量表，旨在缩小评估者的观察之间不可接受的差异，[8] 减少评估更依赖于教师个人性格或喜好而非受训者表现的现象。我们应该深刻地认识到，教师完成分级量表这个过程才是真正的评估"工具"，表格在其中起到了提出共同期待、记录受训者表现、协助评估者交流的作用。

评估表格自身即是隐性或显性的评估框架，能够引导教师对学习者的表现进行观察和记录。因此评估表格中通常包含关于学习者目标的明确陈述或至少是评判学习者的标准。作为一个项目或机构的官方法定文件，评估表格能够阐明课程目标，并有助于避免由于教师之间存在不同目标和评估标准而产生的主观差异。然而，尽管具有上述优势，但评估表格仍不能避免教师对某个学习者进行评估时因带有主观色彩而造成的评估不一致。[9] 只有评估者理解分级量表的意义，且在评估者和机构间建立共识，分级量表才能够更好地被应用。

在本章开始，我们将首先讨论评估框架对于指导评估表格有效使用的重要性。之后，我们将展示分级量表和评估表格的优点与不足，特别是一些可能制约评估表格有效性的心理测量评分误差问题。本章最后将就教师如何更有效地利用评估表格给出一些建议。

评估表格和框架

在所有教师用于评估受训者的评估表格中，都包含关于下列两个问题的预设，其一是对于受训者有怎样的预期（即教育目标是什么？），其

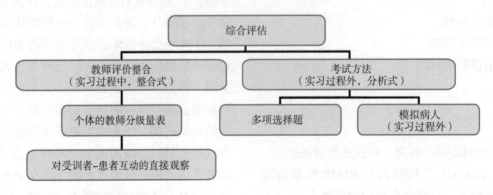

图 3.1　评估表格在综合评估框架中的应用

二是受训者必须出色地完成哪些任务才能被认为是实现了目标（即课程目标）。这些预设可以作为潜在的对比参照框架，帮助观察者判断受训者是否取得了进步。教师在受训者身上所观察到的与教师期望看到的进行逐项对比时，两者之间的差异提供了"事实与应当"或"实际与理想"作为判断的基础，帮助标记或分类。正如在诊断临床症状时一样，观察者应该清晰认识到将患者的症状与何标准进行对比，这一点是很重要的。

对比是评估优秀受训者的基础，而教育框架是一种将用于对比的期望概念化的方法。教师通常将教育目标分为我们熟知的三个大类（知识、技能及态度），但这仅是我们在下一节中介绍到的众多框架中的一个。

分析框架

运用于教育（包括中小学教育）领域的传统分析框架通常包含三个典型的维度：知识、技能和态度（knowledge，skills，attitudes，KSA）。对于学习者，特别是处于临床前轮转的学习者来说，KSA 这三个维度可以很好地覆盖学习目标：例如，在知识层面学习者需要了解胸腔内的结构，在技能层面学习者需要掌握心和肺的体格检查方法，在态度层面学习者需要对患者的生理舒适和隐私保持尊重。

利用分析方法制订教育目标产生了一套可以应用于任何教育领域、任何课程任务的通用术语。在测量离散指标时，分析方法尤为有效；例如课程主管、进修医生主管和项目主管经常利用多项选择题作为衡量学习者知识的手段，利用列表评估实习生检查患者膝盖或签署知情同意等方面的技能。通过划定实习生表现中的某个方面，如询问患者饮酒史或放置中央静脉导管的能力，分析方法可以帮助我们生成一系列详细的任务并建立列表，进而演化成分级表格，用以评估实习生的表现。在教师为实习生给出一个总体评级之前，为了帮助教师单独记录实习生在一个特定任务每个方面的表现，列表内包含的题目应尽可能详细。最终，列表中所有题目和总体评级构成了对一项任务最终熟练度和胜任力的标准描述。如图 3.2A 所示，分析方法要求评估表格至少包含三个分级刻度，每个分级刻度上方都标记有描述完成度的标签。但需要注意，示例中展示的是最常用的基本标签，具体使用评估表格时还需要调整标签的含义。特别是对于较为重要的中心标签"一般"，评估表格可能会提供更具体的术语或是阐述标签含义的例子（图 3.2）。

评估表格的分级量表部分与调查和问卷中的条目具有相似性。然而，其也具有一定不足之处；

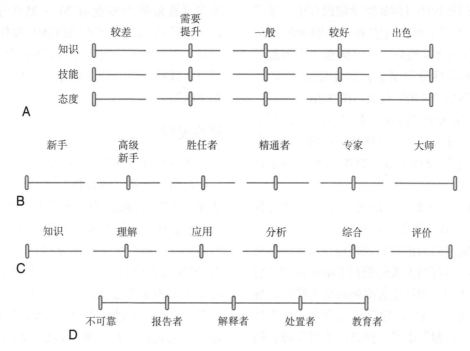

图 3.2　使用不同层级的分级量表

但项目主管可以通过修改教师们要评估的题目来规避这些不足，这一问题我们将在之后讨论。[10]

发展框架

在教育过程中，受训者的成长常常被比作人类的成长。这一比喻可以追溯至古代，柏拉图将个体的成长描述为从专注于表面具体的细节到逐步认知其真实的含义并形成的过程。在著名的《认知领域教育目标分类手册》一书中，Bloom[11,12] 提出了知识、理解、应用、分析、综合和评价六个层级，用于描述学生在初级教育中获得层次逐步提高的心智技能。近来为毕业后医学教育修订的 Dreyfus 发展模型，[13,14] 提出了新手、高级新手、胜任者、精通者、专家和大师六个层级，为成人学习者提供了一套描述教育进展的框架。医学院教师也应该拥有发展的眼光，因为学生在不断成长，不同学习者的表现水平不同，在临床环境中不同学习者经历的训练层次也通常不同。值得注意的是，Bloom 和 Dreyfus 模型关注了发展的认知方面，而人格、态度等特征并不总是显而易见。在一定程度上，Bloom 和 Dreyfus 选择将态度（"情感"）这一特征从认知方面独立出来；然而，相对于分析模型，发展模型的优势在于能将学习者的成长和进步明确地显现出来，而不必由教师和学生推测。在此意义上，如果一门课程中（例如医学院课程中）学习者可能处于不同层级，则需要一些明确的发展方面。通过 Dreyfus 模型，可以构建一个类似于 Likert 量表的线性分级量表，其左侧是"新手"层级，最右侧是"大师"层级（图 3.2B）。

Dreyfus 用术语"锚点"来表述图 3.2B 所示的线性刻度，这一术语是总体概括性的；这一发展分级量表还可应用于分析框架的某一特定范畴中。

利用 Bloom 分类法可以使认知发展的过程略加清晰，但仍较抽象。例如，图 3.2C 展示了如何针对住院医师对患者的表现进行评级。在此例中，对住院医师的评级标准基于临床推理的想法、建构和认知，项目主管必须确定怎样的表现水平可以称为"一般"，并将该表现水平作为日常训练中的"一般"水平，使之成为对学习者的一种预期或是可以用于比较的"标准"。最后，

我们还就"报告者 - 解释者 - 处置者 - 教育者"框架（reporter-interpreter-manager-educator framework，RIME 框架）中的层级名词给出了一个示例，该框架中的层级能可靠地表示受训者已达到的水准（图 3.2D）。

在 ACGME/ABMS 的六种胜任力框架中，任何完成培训的住院医师都会就每一项胜任力被判定为成功（或不成功）；对于培训早期阶段的受训者，这种对胜任力以通过 / 不通过来评判的静态二分法必须进行一定修订方可使用。之后，教师或项目主管必须确定每一等级的达标"标准"。也就是说，项目主管的职责之一是修改 ACGME 的每种特定胜任力，使其能在一个发展模型中帮助描述对于学生、实习生、住院医师或进修医生的一般或通过的"表现标准"。近来，教育者采用了一种更有条理的方式来描述和记录学习者的进展——里程碑和置信职业行为（EPA）。[15] 正如在第 1 章中描述的，里程碑 [16] 是结合或整合知识、技能和态度的可观察的行为或任务，其"整合性"决定其能够更好地运用叙述性术语来定义胜任力。我们将在下一节中具体讨论里程碑和 EPA。这种一次完成对胜任力不同领域观察的方法表明里程碑是一种整合性方法。[13]

目前，毕业后医学教育项目要求用描述性里程碑层级来报告住院医师在一系列子胜任力中的进步（通常每个专业有 20 ～ 25 个子胜任力），这些子胜任力代表了在 ACGME 胜任力体系内，学习者表现由入门到精通的渐进过程。[17] 里程碑可以让教师观察者在评估过程中更加专注于任务而非框架。

整合模型

随着医学生和住院医师逐渐独立，我们希望他们自己能够在每日帮助患者的过程中，自发地使用必要的技能、知识和态度；学习者自己能够有意识或无意识地通过与患者合作来察觉患者的需求。这就产生了胜任力的"整合"定义，即"在照护过程中为每个患者带去他所需要的一切，而非他所不需要之物的能力"。[18] 也就是说，独立照护过程中的胜任力指：需要住院医师自己确定应该完成的任务、判断完成任务的时间，并在此过程中使用任何所需要的技能、知识或态度。[17]

在评估一个住院医师的表现时，我们可能会对他的知识储备或"态度"分别进行评估；但最终，我们必须评估住院医师是否已经掌握所有必要的知识、技能和态度，并具有将它们成功整合和运用的能力。一个整合框架 [7] 正是起到了将学习过程中各阶段对应不同层级中的作用，强调了随着学生在临床和实习期间进步，对他们的期望也会越来越高。其基本前提是医学教育的目标是培养学习者的独立性。尽管实习生在监督下进行实习，但他们的责任明显大于尚未经历实习的医学生。当住院医师毕业并进入执业阶段后，必须记录他们在无督导条件下的工作能力，这一点更为重要。"责任""可信赖性"和"能力"都需要知识、技能和态度的结合，因此这些概念都是整合性的。

实习医生的独立并不意味着无需担负责任，也不意味着他们可以在医疗保健系统赋予的权利之外自由行使职能；实际上，在 ACGME "基于系统的实践"胜任力培训项目中，传递的理念恰恰与之相反。然而，不断增强的独立性仍是整合模型的一个潜在前提，在这一点上该模型与发展模型相同（两者的差异将在后面讨论）。

一个用于评估医学生和实习医生的有效框架中，使用了一组描述性、发展性的语汇：报告者、解释者、处置者、教育者（RIME）[6]（框 3.1）。它本身可以作为组织观察的工具，也可以作为一个更大的框架供教师构建更细化的体系，如里程碑、胜任力、EPA 等。由于 RIME 具有观察 - 反思 - 行动的潜在节奏，因此其与所有临床医生在多年培训中使用的询问病史和查体 - 评估 - 计划过程相对应（表 3.1）。这使得其作为一种共享心智模型被广泛接受，并有助于实现教师与学习者活动之间一致的期望构建。[6] 此外，更细化的 ACGME 体系中每项子胜任力也可被投射至RIME 框架中（图 3.3 和附录 3.1）。[19,20]

无论是面对单个患者就诊还是总体情况上，利用报告者、解释者、处置者、教育者四层分类，RIME 框架都能够描述受训者工作的熟练程度。RIME 框架中，每一步都是需要整合技能、知识和态度的最终"共同途径"。这可以用于为处在不同培训阶段的学习者设置最低要求，或用于描述学习者一贯被认为所处的实习水平。

框 3.1　RIME 框架语汇

报告者：在照护患者的过程中，学习者必须是可信赖的；必须准确地收集其患者的临床发现并与他人沟通，并能够解释一些基本的"是什么"这类问题（如：患者的血压是多少？患者用的药物是什么？）。一个熟练的报告者需要掌握准确询问病史及查体的技能，具有获取信息的基本知识。与新闻记者一样，学习者必须独立收集信息，并能整理这些信息，以不同长度或形式与他人进行沟通。

解释者：一个成功的解释者应该拥有独立思考的能力，并在临床发现的支持下为医学实践中的常见问题提供持续明确的鉴别诊断。解释者可以回答"为什么"这类问题（如：为什么我的患者会有腹痛？为什么会出现肝大？）。总的来说，解释过程需要更高的知识水平和更多技能，才能陈述支持可能诊断的临床发现，并将检查结果应用于特定的患者。在照护患者的过程中，学生必须在情感上完成从旁观者到将自己视为积极参与者的转变。

处置者：对患者照护进行处置需要更多的知识、信心和判断能力，方能决定应何时采取行动，提出可能的方案并做出选择；为了完成这些任务，学习者需要能够回答"怎样"这类问题。一个重要因素是需要根据每个患者的情况与喜好决定治疗方案，即以患者为中心；这要求学习者的人际交往技能和患者宣教能力。

教育者：作为处置策略的一部分，该层次侧重医患双方的学习计划并使患者（和家属）能够在医疗过程中参与决策。深入发现亟需学习的重要问题是需要洞察力的。高级受训者应具有动力和时间管理技能，以寻找临床实践可依赖的证据，并能够判断现有证据是否经得起推敲；在对团队（甚至是教师）进行教育的过程中居领导地位需要成熟和自信。在基于实践的学习及改进的胜任力中，住院医师和专科培训医师通常被期望从他们自己的执业经验中系统地学习，并成为"教育者"。准备独立执业的受训者应已具备向其实习生和患者解释其处置的原理的能力。

表 3.1　科学、临床、RIME 过程中的相似层级

经典科学方法	临床过程	RIME 框架
观察	询问病史与查体	报告者
反思	诊断	解释者
行动	治疗	处置者
反思 / 进一步观察	随访	教育者

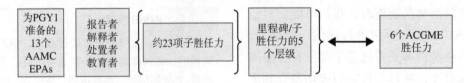

图 3.3　美国毕业后医学教育评估框架的关系和颗粒度
ACGME，美国毕业后医学教育认证委员会；AAMC，美国医学院校协会；EPA，置信职业行为；PGY，住院医师培训年度

RIME 框架没有为学生或住院医师设定"允许做什么"的上限，而是为学习者培训水平的一般表现设定了最低标准。从这一角度看，RIME 像是一把帮助教师把控清晰"分界点"的"剃刀"；如果实习生尚未达到"分界点"，则他们会被认为尚没有能力承担更大责任。

在为一次学习者接诊过程评分时，RIME 方法可以直接应用于评估观察到的表现水平。另一方面，在轮转结束前的评估表格中，应由老师确保总体评分能够反映学习者一贯以来的水平，还要能评估其在下一个级别的培训或实践中遇到常见核心医疗问题时的能力。

学习者可能在判断住院患者的胸痛方面非常熟练，但在处理门诊患者的结节性甲状腺肿方面却完全是新手。在学生和住院医师中，都可能出现这种基于内容和背景的专业技能。RIME 框架描述了学习者如何与特定患者进行互动，而教师则负责基于每段教育经历中的常见核心问题判断学习者的整体表现水平。

尽管 RIME 框架中的术语似乎描述了一个学生系统性进步的各发展阶段，但严格来说这一点是不正确的。在发展模型中，学习者在进入下一阶段后会依次停止行使原先的职能；而 RIME 框架不是这样一个发展模型。举例来说，在 RIME 框架中，住院医师和教师仍会继续扮演"报告者"的角色。高级学习者通常不会将报告和解释，或报告和处置的任务分开。对专家来说，鉴别诊断的基础在于与患者的沟通及对患者的检查；也就是说，解释过程包含在数据收集的过程中，而一个好的口头病例报告中也通常包含隐含的解释。与其他描述职能的评估方法一样，实践表现的"水平"的确取决于实践环境和患者的患病情况。即使是住院医师，在面对一些少见疾病（如库欣综合征）时可能处于"报告者"的水平，但在面对社区获得性肺炎时则可能处于"处置者"的水平。然而，一个能够独立执业的住院医师不仅应该作为肺炎的处置者，也应正确地报告和解释病情。也就是说，RIME 整合框架具有明显的发展含义，但严格来说其本身并不是发展模型。RIME 框架侧重于形象化地描述不同水平学习者成功的标准；在这个层面上，它更是一种行为模型。类似地，与患者的"处置者 / 教育者"的关系，乃至仅仅是"报告者"的关系，也是在与他们沟通的过程中建立的。

RIME 框架指导教师对学习者的报告进行观察，寻找是否表现出了判断或处置的迹象。也许 RIME 框架更为重要的意义在于，其划分的各独立"阶段"可以用来为各个水平的学习者建立实践表现最低的可接受标准。即使不能作为一个熟练的解释者，临床实习生也必须始终都至少是一般水平的报告者。另一方面，一个住院医师，必须同时成功地扮演好报告者、解释者和处置者的角色。

在提供的总体分级量表中（图 3.2D），我们可以推断在表现水平方面，解释者高于报告者、处置者高于解释者。报告者、解释者、处置者三个层次之间的距离相等吗？没有过往的经验数据支持这一点，而因为成为教育者是这个过程行动阶段的一部分，很难在三个层次之间分配一个可视的距离。

在毕业后医学教育和本科生医学教育中，**EPA** 都是一个非常重要的概念。与胜任力（即能力）不同，EPA 关注的是工作或活动表现及受训者的个体特征。EPA 的核心概念是**信任**。教师需要确定他们在哪些时机可以信任实习生承担哪些临床任务，而 EPA 是信任的单位。EPA 被认为代表了该专业的关键活动，学习者应该能够在毕业前具有独立执业的能力。EPA 是整合性的，因为它们需要多种知识、技能和态度，并包含多个里程碑。与 RIME 一样，EPA 能够更好地构建评估任务和被评估活动的一致性，从而可能改进评估过程。

例如，将处理上消化道出血作为一项 EPA。处理过程中需要知识（如解剖学和出血原因）、技能（如进行内镜检查）以及态度 / 行为（如对病情不稳定的患者进行操作的信心）。处理过程还反映了 ACGME 框架中的多个子胜任力（如里程碑），因此代表一个整合结果。与 RIME 相同，当学习者未能在 EPA 中达到最优表现时，使用分析方法可帮助他们改进。

根据工作表现和是否需要监督指导，EPA 可采用 1 ~ 5 级的分级量表。在第 1 级，住院医师在没有教师的直接协助时不能完成 EPA。第 2 级代表学习者可在直接监督指导下进行 EPA。而第 3 级中，学习者则可以在教师站在屋外（间接监督指导）时进行 EPA。在第 4 级中，实习生可以独立于教师完成任务（获得信任可以在没有直接或间接监督指导时进行操作）。在第 5 级中，个体被信任能够指导导和监督他人（表 3.2）。

通过简单化实现构造一致性

要增强更细化的新评估方法的构造一致性，一种方法是将其置于观察 - 反思 - 行动或"SOAP"（subjective-objective-assessment-plan，主观 - 客观 - 评估 - 计划；或如作者所在机构中，称为故事 - 观察 - 评估 - 计划）的节奏中。如此，RIME 框架可以作为一个过渡，协助转化一些常

见事物中更复杂的结构。举例来说，美国医学院校协会近期提出了 13 个 EPA，要求所有学生在开始毕业后医学教育之前都应达到最低的熟练程度。[19] 如表 3.2 所示，这些 EPA 与 RIME 框架相对应，因此教师可以套用 RIME 框架已有知识来记忆和使用更多的 EPA 新术语。此外，ACGME 的 6 项胜任力与各专业范畴中的子胜任力（如内科学的 22 项子胜任力[20]）之间也存在类似的对应关系，这使教师能够管理更细化的胜任力体系（表 3.3）。

评估的描述性术语

为何必须有一套供教师在临床背景下使用的描述性评估语汇？因为这些评估常常被认为是"主观的"，容易受到教师个体偏见的影响。[21] 如多项选择题或利用标准化病人的客观结构化临床

表 3.2	职业活动中的置信等级
等级	描述
Ⅰ	住院医师具备知识和一些技能，但不被允许独立完成 EPA
Ⅱ	住院医师可以在持续、充分的主动事前监督指导下进行操作
Ⅲ	住院医师可以在被动监督指导下进行操作
Ⅳ	住院医师可以独立进行操作（即处于主治医生水平）
Ⅴ	住院医师可以作为监督者和指导者

EPA，置信职业行为

表 3.3	RIME 框架中的 EPA
开始毕业后医学教育前的核心 EPA	EPA 数
报告者	
收集病史及查体	1
在患者病历中记录临床接诊	5
就临床接诊过程做口头展示	6
作为跨专业团队的一员进行协作	9
解释者	
临床接诊后对鉴别诊断进行优先级排序	2
识别需要紧急照护的患者	10
推荐并解释常见的诊断性试验和筛查性试验	3
处置者	
输入并讨论医嘱和处方	4
转移或接收患者的照护责任	8
获取检测和（或）操作过程的知情同意	11
执行医生的一般操作	12
教育者	
提出临床问题，获取临床证据，以改善患者照护	7
发现系统漏洞，改善安全性，促进改进	13

EPA 及相关数字来自美国医学院校协会：*Core Entrustable Professional Activities for Entering Residency.* Washington, DC, AAMC, 2014.

EPA，置信职业行为；RIME，报告者 - 解释者 - 处置者 - 教育者

考试，这些"客观的"评估工具被认为更加可靠（见第 5 章）。然而，这些高度结构化的考试是资源密集型的，需要项目和实习生主管而非普通教师管理，而且难以频繁安排，因此学习者不能得到持续的反馈。此外，这些考试一次通常只能评估一个方面或一种能力。为了评判学习者"综合一切"及针对当天具体的临床情况的能力，通常需要专家做出判断，即需要训练有素或经过统一的教师做出判断。临床教师总是在学生身上花费大量的时间；如果要将他们的观察用于形成性评价（反馈）或终结性评价（评分），一些描述性语汇和框架是必不可少的。我们希望我们的教师能够认识到，他们对学生行为的描述并不一定逊于计算机化的测试和运用人体模型的高仿真模拟；事实上，由于教师评估简单易行且具有较高的可行性，我们认为"低技术含量的方法也是好方法"。

RIME 框架是一种帮助教师更有条理、更一致地进行观察的尝试，通过描述学习者应达到什么水平才能算作成功来实现这一点。事实上，利用 RIME 框架，足以可靠地帮助教师决定受训者通过与否，[22]并对于实习期内较差的表现能够有效预测，[23,24]还能在多位点课程中达到高度的位点间一致性。[25]也就是说，如果使用文字评估成为了教师常规**参照标准培训体系**的一部分，这些评估也可以是可靠和有效的。[26,27]对于这种使用文字的评估，应避免使用"主观的"这一对于经过科学训练的人群具有贬义色彩的词汇，或许将之称为"描述性的"评估更为恰当。[14]进行行为评估对于教师则更具难度，因为无论教师还是学生都可能认为行为是难以衡量的（"主观的"）；但如果我们要对专业发展提供反馈，对行为的评估恰恰必不可少。[28,29]在多家机构中，师生均认为 RIME 描述性词汇是可行的、公平的。[30,31,32]更为重要的是，Hemmer 及其同事的研究展示了一些貌似直观的结论：教师能够向学生反馈一些他们未在评估表格上记录的信息；这些信息对于探测在多项选择题考试中存在专业常识漏洞的学生和具有专业性问题的学生更具敏感性。[33,34]也就是说，询问教师对学生的看法这种"低技术含量"的方法有助于学生了解自己学习进展的中期信息，从而帮助他们预测终结性评价结果。Hemmer 等人的研究也强调了团队过程（即要求

教师利用类似 RIME 这样的框架进行评估）与评估表格结合的重要性，从而更全面地反映学习者的表现。[27,29]

整合 RIME 框架为教师和受训者提供了一种将成功可视化的方式。与分析模型（知识、技能和态度）或 Dreyfus 发展模型（初学者、入门者、专家等）的一般术语相比，RIME 术语更具体、更强调行为性。RIME 借助临床医生从一系列的观察中作出诊断的能力，将学习者的水平分为报告、解释等。由于 RIME 的"节奏"（观察 - 反思 - 行动）与临床医生和科学家的日常活动一致，因此其具有直观性的价值，能够被教师接受（表 3.1）。

在美国，或许任何一个实习生都写过再现经典的"观察 - 反思 - 行动"节奏的"SOAP"笔记，其中把"观察"记录为"主观、客观"，把"反思 - 行动"记录为"评估和计划"。也就是说，RIME 框架的节奏把握了医生和科学家每天所要做的事情。RIME 很简单，但并不过分简化。

互补框架——ACGME 总体胜任力和 RIME

解释不同框架之间如何互补而非互斥是很有意义的。ACGME/ABMS 总体胜任力框架中有三个是分析方法中传统的知识、技能和态度，而这些在 RIME 框架中是隐性的而非显性的。也就是说，如果在一夜待命后住院医师可以成功提出一个基于证据并考虑到患者偏好的处置计划，则说明其具有所需的医学知识和推理技能以及人际交往和沟通技能，并被信任去这样做。ACGME 的术语"患者照护"是基本胜任力，本质上是一个综合术语，包含于 RIME 框架的四个术语中。基于系统的临床实践包含于"处置者"这一术语中，而从实践中学习和改进是成为教育者的高级形式。

框架：总结性思考

框架本身没有对错之分。它们只是反映目标、有助于组织教学和评估的构架。框架以不同的方式帮助教师评估受训者逐渐走向独立的进步。整合模型在组织观察实习生对患者进行实际照护（实习过程中）时是最具优势的，因为这些包含了涉及多个属性的复杂任务。分析模型最适

合观察患者照护中（实习过程中）或测试条件下（实习过程外）的离散任务。

我们希望强调两个在临床环境中的评估原则。一是评估框架必须被评估学习者的教师认可，这一点已在前面构造一致性部分讨论过。如果教师不能领会一个评估框架的意义，他们就会在评估过程中任由自己使用直觉的、有效性可能更低的框架。二是一个评估框架必须在教师间和学生间得到一致的应用，否则，评估过程不能稳定。我们不应假设所有表格和框架都是直观有效和易于使用的，而认为教师在使用时能保持一致性。因此，必须不断地对教师进行框架和分级量表的使用培训和反馈（见本章后续关于教师发展的部分）。

在某种程度上，对受训者评估过程的完整性取决于教师的使用及其使用的一贯性。而这又取决于评估过程自身的易用性、应用于不同实习生或地点的可移植性以及其易记性。框架的主要效果在于组织学习和评估，其次是影响包括实施的可行性和在较大教师群体中需要使用的教师发展资源。[35] 我们的策略是框架的简化带来评估者对其更高的接受度，评估者的可接受性带来框架的广泛使用，框架的广泛使用使评估保持一致性，而一致性是公平的重要元素。

分级量表

分级量表最初是为了评估那些没有被基于知识的标准工具（如多项选择题测试）所涵盖的领域。在 19 世纪末和 20 世纪初，分级量表的发展动力有两个重要的来源：一是心理学家希望测量人类的态度和属性，二是军队希望更好地评估使用新技术的学员。[3,4] Thurstone 和 Likert 是在分级量表发展过程中至关重要的两个人物。在 20 世纪 20 年代后期，Thurstone 开发了量表设计的过程；尽管该过程较为繁琐，但其中提出了设计量表中重要的"等间距"概念。1932 年，Likert 发明了一种广受认可的量表；该量表不仅采用等间距，而且在量表的每一刻度上都增加了描述（即强烈同意、同意、未决定、不同意、强烈不同意）。在过去的 60 年中，许多量表发展出更好的心理测量特性，在医学教育中使用的特定分

框 3.2	分级量表：锚点的类型

- 表现"质量"
- 例如，不满意—满意—出色
- 频率
- 很少—总是
- 规范
- 比较表现水平（如同伴、培训阶段等）
- 发展性
- 置信 / 监督指导
- 叙述性

根据量表的用途和结构不同，这些类型的锚点可能相互重叠。例如，内科学的子胜任力包含发展性量表（等级），其中第 4 级被定为"对无监督的实践做好准备"（置信 / 监督指导），并使用叙述（里程碑作为行为锚定分级量表的格式）来描述每个等级

级量表和评估表格也同样。这些表格的设计旨在评估重要的胜任力，如临床技能、临床判断和决策、人际交往和沟通技能及职业素养。

分级量表：基本设计

尽管 Likert 量表方法仍在调查和调查研究中经常使用，但医学培训中大多数评估表格都使用行为锚定分级量表（behaviorally anchored rating scale，BARS）。BARS 表格在量表刻度的不同点上给出了对于表现的描述符。一个比较古老的行为锚定分级量表的例子是美国内科学理事会（American Board of Internal Medicine，ABIM）对住院医师和进修医生的评估表格（图 3.4）。该例中包含对患者照护胜任力评估的常用量表。改变文字描述，相同的量表也可用于医学知识、职业素养、人际交往和沟通技能、基于实践的学习和改进以及基于系统的实践；所有这些量表均为 9 级量表，其中 1 ~ 3 分表示不满意，4 ~ 6 分表示满意，7 ~ 9 分表示表现出色。显然，量表锚点与发展或整合构念并不完全相符。量表中"出色"到底代表什么？是 Dreyfus 模型中的专家吗？还是指与同伴或培训年限相仿的学习者相比表现更优？正如前面所讨论的，这代表了一种关于量表描述（如从不满意到出色）的构念不一致的形式，需要教师进行"翻译"；这就导致他们在翻译中使用不同的参考（如自身、其他学习者

内科住院医师评价表格

住院医师姓名   轮转科室
主治医师姓名   轮转时间   评价日期

在评价住院医师的表现时，将此培训阶段中住院医师知识、技能和态度的满意水平作为评价标准，**对于任何需要关注或评分在4分及以下的项目，请在表格背面写出具体的评论和建议**。评论和建议应尽可能具体，需包括对关键事件和（或）优秀表现的报告。类似"优秀住院医师"这类总体形容或评语，不能向住院医师提供有意义的反馈。

1. 患者照护
不完整、不准确的问诊、体格检查和对其他资料的回顾；不能完成基本操作；在做医疗决策时没有分析临床数据和考虑患者偏好
□ 接触不足，无法判断

不满意　　　满意　　　出色
1 2 3　　　4 5 6　　　7 8 9
□ 需注意表现

精湛、准确、全面的问诊、体格检查、对其他资料的回顾和操作性技能，总是根据现有证据、合理判断和患者偏好做出诊断和治疗决策

2. 医学知识
基础和临床医学的知识有限；对学习兴趣很小；不了解疾病的复杂关联和机制
□ 接触不足，无法判断

不满意　　　满意　　　出色
1 2 3　　　4 5 6　　　7 8 9
□ 需注意表现

基础和临床医学的知识丰富；从资源中充分汲取知识；全面了解疾病的复杂关联和机制

3. 基于实践的学习及改进
不能进行自我评价；缺乏洞察力和直觉；抗拒或忽视反馈；不能利用信息技术改善对患者的照护或达到自我提升
□ 接触不足，无法判断

不满意　　　满意　　　出色
1 2 3　　　4 5 6　　　7 8 9
□ 需注意表现

持续评价自我表现，将反馈融入提升过程中，有效利用技术进行信息管理，实现患者照护和自我提升

4. 人际交往和沟通技能
与患者及家属甚至不能建立最低有效性的治疗关系；不能通过倾听、叙述或非语言技巧建立人际关系；不能为患者及家人或同事提供教育或咨询
□ 接触不足，无法判断

不满意　　　满意　　　出色
1 2 3　　　4 5 6　　　7 8 9
□ 需注意表现

与患者及家属建立高效的治疗关系；通过倾听、叙述和非语言技巧建立良好的人际关系；为患者及家属和同事提供良好的教育和咨询；总能积极参与到人际交往中

5. 职业素养
缺乏尊重、同情、正直、诚实；忽视自我评估的需要；不承认错误；不考虑患者及家属和同事的需求；没有表现出负责任的行为
□ 接触不足，无法判断

不满意　　　满意　　　出色
1 2 3　　　4 5 6　　　7 8 9
□ 需注意表现

总是表现出尊重、同情、正直、诚实；负责任行为的教导/角色榜样；完全投入于自我评估；愿意承认错误；时刻考虑患者及家属和同事的需求

6. 基于系统的学习
无法获取/调动外部资源；主动拒绝改善照护系统的努力；不能利用系统方法减少错误、改善患者照护
□ 接触不足，无法判断

不满意　　　满意　　　出色
1 2 3　　　4 5 6　　　7 8 9
□ 需注意表现

有效获取/利用外部资源；有效利用系统方法减少错误、改善患者照护；热情帮助促进系统改进

内科轮转期间住院医师总体临床胜任力

不满意　　　满意　　　出色
1 2 3　　　4 5 6　　　7 8 9
□ 需注意表现

主治医师评价

_____
_____
_____
_____
_____

签名：住院医师 _____   主治医师 _____

图 3.4   内科住院医师评价表格

等）。在后续将看到，这类锚点对教师的使用造成了困难。

显然，量表锚点的选择是非常重要的。框 3.2 介绍了量表中不同种类的锚点。这些类型的锚点并非相互排斥，但当选择量表时应考虑到以下几点重要事项：

1. 回顾本章前面的部分，量表锚点必须与评估目的和选择的框架相一致。优秀、出色、不满意等"质量"锚点与发展框架和整合框架的一致性较差。即使使用分析框架（图 3.2A）时，这些类型的锚点也需要评估者进行额外的翻译工作。本质上，这些类型的量表代表了一种评估者和学习者都无法清楚理解的"加密"形式。如前所述，评估表格和量表标志着什么是重要的、什么应该指导判断。当必须引入额外的、模糊的翻译步骤时，就会导致量表的失效。第 4 章更详细地讨论了教师在提供评分时所使用的参考框架。

2. 量表必须与评估任务和目的相一致。

3. 教师发展是至关重要的。评估表格本身不是测量工具；评估者才是"测量工具"，需要接受培训，才能围绕评估框架、任务和目的建立共享心智模型。

4. 在可能的情况下，应考虑使用参考标准的整合量表和表格（如 RIME、里程碑和 EPA）。

图 3.5 展示了来自健康科学统一服务大学的医学生 BARS 表格，该表格中包括 5 级，每一表现层级使用详细文字描述（包含 RIME 术语）。这是一个更好的构念一致性表格的例子。

数值标度的最佳范围是存在争议的，但大多数专家建议量表应包含 4 ～ 9 个等级，具体数目应根据目的的调整。9 级量表有助于对大量受训者进行对比，因此例如认证委员会这样的组织将 9 级量表应用于住院医师和亚专科医师的跟踪表格中。理想情况下，使用 9 级量表应包括两个步骤。以之前的 9 级量表为例，第一步是判断受训者的表现是否能够根据不满意、满意或出色这一分类划分。第二步是在选择的类别中给出一个数值评分。许多项目采用了 4 ～ 5 级量表；因为项目评估者认为对受训者个体进行评分时，很难对受训者的表现细分超过 4 ～ 5 个等级。例如，一些住院医师项目的表格仅分出四类表现。这种方法的逻辑在于，以教育和形成性评价为目的来看，在不同的表现类别中，不同的"程度"并不十分有效。

如前所述，大多数专业中里程碑使用 5 级系统，其中 1= 初学者或高级初学者，5= 对受训者的"期望"（但可能是对实践中某个人的期望）。一些专业中，如内科和外科，1 级表示所需干预的不足。2 ～ 4 级代表从边缘或不稳定到熟练的渐进改善，具体根据专业而不同。图 3.6 中所示报告者任务（采集病史或问诊）的 5 个水平展示了与 EPA 中置信水平相似的递进关系。

这些里程碑还允许评估者将住院医师定位于不同级别之间的"过渡区"，从而在量表中划分出 9 个级别。对于在美国使用的里程碑应注意非常重要的一点。里程碑是为了在审查 4 ～ 6 个月的住院医师表现和评估数据（见后文）时引导临床能力委员会的判断，而不是作为短期轮转的评估表格。然而，一些 GME 项目将自己专业中的里程碑作为"条目库"，为特定课程经历构建更有针对性和更有意义的评估表格。这一领域还需要更多的研究，但一些早期的工作提示这对 GME 项目可能是一种有效途径。[36,37]

评估表格的用途和优势

相对于其他评估工具，评估表格对于项目或实习生主管来说是比较省时的。通过利用里程碑补充表格，项目可以修订或开发评估表格以满足特定需求。然而，如果要开发一个新的、包含分级量表的评估表格，应该额外注意几点。首先，培训项目至少应评估表格的可靠性，也可同时评估表格的有效性。其次，"新"表格的开发，与向教师传授如何有效使用新表格这一活动相独立，因此并不一定能带来对住院医师更可靠或更有效的评估。[38] 事实上，人们的注意力已经从开发"更好的"表格上转移开来，因为大多数表现评估专家认为需要把更多的注意力放在如何培训评估者更有效地使用评估表格上。[39,40] 这就是对评估框架的认识如此重要的原因，[33] 我们将在本章的后续部分为教师培训提供建议。我们应该强调，提升可靠性可以通过增加观察员的数量和（或）增加综合评估中的观察数量来实现（见第

内科实习医学生评价表格

学生姓名：_____　　　日期：自_____ 至_____

圈出一个：**中期评价**或**最终评价**　　　　　　地点：_____ 评价者：_____

对于每个评估领域，请在相应能力水平处打勾。随着评分增高，实习生的素质应逐渐**累积**；例如查体技能的"突出"评级要求实习生以有组织、有重点的方式陈述主要发现，同时阐明其他细微发现。评级应显示学生**一贯**表现的水平。

突出	高于平均	一般	需要改进	较差
		数据收集	如未观察，在此打勾〇	
初始病史采集/问诊技能				
〇灵活、高效，观察细微之处，为处置做好准备	〇精确、详尽，适应环境（病房或门诊），有重点/选择性	〇获取基本病史。发现新问题，准确收集数据	〇不能一贯表现的报告者。不完全或无重点。数据收集不一致	〇不可靠的报告者。不准确，有重大遗漏，不恰当
查体技能			如未观察，在此打勾〇	
〇陈述细微发现	〇有组织,有重点,有意义	〇陈述主要发现	〇不完整，或对患者的不适不敏感	〇不可靠的查体；遗漏主要发现
		数据记录	如未观察，在此打勾〇	
记录病史和查体				
〇简明，反映对病程和患者状态的完整理解	〇记录关键信息，有重点、综合，报告中蕴含诠释	〇准确、完整，及时报告。能够完成报告者任务	〇常常不及时记录；现病史记录不流畅，缺乏支持性细节或实验室证据，或不完整的问题列表。报告中有漏洞	〇关于患者或疾病的数据不准确。有重大遗漏，不可靠的报告和记录
病程记录/就诊记录			如未观察，在此打勾〇	
〇在评估和计划中善于分析	〇准确、简明、有组织	〇发现存在的问题并记录计划	〇需要组织，忽略相关数据	〇报告错误或不准确的数据
口头报告			如未观察，在此打勾〇	
〇根据情况（查房类型）调整；报告信息的选择和强调突出关键点	〇报告流畅；体现重点；有适当的眼神交流；报告信息的精简选择蕴含诠释；尽可能少用笔记	〇遵照格式，包含所有基本信息	〇有重大遗漏，经常包含不相关信息，杂乱无章	〇报告处准备不足，报告者不了解患者的基本情况，报告不准确的信息
		知识	如未观察，在此打勾〇	
总体				
〇理解治疗干预,基础深厚	〇透彻理解诊断方法；能够始终对数据进行诠释	〇理解基础病理生理学	〇对数据进行判断较为困难；对基础知识理解不足	〇知识基础有重大缺陷
与自己患者相关			如未观察，在此打勾〇	
（表现一致时打勾）〇广泛掌握教科书内容 〇定向循证医学检索 〇作为他人的教育者	〇提供扩展鉴别诊断，能够讨论小的问题；能够提出处置方案	〇了解自己患者现存问题的基本鉴别诊断；积极主动寻求知识	〇不一贯和（或）不充分的知识，不能始终对自己的患者进行解释	〇缺乏足够的知识，不能理解自己患者的问题；很少能够解释
		数据解释		
分析				
〇理解复杂问题，将患者的问题联系起来	〇始终对数据提供合理解释	〇建立问题清单，应用基本、合理的鉴别诊断	〇频繁报告未经分析的数据；问题列表需要改进	〇不能对基本数据进行判断；问题列表不准确/未更新
判断处置				
〇具有洞察力的处置计划	〇诊断决定一贯合理	〇恰当的患者照护，意识到自身的不足	〇不总对临床问题进行优先排序	〇判断力较差，给患者造成不利影响
		处置技能		
患者照护活动			如未观察，在此打勾〇	
〇与患者协商，与医疗团队协作	〇高效、有效，经常主动随访（门诊或病房）	〇监控现存问题，维护患者档案，对患者负责	〇完成任务需要督促，不能持续随访	〇不愿进行预期的患者照护活动；不可靠
操作			如未观察，在此打勾〇	
〇精通、熟练，使患者参与知情同意过程	〇谨慎，自信，富有同情心，参与知情同意过程	〇具备准备和操作的合理技能；报告适应证	〇笨拙，甚至不愿意尝试基本的操作。无法联系适应证	〇即使有指导也没有改进，对患者不敏感

图 3.5　内科实习医学生评估表格

职业态度				
可靠性/承诺				
○个人完全独立承担教育和患者照护	○寻求作为处置者的责任；将自己视为患者照护的积极参与者	○履行职责，承担照护工作的主要职责	○通常没有准备，表现不能始终如一，不能准确地报告	○无故缺席，不可靠。不能对责任进行承诺
对指令/反馈的响应				
○持续自我评估，得到进一步成长；深刻反思	○寻求反馈，持续改进；自我反思	○主动改进；通过反馈得到总体进步	○不一贯，不能持续改进	○缺乏改进；防御的/争辩的；逃避责任
自主学习（知识和技能）				
○主动性强，持续教育他人	○制订自己的目标；可能时提前阅读、准备	○适当阅读，能够进行自我教育	○需要督促，不能持续提高专业技能	○不愿进行且缺乏自我反省。丝毫不愿提高专业技能
职业素养				
患者互动				
○优先的提供者；被患者/老师视为照护处置者	○获得信心和信任，对患者/医疗团队负责	○有同情心，有礼貌，建立融洽关系，获得信任	○有时对患者不敏感、疏忽；作为提倡者、报告者不被信任	○避免私下接触，言行不得体，粗鲁，无礼貌
应对压力				
○镇定自若，提供有建设性的解决方案	○灵活的，支持的	○适当调整	○不灵活或容易失去冷静	○不恰当的应对
工作关系				
○建立相互尊重和尊严的基调	○与医院其他员工保持良好的关系	○合作，有所作为的团队成员	○不为他人着想	○对抗或破坏的

描述性评价：（也需要书面描述性评价。该学生的"下一步"是什么？）
请在学生**一贯**达到的**所有**层级上打勾：○报告者 ○解释者 ○处置者 ○教育者

建议等级：＿＿＿＿＿＿＿＿ 中期评价或最终评价（圈出一个）　　　　　你是否已与学生讨论过这一报告？＿＿＿＿＿＿＿

实习医师　住院医师　主治医师　指导医师
＿＿＿＿　＿＿＿＿　＿＿＿＿　＿＿＿＿

打印姓名　　　　　　　签名　　　　　　　日期

我们的体系是基于表现标准而非百分比。请用这些词来描述学生目前的学习水平

通过：
（报告者）　令人满意的表现。完整、准确、可靠地获取和报告基本信息；初步开始解释。与患者、员工和同事一起专业地工作。在描述性评论中应该认可独特的个人品质。

高于通过：
（解释者）　在评价的多数领域中显然较典型工作完成更多。在不需督促的情况下能够一直提供合理解释；良好的知识储备；积极参与照护。为临床工作做持续准备。表现出能够具有明显的责任感/专业技术。

优异：
（处置者/教育者）　在评价的多数主要领域中的评价突出。患者照护4年的水平，积极主动提出合理的处置方案；优秀的综合知识储备，对自己的患者有突出（广泛/深入）的认识。有很强的领导才能和出色的人际关系。能够带领者/家属/专业人士一起解决问题。表现出优异的责任感和逐渐增强的专业技术。

低于通过：　总体表现处于临界一，即在某些领域表现尚可，但在其他领域显然需要改进。有进步的迹象，在经过第四年的额外医学训练后，不必重复整个三年的见习工作即可成为表现一般的实习医生。

不通过：　总体表现不佳或在所有主要的评价领域中表现较差。在指导下进步很小。建议等级为"不通过"意味着实习生需要在第三年的水平上进行额外的医学轮转以改善现有问题。

2008年4月

图3.5（续）　内科实习医学生评估表格

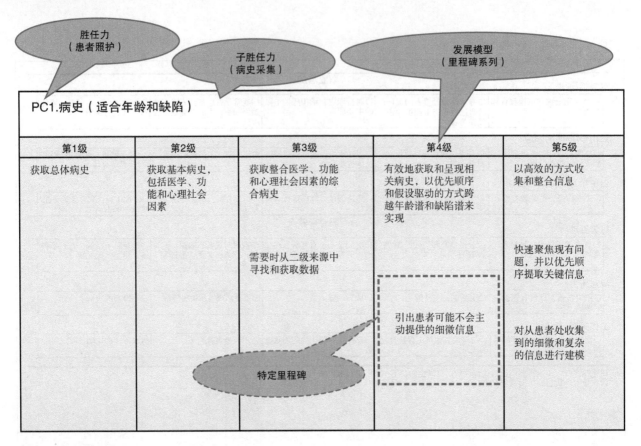

图 3.6   里程碑的剖析

4 章）。评估表格的构念一致性也是设计或修订评估表格的重要内容。

如果教师能够持续使用评估表格，就可以提供纵向的"综合"评估。其他工具，如标准化病人，虽然也很具有价值，但通常只在一个时间点上提供一个横断面的评估。评估表格具有督促和记录个体教师随着时间推移多次观察判断学习者的潜力。评分表格的首要任务应该是组织教师观察，使他们的"发现"（类似于患者的症状或生命体征）集中于项目目标上，而不是反映观察者的特质（见前面）。随后，评估者必须对观察结果进行阐释，并将其置于项目的框架中，然后得出结论确定该学习者是否达到了项目的预期或价值；这种对观察结果的判断过程即为评估。最后，评估者可能需要将评估转换为相应等级。就这一点来说，评分更是一种管理行为，而不单纯是教育行为。[10]

"Hawthorne 效应"是指测量过程本身影响被测量的内容，评估表格的目的是尽可能减少"Hawthorne 效应"的潜在偏差。评估表格应该作为一种重要的反馈模板。由于评估表格通常包括感兴趣的胜任力，因此与受训者一起回顾表格能够帮助其获得临床胜任力内容和特点的有关知识以及理解用于评估的框架。在美国，ACGME 的六项胜任力不仅适用于所有专业的住院医师和专科医师项目，还同样适用于认证委员会用于认证维护（maintenance of certification，MOC）项目的执业医师评估。当评估表格中使用了里程碑或 EPA 时，与受训者一起回顾评估表格，可以讨论任务或活动的细节，甚至是成功完成任务所需的胜任力。

受训者应能将已完成的评估表格作为综合评估项目的一部分，理想情况下应将其作为综合评估中学习档案集方法的一部分（见第 14 章）。我们应该认识到很重要的一点，评估表格的主要目的之一是记录受训者当前培训阶段的执业发展。理想情况下，无论是纸质还是电子的评估记录，都应该为受训者提供充足的空间以记录其对评估作出的回应。强烈建议受训者在评估的基础上，写下自己的反应及后续的个人发展计划。就这一点来说，档案集可能不仅仅是一种记录或评估的工具，而且可能成为刺激受训者反思的课程工具（见第 14 章）。然而，最有效的方法是教师必须负责及时完成并返还评估表格，并在培训结束前与受训者一起回顾评估表格。

文字评估

到目前为止，很少有人注意到评分表格上的文字评论；正如前面提到的，描述性评估是受训者评估中一个重要的方面。[41] 叙述是以住院医师是否达到里程碑为标准，描述其在 ACGME 六项胜任力中的进步，现在作为住院医师项目报告的一部分描述了住院医师逐渐独立行医的过程。[42] 然而，教育者常常发现文字评估的质量较差，而且类似"工作努力"或"应该阅读更多"的文字评估往往很简短、模糊。显然，如果文字评估的意义在于通过指明特定的方向来引导受训者改进，这样的评估对受训者来说是远远不够的。

在一项涉及两个内科住院医师项目的研究中，对于教师运用了一套清晰、简单、多层面的教育干预，以改善他们对在病房轮转的住院医师的文字评估。[43] 研究人员调查了这套教育干预措施的有效性。干预措施非常简单：在轮转开始之前对评估和反馈进行 15 分钟的简短回顾，并折好一张 5 英寸 ×7 英寸的卡片，写好教育性提示并留出观察记录空间（例如，一张"备忘录"卡片）。这项研究的主要目的，一是提高评论在被评估胜任力领域（如医学知识与临床判断）的特异性，二是鼓励教师在给出 1～3（表现较差）或 7～9（表现出色）的评级时提供行为示例。

框3.3	晕轮误差的可能原因

1. 总体印象驱动对胜任力所有维度的评分
2. 不愿意或不能区分不同维度
3. 不愿给出负面评价
4. 对受训者的表现观察不足和（或）不够了解
5. 确认偏倚
6. 不一致或不一贯的信息或观察
7. 对受训者的熟悉程度（"熟悉度偏倚"）
8. 个人对胜任力的适应程度和表现
9. 胜任力不同维度相互依赖

91 名教师被随机分配到 4 所教学医院，共分析了 273 份住院医师评估表格。研究人员发现，与对照组相比，干预组教师有关临床技能（如病史采集、查体）的领域特异性文字评论和评论数量略有增加。此外，干预组的住院医师也报告了两个重要的变化：根据来自主治医师的反馈，他们更有可能改变他们的医疗处置；他们对主治医师反馈的评分明显高于对照组的住院医师。这项研究表明，一个相当清晰、简单的教师干预或许就能够改变教师的文字评估情况。鉴于学术性临床实践的日益繁忙，培训项目确实需要简短而有效的教育干预。将相关技术应用于培训项目中似乎正在成为一个热点。例如在一个外科项目中，在一个操作结束后立即使用智能手机应用程序完成 Zwisch 量表并与里程碑链接。[44] 这个智能手机应用程序还使用了自然语言处理技术，使教师能够用语音录入反馈作为评估表格的一部分，并将其转换为可立即提供给住院医师的文本。尽管我们仍需更多的工作才能确定重复干预和使用教学点技术应用程序是否能在文字评估中产生可持续和（或）更大的改进，但上述研究结果仍是令人振奋的。

令人遗憾的是，许多表格并没有为文字评论提供足够的空间，而且表格的目的在于提供终结性而不是形成性评价。也许更重要的是，由于教师写下的描述性评论既不能被量化，也不能在所有教师观察到的具体行为中保持一致，因此常以"主观的"这一贬义术语为特征（见前面）。"主观—客观"术语可能不恰当地阻碍了对描述性术语使用的研究，我们应该将数值化方法（如多项选择题考试）称为"量化的"或"客观化的"更恰当，而非"客观的"。[10,11,45] 鉴于评估表格中文字评论的局限性，教育工作者应该如何提高在纵向教育经历中教师对受训者评估的效用？

评估会议

评估会议是评估表格的有力辅助；在评估会议中，项目主管、实习医学生主管或课程主管与教师一起讨论住院医师或学生的表现。研究发现，在引入正式评估会议（定期安排的实习医学生主管与教师的会议）之后，教师会在讨论中报告他们最初没有写在表格上的一些直觉性的期望。[25,27,32] 这些会议不需很长；10～15分钟的时间足以探讨受训者在教学轮转中表现出的专业问题和其他细节。所有项目都应考虑与教师进行面对面的评估会议。在美国所有的住院医师和专科医师项目中，临床胜任力委员会（clinical competency committee，CCC）都需要作为评估计划的一部分。CCC 每年用里程碑框架对住院医师和专科医师进行两次评估以向他们提供反馈，指导个人的学习计划，并希望及早发现有困难的学习者。[46]

心理测量问题

为了提供临床胜任力相关的实用信息，总体分级量表必须具有足够的信度和效度。此外，在收集用于评级的数据时，数据质量和收集过程是至关重要的。我们将在使用评估表格时检验一些心理测量方面的挑战。Grey 和同事进行过一项研究，虽然年代较早，但却就分级量表中的心理测量问题提供了极好的观点。[5] 这里展示对关键问题的简要回顾。

信度

信度是指评估测量在重复中的一致性。[47] 具有一致性和可证实性的得分信息是"真实得分"或"信号"，其余的是"错误得分"或"噪声"；显然，前者越高，评估方法就越好或越可靠。在高利害决策中，认为信度估计大于 0.8 具有重要意义。较高的评估者间一致性是分级量表的一个理想属性，特别是当表格由多个评估者在同一时间段内完成时。之前的研究结果存在争议。在20世纪 90年代，Haber 和 Avins[48] 报告的平均评估者间一致性为 0.87，而 Thompson 和同事在各自独立的内科培训项目中报告的主治医师平均评估者间一致性为 0.64。[49] 在儿科住院医师中，Davis 和同事发现一致性总体较低。[50] 其中，对一般医学知识的评分一致性最高，但也仅为令人失望的 0.36；而与高级医务人员关系相关的评分一致性最低，仅为 0.06。Maxim 和 Dielman[51] 对三、四年级医学生进行了一项评分研究；他们发现，在他们的 7 分制分级量表中，13 个项目的评

估者间信度系数在 0.14 ～ 0.31。然而，在上述这些研究中，教师均未接受有效评估策略的培训或表格使用的培训。此外，上述研究中的大多数表格没有关注构念一致性，而是使用了现在被认为无效、过时的量表锚点。

如前所述，在英国，Crossley 及其同事将标准置信方法用于临床评估活动（mini-CEX）（评级类别如：在预科课程期间表现低于预期水平），其中量表的每个级别都有叙事描述符［如：展示了基本的咨询技巧，导致不完整的病史和（或）检查结果；在接诊后展现有限的临床判断］；他们发现较传统 mini-CEX，新的 mini-CEX 具有更高的可靠性。[6]Rekman 和同事在他们的综述和评论中指出，集中在监督水平［如：从"我（教师）不得不这样做"到"我（教师）不需要在场"］的置信量表表现出相当的希望和更好的可靠性。[52]我们相信，置信量表不仅能更好地与发展 / 整合构念相匹配，同时也与教师和学习者合作的方法相匹配。这项工作可以为今后典型评估量表的重新设计提供参考。提高信度最直接的方法就是增加评估的次数。信度是对再现性的度量，一个人做某件事情的次数越多，度量就越"稳定"（如：平均值周围的"误差"缩小）。

效度

效度是测量我们希望测量的事物的置信度，[10,53,54] 现代效度框架将所有效度都看作构想效度（见第 2 章），其中效度被视为来自于可获取数据中的论证或推理，而非评估工具固有的性质。通常需要一个金标准来充分评估效度（如：在 Kane 或 Messick 效度框架中与其他变量的关系）。遗憾的是，在职业素养、态度和临床判断等感兴趣的重要领域中，没有明确存在的金标准。因此我们需要评估不同类型的效度。Haber 和 Avins[48] 在 1994 年的一项研究中发现，ABIM 分级表格可以合理地检测出不同住院医师和项目之间的总体差异。Ramsey 和同事[55] 发现，执业医师对同行临床技能的评分也与 ABIM 认证状态高度相关。因此，医疗环境下也使用一些基于其他相关变量的评估表格的效度证据。

长期以来，多项选择题考试成绩一直被用作评估表格相关性研究的比较变量。例如，一项较

早的研究发现，教师对儿科住院医师知识的评分与住院医师的在培考试（in-training examination, ITE）分数相关。[56] 最近的一项研究发现，基于门诊环境下不定期的接诊，教师对家庭医疗住院医师知识的平均评分与住院医师在 ITE 中的表现中度相关。[57] 相反，对外科住院医师的一项研究发现，美国外科委员会在培考试成绩和一个 12 项、7 分制分级表格的结果并不相关。[58] 尽管军事内科住院医师项目的教师与住院医师密切合作，但他们也无法根据住院医师的 ITE 得分预测其临床表现属于较好、一般还是较差。[59]

因此，尽管已有一些文献表明基于知识的考试的优势，但这类考试并不一定是知识评级的一个合理参考标准（见第 7 章）。除知识外，很少有人研究其他重要领域与分级量表的关系，如职业素养、人文主义和查体技能。一项研究确实发现，由住院医师项目主管对实习生进行的 25 项分级量表与实习生在医学院的表现之间存在一定相关性。研究者在分级量表中找出了五个能够解释大部分差异的因素：人际沟通、临床技能、群体水平健康、记录病历技能和批判性评估技能。[60] 因此，与项目主管的评分相比时，医学院的评分也可能具有一定效度。另一项对内科住院医师的研究发现，实习生毕业时在职业素养和其他胜任力中得到较低评分与执业中作出州执照委员会划定的不良行为的高比率比有关，但不良行为的绝对比率仍然很低。[61,62]

使用里程碑式评分准则作为评估表格的一部分来组织教师的评分正在变得越来越普遍，但还有很多工作需要完善（见第 1 章）。在最近一项对儿科住院医师的研究中，里程碑的使用强化了对住院医师的分层。[63] 虽然这项研究没有给出金标准结果，但它显示了多年训练的进展。一项类似的内科医学项目研究表明，尽管同样没有一个有效的金标准，但教师使用里程碑能够更好地区分受训者。[64] 在国家层面上，两个针对急诊和内科住院医师的早期研究发现里程碑评分在研究生阶段年份内和年份间分布更加稳定，再次表明国家层面上叙述性里程碑框架或能够对住院医师的表现水平进行更好的区分。[65,66]

评级误差

对个体表现进行评级时的误差可能是由于评级者的问题（例如他们的基准、他们观察的记忆、他们的期望和比较的标准），或是由于测量量表的问题 [构念不一致（参见前面的内容，或缺少对量表条目的理解）]，或是由于评级背景的问题（实际方面，如观察时间、评估被打断、受训者或患者的行为）。评级量表的主要问题大多在于教师如何使用量表，而不一定是量表自身的缺陷。

在所有类型的表现评估中，医学教育工作者都会产生相同类型的评级误差。评级误差主要有两大类：①分布误差；②相关误差。[39]

两种常见的分布误差是范围限制和宽严失度误差：

1. **范围限制**是指未能充分利用量表的整个范围。"集中趋势"误差是范围限制误差的一种类型；在这种误差中，评级者只使用量表的中间部分。然而，在医学上，主治医师的评级通常只集中在量表的上半部分（见后文）。Battistone 和同事发现了一个例外，当基于 RIME 框架的行为术语（观察者—报告者—解释者—处置者—教育者）被替换为数值评分时，评级曲线发生了左移（远离了膨胀）。[31]

2. **宽严失度误差**是一种分布误差；在这种误差中，教师或过于仁慈（"鸽派"），或过于严厉（"鹰派"）。很多人认为目前在医学界几乎没有"鹰派"。

相关误差：

在对每个维度的表现使用单独分级量表的分析评估框架中，框架的其中一个目标是对临床胜任力特定部分进行评估时不受互相之间的影响。例如，一个住院医师可能在其他方法评估（如在培考试）时表现出知识不合格，但却显示出非凡的人文技能。如果主治医师对其进行了有效的评估，这样的住院医师应该在人文素质方面得到高分，而在医学知识方面评分较低。遗憾的是，大多数评价者难以区分胜任力的不同维度，并且倾向于在分级量表中给出范围有限的评分。

尽管评估的是胜任力的不同维度，即使这些

维度相互明确独立，教师对受训者表现的各个方面却都给出了相似的评分，这就是相关误差。[66] 正如 Murphy 和 Cleveland 所指出的，"（相关误差的）结果是各维度之间组间关联的膨胀"。[39] 当评级膨胀出现时，会导致我们通常称为的晕轮**误差**。这是在医学教育中常常出现一个问题，即在评估中每个学生都高于平均水平或更好。同时概括地列出所有预期的特质，是为了尽量避免教师混淆不同评估领域，但是这种做法需要小心。表格长度的增加和复杂性的增大本身就可能使教师不能或不愿按照表格开发者的意图使用表格。因此，在表格上增加评估领域、评分标准或条目的数量可能会增加教师的认知负荷，从而加剧晕轮效应。尽管我们希望能够鉴别胜任力的多个不同方面，但因素分析表明，在表格中胜任力的表现形式可归纳为基本的两类：认知类和非认知类。

在过去的 20 年里，研究一再表明，教师在评估表格中使用早期分级量表（如质量类型量表）时，虽然具体表现维度有大量的条目，却不能区分表现的不同方面。Haber 和 Avins[48]、Thompson 及其同事 [49] 在前胜任力时代进行过两项内科学研究，他们通过因素分析得出结论，认为分级表格不能可靠地区分用于评估表格的临床胜任力的 9 个维度。在很多关于教师评分的早期研究中，操作和认知技能、人际交往技能和人格特质两个因素解释了得分的大部分差异。即使在引入 ACGME 胜任力框架后，Silber 和同事也发现，教师仍不能在评分中区分六个总体胜任力。[67] 表格显示了整体的信度和效度，但住院医师之间的全部差异几乎都可以用两种结构——临床技能和操作技能来解释。以实习生评分作为实习医生表现评估的结果也表明大多数被解释的差异可归结为两个因素——可感知的专业知识和职业素养。[68]

然而，在解读因素分析研究时需要注意以下几点。首先，因素分析是一个统计技术，它试图使用大型相关矩阵将数据集减少到最少数量的"因素"。其次，因素分析假设每个类别是独立于其他类别的，并且两个及以上因素之间的关系是线性的。例如，加载到多个因素上的条目通常被从最终的因素模型中去除，我们知道这在医学上是不合常理的。例如，在没有完善的医学知识

时，一个人是不能高质量地完成病史采集和查体的（即两种能力是相互依赖的）；没有良好的人际交往和沟通技能，一个人是难以达到专业水准的。重要的是，如前所述，胜任力主要作为引导评估和判断的框架。此外，使用因素分析来确定教师是否能够区分胜任力的不同类别可能无法揭示评分之间的细微差异。[69] 尽管由于前面列出的原因，教师在他们的评分中可能不会对胜任力做出大的区分，但他们仍然帮助标记患者照护中的重点。此外，一些胜任力对于教师来说还是新鲜事物，要理解它们并将其应用于教学和评估有一定困难。在美国，基于实践的学习及改进以及基于系统的临床实践的胜任力尤其如此。如果一个人不理解自己在判断什么，他就更有可能使用其他熟悉的类似结构来对该胜任力进行评估，因此更容易出现评价者误差。最后，在研究中使用的某些因素分析方法不能解决或解释项目内的聚类（即住院医师嵌套在项目中）。

造成相关误差如晕轮效应的其他原因还有哪些？第一，在评估受训者特定方面的胜任力时，评估者可能更多地依赖于对受训者的总体印象（即格式塔或称完形）。第二，也是公认的一点，就是很多教师不愿意在胜任力的任何维度给予较低的评级。这通常被称为"教学奖励综合征"。晕轮误差其他可能的原因包括确认偏倚（以自我作为参照系："这就是我的做法，所以它必须是正确的"）、忽略关于受训者不一致或不一贯的信息或观察，以及缺乏关于表现的足够观察或信息这一司空见惯的情况。[66,70] 框 3.3 列出了晕轮误差的可能原因。

评价者的准确性

另一个问题是**评价者的准确性**。评级与实际表现的匹配度如何？有两种明显不同类型的准确性测量方式。第一个是基于行为的测量。这些类型的测量使得评价者能够特别关注某一行为是否发生。检核表是一种常见的"分级量表"，用于基于行为测量的评估表格中，特别适用于类似标准化病人这样结构化、受控的评估。根据定义，由于它们针对更具体的行为，有时是在非常细节的层次上，因此它们往往会表现出更弱的"总体性"和更强的简化性。基于行为的分级量表在纵

向评估中的使用是受限的，主要是由于在表格中只能指定一定数量的特定细节行为或事件。与其他评估表格一样，检核表可能会对教师要求过高、带来过多的认知负荷。我们要求教师在越来越短的时间内评级（判断）的条目越多，带来的认知负荷就越大，从而评价的有效性就越低。例如，Byrne 和同事比较了在 OSCE 考站和在常规手术中诱导麻醉两种情况下完成一个 21 项条目检核表的认知负荷。[71] 同样的原则也适用于评价表格。更直接的整合 RIME 框架可以对每个受训者在一系列逐个患者照护中观察到的行为进行分类和记录，并将其放到报告、解释、处置和教育的框架中。

另一种准确性测量为判断测量。顾名思义，评分者必须在评分时应用判断。在纵向教育经历中，判断的准确性对分级量表和评估表格尤为重要。有几种类型的判断准确性测量方法：受训者是否达到某个表现水平的准确性（标准准确性），区分受训者的准确性（鉴别或规范准确性）以及区分具体表现或胜任力维度的准确性（固化准确性）。在医学教育评价中，准确性测量是很重要的，因为在不同胜任力水平上定义关键行为有助于更好地判断。

此外还需要注意的是，信任（或置信）的概念可能是一个过于复杂的社会判断，而不能简化为一个分级量表。[72] 在一项关于教师对住院医师表现评估的研究中，Gingerich 和同事发现，具有相似社会判断的一群医生倾向于给出相似的表现评分。[73] 数值量表也可能会引入误差，因为它们需要基于多种因素（教师自身的胜任力、特质等）进行翻译，[74] 这类误差可以通过名词性描述类别（例如 RIME 框架）避免。为了尽可能提高在不同评分者间受训者评估的一致性，我们建议应始终尝试将分级表格——或者说用于评估受训者的总体评估构念——在评分者头脑中开发预先存在的知识结构或"模式"，[75] 来塑造评分者的预期；我们还建议可以使用名词性、描述性、发展性和整合术语。

教师发展是一个重要的过程，能够阐明教师之间的共同假设，特别是针对教师的评估给予其交互反馈。有证据表明，对于评价者，特别是那些在培训前对学生有着更多含个人偏好的期望的评估者，参考框架培训能够提高他们的评价准确性。[76,77] 因此在正式的评估期间，项目或研究生主管与教师召开的定期会议通过判断评价者是否使用预期框架，可以校准教师的评分并减小偏差。

教师发展和评估表格

评估表格中信息的质量主要取决于填写表格的人而非表格本身。正如你所看到的，这是贯穿本书始终的一个主题。长期以来，医学教育工作者一直在寻找评估表格的"必杀技"。早在 35 年前，Landy 和 Farr 就呼吁终止这一"探索"，转而强调对评估者的培训。[38] 如前所述，即使是像观察卡这样促进教师发展的简单方法，也能在一定程度上改进评估表格信息的质量。另一种有效的、高效的方法，是在学生的小组评审（如临床胜任力委员会）中嵌入教师发展的短期会议。Thomas 和同事发现，在轮转结束时与教师进行简短的小组讨论可以提高评估的可靠性。[78] 然而，为了充分发挥评估表格的潜能，仍然需要更有组织的教师培训。第 4 章将为教师发展提供更多的建议和指导。

在本章中，我们一直强调评估框架对指导评估过程的重要性。这是至关重要的第一步，它让全体教师都拥有共识。研究表明，通过简单的三步过程，特定类型的培训可以提高评估者间一致性：

1. 规范对感兴趣行为的观察。
2. 通过交谈和对话，就用于感兴趣的期望的常用命名达成一致。
3. 对于被评估行为不同组成部分的相对重要性达成一致意见。

该过程中第 1 步和第 2 步被称为表现维度培训（performance dimension training，PDT）。PDT 为评估者提供每一表现层级的预期表现标准。很多人认为，在毕业后医学教育中缺乏关于表现维度标准的共识。第 3 步被称为参考框架培训（frame-of-reference training，FORT）。这些技术已被应用于培训教师使用 RIME 框架。

表现维度培训和 RIME

美国健康科学统一服务大学（USUHS）已将 PDT 和 FORT 纳入了对内科轮转实习医学生的评估中。评估者与实习医学生主管一起参加评估会议，收集描述性评估。实习医学生主管利用这些评估会议，就每一类评估的预期表现水平以及应如何在分级量表上记录学生的表现等方面对教师进行培训。更进一步，评估体系能将学生在多个胜任力领域的表现整合为总体表现水平。每一表现层级的目标都被分解至具有明确预期的表现类别中。由于"报告者"的技能是在第一年引入的（附录 3.2），人们认为精通报告者技能是进阶到下一个责任级别必须达到的合理水平，因此将观察转化为如下等级：

报告者（通过）

解释者（高于通过）

管理者 / 教育者（优异）

附录提供了对模型更全面的描述以及 USUHS 使用的一份表现矩阵。由于没有调节尺度来区分"合理"（学生水平）和"准确"（住院医师水平），因此其中的描述和标准更适用于住院医师而非学生。

关于分级量表的使用，Murphy 和 Cleveland 还针对表现评价培训提出了几个重要观点：[39]

1. 用行为术语定义表现维度，并确保将这些术语传达给住院医师和教师。甚至可以在轮转开始时利用空白评估表格作为模板，在评估过程真正开始之前与实习生和教师讨论目标和预期。

2. 如果培训项目根据**表现**支持住院医师之间的差异，评分者认识到他们给出的评级与特定的结果之间存在很强的关联，或者评分者认为评分结果应该基于**当前**的表现，那么评估将更有可能与评分者实际的判断相一致。

3. 评分者希望通过表格进行交流的内容，很大程度上取决于评分者的目标和情境因素，如住院医师个体与教师的关系以及评分者对本次评估目的的认识。因此，评分者需要直接向住院医师传达评估目标，也必须意识到影响评估情境的内部和外部环境因素。第 4 章将会详细介绍如何开展 PDT 和 FORT 教师发展训练并就此提出建议。

总结

学术项目主管不应想当然地认为一份评估表格，即使是一份具有构念一致性的行为锚定分级量表，就能让全体教师达成共识。评估表格应该具备以下几个理想的特性：用户友好性、无干扰性、灵活性、基于一个实用的框架［最好是发展的和（或）整合的框架］。此外，将评估中的观察和文字转换成数值并不会产生实质的改变。数值量表只是通过量化进行"编码"的一种形式，有助于提高分析的效率，但也会模糊和隐藏有关学习者表现和发展的关键信息。而且，高效和量化并不一定等同于更好或更有效的评估。

未能被评价者较好理解和（或）过于复杂的量表可能造成认知负荷的挑战，至多只能通过额外的教师发展和培训来略微缓解。教师对量表及其教育框架的接受度是量表使用一致性的前提。在某种程度上，教师们必须克服情感上的障碍——他们常常认为自己（当然也会这样描述自己）是在给学生或住院医师"打分"，而非对其做出诊断或是反思自己的观察结果（对于严重的医疗状况，他们绝不会这么做）。因此，教师在"给出"分数时存在情感上的困难；这个分数受到他们对"主观 - 客观"差别的接受程度的影响，也受到一种直觉性临床恐惧的影响，即无论在任何教育阶段都担心对学习者能力的取样不够充分。教师可能会把对实习生与患者交往的每一次观察都不仅视为一种评估，更是根据不成熟或不完整的数据进行打分。

在信度、效度以及区分临床胜任力不同方面（特别是人道主义、态度、职业素养和判断等"软性领域"）的能力上，仍然存在一些问题。虽然评价者培训不是万能之计，但研究已表明其有助于改善分级量表的使用。在毕业后医学教育中进行评价者培训的最佳方法仍然有待研究，但本章讨论的一般原则是一个很好的起点。

注释书目

可在 www.expertconsult.com 在线获取推荐的

注释书目。

参考文献

1. Turnbull J, van Barnveld C. Assessment of clinical performance: in-training evaluation. In: Norman GR, van der Vleuten CPM, Newble DI, eds. *International Handbook of Research in Medical Education. Dordrecht.* Netherlands: Kluwer Academic; 2002.

2. Lockyer J. Multisource feedback in the assessment of physician competencies. *J Contin Educ Health Prof.* 2003;23(1):4–12.

3. Striener DL. Global Rating Scales. In: Neufeld VR, Norman GR, eds. *Assessing Clinical Competence.* New York: Springer; 1985.

4. Devellis RF. *Scale Development: Theory and Applications.* Newbury Park: Sage Publications; 1991.

5. Gray JD. Global rating scales in residency education. *Acad Med.* 1996;71(suppl 1):S55–S63.

6. Crossley J, Johnson G, Booth J, Wade W. Good questions, good answers: construct alignment improves the performance of workplace-based assessment scales. *Med Educ.* 2011;45(6):560–569.

7. Pangaro L. A new vocabulary and other innovations for improving the descriptive evaluation of students. *Acad Med.* 1999;74:1203–1207.

8. Wennberg JE. Unwarranted variations in healthcare delivery: implications for academic medical centers. *BMJ.* 2002;325(7370):961–964.

9. Jamieson T, Hemmer P, Pangaro L. Legal aspects of failing grades. In: Fincher RME, ed. *Guidebook For Clerkship Directors.* 3rd ed. Alliance for Clinical Education; 2005.

10. Artino Jr AR, Gehlbach H. AM last page. Avoiding four visual-design pitfalls in survey development. *Acad Med.* 2012;87(10):1452.

11. Bloom BS. *Taxonomy of Educational Objectives, Handbook I, Cognitive Domain.* New York: Longman; 1956.

12. Krathwohl DR. A revision of Bloom's taxonomy: an overview. *Theory Pract.* 2002;41(4):212–218.

13. Dreyfus SE, Dreyfus HL. *Mind Over Machine.* New York: Free Press, Macmillan; 1986:16–51.

14. Carraccio CL, Benson BJ, Nixon LJ, Derstine PL. From the educational bench to the clinical bedside: translating the Dreyfus developmental model to the learning of clinical skills. *Acad Med.* 2008;83(8):761–767.

15. Pangaro L. A primer of evaluation terminology: definitions and important distinctions in evaluation. In: Pangaro LN, McGaghie WC, eds. *Handbook on Medical Student Evaluation and Assessment.* North Syracuse, NY: Gegensatz Press; 2015:13–26.

16. Holmboe ES, Edgar L, Hamstra S. *The Milestones Guidebook.* Chicago: Accreditation Council for Graduate Medical Education (ACGME); 2016. Available at http://www.acgme.org/What-We-Do/Accreditation/Milestones/Overview.

17. Nasca TJ, Philibert I, Brigham T, Flynn TC. The next GME accreditation system—rationale and benefits. *N Engl J Med.* 2012;366(11):1051–1056.

18. Pangaro L. Investing in descriptive evaluation: a vision for the future of assessment. *Med Teach.* 2000;22(5):478–481.

19. Association of American Medical Colleges (AAMC). *Core Entrustable Professional Activities for Entering Residency, Curriculum Development Guide.* Association of American Medical Colleges; 2014.

20. Rodriguez RG, Pangaro LN. AM last page: Mapping the ACGME competencies to the RIME framework. *Acad Med.* 2012;87(12):1781.

21. Williams RG, Klamen DA, McGaghie WC. Cognitive, social and environmental sources of bias in clinical performance ratings. *Teach Learn Med.* 2003;15(4):270–292.

22. Roop S, Pangaro L. Effect of clinical teaching on student performance during a medicine clerkship. *Am J Med.* 2001;110(3):205–209.

23. Lavin B, Pangaro L. Internship ratings as a validity outcome measure for an evaluation system to identify inadequate clerkship performance. *Acad Med.* 1998;73:998–1002.

24. Hemann BA, Durning SJ, Kelly WF, et al. The association of students requiring remediation in the internal medicine clerkship with poor performance during internship. *Mil Med.* 2015;180(suppl 4):47–53.

25. Durning S, Pangaro L, Denton GD, et al. Inter-site consistency as a standard of programmatic evaluation in a clerkship with multiple, geographically separated sites. *Acad Med.* 2003;78:S36–S38.

26. Noel G. A system for evaluating and counseling marginal students during clinical clerkships. *J Med Educ.* 1987;62:353–355.

27. Hemmer PA, Pangaro L. Using formal evaluation sessions for case-based faculty development during clinical clerkships. *Acad Med.* 2000;75:1216–1221.

28. Epstein RM, Hundert EM. Defining and assessing professional competence. *JAMA.* 2002;287(2):226–235.

29. Hemmer P, Hawkins R, Jackson J, Pangaro L. Assessing how well three evaluation methods detect deficiencies in medical students' professionalism in two settings of an internal medicine clerkship. *Acad Med.* 2000;75:167–173.

30. Battistone MJ, Pendleton B, Milne C, et al. Global descriptive evaluations are more responsive than global numeric ratings in detecting students' progress during the inpatient portion of an internal medicine clerkship. *Acad Med.* 2001;76(suppl 10):S105–S107.

31. Battistone MJ, Milne C, Sande MA, et al. The feasibility and acceptability of implementing formal evaluation sessions and using descriptive vocabulary to assess student performance on a clinical clerkship. *Teach Learn Med.* 2002;14(1):5–10.

32. Ogburn T, Espey E. The R-I-M-E method for evaluation of medical students on an obstetrics and gynecology clerkship. *Am J Obstet Gynecol.* 2003;189(3):666–669.

33. Hemmer P, Hawkins R, Jackson J, Pangaro L. Assessing how well three evaluation methods detect deficiencies in medical students' professionalism in two settings of an internal medicine clerkship. *Acad Med.* 2000;75:167–173.

34. Hemmer P, Pangaro LN. The effectiveness of formal evaluation sessions during clinical clerkships in better identifying students with marginal funds of knowledge. *Acad Med.* 1997;72:641–643.

35. Pangaro L, ten Cate O. Frameworks for learner assessment in medicine: AMEE Guide No. 78. *Med Teach.* 2013; 35(6):e1197–e1210.

36. Warm EJ, Mathis BR, Held JD, et al. Entrustment and mapping of observable practice activities for resident assessment. *J Gen Intern Med.* 2014;29(8):1177–1182.

37. Nabors C, Peterson SJ, Forman L, et al. Operationalizing the internal medicine milestones-an early status report. *J Grad Med Educ.* 2013;5(1):130–137.

38. Landy FJ, Farr JL. Performance rating. *Psychol Bull.* 1980;87:72–107.

39. Murphy KR, Cleveland JN. *Understanding Performance Appraisal.* London: Sage Publications; 1995.

40. Hauenstein NMA. Training raters to increase the accuracy of appraisals and the usefulness of feedback. In: Smither JW, ed. *Performance Appraisal.* San Francisco: Jossey Bass; 1998.

41. Rodriguez RG, Hemmer PA. Descriptive evaluations and clinical performance evaluations in the workplace. In: Pangaro LN, McGaghie WC, eds. *Handbook on Medical Student Evaluation and Assessment.* New Syracuse, NY: Gegensatz Press; 2015:77–96.

42. Nasca TJ, Philibert I, Brigham T, Flynn TC. The next GME

accreditation system–rationale and benefits. *N Engl J Med.* 2012;366(11):1051–1056.

43. Holmboe ES, Fiebach NH, Galaty LA, Huot S. Effectiveness of a focused educational intervention on resident evaluations from faculty a randomized controlled trial. *J Gen Intern Med.* 2001;16(7):427–434.

44. George BC, Teitelbaum EN, Meyerson SL, et al. Reliability, validity, and feasibility of the Zwisch scale for the assessment of intraoperative performance. *J Surg Educ.* 2014;71(6):e90–e96.

45. Norman GR, Van der Vleuten CP, De Graaff E. Pitfalls in the pursuit of objectivity: issues of validity, efficiency and acceptability. *Med Educ.* 1991;25(2):119–126.

46. Andolsek K, Padmore J, Hauer KE, Holmboe ES. *Clinical Competency Committees: A Guidebook for Programs.* Chicago: ACGME; 2015. Available at www.acgme.org.

47. Downing SM. Reliability: on the reproducibility of assessment data. *Med Educ.* 2004;38(9):1006–1012.

48. Haber RJ, Avins AL. Do ratings on the American Board of Internal Medicine Resident Evaluation Form detect differences in clinical competence? *J Gen Intern Med.* 1994;9(3):140–145.

49. Thompson WG, Lipkin Jr M, Gilbert DA, et al. Evaluating evaluation: assessment of the American Board of Internal Medicine Resident Evaluation Form. *J Gen Intern Med.* 1990;5(3):214–217.

50. Davis JK, Inamdar S, Stone RK. Interrater agreement and predictive validity of faculty ratings of pediatric residents. *J Med Educ.* 1986;61:901–905.

51. Maxim BR, Dielman TE. Dimensionality, internal consistency and interrater reliability of clinical performance ratings. *Med Educ.* 1987;21(2):130–137.

52. Rekman J, Gofton W, Dudek N, et al. Entrustability scales: outlining their usefulness for competency-based clinical assessment. *Acad Med.* 2016;91(2):186–190.

53. Downing SM. Validity: on meaningful interpretation of assessment data. *Med Educ.* 2003;37(9):830–837.

54. Downing SM, Haladyna TM. Validity threats: overcoming interference with proposed interpretations of assessment data. *Med Educ.* 2004;38(3):327–333.

55. Ramsey PG, Carline JD, Inui TS, et al. Predictive validity of certification by the American Board of Internal Medicine. *Ann Intern Med.* 1989;110:719–726.

56. Davis JK, Inamdar S, Stone RK. Interrater agreement and predictive validity of faculty ratings of pediatric residents. *J Med Educ.* 1986;61:901–905.

57. Post RE, Jamena GP, Gamble JD. Using Precept-Assist® to predict performance on the American Board of Family Medicine In-Training Examination. *Fam Med.* 2014;46(8):603–607.

58. Schwartz RW, Donnelly MB, Sloan DA, et al. The relationship between faculty ward evaluations, OSCE and ABSITE as measures of surgical intern performance. *Am J Surg.* 1995;169:414–417.

59. Hawkins RE, Sumption KF, Gaglione M, Holmboe ES. The In-training Examination (ITE) in internal medicine: resident perceptions and correlation between resident ITE scores and faculty predictions of resident performance. *Am J Med.* 1999;106:206–210.

60. Paolo AM, Bonaminio GA. Measuring outcomes of undergraduate medical education: residency directors' ratings of first year residents. *Acad Med.* 2003;78:90–95.

61. Papadakis MA, Teherani A, Banach MA, et al. Disciplinary action by medical boards and prior behavior in medical school. *N Engl J Med.* 2005;353(25):2673–2682.

62. Papadakis MA, Arnold GK, Blank LL, et al. Performance during internal medicine residency training and subsequent disciplinary action by state licensing boards. *Ann Intern Med.* 2008;148(11):869–876.

63. Bartlett KW, Whicker SA, Bookman J, et al. Milestone-based assessments are superior to likert-type assessments in illustrating trainee progression. *J Grad Med Educ.* 2015;7(1):75–80.

64. Friedman KA, Balwan S, Cacace F, et al. Impact on house staff evaluation scores when changing from a Dreyfus- to a Milestone-based evaluation model: one internal medicine residency program's findings. *Med Educ Online.* 2014;19:25185.

65. Hauer KE, Clauser J, Lipner RS, et al. The internal medicine reporting milestones: cross-sectional description of initial implementation in U.S. residency programs. *Ann Intern Med.* 2016;165(5):356–362.

66. Beeson M, Holmboe E, Korte R, et al. Initial validity analysis of the emergency medicine milestones. *Acad Emerg Med.* 2015;22(7):838–844.

67. Silber CG, Nasca TJ, Paskin DL, et al. Do global rating forms enable program directors to assess the ACGME competencies? *Acad Med.* 2004;79(6):549–556.

68. Durning SJ, Pangaro LN, Lawrence LL, et al. The feasibility, reliability, and validity of a program director's (supervisor's) evaluation form for medical school graduates. *Acad Med.* 2005;80(10):964–968.

69. Feinstein A. *Principles of Medical Statistics.* Boca Raton, FL: Chapman and Hall/CRC; 2002.

70. Holmboe ES. The importance of faculty observation of trainees' clinical skills. *Acad Med.* 2004;79:16–22.

71. Byrne A, Tweed N, Halligan C. A pilot study of the mental workload of OSCE examiners. *Med Educ.* 2014;48:262–267.

72. Gingerich A. What if the "trust" in entrustable were a social judgement? *Med Educ.* 2015;49(8):750–752.

73. Gingerich A, Regehr G, Eva KW. Rater-based assessments as social judgments: rethinking the etiology of rater errors. *Acad Med.* 2011;86(suppl 10):S1–S7.

74. Gingerich A, Kogan J, Yeates P, et al. Seeing the "black box" differently: assessor cognition from three research perspectives. *Med Educ.* 2014;48(11):1055–1068.

75. Govaerts MJB, Van de Wiel MWJ, Schuwirth LWT, et al. Workplace-based assessment: raters' performance theories and constructs. *Adv Health Sci Educ.* 2013;18:375–396.

76. Uggerslev KL, Sulsky LM. Using frame-of-reference training to understand the implications of rater idiosyncrasy for rating accuracy. *J Appl Psychol.* 2008;93(3):711–719.

77. Kogan JR, Conforti LN, Bernabeo E, et al. How faculty experience workplace based assessment rater training: a qualitative study. *Med Educ.* 2015;49(7):692–708.

78. Thomas MR, Beckman TJ, Mauck KF, et al. Group assessments of resident physicians improve reliability and decrease halo error. *J Gen Intern Med.* 2011;26(7):759–764.

79. Pangaro LN. A new vocabulary and other innovations for improving the descriptive evaluation of students. *Acad Med.* 1999;74(11):1203–1207.

RIME 评价框架：专业进展的语汇

我们用以下四个层次描述实习生的表现目标：报告者、解释者、处置者、教育者。该框架强调发展性方法，并区分了基本预期和进阶预期。框架中的每一层次都代表了技能、知识和态度的整合——专业胜任力的最终"共同途径"——并且有助于对学习者设定**最低**期望。学习者从基础阶段向更高层次的进步通常很明显。受训者可能在复杂问题中只能扮演"报告者"角色，在更常见的问题中能够扮演更高层次的角色。RIME 可以应用于单个患者的就诊中或应用于整体一致性水平。

报告者

学习者能准确地收集其患者的临床表现，能够与他人清晰地交流，并能够回答"是什么"这类问题。成为熟练的报告者，需要具备病史采集和查体的基本技能，以及具有获取信息的基本知识。这一层次强调日常实践中的可靠性，例如，是否准时或是否对患者的检查结果进行跟踪。这一层次中隐含着从异常中识别正常的能力，以及识别和标记新问题的信心。这一层次需要实习生具有责任感，并能在对患者的直接诊治过程中始终如一地展示"床旁"技能。学生通常在进入临床前就了解了这些技能，但到第三年他们必须掌握这些技能并达到"通过"的标准。所有实习生在遇到所有患者时，都必须至少达到报告者层级。

解释者

从"报告者"到"解释者"的转变是三年级医学生成长中关键的一步，也通常是最困难的一步。在基本层次上，学生在发现一系列问题后必须能够对这些问题排出优先顺序。在"报告"的

过程中，学生能够表现出明显的诊断推理的迹象，如主动运用相关阳性和阴性结果及有助于鉴别诊断的关键发现。问题列表给出的是综合症状，而不仅仅是重复的临床发现。下一步，学生能够提供一个有明确支持的鉴别诊断。由于公开场合可能会令初学者感到紧张，而且我们不能期望三年级医学生总是能给出"正确的答案"，因此如果学生能够为新问题提供至少三种合理的诊断可能性，我们就认为学生是一个成功的解释者；但学生必须主导临床推理过程。追踪检查结果提供了另一个"解释"数据的机会（特别是在临床环境中）。解释者层次需要更高的知识水平和更多技能，才能陈述支持可能诊断的临床发现，并将检查结果应用于特定的患者。在照护患者的过程中，学生必须在情感上完成从旁观者到将自己视为积极参与者的转变，并且能够回答 Hemmer 所说的"为什么"这类问题。尽管知识有限，实习生也应该能够做出一定程度的"解释"，包括不常见的问题。

处置者

对患者照护进行处置需要更多的知识、信心和判断能力，方能决定应何时采取行动、提出可能的方案并做出选择；即为了完成这些任务，需要回答"怎样"这类问题。我们不能要求初学者的所有选择都"正确"，因此我们仅要求学生在他们的诊断和治疗计划中要包含至少三个**合理**的方案选择，但他们必须掌握临床决策的过程。完成实习后学生应能够处置临床中的常见问题；高年资住院医师应能够熟练处置不典型的复杂病例，并充分利用具体实践环境中的资源。一个重要因素是需要根据每个患者的情况与喜好决定治

疗方案，即以患者为中心；这要求实习生的人际交往技能和患者宣教能力。

教育者

这是作为处置者的一部分，重点在于医生和患者的学习计划。在前三个层次中，实习生的成功取决于自主学习和对基础知识的掌握；但成为 RIME 框架中的"教育者"意味着要超越基础知识，深入阅读，并与他人分享新的知识；也就是说，学习者要掌握自我评价和改进的过程。高级受训者应具有驱动力和时间管理技能，以寻找临床实践可依赖的证据，并能够判断现有证据是否经得起推敲；在对团队（甚至是教师）进行教育的过程中居领导地位需要成熟和自信。一般来说，住院医师被期望从他们自己的执业经验中系统地学习，并成为"教育者"。

改编自 Pangaro LN：A new vocabulary and other innovations for improving the descriptive evaluation of students. *Acad Med* 1999；74（11）：1203-1207.

ACGME 子胜任力与 RIME 框架的匹配（何处引入及训练中何阶段被置信）

从本科生医学教育到毕业后医学教育的进展

专业成长方面

RIME+ACGME 子胜任力	实习前	实习	实习后	PGY1	PGY2-4
报告者	**I/R**	**P**			
IPCS1 与患者及家属沟通	I	R	P		
PC1 能够从患者或家属方面收集信息	I/R	P			
PBLI7 信息技术的利用		I/R	P		P*
IPCS1 有效的医患关系	I	R	P		
IPCS2 利用有效的沟通技巧	I	R	P	P*	
Pr1 尊重，同情心，利他性	I	R	P		
Pr5 对文化、年龄、性别、残疾等的敏感性	I	R	P		
解释者		**I**	**R**	**P**	
MK1 调查和分析方法	I		R	P	
MK2 了解并应用适当的科学原理	I	R	P		
MK2 利用信息	I	R	P		
SBP1 意识到医疗系统和医务人员的互动		I	R	P	
处置者			**I**	**R**	**P**
PC3 适当的诊断 / 治疗计划		I	R		P
PC4 有效的患者管理			I	R	P
PC7 技术性技能		I	R	P	P*
PC2 预防及保健		I	R	P	
IPCS4 与其他保健医生合作		I	R	P	
IPCS3 作为团队领导者或成员有效地工作		I	R	R	P
Pr2 伦理上适当的照护		I	R	P	P*
SBP3 具有成本 - 收益比的照护		I	R	P	
SBP4 患者的支持者		I	R	P	

续表

从本科生医学教育到毕业后医学教育的进展

专业成长方面

RIME+ACGME 子胜任力	实习前	实习	实习后	PGY1	PGY2-4
教育者	**I**		**R**		**P**
PBLI8 患者咨询和教育		I	R	R	P
PBLI1 应用基于实践的改进体系		I	R	R	P*
PBLI6 定位和应用科学研究		I	R	R	P
PBLI4 获得或使用关于自己患者群体的信息			I	R	P
PBLI6 评价临床研究			I	R	P
PBLI8 从事教学工作			I	R	P
SBP1 认识到不同的卫生保健模式		I	R	P	
SBP6 积极改善系统质量			I	R	P

ACGME，美国毕业后医学教育认证委员会；I，在课程中介绍；P，表现足够熟练，可实现下一层次的独立；P*，在复杂、综合环境或过程中表现熟练；PGY，毕业后住院医师培训；R，重复实践；RIME，报告者—解释者—处置者—教育者

ACGME 胜任力：IPCS，人际交往和沟通技能；MK，医学知识；PC，患者照护；PBLI，基于实践的学习和改进；Pr，职业素养；SBP，基于系统的实践

第4章

直接观察

JENNIFER R. KOGAN, MD AND ERIC S. HOLMBOE, MD, MACP, FRCP

译者：高瑞辰　审校者：杨莹韵

章节纲要

引言

医学教育工作者有重要的责任来评价学生的临床技能，并且为他们提供及时、有用的反馈以保证持续的进步和完善缺陷。尽管技术有巨大的进步，问诊、体格检查、提供咨询的照护医疗基本临床技能依然对成功的患者非常关键。美国医学院校协会（AAMC）、医学教育联络委员会（Liaison Committee of Medical Education, LCME）、美国毕业后医学教育认证委员会（ACGME）和美国医学专业委员会（ABMS）都

63

强烈赞同对医学生、住院医师和专科培训医生的这些临床技能进行评价。[1-4] 此外，美国医学研究所已经将**以患者为中心的照护**置于包括临床医生在内的所有医务工作者的五大核心胜任力的核心地位。[5] 直接观察学生进行问诊、体格检查和咨询对于可靠、有效地评价他们的临床技能必不可少。本章聚焦于对临床技能（病史采集、体格检查和咨询）的直接观察，它是一种对胜任力导向医学教育具有基础意义的评价策略。[6] 对操作性技能的直接观察在第 7 章进行讨论。[7]

本章首先解释临床技能的直接观察为何是一种基于工作场所的评价。我们将回顾直接观察为何在以下方面必不可少：确保对患者照护很重要的核心临床技能进行评价；促进刻意练习、指导和反馈；为胜任力导向教育的评价提供信息；以及促进高质量监督（框 4.1）。本章的大部分将关注如何改善直接观察的评价。首先，我们将举出进行频繁直接观察的障碍（例如，教师认为缺少直接观察的时间）以及能够提高直接观察频率的策略。我们将讨论在选择直接观察评价工具时一些重要的考量。也将分析导致直接观察评价的信度和效度不佳进而对评价质量产生不良影响的各项因素。然后，我们将提供可以提高评价质量的教师发展方法。作为本章的总结，我们将阐述在项目层面的直接观察以及考虑直接观察所在的机构文化及患者照护和教育体系的重要性。整章内容和附录为您提供在您的机构开展教师发展项目可能用到的资料。

直接观察作为基于工作场所的评价

当谈论直接观察临床技能的时候，我们指的是观察一个学员（医学生、住院医生和专科培训医生）与患者互动，进行病史采集、体格检查或

框 4.1	直接观察临床技能的基本原理（病史采集、体格检查和咨询）

- 医生常缺乏这些技能，但它们却是高质量医疗的基础。
- 观察对刻意练习、反馈和指导很有必要。
- 观察为胜任力导向教育中的评价提供信息。
- 医学教育认证机构要求进行观察。
- 观察对高质量监督有必要。

咨询的过程，以给予形成性或终结性评价。直接观察也可以包括观察医生之间的互动（例如，观察一名学员将患者转交给另一名学员，或者打电话请会诊）、医生与跨专业团队之间的互动（例如，观察学员与护士或社会工作者的互动）、领导力活动（例如，住院医师带领团队）或者教学（例如，住院医师指导医学生）。本章重点关注对学员与患者之间互动的直接观察，但是讨论涉及的许多原则也适用于其他方面的直接观察。

直接观察被认为是基于工作场所的评价（也被称为在培表现评价）。基于工作场所的评价是指对真实临床环境中的日常实践的评价。基于工作场所的评价评定医生在临床实践中的实际行为。[7,8] 正因如此，直接观察临床技能是一种位于 George Miller 评价金字塔顶层的评价策略，因为它可以捕捉到学员对患者的所作所为（尽管观察行为可能改变学生表现的水平）[9]（图 4.1）。正如在第 5 章中突出强调的，使用标准化病人（SP）来教授和评价临床技能在医学教育中是一种有价值的方法。然而，在连续的教育和实践中使用标准化病人来教学、评价存在局限性。在教授和评价临床技能中，标准化病人最适用于作为与真实临床情境相似的临床实践的补充，而不能取代医生对学员与真实患者持续接触过程的观察。[10-13] 标准化病人对于高年资学员的效度可能更低，因为用于标准化病人练习的评价工具依赖于病例开发和标准设定方法，可能偏重完整性而非效率，倾向于复杂病例的使用。[13-15] 所以，直接观察是一种特别重要的评价方法，尤其对于高年资学生具有更大的权威性。

直接观察的原因

多种原因可以说明对临床技能进行直接观察的重要性（框 4.1）。第一，病史采集、体格检查和咨询等核心临床技能对高质量照护依然重要，而且医生经常在此有所欠缺。所以，这些技能必须接受评价。第二，直接观察是一种重要的教育方式，对教导学生和刻意练习都有必要。第三，直接观察在胜任力导向教育中是一种重要的评价工具。第四，直接观察为高质量的监督提供信息。第五，医学教育联络委员会（LCME）、美

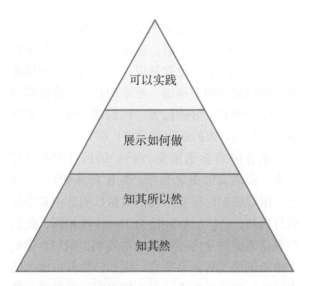

图 4.1　Miller 金字塔

来自 ten Cate O：Trust，competence，and the supervisor's role in postgraduate training. *BMJ* 2006；333（7571）：748-751.

金字塔内容（从上到下）：
可以实践
展示如何做
知其所以然
知其然

国毕业后医学教育认证委员会（ACGME）和英国基金会计划（UK Foundation Program）等医学教育认证机构都对直接观察有所要求。[2,3,16] 接下来，我们将更加详细地分析支持直接观察的每一项原因。

核心临床技能的重要性和现状

长期以来，我们已经认识到医学生和住院医师在问诊、体格检查和咨询等基本临床技能方面存在缺陷。[17,18] 许多研究已经表明他们在医疗面谈方面的严重欠缺由来已久，而且其中一些研究认为病史采集技能实际可能已经下降。[19,20] 体格检查的错误也常常出现。[21-25] 例如，早在 50 年前便已发现学员在听诊技能方面存在不足，[26,27] 现在美国医学生和住院医师的心肺体格检查技能也仍普遍存在欠缺。[21,22,26-28]

此外，临床技能在培训结束之后并没有提高。在一项利用未事先声明的标准化病人的研究当中，Ramsey 及其同事发现一部分初级卫生保健医师仅问及 59% 的主要病史。[20] Braddock 及其同事发现在由初级卫生保健内外科医生进行的 1057 次咨询当中，仅有 9% 满足高效、信息充分的决策的基本标准。[29] 医生经常没有问出患者一半以上的病情，而且公众对医生的许多投诉都与交流问题相关。[30-37]

病史采集和体格检查的欠缺是一个重要的问题，因为尽管技术取得进步，问诊和体格检查采集到的准确数据对医生来说依然是最有效的诊断工具。[38-40] 单凭问诊，医生便可以为将近 80% 未经诊断的门诊患者给出准确的诊断。[38,39] 2015 年美国国家医学院的报告《提高医学诊断水平》强调了持续且有害的误诊的问题，并且指出数据采集中的错误是导致医生误诊的一项主要因素。[41] 实际上，误诊在美国可能是死亡的第三大原因。[42]

此外，出色的病史采集和体格检查技能是提供高质量、低成本医疗的重中之重，对避免昂贵的非必要诊断检查很有必要。有效的医患沟通能够提高患者在医疗中的参与度（患者自我认识和自我效能增加）、依从性和幸福感。[37,43,44] 有效的医患沟通也可以提高患者的医疗效果并且降低医疗费用。[45,46] 而且，大多数患者都希望在决策过程中发挥积极作用。[47,48] 上述发现已促使人们重新强调对临床技能的训练和评价。[49-52] 正如常用习语所说："评价驱动学习"。通过观察来评价病史采集、体格检查和咨询等临床技能可以使其重要性得到制度化，对于高质量医疗而言非常重要。

直接观察作为刻意练习和指导的教育工具

学员必须要在对临床技能的准确评价的辅助下才更可能实现临床技能的提高，准确评价必须通过直接观察来完成。作为医学教育工作者，我们的目标是确保学员的专业发展。他们作为新手到我们这里学习，离开时（对住院医师和专科培训医师而言）必须有能力在无人监督的情况下执业。其实，我们有更远大的抱负。我们希望学员最终能够业务熟练、专业并且精通。专业发展需要刻意练习。[53] 接受其他人的反馈是刻意练习的一个关键组分。反馈对于刻意练习具有重要的意义，因为通常情况下医生在缺少外部指导和数据的情况下并不擅长自我评价。[54-56] 外部数据可以帮助学员校正他们的自我评价。[57,58] 学员可以利用校正后的自我评价设定一个略微超过现有表现水平的目标。在某项技能的积极投入能够促进其持续地提高。[53] 相反，当某项工作成为一种机械的常规，学生便停止努力"提高这一技能"。这就会导致表现和发展的停滞不前。[53] 高质量的建设性反馈可以帮助自我评价，并且促进设定新的目标，从而使学员保持在学习的认知／联系阶段。然而，学员必须被直接观察，才能得到针对他们临床技能的有意义的反馈。可将直接观察和反馈当作指导的一种形式，老师观察学员的某项技能并且给出反馈，学员方可在此投入并且取得进步。正如运动员的教练不观察运动员在比赛中的表现便难以做到高效指导一样，不观察学生在所学技能上的表现也难以成为好的医学教师。

直接观察作为胜任力导向医学教育的评价方法

胜任力导向医学教育隐含的基本原理是：在公共责任更大的时代，医学课程／教育者必须保证所有的毕业生能胜任关键领域的工作；医学课程强调现代临床实践所需的能力而不强调基于时间的训练；学生在训练中有更高的参与度。[59,60]培训项目／专业现已定义了所需的胜任力、胜任力组成、发展性里程碑和表现水平。正如第 1 章所讨论的那样，里程碑意在指明一些能够被观察和评价的能力。评价工具应当依照里程碑来衡量学员的进步。结果，强调把直接观察作为一种评价方式的论调愈来愈多。[61,62] 为了有效地评价这些里程碑，必须观察学生参与有意义、真实、现实的患者照护／临床活动。[6,62] 从历史角度看，许多评价方法（知识性考试、口头汇报患者病情、书面记录）曾是病史采集、体格检查和咨询这些临床技能的替代衡量措施。在胜任力导向的医学教育中，评价的环境应当是"一线战场"，而不是格式塔（即完形，已废止）。[6] 直接观察不仅应当用于终结性评价，还应用于促进学生专业发展的形成性评价（反馈）。[61,62] 学生在未来进入临床实践后会遇到各种患者，由技艺精湛的医生反复观察学生在合适的实践情境中为这些患者提供医疗服务，是判断完成训练的住院医师和专科培训医师是否有充分临床胜任力的唯一方法。[63,64] 美国毕业后医学教育认证委员会（ACGME）和医学教育联络委员会（LCME）分别是美国毕业后及本科生医学教育的认证机构，它们都强调将直接观察作为关键评价策略的重要性。[2,3]

直接观察作为指导监督的方法

在过去十余年中，加强监督已经成为确保患

者安全和提高医疗照护质量的重要途径。[65-67] 停下来想想 Miller 金字塔。是谁位于 Miller 金字塔的顶层？是患者。也就是说，学员的行为和操作直接影响患者的幸福感。不幸的是，尽管许多学生都希望得到更好的监督，他们却并没有在临床情境中得到有效的观察和监督！[66,68]

患者应当总是接受高质量的医疗照护（即安全、高效、以患者为中心的医疗照护），并且这一医疗照护标准并不能因为医疗团队中有学员而打折扣。[5] 学员的胜任力水平不尽相同，他们的胜任力受医疗内容和情境的影响。例如，学员能做的事情受病例特殊性（例如，学员可能有能力治疗一名肺炎患者，但不能治疗一名急性心肌梗死的患者）和环境因素（例如，学生在一家陌生的医院工作，可能因为不熟悉电子病历而导致工作能力下降）的影响。临床监督者的作用是弥补学生能力范围与患者接受安全、高效、以患者为中心的医疗照护服务的需要之间的差距。监督者只有对学员进行观察，才能了解学员能够做什么。通过替代途径（学生的陈述水平及其书面记录的质量）来推断学员病史采集、体格检查和咨询的技能可能会导致对学员胜任力、所需监督方式和强度的错误结论。理想情况下，直接观察这一评价工具应当作为一种循证指南，帮助临床教师更好地评价学员的表现与高质量医疗照护服务之间的差距。然后，临床教师才能指导他们增进患者照护的效果。责任制医疗照护与质量监督评价（assessment for accountable care and quality supervision，AACQS）公式[69]描述了如何将基于工作场所的评价用于评价学生以及保证患者接受安全、高效、以患者为中心的医疗照护服务（图 4.2）。该公式规定学员能力（情境中关于其胜任力的函数）和教师能力（情境中关于其胜任力的函数）的乘积应当等于安全、高效、以患者为中心的医疗照护。同样，为了使教师知道如何最佳地进行监督，他们需要了解学员对患者的实际处理方式。这就需要进行直接观察。

提高直接观察的频率

概要

教师高频率、高质量地对临床技能进行直接

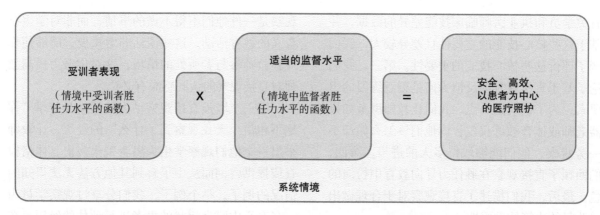

图 4.2　责任制医疗照护与质量的评价

观察会遇到多种挑战（框 4.2）。这一节将回顾许多这样的障碍，包括教师对直接观察的重要性缺乏认同感，认为或确实缺少直接观察的时间，不太了解如何进行直接观察，以及担心干扰学员与患者之间的关系。我们为这些问题提供了一些实用的方法，来帮助教师提高直接观察的水平以及增加直接观察的频率。

提高教师对直接观察的认同感

或许评价临床技能的最大困难便是让教师去观察学员。几十年来，教师们只从表面上判断病房和门诊的病史采集和体格检查的价值，却从不观察学生实际使用这些技能。已故的 Alvan Feinstein 和 George Engel 是 20 世纪最卓越的两位医师科学家和医学教育家之一，他们在 40 多年前就强烈提倡直接观察学员病史采集和体格检查的能力。[70,71] 1976 年，George Engel 在一则社论中评论道：

> 显然人们认为，一旦医学生（和住院医生）进入临床阶段，就没有必要对他们的临床表现进行评价。临床指导者也只是偶尔展示他们自己是如何解释并核实临床数据的信度的。在一定程度上与他们自己的科学标准相违背的是，参与的教师经常把医学生和住院医生的建议或发现作为讨论的基础，而从来不对报告者相关临床技能的掌握程度或所获数据的可靠性加以评估。

医学生在临床轮转期间越来越多地被观察，这是一个好消息。然而，8%～31% 的医学生反映临床实习期间采集病史的相关部分未被观察，7%～23% 反映临床轮转期间体格检查与心理状况检查的相关部分未被观察。[73] 此外，临床轮转期间可能仅有一次或两次观察，在临床选修轮转中也可能并非常规行为。而对住院医师和专科培训医师的观察频率甚至更低。

所以，如何说服教师直接观察非常有必要而且有价值？需要有突出体现直接观察的重要性的证据。以下内容能帮助提高教师对直接观察的认同度。第一，我们与教师一起回顾了病史采集、体格检查和咨询的临床核心技能为何对诊断和提供高价值诊疗依然重要，也回顾了以患者为中心的医疗照护为何对高质量医疗照护具有关键意义并且与提高患者治疗效果相关。第二，我们回顾

| 框 4.2 | 高频率、高质量直接观察的障碍和挑战 |

进行直接观察的障碍
- 教师对直接观察缺乏认同感
- 认为或确实缺少直接观察的时间
- 不习惯进行直接观察
- 对干扰学生与患者的关系的担忧

导致评价质量低的因素
- 不符合认知的评价方式
- 准确性差
- 教师自身临床技能的差异
- 缺乏对评价标准的了解
- 评价学生的标准存在差异
- 干扰
- 认知偏倚
- 师资培训不足

了有关学员和执业医师临床技能差异的数据，并且基于这些核心技能的重要性且差异较大，我们强调了评价这些核心技能的重要性。第三，我们讨论了基于直接观察的反馈为何是刻意练习的组成要素。为了说明这一点，我们让教师思考如果乐器老师或体育教练仅仅告诉他们该怎么做却不在一旁观察，他们能够取得多大的进步。第四，我们回顾了直接观察在胜任力导向教育中扮演的角色。最后，我们描述了直接观察对于合理做出有关监督的决策的重要性。

提高直接观察认同感的互动活动

有三项互动活动也可以用于强调直接观察的重要性。第一个是让教师回想一次他们与患者接触时被观察的经历。让他们回想那次经历并且思考它是否有帮助。然后，让教师一对一地分享他们的回想，再请其中一些人在整个小组中分享。通常，你将遇到从来没有被观察过的教师。他们可能会讲述这种没有被观察过的经历如何让他们怀疑自己的临床技能水平。另一些没有被观察过的教师可能却感觉这并不对他们临床技能的发展造成影响。就这一点展开讨论非常重要，因为说服这些教师接受直接观察对临床训练有必要可能会更加困难。也有许多教师曾被观察过，其中不少可能仅被观察过一次或两次，并且通常是在医学生阶段而非住院医师或专科医师培训阶段。许多人分享被观察会引起焦虑但却有益。其他人会认为它没有益处，只是例行公事。这些谈话可以使你了解教师的背景。先前的经历常常影响着教师参与直接观察的意愿。

第二个相关的活动是让参与者回想他们作为观察者（以反馈为目的观察学员与患者的接触）的一次经历。让他们考虑那是什么样的感觉以及作为观察者是否有什么帮助。然后，让教师与坐在身旁的人分享他们的想法。挑选几对在小组中进行分享。这些谈话经常突出展现教师如何通过直接观察获取其他途径很难获取的关于学员的重要信息（例如，一名学员可以给出精彩的患者病例汇报，却在临床询问病史时缺乏良好的人际沟通技巧）。通常，教师会描述进行直接观察时的不适感，却忽略了自己的角色应该注意的东西。与被观察的经历相似，一些教师可能会认为直接观察是一件他们不得不做的事情，而非对学生有意义的教育活动。这些谈话非常重要，能够使你理解教师参与者所处的情境，这对你努力提高教师对直接观察的认同感颇有必要。

第三个增强直接观察动力的活动是分享"你绝不相信今天我观察到了什么"的经历。让教师举出一个他们观察学生为患者采集病史、体格检查或提供咨询而从中了解到其他方法无法得知的情况的例子。举个例子，我们分享过观察学员为一名有心内膜炎症状的患者进行评估的经历：在进行检眼镜检查时，这名学员将检眼镜拿反，使光线照在学员的眼睛而不是患者的眼睛上。如果不在场的话，我们可能在学员的患者陈述当中听到"眼底所见不清"，但永远不会知道那是由错误的操作导致的。我们也分享直接观察时惊喜的瞬间。例如，我们分享观察到的一名学员的经历，在讨论室和会议室里该学员似乎因缺乏人际沟通技能而感到崩溃，对患者的治疗态度也消极，但却被观察到以患者为中心的问诊的技能很高超。让教师分享这些经历确实会帮助他们建立对直接观察的认同感。

抽出直接观察的时间

教师感觉缺乏或确实缺乏直接观察的时间是进行直接观察的最大障碍之一。克服这一障碍的第一条途径是强调直接观察并非观察接诊患者的整个过程（即病史采集、体格检查和咨询整个过程）。观察整个过程确实有价值，但实际上一名教师不太可能有时间常规地观察这一全部过程。相反，只观察**一部分**是完全可以接受的。我们称其为"观察快照"（observation snapshots）。多个观察快照可以为我们清晰地展示学员在不同内容和情境下临床技能的完整情况（例如，一名年轻的健康患者、一名英语是第二语言的患者、一名老年患者、一名有单一急性症状的患者、一名有多发复杂情况的患者、一名门诊患者、一名重症监护室的患者）。本章稍后将会讨论由多名教师和其他医务工作者在不同内容及情境下进行的多次观察实际上提高了评价和相应推断的效度。[74,75]

观察快照可以使直接观察变得更加可行。但是，保证直接观察对学员有意义也非常重要。也就是说，直接观察应该侧重观察学生应当发展的技能。第一次与学员共事时，直接观察提供给学员能做什么的信息。随着教师逐渐了解学员，直接观察更应当逐渐以学员为中心，关注学员需要以及希望掌握的技能。例如，如果你已经了解到一名学员在进程规划方面很熟练，那么观察他开始接诊的过程的价值就很低。相反，可以用这些时间关注其不太擅长的方面，例如当场或通过电话翻译来询问英文非母语患者的病史的能力。

除了确保观察以学生为中心之外，还应鼓励教师优先观察那些他们的存在与技能对患者医疗有积极影响的情况。可以同时改善患者医疗和学生自身技能的例子是观察住院医师第一次在门诊建议患者开始胰岛素治疗。在这一情境之中，教师可以观察住院医师的咨询技能并为其提供反馈；另外，如果有需要，他们应该在场提供帮助。

理想情况下，可尝试让教师找出不增加一天工作时间的观察快照。有几种进行直接观察的方法实际上可以节省时间。例如，教师可以观察学生进行肩部检查，而不是让学生展示如何进行肩部检查之后再去见患者重新进行检查，如此便可以节省时间。在门诊情境中，一个节省时间的策略是观察其中住院医师接诊当天的"第一名患者"。这种策略之所以有效，是因为通常没有在后面等待的患者，也没有等待汇报患者情况的学生。

另外一个帮助教师决定观察什么的策略是根据现有的教育体系，将观察内容与里程碑、置信职业行为（EPA）或者胜任力相匹配。项目主管可以鉴定有助于影响里程碑的观察类型。例如，美国内科医学的一个里程碑是"识别患者偏好并将其纳入共同决策的能力"。[76] 观察一名住院医师讨论一项有争议的筛查决策（如对 40 ~ 50 岁患者进行乳腺 X 线扫描），开始服用降胆固醇药物，或者参与医疗目标讨论都是为这一里程碑提供信息的观察实例。

确定观察快照的互动活动

当大多数教师考虑直接观察时，他们通常会考虑观察完整的接诊过程。需要帮助教师确定可以进行观察快照的时机。首先让教师头脑风暴讨论可以进行观察快照的时机，要求他们思考在何处进行观察快照将对学生和患者有意义、可以提

供里程碑相关信息甚至节省时间。观察快照可能无法满足所有这些目标，但是它们可以同时完成其中许多。还可以分发用于观察快照的提示表，附录 4.1 中给出了一个提示表示例。

观察的准备和实施

尽管缺乏时间是最为广泛承认的影响直接观察的障碍，但还有一些其他障碍。教师经常说他们在进行直接观察时感到不舒服并且缺乏自我价值感。[77] 他们描述房间里的感觉就像"第三者"，并担心他们的出现会干扰或破坏学员与患者之间的治疗关系。他们想知道患者会如何看待他们的存在。通过回顾教师能如何为自己、学员和患者做好直接观察的准备，可以帮助教师更轻松地进行直接观察（框 4.3）。观察的准备工作很关键，但常常被忽视或者从未囊括在师资培训中。

首先，教师必须使学员做好被观察的准备。教师应该与学员对于观察过程中所发生的事情设定预期，询问学员是否有希望教师特别关注的地方。为学员做准备还包括为房间中发生的事情设定预期。例如，让学员知道以问题为中心或可以使用电子病历（否则学员将进行完整的病史记录和体格检查，而不会在初诊时记录）。应允许学员"像正常情况下一样做事情"。还可以让学员知道你不会在整个接诊过程中一直待在房间里。如果你在观察时记笔记，请告诉学员你在同时记录优点和需要改进的地方。如果你不说，学员可能会认为你做笔记时，他就一定做错了什么。

你还可以教会教师怎样为观察做准备。准备工作包括进入患者房间之前与学员一起确定观察目的。例如，如果教师计划观察学员的体格检

框 4.3　直接观察的准备并实施

- 让学生为直接观察做好准备：
  - 与学生一起设定期望。
  - 向学生询问观察的重点是什么。
- 让教师观察者为直接观察做好准备：
  - 确定观察目标。
  - 考虑使用观察辅助工具。
  - 考虑在房间内的站位（三角位点）。
  - 考虑如何确认结果。
- 让患者为直接观察做好准备。

查技能，他们应考虑选取针对患者的主诉或医疗状况进行体格检查的合适组成部分。显然，这需要听取患者的一些病史来确定体格检查的关键方面。尽管床旁汇报已迅速成为一种失传的技艺，但它却是一种了解患者病史的宝贵而有效的方式，另外的好处是使患者实际上也可以领会这种汇报。[78] 观察辅助手段可以提示教师在观察过程中应注意的重点，也可以增加教师直接观察的舒适度，这将在本章后面详细讨论。

教会教师在直接观察过程中置身于房间中的何处也很重要，正确的位置可以最大程度地减少对学员与患者关系的干扰，同时确保教师可以看到学员是否使用了合适的技术。教师观察者不应分散学员或患者的注意力，目的是尽可能维系学员与患者之间的纽带。图 4.3 展示了三角位点的原理，三角位点可最大程度地提高教师的观察能力，同时将干扰最小化。最后，教师准备工作包括思考教师如何以及何时确认（如果认为有必要）学员的发现结果，这种准备有助于最大程度地提高观察效率。

最后，你应该与教师一起回顾为患者做被观察的准备的重要性。患者需要知道为什么教师会和学员一起在房间里。应教会教师，如果他们不打算在整个接诊过程中一直待在房间里，应提前告知患者。表 4.1 列出了用于执行学生观察的一些其他重要但简单的规则。

为更好的准备进行的互动活动

为了帮助教师更好地进行观察准备，你可以让他们练习如何使学员和患者做好接受直接观察的准备。他们会说什么？教师可以观看教师观察学生的视频。你可以观看视频，并在小组内讨论以下问题：教师在观察过程中哪些做得好？哪些做得不好？教师如何才能使观察更有效？如何更好地让学员和患者做准备？教师如何改进他们的站位？为了减少分心和干扰，可以采取哪些措施？

直接观察的评价工具

目前人们已经设计了多种评价工具来评价学员的病史采集、体格检查和咨询情况。[79,80] 这些

表 4.1	观察受训者的简单规则
规则	描述
正确的站位	作为评价者，请尽量避免出现在患者或受训者的视线范围内，尤其是当他们在交流时。使用三角位点原则。但是，在进行体格检查时，请确保可以清楚地看到受训者的操作
减少外部干扰	让你的同事知道你将和住院医师在一起共处 5 ~ 10 分钟。避免接打非紧急电话等行为
避免主动侵扰	尽可能不要插话或打断所观察的过程，做"墙上的一只飞虫"。一旦你介入了住院医师 - 患者的互动，此次接诊的效果将会被永久性改变。但是，用插话来纠正错误信息或者在学生正在犯下重大错误时介入也是有必要的
做好准备	在你进入病房之前要了解观察的目的。例如，如果观察的是体格检查技能，让住院医师首先汇报病史；那么你将知道本次体格检查的关键要点是什么

评价工具具有多种目的。首先，它们可以指导教师对学员的观察，并为观察提供框架（教师应关注哪些行为 / 技能）。其次，它们可以作为记录观察结果的机制。最后，它们可以作为向学生提供反馈的机制。

高质量直接观察的一部分是使用具有评价效

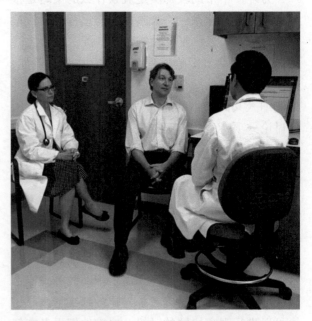

图 4.3　三角位点原则
注意主治医师（左）坐在患者视线以外

度证据的工具，但是重要的是要意识到，在基于工作场所的评价中，真正的评价手段是教师，而不是工具（请参阅第 2 章）。教师技能的重要性将在本章稍后详细讨论。

两篇系统综述总结了直接观察评价工具的效度证据。[79,80] 迷你临床评估练习（mini-CEX）是最常用的基于工作场所的评价工具之一，具有可靠的效度证据。[79-81] mini-CEX 旨在评价住院医师在病房、重症监护病房、门诊和急诊的常规医疗过程中进行**重点**病史采集、体格检查或咨询的行为，[82] 它也已经用于医学生 [83] 和专科医师培训 [84,85] 的评价。教师使用 9 分量表评价特定的技能和总体胜任力，并向学员提供即时反馈（图 4.4）。mini-CEX 要求不同教师在不同时间进行多次观察，这提高了评价的信度和效度。每位住院医师仅需参加 4 次 mini-CEX 来确定其通过与否。[82] 另一种基于工作场所的评价工具是 Minicard[86,87]（图 4.5）。Minicard 分为四个部分：病史采集，体格检查，口头汇报患者病例以及为患者提供咨询。每个部分都考查三个方面的胜任力：人际沟通、医学知识和职业素养。在每一个方面都有代表性的最佳表现，可以给观察者以参考。每个评分等级的行为锚点也被给出。与 mini-CEX 相比，Minicard 可以更精确地检测到不尽如人意的表现，也可以识别更加精细的行为。[86] Minicard 可以识别在某些方面有困难的住院医师，并有助于给他们产生行动导向的反馈。[87]

评价工具的格式

直接观察评价工具具有不同的格式，并且格式已经随着时间而发展。一些直接观察评价工具具有总体评分标准，其他评价表格为检核表。当表格具有总体分级量表时，可以使用不同的锚点（常规，规范，置信）。接下来描述其中一些的差异。

总体评分与检核表

一些直接观察评价工具会要求评价者选择总体评分（即对病史采集技能、体格检查技能或整体临床技能进行评分）。mini-CEX 就是总体分级量表的一个例子，其他直接观察工具是检核表类型的（即评价项目是病史采集和体格检查中涉及

图 4.4　迷你临床评估练习（mini-CEX）

的行为 / 技能）。检核表的例子包括 SEGUE 和 Calgary-Cambridge 检核表，它们可指导对问诊过程和一般内容的评价。[88,89] 工具的选择主要取决于教学或评价活动的目标。

检核表能通过增加对特定错误的检测来提高教师观察的质量。[90] 检核表可以提供一种评价关键数据收集行为是否完成的可靠方法，并有助于向学生提供明确的反馈。但是，由于教师直接观察的目的是评价实际临床实践的效果，因此无法针对每个患者的接诊制订高度详细的检核表。在实际临床环境中工作时，需要教师对行为和技能进行某种程度上的解释。此外，在 SP 文献中，作者对使用高度结构化检核表的效度提出了

阅读医院mini-CEX的评分工具　　　　　　　　　　　　　　日期___/___/____

学生姓名：＿＿＿＿＿＿＿＿＿＿＿＿＿　观察者：＿＿＿＿＿＿＿＿＿＿＿＿

病例描述：

提示：用圆圈圈出学生正确做到的行为，在记录的错误上划"×"

病史采集

人际/沟通技能

打招呼　　进程设定，"还有别的吗？"　　　使用开放性、非引导性问题

1　给予/响应患者的非语言暗示　　　　　　使用总结/澄清/反思性陈述

展现出同理心"这一定很令人沮丧"　　　　避免使用医学术语　　专注

优秀	良好	一般	较差
展现了以上所有行为，是一次出色的互动	没有展现其中的1~2个行为，无严重错误	有多于2种行为没有展现出来或犯了严重错误；和患者的交流效果一般	冒犯了患者，明显的负面沟通效果

意见：

数据采集：医学知识

引导出重点的主诉　　从一般到特殊的询问　　　取得既往史/社会史

2　询问能够确定鉴别诊断优先级的区分性问题

优秀	良好	一般	较差
理解了病史的细微差别；没有收集无关信息	收集到了足够多可以进行鉴别诊断的信息，无关信息很少	遗漏了一或多个重要数据点；不能做出鉴别诊断或对主诉进行优先级排序	无关信息收集者；遗忘了主题；"迷失"在数据中
高年资住院医师/员工	住院医师/实习生	实习生/医学生	

意见：

职业操守

3　不做评判　　不让患者"证明"自身疾病　　　对人/隐私/信仰的尊重

优秀/良好		一般/较差	
患者对互动表示满意		违反了以上任何一条原则	

意见：

体格检查

医学知识：身体诊断技巧

技术上对于检查操作的精通　　　　避免无关的检查内容

4　没有遗漏检查的必要元素　　　　　正确使用工具/使用正确的检查体位

优秀	良好	一般	较差
没有遗漏	1~2处不重要的遗漏或一项无关检查	遗漏或搞砸主要检查项目或进行无重点的检查	看起来并不理解相关检查

意见：

图 4.5　迷你卡片

来源：Donato AA，Pangaro L，Smith C，et al：Evaluation of a novel assessment form for observing medical residents：a randomized，controlled trial. *Med Educ* 2008；42（12）：1234-1242.

医学推理/检查结果分析
了解限制检查结果有用性的条件（例如类固醇/腹膜炎）
5　了解检查结果的一般敏感性和特异性

优秀	**良好**	**一般**	**较差**
可以利用检查结果有效地进行鉴别诊断	了解所怀疑的疾病与所做检查之间的关系	做了该器官系统的一般检查；遗漏或不理解鉴别功能的检查	不能用检查结果来完善所采集的病史
高年资住院医师/职工	住院医师/实习生	医学生	

意见：

职业操守
征求允许/解释检查　　考虑患者的舒适度/行为得体　　洗手

6

优秀/良好	**一般/较差**
没有或很少的遗漏	违反以上任何一条主要原则

评估检查结果
口头病例汇报
可以有逻辑地组织所有的相关数据　　　　　省略无关数据
7　整合相关的阳性/阴性结果　　　　　传递的数据有助于听众进行鉴别诊断

优秀	**良好**	**一般**	**较差**
流畅、切题的汇报；可以明显地从给出的数据中得到鉴别诊断的前两种最可能的病因	鉴别诊断的次要可能病因或发现被忽略；包含了主要可能病因但可能排序错误	包含所有数据的杂乱汇报；没有找到主要病因但找到正确的器官系统	学生遗忘了相关的病例特点或对它们不熟悉；有很严重的遗漏
高年资住院医师/职工	住院医师/实习生	医学生	

意见：

数据汇总/推理（医学知识的组成部分）
鉴别诊断的逻辑和排列优先级是连贯准确的　　　　　适当的评价数据点
8　疾病患病病率分析、测试敏感性/特异性在讨论中显而易见
不依赖单个数据点　　　　　　　　　　不遗漏可能反驳诊断的相关数据点
认知到知识缺陷，提出适当的临床问题　　避免过早的下结论

优秀	**良好**	**一般**	**较差**
没有遗漏，鉴别诊断逻辑清晰准确，形成适当的临床问题	正确的鉴别诊断，可能会遗漏一些数据，不用或不理解患病率、测试敏感性和特异性数据	找到了主要可能病因和正确的器官系统，但有 1 个或多个主要错误；或不能发现自己的错误	不能汇总数据或错误地依赖于坏的数据点
高年资住院医师/职工	住院医师/实习生	实习生/医学生	

意见：

图 4.5（续） 迷你卡片

计划：以执业系统为基础的实践

9　能够将共病条件整合进测试/治疗的选择中
　　使用节约成本、符合伦理的测试方法　　　　　　正确认识到评估的紧迫程度
　　了解如何应对（阴性或阳性）测试结果　　　　　适当使用辅助人员/资源
　　了解所选测试的局限性（敏感性/特异性/假阳性结果的风险）

优秀	良好	一般	较差
成熟、前瞻性的决策；考虑到患者特殊的情况	选择进行与病症相关的正确检查，但没有考虑共病条件和花费	安排"鸟枪式"的检查，没有考虑到病史，没有使用辅助人员，没有考虑患者的特殊情况	犯了两种或两种以上的错误
高年资住院医师/职工	住院医师/实习生	实习生/医学生	

意见：

向患者介绍治疗方案/咨询/劝告患者改变行为方式

人际/沟通技能

　　确定议题　　　　　　　共同决策"让我们一起完成"　　良好的谈话节奏
10　找共识/患者宣教/评估患者了解程度"你对……怎么理解？"
　　避免医学术语　　　　　探索影响患者选择的变量　　　停下来让患者提问
　　尊重患者的观念和偏好　总结　　　　　　　　　　　　给予/响应患者的非语言暗示

优秀	良好	一般	较差
寻找共识；令患者舒适地和自己分享决策过程/不确定性	遗漏了一些次要问题（确定议题、形成讨论），但总体来说结果是积极的	遗漏1个主要问题（如确定"患者在哪里"或学生并没有意识到患者的不理解）	说教式沟通；患者收获负面体验

意见：

医学知识组成

　　用选择应对不确定性（检查/治疗的局限性或患者对治疗的不同反应）
11　讨论各选项的优缺点（包括无选择的情况）　　　　传达测试/治疗中的风险
　　展现对于检查和治疗局限性的了解

优秀	良好	一般	较差
成熟、前瞻性的决策；考虑到患者特殊的情况	了解主要的选择，有可能遗忘治疗的细微差别或不重要的副作用	可以说出1~2种选择和基本病程；不了解主要的替代选择	犯了大于2种主要错误
高年资住院医师/职工	住院医师/实习生	医学生	

意见：

职业素养

12　展现出偏见　　　　　目中无人　　　　忽略患者的偏好　　　　　无礼

优秀/良好	一般/较差
没有错误或只有次要错误	犯任何重要错误

意见：

观察总时间_____　　　　　　　　　　　　是否给予了反馈？　是/否

行动计划 _____

图4.5（续） 迷你卡片

担忧。[14,91,92] 在这些研究中，总体评分与检核表评分之间的差异其实相对较小，并且有可能是因为不同的方法测量的是不同的构念导致的。[93] 检核表的另一个问题是，要求评价者评分的条目数量增加可能会减少可识别的相关行为数量，并降低表现水平的区分能力，进而降低评分者间信度。[94] 较长的检核表也可能会增加与评分任务相关的认知负荷。[95]

分级锚点

原始的 mini-CEX 的分级锚点包括不令人满意的、令人满意的和优秀的三等。这被称为序数评分量表。一些直接观察评价采用行为锚点，在评分量表上有与每个分数相关的行为描述。带有行为评分标准的直接观察工具的一个例子是 Minicard。[86] 其他工具具有标准化锚点（低于预期、处于预期、超出预期）。[70] 直接观察评价工具分级量表的评分标准越来越多地描述了是否可以信任学生在无监督的情况下完成任务。[96-98] 例如，量表的评分标准可能是 1 ~ 3 = 需要监督才可以安全实践，4 ~ 6 = 一般自主但需要一定指导，而 7 ~ 9 = 自主实践；或者 1 = 必须由我来做，2 = 我必须从头到尾教他们，3 = 我需要不时提示他们，4 = 我需要在房间里以防万一，5 = 我不需要在那里。[96,99] 初步研究表明，使用置信量表在认知上更加一致并与评价者的经验产生共鸣，增加了区分度，减少了评价者之间的分歧，并减少了为获得良好信度而需要进行的评价次数。[97] 与传统的评分系统相比，置信锚点的使用提高了信度，可以克服评价者的宽松标准所带来的问题，并且可以提高对表现低于预期的学生的识别。[96]

目前，分级量表最佳锚点的选择尚待确定。无论你决定使用哪种锚点，请记住评价工具的重点仍然是使用量表的人，评价者本身决定了评分的区分度。将在下一部分介绍必不可少的师资培训步骤。

提高直接观察评价的质量

概要

尽管在胜任力导向教育中将直接观察作为评价策略有其重要性，但基于工作场所的评价有着信度和效度不理想的问题。本节将先介绍基于工作场所评价的信度和效度问题。之后，我们将介绍有助于改善基于工作场所的评价质量的策略。尽管许多教师没有准备好进行精确的观察并提供有关临床技能的有效纠正性反馈，但观察技能本身是教师可以掌握的。[68] 然而，教师必须认识到：直接观察十分重要，是教师的义务，并且需要像其他技能一样接受培训才能掌握。成为一名好的临床医生和老师并不一定等同于拥有有效地观察学生的临床技能。

信度和效度问题

基于工作场所评价的一个重要问题是教师在评分准确性上存在严重缺陷。例如，研究表明录像带中表现在临界水平的住院医师高达 68% 的错误行为不会被观看录像带的教师察觉到。[90,100] 使用详细的检核表可以促使教师去注意某些特定技能，这样可以把检出错误的准确性提高到原来的几乎 2 倍，但检核表并不能给出更准确的胜任力整体评价。[90] 将近 70% 的教师仍将表现一般的住院医师总体评为令人满意的或优秀的。[90]Kalet 和同事使用学生参加评价面试技巧的客观结构化临床考试（OSCE）的录像带对教师观察技巧的信度和效度进行了检验。[101] 教师对于开放性问题的使用和共情能力方面的评分并不一致，而且对"充分的"问诊技巧评分的阳性预测率只有 12%。另一项研究发现，教师无法可靠地评价 32% 的体格检查技能，尤其是在头部、颈部和腹部检查方面评价的可靠性最低。[102]

已经证明执业医师在其自身的临床技能上也存在严重缺陷。[20,28-34,103,104] 不难想象，临床技能有缺陷的医学教育工作者显然不太可能发现学员的这些缺陷。老实说，如果教师缺乏技能或者对他们自己的能力感到不足，那么他们似乎不太可能对学员提出批评。一项小型研究支持了这一观点，该研究表明，病史采集过程更加完整以及具有更好的人际交往能力的教师（用标准化病人来评价）更有可能在评价住院医师时严格要求。[105] 但该研究的一个重要局限性在于它使用标准化病人来评价教师技能，而标准化病人评价通常会更在意完整性而不是效率，并倾向于复杂病例的使用。[13] 然而，另外一项研究发现评分者常常认为对于要求他们评价的技能，他们其实缺乏足够的专业知识。[77]

基于工作场所的评价信度低的另一个原因是，教师在评价学员时使用的标准并不统一。许多基于工作场所的评价工具使用不令人满意的、满意的和优秀的来作为锚点，[79] 而对这些锚点的解释各不相同。[79,106] 许多评分者用来评价学员的标准是根据经验而发展的。这就使得不同的人关注学生表现的不同方面，从而导致评分者对哪些是医疗质量的决定性因素有不同的定义。[106-108] 在评价学员时，一些教师将学员和他们期望中的该培训阶段（基于规范性标准）的学员进行比较，即使他们不确定在该培训阶段应该掌握哪些技能。[77,106,107] 通常，教师在评价学员时以自己为标准（自我式标准），[106] 当教师自身的技能参差不齐甚至有缺陷时就会发生问题，正如之前所描述的那样。教师经常无法清楚地说明他们如何进行评价，这是一种格式塔（即完形）评价方式。尽管这种评价本身对整体评价很有价值，但如果教师不能打破他们的格式塔来给学员提供具体而有建设性的反馈意见，就会出现问题。能够用循证的最佳实践结果（例如，根据对话中包含多少共同决策的元素来评价住院医师进行共同决策的过程）为标准，将特定技能与之比较的评价过程并不常见。[106] 如果评分者使用不同的标准来评价学员的表现，那么他们会有不同的评价就一点也不奇怪了。

引起错误的另一个来源是教师在观察过程中做出推论（从假定为真的前提得出逻辑结论），而不是评价可观察到的行为。[106,109] 例如，我们向教师展示了一段住院医师向患者传达坏消息的引入视频，住院医师在表达时双臂交叉站着，一些教师将这种行为解释为知识不足（不知道在传达坏消息时应该坐下来）；另一些教师则认为该住院医师缺乏同理心和人道主义精神；还有一些教师推断该住院医师以前从未传达过坏消息，因此感到不自在。评分者对学员的知识、技能（胜任力）和态度（职业道德、情感、意图、人格）做出推论。[106,109] 评分者没有意识到他们在做推论，并且没有对其准确性进行验证。[106] 未经检验的推断可能会"歪曲"对学员的准确评价，因为评分者无法观察和衡量他们的推断，这会导致

评分者之间的评价差异更大，最终导致错误的评价。

评价存在差异的另一个原因是评分者为避免师生之间产生不愉快的反响，会对其评价进行修改。一些教师可能会人为地提高评分，以避免与学员讨论他们不太好的表现，而其他教师更乐意做好他们的本职工作和尽好他们作为教师的责任，因此不会不好意思打出较低的评分。[106] 一些教师为了讨人喜欢会刻意抬高评分。[106] 一些教师为了避免机构领导约谈而不去进行严格的评价，因为在这种谈话中他们可能会被要求对自己的评分做出解释。[106,110,111]

基于工作场所的评价的差异也可能是由于人类认知的局限性所致。[95] 其中一个例子就是对比效应，即在 mini-CEX 中，对于介于两个评分等级之间的表现的打分受到前一个观察到的表现的显著影响。例如，如果是在一个较好的表现后观察到的临界表现，则其评分较低；相反，如果在一个不佳的表现之后观察则其评分较高。[112,113] 这些偏差不仅会影响数值评分，还会影响描述性的反馈。[114]

我们开发了一个概念模型（图 4.6），概括了影响教师直接观察后作出的评价的一些因素。[106] 尽管该模型很复杂，我们还是将其包括在本章内容中，因为它突出体现了在实际情况下直接观察和基于工作场所的评价是非常复杂的技能。模型的解释如下，字母标记对应图中的相应部分。教师将对观察和反馈的情感态度、自身临床胜任力（即他们自身在待评价领域的专业技能）、教育胜任力（即他们观察、评价和反馈的技能）以及特质（例如年龄、性别、临床和教学经验）等带入观察（A）。教师通过两个视角观察学员与患者之间的接触（B）。他们在观察时做出推论，并使用多种参考框架（标准、自我、参考标准、格式塔）。在观察到学员接诊的过程之后，教师必须对所有观察结果进行解释和整合（C），以得出一个数值评分或者描述性评价（D）。但是，该过程并不那么简单。有时，教师会根据他们预期的反馈来修改评价结果（E）。例如，有时教师会给出较高的评分，以避免因为评分较低需要与学员进行谈话。先前经验的积累（F）会更进一步影响教师的观察、解释及对观察和反馈的整合。例

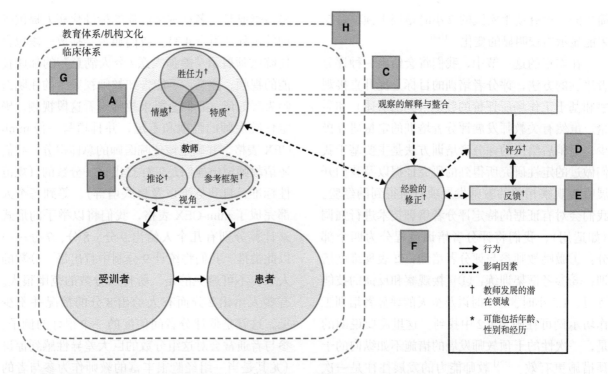

图 4.6　概念模型：直接观察临床技能的过程以及影响观察、判断和评分的因素（详见文中细节）

改编自 Kogan JR，Conforti L，Bernabeo E，et al：Opening the black box of clinical skills assessment via observation：a conceptual model. *Med Educ* 2011；45（10）：1048-1060.

如，先前与学员合作过的经历（如学生先前的表现、对反馈的接受度等）可以影响教师如何进行观察和反馈。此外，观察还受到临床体系（G）（如对患者的熟悉程度、患者病情的复杂性、多个患者在等待诊疗的系统因素等）以及教育体系 / 机构文化（H）（如评价文化、监督文化）的影响。

教师如何做出评价决定（有时称为评分者认知）是医学教育研究的新兴领域。[115] 在本章后面，我们描述了通过教师发展解决上述影响评分变异性的一些因素的需要。更加要注意的是，一些研究评分者认知的学者认为这种变异性并不是问题，而是接受了多个评分者不同的观点。[7,115,116] 在这种视角下，多个评分者独到的见解丰富了整个评价的结果，将评分者的评价内容结合起来也能提供关于学员有意义的信息。尽管我们同意多种观点的结合也有价值，但是我们同样也要注意到可以被接受的医疗照护服务水平是固定的，而且并非所有评价的质量都相等。换句话说，在患者医疗照护过程中，可接受的变化是有严格限制的，该变化应基于**患者**本身而非学员的具体情况、需求和愿望。

提升评价质量的教师发展方法概要

要提升基于工作场所的评价质量，就需要注重开展评价的教师个体的发展。从以往的情况看，提升基于工作场所的评价质量的工作一直专注于开发新的评价工具或改善旧的评价工具。然而，评价工具本身并不能给出评价结果；填写评价表格的是教师。因此，评价的质量主要取决于教师实施并记录直接观察的能力。也就是说，实际上教师才是评价手段，所以需要花费时间提升教师的能力，以便于他们可以进行高质量的直接观察和基于工作场所的评价。简而言之，师资培训对于临床技能的有效观察至关重要。[68,75]

然而，极少有研究关注评分者的培训对于提升基于工作场所评价有没有实际作用。[86,117-120] 因此，并没有大量的"证据"可以帮助指导怎样进行评分者培训以促进教师发展。此外，已有的评分者培训研究显示出不同的效果。例如，一项持续 8 小时的干预教师发展的随机对照试验进行了包括标准化住院医师和病人的现场实践，导致教师评价效果发生了重大的变化；[117] 但是，一项简短的、没有动手实践的 2 小时培训干预项目却未能显示出较明显的变化。[118]

在本章的这一节中，我们将会给出一种评分者培训的方法，评分者培训的目标是提升直接观察和基于工作场所评价的频率（如前所述）和质量。虽然有关教师发展评分者培训的定量研究极少，但稍后给出的评分者培训方法是主要基于我们做过的定性研究所得到的研究证据以及我们开展直接观察相关的教师发展项目所得到的经验。我们会对有证据的特定评分者培训技术进行强调（如适用）。我们将评分者培训过程分为四个部分：①激励教师参与评分者培训；②表现维度培训；③参考框架训练；④直接观察和反馈的技能练习。1.5 小时、3 小时以及全天的评分者培训工作坊示例可在附录 4.2 中找到。这里需要说明的是，一次性的干预教师发展的措施不如纵向的干预措施更有效。[121] 教师能力的发展往往是一次性的，参与者会被信息"团团围住"。但是，经过一段时间后，如果没有强化复习的话，那么他们所获得的技能就会逐渐减少。特别是在评分者培训的教师发展中，有"重新校准"评价者的需要。[122] 因此尽可能地进行持续的师资培训是有益的，这样参与者就可以回来分享成功的经验、讨论疑难问题、学习新的技能、回顾以前学到的技能并且"重新校准"。纵向教师发展的另一个好处是，它还可以帮助创建学习共同体或者"实践共同体"。[123]

激励教师参与评分者培训

如前所述，激励教师参与评分者培训包含对临床技能和评价临床技能的重要性的回顾。尽管这种动力可能对于直接观察有积极的作用，但如果仅仅靠它本身的作用，可能不会激励教师提升他们的评价质量。许多教师错误地认为他们已经在为学生提供有效的评价，并且他们可能没有意识到一开始就存在的评价问题。这会导致他们可能并没有受到足够的激励去参加评分者培训中的师资培训项目。为了激励教师参与评分者培训，我们描述了对基于工作场所评价的准确性、信度和效度的担忧。但是，"展示"通常比"灌输"更有效。我们向参与者播放了一个标准化住院医师的引入视频，内容是该住院医师采集病史、体格检查或对一名有常见病症的标准化病人提供咨询的过程（附录 4.3）。我们通常会播放一段包含住院医师展示"差强人意 / 令人满意"的临床技能的视频。注意，不能告知教师视频中的住院医师表现如何。我们会要求教师观看这段视频，确定住院医师的强项和不足，并且填写一份 mini-CEX 表格，并确定该住院医师的总体得分。我们还请教师说出他们是怎样打出这一分数的（规范性标准、自我标准以及格式塔等）。等到每个人都完成了 mini-CEX 表格，我们将以举手的形式来计算分别有几个人给出 9 分、8 分、7 分……以此类推。我们将统计 9 分制中打出每一分数的人数，不可避免的是，所打出分数的范围很大。有些人给出 2 分而有人给出 8 分的情况并不少见。这就是低评分者间信度的一个很好的例子。参与者通常会对这组分数的巨大差异性感到惊讶（尤其是当一组经验很丰富的教师作为参与者的时候），而且这也让他们有兴趣听取其他教师是如何给出他们各自的得分的。这就引出了接下来表现维度培训的内容。

表现维度培训

表现维度培训（PDT）用于教会教师并使其熟悉在他们自己的评价系统中所使用的适合的衡量表现的维度。尽管 PDT 本身可能并不会提升评分者的准确性，但它对于所有的评分者培训系统都是重要的组成元素。[124-126] PDT 的首要目标是确保教师理解他们所感兴趣的胜任力具有怎样的定义和标准，并就此达成高度共识。PDT 从回顾每一个表现维度或胜任力的定义和标准开始（例如，有效的病史采集和共同决策由哪些行为构成？）。目标是定义出所有的有利于患者结局的优异表现的标准和行为。这最好是作为一个团队活动来完成，在此之中教师就可以确定构成一项技能的行为。最终的结果是一个实用的行为框架，教师可以用来引导他们的观察。互动式的小组对话对于 PDT 过程很重要，因为它们为教师可以接受的评价促成了所谓"共享心智模型"的发展。[119] 尽管小组活动需要时间，但它比简单地列出构成一项技能的全部行为并交给教师更好。[119] 当你只是给出一个评价框架时，教师们通常会持怀疑态度。[119]

PDT 的下一步是让教师有机会去"互动"并应用这些定义来加深他们对定义和标准的理解。这可以通过让教师将他们认定的行为应用到新的引入视频场景中来实现（附录 4.3）。教师们用这些框架来引导他们的观察，并相互分享他们的观察结果。这种持续的实践进一步促进了共享心智模型的发展。这种共识有助于使教师以更标准化的方式利用评价标准，进而提高观察的公平性、信度和效度。PDT 是一种可靠的方法，可以帮助教师理解框架和具体标准，并将它们有效地使用在直接观察和其他评价工具上。

PDT 有若干优点[119]（框 4.4）。通过小组讨论的方式来达成评价标准，可以让教师们验证他们认为重要的技能的效度。有时教师们会产生怀疑，即是否只有他自己才相信某些技能对胜任力至关重要。PDT 的小组讨论就可以向教师们证明，他们的同事也相信这些技能是必不可少的。PDT 为那些教师忽视或认为不重要的技能创造了获取认同的机会。创建一个清单并将它作为一个框架或指导方针，以此来告知他们的整体判断并为能在教师中产生共鸣的反馈提供框架。教师们描述了 PDT 如何帮助他们以更规范、更系统的方式进行直接观察，以及 PDT 如何帮助他们关注到更广泛的技能，尤其是人际关系和沟通技能。[119]

框 4.4	表现维度培训的优点

对评价准则／过程的认知
- 为重要的评价标准创建一个共享心智模型
- 验证教师认为胜任力所需的技能
- 为原本没有考虑到的技能创造认同感

直接观察（direct observation，DO）
- DO 会以更规范、更系统的方式进行
- 鼓励在 DO 中关注更广泛的技能，尤其是沟通技能
- 促进对支持高质量患者医疗照护的技能的评价

反馈
- 扩大在反馈中所涉及技能的范围
- 为反馈提供更细化的语汇
- 增加给出具体的、建设性反馈的自我效能
- 有助于解构对反馈的整体评价

教师自身的临床技能的提高
- 教师学习新的技能或更新以前学过的技能
- 提高教师在患者照护过程中的注意力
- 帮助教师发现他们提供给患者的医疗照护服务的缺陷

PDT 使教师能够开始评估那些支撑高质量患者医疗的技能，而他们在培训前之前可能没有注意到这些技能。[119] 参与 PDT 似乎也有助于直接观察后的反馈。教师们也描述了 PDT 是如何帮助扩大了反馈中所讨论的技能的范围。[119] PDT 为教师在反馈时提供了更细化的语汇，而且提高了在给出具体的、建设性反馈时的自我效能。[119] PDT 还帮助一些教师解构他们的整体评价，让他们能够提供更具体的反馈。[119] PDT 的价值并不只是一个傻瓜式工具。其真正价值在于创造了一个框架来理解各种技能的组分，这些技能围绕以患者为中心的置信结果，使用整体的、共享心智模型时得以发展。

在本章的前面，我们描述了直接观察的质量会如何被教师自身临床技能的不足所限制。PDT 还可以帮助教师提高自己的临床技能，或是通过学习新的技能巩固以前学过的技能，或只是使其在临床医疗照护中变得更加具有反思性和深思熟虑。[119] PDT 可以帮助教师发现自身技能的缺陷。比如，在做关于动机性访谈的 PDT 时，教师可能会学到以前从未被明确教导过的重要行为。这种 PDT 既有助于评价，同时也有助于提高教师自身的临床技能。有时教师可能被要求评价一些自己没有被明确教授过的技能，那么 PDT 就可以提供一个学习这些技能的机会。[119] 很重要的一点是要认识到，对于教师来说，这种类型的专业发展机会是严重匮乏的。这表明在师资培训时，同时提升他们作为临床医师和评价者的技能具有潜在的规模效益。当下调整医学教育经费的压力与日俱增，这种方法因而显得格外有吸引力。[127-129]

附录 4.4 提供了一个非常直接有效的前瞻性 PDT 练习。作为例子，一个简单的临床场景：学员正在基于新诊断的身体状况为患者开处方。这里涉及的临床技能是咨询和患者教育。PDT 练习的问题会很简单："对于一个开始服用新药物的患者来说，一个有效的咨询过程应该是什么样的？"教师的主要任务是定义一个有效咨询的**行为**。对行为的关注是至关重要的，因为教师观察到的正是学员的行为。因此，如果同理心是重要的，教师就需要确定哪些行为可以体现同理心。我们通常会展示一段引入视频，展示教师在做 PDT 时

能对哪些技能做出反应。

我们建议先在 5 ~ 8 个人的小组中进行 PDT 练习，然后让各小组分享他们的结果。不同组肯定会产生不同的结果。然而，这些差异会启发关于什么构成了咨询或其他临床技能的核心要素和标准的有效讨论。我们将经常发布文献已发表的各种框架或循证标准，以适应他们正在使用的各种技能（如医疗访谈的 SEGUE 模型、共同决策的 Braddock 原理或者卫生保健研究和质量机构的 SHARE 框架、告知坏消息的 SPIKES 模型）。[28,88,130,131] 然后教师可以将他们列出的行为与文献中描述的行为进行比较。这有助于进一步标准化并校准他们在观测中使用的标准。当教师能够归纳得出他们的框架时，他们就会考虑那些之前没有考虑过的技能。[119] 如果发现观察到的技能已经被发表，他们也会感到被认同。[119] 在讨论结束时，参与者再次观看相同的接诊录像，但这次使用他们制订的标准来评价学员的表现。虽然人们可能觉得事先给出循证框架能节省时间，但我们的研究发现这是无效的。当把框架直接交给教师，而不给他们自己开发的机会时，他们会不太愿意认同框架中的行为。

我们前面描述的 PDT 练习可以在大约 1 小时内针对两个临床技能进行。

参考框架训练

参考框架训练（FORT）是特别针对评分准确性的训练。[124,125] 利用 PDT 中的共识过程的结果，FORT 的主要目标是使教师应用不同表现标准时保持一致性，以此来区分表现的**水平**。FORT 支持基于胜任力的医学教育的发展模型，因为它帮助参与者区分不同的表现水平，并确定学员在"发展谱系"中的位置。

附录 4.5 给出了一个 FORT 过程的概貌。如你所见，FORT 实际上是扩展的 PDT（步骤 1）。先前完成的 PDT 练习从致患者最佳结局的角度给出了优异表现的标准和定义（步骤 2）。如附录 4.5 所示，FORT 的第 3 步是为**令人满意**的表现定义一个满意标准（再一次定义患者需要什么才能获得安全有效的、以患者为中心的医疗照护）。这些关于满意表现的标准是定义不令人满意的表现和临界表现的重要参照。一旦小组定义了临界

表现标准，默认情况下，任何更差的表现都要么是无效的，要么是不以患者为中心的，要么是不安全的（即"不令人满意的"）。这项重要的技术帮助教师区分学员的表现水平，并为学生提供更具体的反馈。分布式的循证框架可以进一步帮助教师就基本临床技能的表现标准达成共识。如果可能，我们建议将这种资源作为 PDT 和 FORT 练习的指南。可以放映同一技能的不同表现水平的录像来多次引入这个活动，据此再次让参与者学习如何区分不同表现（步骤 4）。

如前所述，FORT 帮助教师区分不同水平的技能。如果要求教师除了提供描述性评价外，还提供数值分级，那么 FORT 的第二部分是校准教师对评分的选择（步骤 5）。为了开启校准过程，我们首先要求参与者分享他们从开启的引入视频中给住院医师的评分，并要求描述什么样的观察使他们给出了该评分。例如，他们会说他们在咨询技能上给了 5 分，然后他们会描述医生什么做得好，什么需要改进，以及什么让他们打出了 5 分。当教师们分享这些描述性叙述时，我们要注意他们选择评分所使用的不同标准。我们要指出他们什么时候使用了自我作为标准，什么时候使用了一个规范性的标准，或什么时候他们的评价属于一种格式塔（即完形）。我们要特别留意那些使用参考标准的方法并以置信的能力为标准的做法。我们要提醒参与者，使用不同标准如何导致较低的评分者间信度。

然后，我们鼓励教师将他们自己用来定义满意的标准（例如，mini-CEX 量表中的 5 分）转换成在无监督的情况下提供安全、有效、以患者为中心的医疗照护的表现作为满意标准。[69] 这一定义与美国医学研究所（Institute of Medicine）对能改善患者预后的高质量医疗实践的定义是一致的。[5,43-45] 我们重新定义满意标准为能够做出置信决策所需的条件（即学员可以在没有监督的情况下胜任这项技能）。[132]

如前所述，最近的研究表明，使用置信度作为评定量表的锚点，可以产生更符合认知的量表，更好地与评分者的经验产生共鸣。[96-98] 它拉开了差别，减少了评分者之间的分歧，更重要的是，减少了达到良好的可泛化评价所需的评价次数。[96,97] 事实上，它可以将所需的 mini-CEX 次

数从 6 次减少到 3 次，将外科评价所需的评定次数从 50 次减到 7 次（均得到 0.7 的效度系数）。在实践中，该结果可以显著减少评价者的工作量。[97] 不过需要提醒的是，首先，信度不一定完全等同于第 2 章所讨论的效度。其次，即使一个学生被认为是"置信的"，为了为学员提供反馈和教学目标，持续的观察仍然是必需的。

当我们实施 FORT 时，我们向全体教师展示了 mini-CEX 的另一个版本（"改良 mini-CEX"），其中分级量表描述是基于信任程度的（附录4.6）。在"改良 mini-CEX"中，5（令人满意的）是信任学生在无人监督的情况下完成技能的能力。虽然我们以前说过，教师发展的重点应该是培训评价人员，而不是重新设计表格。但事实上，随着我们对评价人员认知的了解越来越多，分级量表也在不断改进。在撰写本章的时候，我们还没有证明这种改良 mini-CEX 的效度证据，但是之前提及的一些研究为它的使用提供了一些经验性的证据。

FORT 的下一个步骤是向小组展示额外的引入视频，要求参与者描述正在执行的技能的水平并选择一个评分（如果适用的话）。在 FORT 的第 6 步中，引导者向小组提供关于什么是"正确的"评级的反馈，以及对每个评级的解释，然后讨论参与者的观察、评分和引导者之间的差异（步骤 7）。

练习直接观察与反馈的技能

在进行了 PDT 和 FORT 之后，教师们将受益于进一步的观察、评价，以及使用他们的观察结果为学员提供反馈。我们经常举办第二场工作坊，涉及关于标准化住院医师和病人的现场实践。教师发展的参与者被分成 4 ~ 6 人一组，在 4 ~ 5 个不同的"站点"间进行轮换。每个"站点"都侧重于对不同临床技能的直接观察（例如，病史采集，部分体检，咨询，告知患者坏消息，动机性访谈）。我们在每个站点以一个简短的 PDT 练习开始。假设一个站点是告知坏消息。引导者带领小组对这项技能中的关键行为进行一个简短的讨论，然后公布循证标准。[130] 一名学员被指定为导师。然后整个小组观察一名标准化住院医师（他之前接受过训练，可以展现同一个技能的不同水平）向标准化病人传递坏消息。接诊之后，病人和住院医师走出房间，刚才指定的导师讨论其观察、对住院医师的"评级"，以及是否可以信任这名医生在无人监督的情况下执行这项任务。其他参与者分享额外的观察和评分，并试图达成共识。

然后标准化住院医师（已被训练以不同的方式回应反馈）回到房间，导师给他提供反馈。值得注意的是，我们通常会在这个互动活动之前就开设课程来讲授如何给出有效的反馈。反馈工作坊中涉及的大部分信息在第 13 章中都有描述。其他参与者观察这个反馈过程。导师对医生进行反馈，然后对反馈进行自我评价；而后小组向导师提供额外反馈。如果需要，标准化住院医师和病人也可以向作为观察者的教师们提供反馈。标准化住院医师经常从他们作为学员的经历中得到有价值的反馈。本环节的培训师帮助进行反馈，指出所犯的错误，并提供改进观察和反馈的建议。这个活动在不同的"站点"重复进行，以便每个教师都有机会进行观察和反馈。我们通常让每个站点对应不同的技能，但每个站点也可以是相同的技能在不同的方式下的执行。住院医生对反馈的反应可能因站点而异。我们通常从简单情况开始（住院医生表现良好，对弱点有深入洞察，并乐于接受反馈），然后让每个站点越来越困难（从住院医生的表现不能令人满意但有洞察力和接受反馈，到医生不仅表现不能令人满意，还缺乏洞察力并不愿接受反馈）。这些站点可以被录下来，这样教师们在之后可以回放他们的视频。

教师们认为这项活动是评分者培训中最有用的部分之一。通过练习观察住院医生、与其他教师比较观察结果、将观察结果综合成判断，并向不同"类型"的学生提供反馈，这些都是与他们的日常实践相关的。对许多教师来说，这是他们第一次被人观察自己给予反馈，也是第一次得到关于自己反馈的反馈。我们鼓励教师在这些练习中尝试新的行为。例如，对于那些通常不做笔记的教师，我们鼓励他们去尝试做笔记。对于那些经常记笔记的教师，我们建议他们尝试做不记笔记的观察。

要协调这类活动，最好有一个模拟中心和一个标准化病人的培训师 / 协调员。总住院医和初级教师是标准化住院医师的理想来源，经过简单训练就可以使用那些描述不同表现水平的剧本。现场标准化病人 / 住院医师的会议可以在 PDT 和 FORT 练习的下午进行，也可以在单独的一天进行。

如果没有模拟中心、标准化住院医师或标准化病人，则可以进行此活动的一个修订版本。可以展示住院医师执行某一项技能的引入视频。教师可以评价住院医师，并讨论他们的评分和观察结果。然后，教师通过角色扮演来相互反馈。一名教师向另一名扮演住院医师的教师提供反馈。你可以给扮演住院医师的人一个简单的指示，描述所扮演的住院医师的洞察力和接受反馈的能力（富有洞察力与否，易于接受反馈与否）。在角色扮演之后，小组可以像前面描述的那样对反馈进行总结回顾。

额外的练习机会

正如我们前面提到的，大多数的教师发展项目都是一次性的工作坊。然而与其他任何技能一样，提升观察和反馈能力需要练习。因此，在最初的工作坊之后，提供纵向的持续练习机会是很有帮助的。教师可以回顾他们的 PDT 练习，并将其应用于新的引入视频。或者，教师可以在新的技能领域进行 PDT 和 FORT。理想情况下，教师应该通过小组观看、评价和讨论引入视频来练习他们的技能。这可以通过其他的会议或专门的会面来完成。如果教师位于不同的地点，他们可以通过电话会议进行"虚拟"练习。例如，教师可以参加一个电话会议，在会议中对事先观看的引入视频进行讨论。另外，我们已经成功地召开过教师发展电话会议，教师先把手机静音，观看视频，然后再把手机声音打开，讨论观察和评价结果。

在项目级别创建直接观察体系

实习医学生、项目和进修医生的负责人经常需要负责创建或改进直接观察体系。在本章的最后一节，我们回顾如何在项目级别将直接观察作为一种评价方法，以及如何看待直接观察所处的制度文化和教育体系。

直接观察的时机与目的

在早期，应该使用直接观察来发现有异常表现的学员。只需要 4 次观察就可以发现异常的表现。[82] 当学员转换到新的角色和职责时（July 是一个完美的例子）进行一系列的观察，就可以提供学生的早期信息。这可以确定哪些学生可能需要额外的支持、指导和矫正。随着时间的推移，直接观察的重点将转到对正在进行的技能发展作出评价和提供反馈。

分配直接观察的责任

在项目层面，考虑如何才能共同承担直接观察快照的责任是有帮助的。尝试采用"分而治之"的方法。分析出哪些技能会在哪些轮转科室被观察和评价。例如，负责老年科轮转的教师可能负责观察对老年患者的功能性评估。重症监护病房的教师可能会负责观察告知坏消息和医疗目标讨论。进程设置和肌肉骨骼检查可在综合内科门诊观察。考虑让核心教师确定他们认为对他们的学科重要、应该优先进行直接观察的技能。这可以进一步促进认同，因为届时教师们将会观察他们认为重要的技能。想想如何将观察结果和与特定临床轮转中（例如交班）相关的里程碑或 EPA 进行比对。

您还需要决定谁负责获取观察快照，是学员还是评价者。每种方法都有利弊。将直接观察的责任交给教师强调了直接观察的价值。然而，学员可能会觉得直接观察是发生在他们身上的，而不是为了他们发生的。把责任交给学员可以让他们自主控制自己的技能发展。然而，当教师在被要求不去观察他们时，学员可能会感到沮丧。理想的情况是，教师和学员共同承担起这个过程的责任和自主权。也就是说，教师会主动进行直接观察，然后学员也会要求被观察那些他们认为得到反馈将有益于其专业发展的技能。无论选择哪种系统，重要的是要确保学员在多个环境中得到多个评价者的多次评价。虽然评分者培训可以提高评价的质量，但最有效的证据还是存在于广泛的技能抽样中。

追踪观察

在项目级别，决定如何去追踪观察是否正在发生是非常重要的。如果观察结果是通过在线评价系统记录的，那么就相对容易去追踪观察是否正在进行、正在观察谁、由谁来观察。在线系统可能允许学员和评价者来整合数据。如果观察结果是记录在纸上的，就需要对观察结果进行计数。简单的策略如，在康复室或预检室里贴一张纸，列出所有的学员、每个学员需要的最小观察快照数，以及一个让教师开始观察和在观察后记录下时间的地方。一些有助于跟踪观察结果的手机应用程序也正在开发中，不过目前还没有广泛应用。一个例子是改进和测量操作学习系统（system for improving and measuring procedural learning，SIMPL）应用，用于使用置信类型量表来观察外科操作的情况。[133,134] 这一工具背后有大量的研究，目前正在美国广泛试用。我们建议读者继续寻找能够减轻教师数据收集负担的定点观察应用程序。

创造一种支持高质量高频率直接观察的文化和体系

最后，我们要再次强调创造一种重视并支持直接观察和反馈的文化和体系是多么重要。[135] 如果教育体系不支持观察和反馈，再多的评分者培训也不会有效。虽然观察快照可以增加直接观察的可行性，但教师们仍然认为用于直接观察的时间不足。如果直接观察是胜任力导向教育的基本评价方法，我们的教育界必须确保我们有教育和医疗提供一个能够更好支持基于工作场所评价的系统。例如，在门诊实践中，如果当前的住院医师与教师之间的人员配备模式不利于观察和反馈的开展，那么就要考虑是否应该降低住院医师与教师之间的比例。

评分者培训需要预先花时间，之后也需要纵向实践的时间。很重要的一点是保证教师的时间，使他们能够参与持续专业发展，以此强化他们作为教师和评价者的角色。

在可预见的未来，将置信作为评级的基础需要机构文化的变革。教师们已经表示忧虑，如果他们是少数使用置信标准而非规范性标准的教师，他们可能会被视为过于苛刻的评价者。[119] 教师们担心，严格程度可能会对他们与住院医师的关系产生负面影响（因为他们会给住院医师较低评分），还可能对学员给他们的评价产生负面影响。[119] 教师表示，他们担心那些一直以来都是优等生的住院医师会被低分数所困扰，不能理解新的评价规则，也不能认同描述性反馈的质量。[119] 因此，以不同的方式进行评价不仅仅是与评价者的对话，还必须将学员囊括进来。例如，要想将置信作为参考框架，就需要在评价者和学员理解分级量表和评分的方式上进行机构文化的变革。

让教师将"满意"定义为"安全、有效、以患者为中心的无监督医疗"，这取决于他们是否相信美国医学研究所对胜任力的定义与他们所在体制的价值观和医疗体系一致。[119] 例如，如果当前的医疗体系在国家层面和机构层面都优先重视和奖励创收而不是以患者为中心的医疗，那么要求以患者为中心可能就是不合理的。

最后，创造一种支持高质量、高频率的直接观察和反馈的文化和体系需要学员自身的认同。虽然有些学员乐于接受直接观察，并在基于工作场所的评价中发现了其价值，但许多学员并不认为直接观察是对他们的专业成长有意义的评价活动。[136-138] 许多学员认为直接观察会引发焦虑，并会主动避免接受直接观察。[139]

项目或课程主管的一个重要职责是引导学员接受直接观察和反馈的目的。向学生介绍刻意练习、反馈和指导的概念。你应该向你的学生强调，在确定他们想要或需要进一步发展的技能时，他们需要发挥积极作用。向他们解释当学生有自己的计划时，反馈是如何起最佳效果的。可以以小组为单位，要求学员列出他们认为在哪些类型的技能上获取反馈是重要的。学员可以通过头脑风暴的方式列出毕业后教育阶段的特定技能（实习生技能 vs. 毕业后教育第三年技能）或者轮转阶段的特定技能（门诊技能、危重患者医疗照护技能等）。讨论如何利用自我反思和外部评价来设定个人学习目标，然后学员可以从中寻求反馈。教会学员如何探得有效的、具体的、包含行动方案的反馈也很重要。这是一种帮助学员"自我指导"的形式，让学生从无法提供有效反馈的老师那里获得有用的反馈。展示非具体问题（例如，"我做得怎么样？"）、具体一点的问题（例如，"我的咨询技能如何？"）以及更具体的问题（例如，"我应注重共同决策的哪些方面？"）在得出反馈上的区别。此外，为学生如何在没有教师主动给出行动计划的情况下从教师那里获取行动计划提供建议（例如，"当我为患者提供咨询时，我应该怎么做才能更加以患者为中心？"）。这些讨论对学生来说非常重要，而且只需要 15 分钟。

教师发展及其实施的关键信息

当你努力在你的培训项目中提高直接观察的频率和质量时，你应该知道以下关键信息。首先，直接观察 / 基于工作场所的评价在医学教育中一直是必不可少的，而对于胜任力导向教育模型中的评价来说甚至更加重要。对临床技能的直接观察和反馈是学生刻意练习的基础。直接观察也是高质量监督的必要条件。其次，高频率、高质量、有效的评价面临着多重阻碍。因此，要最大限度地提高直接观察的有效性，就需要在教师发展方面进行投入。教师的发展应该利用一些评分者培训的技术，来建立一个共享心智模型作为直接观察与反馈的框架，或建立作出评价判断的公认标准。再次，直接观察并不频繁。因此，教师发展应该注重帮助教师识别对学员有意义和能够提高患者医疗质量的观察快照。最后，与学生讨论直接观察和反馈的重要性可以加强以上努力的效果。虽然一次性的培训很吸引人，但是直接观察、评价和反馈都是需要不断练习的复杂技能。因此，应该尽可能考虑纵向的教师发展计划。

注释书目

可在 www.expertconsult.com 在线获取推荐的注释书目。

参考文献

1. American Association of Medical Colleges: Core Entrustable Professional Activities for Entering Residency. Available at https://members.aamc.org/eweb/upload/Core%20EPA%20Curriculum%20Dev%20Guide.pdf.
2. Liaison Committee of Medical Education: Functions and Structure of a Medical School. Available at http://lcme.org.
3. Accreditation Council for Graduate Medical Education: Common Program Requirements. Available at http://www.acgme.org.
4. American Board of Medical Specialties: Available at http://www.abms.org.
5. Institute of Medicine. *Crossing the Quality Chasm: A New Health System for the 21st Century*. Washington, DC: National Academy Press; 1999.
6. Carraccio C, Wolfsthal SD, Englander R, et al. Shifting paradigms: from Flexner to competencies. *Acad Med*. 2002;77(5):361–367.
7. Govaerts MJB, van der Vleuten CPM, Schuwirth LWT, Muijtjens AMM. Broadening perspectives on clinical performance assessment: rethinking the nature of in-training assessment. *Adv Health Sci Educ Theory Pract*. 2007;12(2):239–260.
8. Swanwick T, Chana N. Workplace-based assessment. *Br J Hosp Med*. 2009;70(5):290–293.
9. Miller GE. The assessment of clinical skills/competence/performance. *Acad Med*. 1990;65(suppl 9):S63–S67.
10. Ram P, van der Vleuten C, Rethans JJ, et al. Assessment of practicing family physicians: comparison of observation in a multiple-station examination using standardized patients with observation of consultations in daily practice. *Acad Med*. 1999;74(1):62–69.
11. Kopelow ML, Schnabl GK, Hassard TH, et al. Assessing practicing physicians in two settings using standardized patients. *Acad Med*. 1992;67(suppl 10):S19–S21.
12. Rethans JJ, Sturmans F, Drop R, et al. Does competence of general practitioners predict their performance? Comparison between examination setting and actual practice. *BMJ*. 1991;303(6814):1377–1380.
13. Hodges B, Regehr G, McNaughton N, et al. OSCE checklists do not capture increasing levels of expertise. *Acad Med*. 1999;74(10):1129–1134.
14. Regehr G, MacRae H, Reznick RK, Szalay D. Comparing the psychometric properties of checklists and global rating scales for assessing performance on an OSCE-format examination. *Acad Med*. 1998;73(9):993–997.
15. Hawkins R, MacKrell Gaglione M, LaDuca T, et al. Assessment of patient management skills and clinical skills of practising doctors using computer-based case simulations and standardised patients. *Med Educ*. 2004;38(9):958–968.
16. Royal College of Physicians: The Foundation Programme Curriculum 2016, Section on Assessment. Available at https://www.rcplondon.ac.uk/.
17. Lypson ML, Frohna JG, Gruppen LD, Wolliscroft JO. Assessing residents' competencies at baseline: identifying the gaps. *Acad Med*. 2004;79(6):564–570.
18. Sachdeva AK, Loiacono LA, Amiel GE, et al. Variability in the clinical skills of residents entering training programs in surgery. *Surgery*. 1995;118(2):300–308.
19. Pfeiffer C, Madray H, Ardolino A, Willms J. The rise and fall of students' skill in obtaining a medical history. *Med Educ*. 1998;32(3):283–288.
20. Ramsey PG, Curtis JR, Paauw DS, et al. History-taking and preventive medicine skills among primary care physicians: an assessment using standardized patients. *Am J Med*. 1998;104(2):152–158.
21. Mangione S, Nieman LZ. Cardiac auscultatory skills of internal medicine and family practice trainees. A comparison of diagnostic proficiency. *JAMA*. 1997;278(9):717–722.
22. Mangione S, Burdick WP, Peitzman S. Physical diagnosis skills of physicians in training: a focused assessment. *Acad Emerg Med*. 1995;2(7):622–629.
23. Li JT. Assessment of basic physical examination skills of internal medicine residents. *Acad Med*. 1994;69(4):296–299.

24. Wilson BE. Performance-based assessment of internal medicine interns: evaluation of baseline clinical and communication skills. *Acad Med*. 2002;77(11):1158.

25. Fox RA, Ingham Clark CL, Scotland AD, Dacre JE. A study of pre-registration house officers' clinical skills. *Med Educ*. 2000;34(12):1007–1012.

26. Butterworth JS, Reppert EH. Auscultatory acumen in the general medical population. *JAMA*. 1960;174(10):32–34.

27. Raferty EB, Holland WW. Examination of the heart: an investigation into variation. *Am J Epidemiol*. 1967;85(3):438–444.

28. Vukanovic-Criley JM, Criley S, Warde CM, et al. Competency in cardiac examination skills in medical students, trainees, physicians, and faculty: a multicenter study. *Arch Intern Med*. 2006;166(6):610–616.

29. Braddock 3rd CH, Edwards KA, Hasenberg NM, et al. Informed decision making in outpatient practice: time to get back to basics. *JAMA*. 1999;282(24):2313–2320.

30. Marvel MK, Epstein RM, Flowers K, Beckman HB. Soliciting the patient's agenda: have we improved. *JAMA*. 1999;281(3):283–287.

31. Rao JK, Weinberger M, Kroenke K. Visit-specific expectations and patient-centered outcomes: a literature review. *Arch Fam Med*. 2009;9(10):1148–1155.

32. Richards T. Chasms in communication. *BMJ*. 1990;301 (6766):1407–1408.

33. Simpson M, Buckman R, Stewart M, et al. Doctor-patient communication: the Toronto consensus statement. *BMJ*. 1991;303(6814):1385–1387.

34. Virshup BB, Oppenberg AA, Coleman MM. Risk management: reducing malpractice claims through more effective patient-doctor communication. *Am J Med Qual*. 1999;14(4):153–159.

35. Bernabeo E, Holmboe ES. Patients, providers, and systems need to acquire a specific set of competencies to achieve truly patient-centered care. *Health Aff*. 2013;32(2):250–258.

36. Levinson W, Roter DL, Mullooly JP, et al. Physician-patient communication: the relationship with malpractice claims among primary care physicians and surgeons. *JAMA*. 1997;277(7):553–559.

37. Levinson W, Lesser CS, Epstein RM. Developing physician communication skills for patient-centered care. *Health Aff*. 2010;29(7):1310–1318.

38. Hampton JR, Harrison MJ, Mitchell JR, et al. Relative contributions of history-taking, physical examination, and laboratory investigation to diagnosis and management of medical outpatients. *Br Med J*. 1975;2(5969):486–489.

39. Peterson MC, Holbrook JH, Von Hales D, et al. Contributions of the history, physical examination, and laboratory investigation in making medical diagnoses. *West J Med*. 1992;156(2):163–165.

40. Kirch W, Schafii C. Misdiagnosis at a university hospital in 4 medical eras. *Medicine*. 1996;75(1):29–40.

41. National Academy of Medicine. *Improving Diagnosis in Medicine*. Washington, DC: National Academy Press; 2015.

42. Makary MA, Daniel M. Medical error—the third leading cause of death in the US. *BMJ*. 2016;353:i2139.

43. Williams S, Weinman J, Dale J. Doctor-patient communication and patient satisfaction: a review. *Fam Pract*. 1998;15(5):480–492.

44. Dimatteo MR. The role of effective communication with children and their families in fostering adherence to pediatric regimens. *Patient Educ Couns*. 2004;55(3):339–344.

45. Stewart MA. Effective physician-patient communication and health outcomes: a review. *CMAJ*. 1995;152(9):1423–1433.

46. Vermeir P, Vandijck D, Degroote S, et al. Communication in healthcare: a narrative review of the literature and practical recommendations. *Int J Clin Pract*. 2015;69(11):1257–1267.

47. Benbassat J, Pilpel D, Tidhar M. Patients' preferences for participation in clinical decision making: a review of published surveys. *Behav Med*. 1998;24(2):81–88.

48. Guadagnoli E, Ward P. Patient participation in decision-making. *Soc Sci Med*. 1998;47(3):329–339.

49. Turnbull J, Gray J, MacFadyen J. Improving in-training evaluation programs. *J Gen Intern Med*. 1998;13(5):317–323.

50. Duffy DF. Dialogue: the core clinical skill. *Ann Intern Med*. 1998;128(2):139–141.

51. Long DM. Competency-based residency training: the next advance in graduate medical education. *Acad Med*. 2000;75(12):1178–1183.

52. Carraccio CL, Englander R. From Flexner to competencies: reflections on a decade and the journey ahead. *Acad Med*. 2013;88(8):1067–1073.

53. Ericsson KA. Deliberate practice and the acquisition and maintenance of expert performance in medicine and related domains. *Acad Med*. 2004;79(Suppl 10):S70–S81.

54. Davis DA, Mazmanian PE, Fordis M, et al. Accuracy of physician self-assessment compared to observed measures of competence: a systematic review. *JAMA*. 2006;296(9):1094–1102.

55. Duffy FD, Holmboe ES. Self-assessment in lifelong learning and improving performance in practice: physician know thyself. *JAMA*. 2006;296(9):1137–1139.

56. Eva KW, Regehr G. Exploring the divergence between self-assessment and self-monitoring. *Adv Health Sci Educ Theory Pract*. 2011;16(3):311–329.

57. Sargeant J, Eva KW, Armson H, et al. Features of assessment learners use to make informed self-assessments of clinical performance. *Med Educ*. 2011;45(6):636–647.

58. Sargeant J, Armson H, Chesluk B, et al. The processes and dimensions of informed self-assessment: a conceptual model. *Acad Med*. 2010;85(7):1212–1220.

59. Frank JR, Snell LS, Cate OT, et al. Competency-based medical education: theory to practice. *Med Teach*. 2010;32(8): 638–645.

60. Frank JR, Mungroo R, Ahmad Y, et al. Toward a definition of competency-based education in medicine: a systematic review of published definitions. *Med Teach*. 2010;32(8):631–637.

61. Iobst WF, Sherbino J, Cate OT, et al. Competency-based medical education in postgraduate medical education. *Med Teach*. 2010;32(8):651–656.

62. Holmboe ES, Sherbino J, Long DM, et al. The role of assessment in competency-based medical education. *Med Teach*. 2010;32(8):676–682.

63. Whitcomb ME. Redirecting the assessment of clinical competence. *Acad Med*. 2007;82(6):527–528.

64. Whitcomb ME. Internal medicine residency redesign: time to take stock. *Ann Intern Med*. 2010;153(11):759–760.

65. Institute of Medicine: Resident duty hours: enhancing sleep, supervision and safety. 2008. Available at http://iom.national-academies.org/Reports/2008/Resident-Duty-Hours-Enhancing-Sleep-Supervision-and-Safety.aspx.

66. Kilminster SM, Jolly BC. Effective supervision in clinical practice settings: a literature review. *Med Educ*. 2000;34(10): 827–840.

67. Kilminster S, Cottrell D, Grant J, Jolly B. AMEE guide No.27: effective educational and clinical supervision. *Med Teach*. 2007;29(1):2–19.

68. Holmboe ES. Faculty and the observation of trainees' clinical skills: problems and opportunities. *Acad Med*. 2004;79(1):16–22.

69. Kogan JR, Conforti LN, Iobst WF, Holmboe ES. Reconceptualizing variable rater assessments as both an educational and clinical care problem. *Acad Med*. 2014;89(5):721–727.

70. Feinstein AR. *Clinical Judgment*. Baltimore: Williams & Wilkins; 1967.

71. Engel GL. The deficiencies of the case presentation as a method

of teaching. Another approach. *N Engl J Med*. 1971;284(1): 20–24.

72. Engel GL. Editorial: are medical schools neglecting clinical skills? *JAMA*. 1976;236(7):861–863.

73. Association of American Medical Colleges: Medical school graduation questionnaire: 2015 all schools summary report. Available at https://www.aamc.org/download/440552/data/2015gqallschoolssummaryreport.pdf.

74. van der Vleuten C, Verhoeven B. In-training assessment developments in postgraduate education in Europe. *ANZ J Surg*. 2013;83(6):454–459.

75. van der Vleuten CP, Schuwirth LW, Scheele F, et al. The assessment of professional competence: building blocks for theory development. *Best Pract Res Clin Obstet Gynaecol*. 2010;24(6):703–719.

76. The Internal Medicine Milestone Project. A joint initiative of the Accreditation Council for Graduate Medical Education and the American Board of Internal Medicine. July 2015. Available at http://www.acgme.org/acgmeweb/Portals/0/PDFs/Milestones/InternalMedicineMilestones.pdf.

77. Berendonk C, Stalmeijer RE, Schuwirth LW. Expertise in performance assessment: assessors' perspectives. *Adv Health Sci Educ Theory Pract*. 2013;18(4):559–571.

78. Rogers HD, Carline JD, Paauw DS. Examination room presentations in general internal medicine clinic: patients' and students' perceptions. *Acad Med*. 2003;78(9):945–949.

79. Kogan JR, Holmboe ES, Hauer KE. Tools for direct observation and assessment of clinical skills of medical trainees: a systematic review. *JAMA*. 2009;302(12):1316–1326.

80. Pelgrim EA, Kramer AW, Mokkink HG, et al. In-training assessment using direct observation of single-patient encounters: a literature review. *Adv Health Sci Educ Theory Pract*. 2011;16(1):131–142.

81. Al Ansari A, Ali SK, Donnon T: The construct and criterion validity of the mini-CEX: a meta-analysis of the published research. *Acad Med*. 2013;88(3):413–420.

82. Norcini JJ, Blank LL, Arnold GK, Kimball HR. The mini-CEX (clinical evaluation exercise): a preliminary investigation. *Ann Intern Med*. 1995;123(10):795–799.

83. Kogan JR, Hauer KE. Brief report: use of the mini-clinical evaluation in internal medicine core clerkships. *J Gen Intern Med*. 2006;21(5):501–502.

84. Alves de Lima A, Barrero C, Baratta S, et al. Validity, reliability, feasibility and satisfaction of the Mini-Clinical Evaluation Exercise (Mini CEX) for cardiology residency training. *Med Teach*. 2007;29(8):785–790.

85. Reddy SG, Kogan JR, Iobst WF, Holmboe ES. The ABIM's clinical supervision practice improvement module and its effect on faculty's supervisory skills. *Acad Med*. 2012;87(11): 1632–1638.

86. Donato AA, Pangaro L, Smith C, et al. Evaluation of a novel assessment form for observing medical residents: a randomised, controlled trial. *Med Educ*. 2008;42(12):1234–1242.

87. Donato AA, Park YS, George DL, et al. Validity and feasibility of the minicard direct observation tool in 1 training program. *J Grad Med Educ*. 2015;7(2):225–229.

88. Makoul G. The SEGUE framework for teaching and assessing communication skills. *Patient Educ Couns*. 2001;45(1):23–34.

89. Kurtz SM, Silverman JD. The Calgary-Cambridge referenced observation guides: an aid to defining the curriculum and organizing the teaching in communication training programmes. *Med Educ*. 1996;30(2):83–89.

90. Noel GL, Herbers JE, Caplow MP, et al. How well do internal medicine faculty members evaluate the clinical skills of residents? *Ann Intern Med*. 1992;117(9):757–765.

91. Cohen R, Rothman AI, Poldre P, Ross J. Validity and generalizability of global ratings in an objective structure clinical examination. *Acad Med*. 1991;66(9):545–548.

92. Regehr G, Freeman R, Robb A, et al. OSCE performance evaluations made by standardized patients: comparing checklist and global rating scores. *Acad Med*. 1999;74(Suppl 10):S135–S137.

93. Norcini J, Boulet J. Methodological issues in the use of standardized patients for assessment. *Teach Learn Med*. 2003;15(4): 293–297.

94. Tavares W, Eva KW. Impact of rating demands on rater-based assessments of clinical competence. *Educ Prim Care*. 2014;25(6):308–318.

95. Tavares W, Eva KW. Exploring the impact of mental workload on rater-based assessments. *Adv Health Sci Educ Theory Pract*. 2013;18(2):291–303.

96. Weller JM, Misur M, Nicolson S, et al. Can I leave the theatre? A key to more reliable workplace-based assessment. *Br J Anaesth*. 2014;112(6):1083–1091.

97. Crossley J, Johnson G, Booth J, Wade W. Good questions, good answers: construct alignment improves the performance of workplace-based assessment scales. *Med Educ*. 2011;45(6):560–569.

98. Rekman J, Gofton W, Dudek N, et al. Entrustability scales: outlining their usefulness for competency-based clinical assessment. *Acad Med*. 2015;91(2):186–190.

99. Gofton WT, Dudek NL, Wood TJ, et al. The Ottawa surgical competency operating room evaluation (O-SCORE): a tool to assess surgical competence. *Acad Med*. 2012;87(10):1401–1407.

100. Herbers JE, Noel GL, Cooper GS, et al. How accurate are faculty evaluations of clinical competence? *J Gen Intern Med*. 1989;4(3):202–208.

101. Kalet A, Earp JA, Kowlowitz V. How well do faculty evaluate the interviewing skills of medical students? *J Gen Intern Med*. 1992;7(5):499–505.

102. Elliot DL, Hickam DH. Evaluation of physical examination skills. Reliability of faculty observers and patient instructors. *JAMA*. 1987;258(23):3405–3408.

103. Paauw DS, Wenrich MD, Curtis JR, et al. Ability of primary care physicians to recognize physical findings associated with HIV infection. *JAMA*. 1995;274(17):1380–1382.

104. Levinson W. Patient-centred communication: a sophisticated procedure. *BMJ Qual Saf*. 2011;20(10):823–825.

105. Kogan JR, Hess BJ, Conforti LN, Holmboe ES. What drives faculty ratings of residents' clinical skills? The impact of faculty's own clinical skills. *Acad Med*. 2010;85(S10):S25–S28.

106. Kogan JR, Conforti L, Bernabeo E, et al. Opening the black box of clinical skills assessment via observation: a conceptual model. *Med Educ*. 2011;45(10):1048–1060.

107. Yeates P, O'Neill P, Mann K, Eva K. Seeing the same thing differently: mechanisms that contribute to assessor differences in directly-observed performance assessment. *Adv Health Sci Educ Theory Pract*. 2013;18(3):325–341.

108. Govaerts MJ, Van de Wiel MW, Schuwirth LW, et al. Workplace-based assessment: raters' performance theories and constructs. *Adv Health Sci Educ Theory Pract*. 2013;18(3):375–396.

109. Govaerts MJ, Schuwirth LW, van der Vleuten CP, Muijtjens AM. Workplace-based assessment: effects of rater expertise. *Adv Health Sci Educ Theory Pract*. 2011;16(2):151–165.

110. Dudek NL, Marks MB, Regehr G. Failure to fail: the perspectives of clinical supervisors. *Acad Med*. 2005;80(Suppl 10):S84–S87.

111. Cleland JA, Knight LV, Rees CE, et al. Is it me or is it them? Factors that influence the passing of underperforming students. *Med Educ*. 2008;42(8):800–809.

112. Yeates P, O'Neill P, Mann K, Eva KW. Effect of exposure to good vs poor medical trainee performance on attending physician ratings of subsequent performances. *JAMA*. 2012;308(21):2226–2232.

113. Yeates P, O'Neill P, Mann K, Eva K. "You're certainly relatively competent": assessor bias due to recent experiences. *Med Educ*. 2013;47(9):910–922.

114. Yeates P, Cardell J, Byrne G, Eva KW. Relatively speaking: contrast effects influence assessors' scores and narrative feedback. *Med Educ*. 2015;49(9):909–919.

115. Gingerich A, Kogan J, Yeates P, et al. Seeing the "black box" differently: assessor cognition from three research perspectives. *Med Educ*. 2014;48(11):1055–1068.

116. Gingerich A, van der Vleuten CP, Eva KW, Regehr G. More consensus than idiosyncrasy: categorizing social judgments to examine variability in Mini-CEX ratings. *Acad Med*. 2014;89(11):1510–1519.

117. Holmboe ES, Hawkins RE, Huot SJ. Effects of training in direct observation of medical residents' clinical competence: a randomized trial. *Ann Intern Med*. 2004;140(11):874–881.

118. Cook DA, Dupras DM, Beckman TJ, et al. Effect of rater training on reliability and accuracy of mini-CEX scores: a randomized, controlled trial. *J Gen Intern Med*. 2009;24(1):74–79.

119. Kogan JR, Conforti LN, Bernabeo E, et al. How faculty members experience workplace-based assessment rater training: a qualitative study. *Med Educ*. 2015;49(7):692–708.

120. George BC, Teitelbaum EN, DaRosa DA, et al. Duration of faculty training needed to ensure reliable OR performance ratings. *J Surg Educ*. 2013;70(6):703–708.

121. Steinert Y, Mann K, Centeno A, et al. A systematic review of faculty development initiatives designed to improve teaching effectiveness in medical education: BEME Guide No. 8. *Med Teach*. 2006;28(6):497–526.

122. Hemmer PA, Dadekian GA, Terndrup C, et al. Regular formal evaluation sessions are effective as frame-of-reference training for faculty evaluators of clerkship medical students. *J Gen Intern Med*. 2015;30(9):1313–1318.

123. Steinert Y. Perspective on faculty development: aiming for 6/6 by 2020. *Perspect Med Educ*. 2012;1(1):31–42.

124. Woehr DJ, Huffcutt AI. Rater training for performance appraisal: a quantitative review. *J Occup Org Psychol*. 1994;67:189–205.

125. Hauenstein NMA. Training raters to increase the accuracy of appraisals and the usefulness of feedback. In: Smither JW, ed. *Performance Appraisal*. San Francisco: Jossey-Bass; 1998:404–442.

126. Stamoulis DT, Hauenstein NMA. Rater training and rating accuracy: training for dimensional accuracy versus training for rater differentiation. *J Appl Psychol*. 1993;78:994–1003.

127. Iglehart JK. The uncertain future of Medicare and graduate medical education. *N Engl J Med*. 2011;365(14):1340–1345.

128. Chandra A, Khullar D, Wilensky GR. The economics of graduate medical education. *N Engl J Med*. 2014;370(25):2357–2360.

129. Institute of Medicine of the National Academies: Graduate medical education that meets the nation's health needs. 2014. Available at http://www.iom.edu/Reports/2014/Graduate-Medical-Education-That-Meets-the-Nations-Health-Needs.aspx.

130. Kaplan M. SPIKES: a framework for breaking bad news to patients with cancer. *Clin J Oncol Nurs*. 2010;14(4):514–516.

131. Agency for Healthcare Research and Quality. The SHARE approach. Available at http://www.ahrq.gov/professionals/education/curriculum-tools/shareddecisionmaking/index.html.

132. ten Cate O. AM last page: What entrustable professional activities add to a competency-based curriculum. *Acad Med*. 2014;89(4):691.

133. PLS Collaborative: SIMPL. Available at http://www.procedurallearning.org/.

134. George BC, Teitelbaum EN, Meyerson SL, et al. Reliability, validity, and feasibility of the Zwisch scale for the assessment of intraoperative performance. *J Surg Educ*. 2014;71(6):e90–e96.

135. Fokkema JP, Teunissen PW, Westerman M, et al. Exploration of perceived effects of innovations in postgraduate medical education. *Med Educ*. 2013;47(3):271–281.

136. Lima Alves de, Henquin R, Thiere HR, et al. A qualitative study of the impact on learning of the mini clinical evaluation exercise in postgraduate training. *Med Teach*. 2005;27(1):46–52.

137. Ali JM. Getting lost in translation? Workplace based assessments in surgical training. *Surgeon*. 2013;11(15):286–289.

138. Fokkema JP, Scheele F, Westerman M, et al. Perceived effects of innovations in postgraduate medical education: a Q study focusing on workplace-based assessment. *Acad Med*. 2014;89(9):1259–1266.

139. Malhotra S, Hatala R, Courneya C. Internal medicine residents' perceptions of the mini-clinical evaluation exercise. *Med Teach*. 2008;30(4):414–419.

关于增加直接观察的建议

取样

- 可以只观察一次接诊的一部分过程（即病史采集或体格检查或咨询服务）。
  - 只要你明确了观察的目的，也可以只观察**某一部分的其中一部分**[病史采集的一部分（例如进程设定），体格检查的一部分（例如心血管或肩部检查）]。

门诊环境下的快照

病史采集

- 观看接诊的前 5 分钟以观察进程设定。
- 观察每个门诊班次期间住院医师第一次接诊患者（通常在门诊的前 10 分钟内没有住院医师准备好做展示）。
- 询问住院医师，哪位是**最有挑战性**的患者。观察接诊情况。住院医师认为关于这些"具有挑战性的患者"的反馈非常有帮助。这些可能包括没有找到对症科室的患者（观察住院医师重新确定就诊科室的方式）、要求开止痛药的患者、病史不清的患者、依从性差的患者等。
- 考虑对**特定主题领域进行聚焦性观察**：对老年患者的评估，用药查对或对健康素养的评估。

体格检查

- 让住院医师自己进行病史采集，但在**进行体格检查之前找到你**。这对于骨盆检查和关节检查（即背部、臀部、膝盖、肩部检查）特别有效。患者对于医生只操作一次他们疼痛的关节会十分感激的。

咨询

- 告诉住院医师先不要与患者一起讨论治疗计划。观察咨询服务过程（即讨论需要的检查等）。
- 告诉住院医师你想看他对患者开处方的过程。观察他们的对话。
- 告诉住院医师你特别要观察他向一位患者建议其改变行为的咨询过程（减肥咨询，戒烟咨询）。

住院环境下的快照

病史采集

- 观察入院病史记录的一部分（请记住，你有时需要以主治医生的身份面对患者，因此该行为实际上具有两种意义）。
- 观察预查房（该过程实际上包括病史采集、体格检查和咨询服务，并节省你的时间，因为你不必在当天晚些时候再去见患者）。你可以早些时候到医院加入预查房，或告诉受训者在你来查房时留一名患者进行预查房。
- 要求受训者重新记录夜班或移交患者的病史。

体格检查

- 在预查房期间观察体格检查过程（参见前文）。
- 将团队带到床边，请一名不熟悉患者的团队成员对患者进行检查（即对患有心力衰竭的患者进行心血管检查和出入量状况的评估；对脑卒中或精神状态改变的患者进行神经系统检查）。
- 让一位团队成员引导夜班或移交患者的体格检查。

咨询

- 在预查房期间观察咨询情况。

- 查房后，当患者需要了解其最新的治疗计划时（即在查房时治疗计划发生了改变），观察住院医师向患者交代的过程。
- 观察知情同意程序。
- 观察住院医师如何告知患者坏消息。
- 观察住院医师同家庭会面的过程。
- 观察与患者分析检查结果的过程。
- 观察与患者复述出院计划的过程。
- 观察关于抢救意愿书的讨论。

在门诊 / 医疗服务中的住院医师	观察的目标数量	观察已完成

一石二鸟（甚至三鸟）

- 确定您的观察可以帮助学生和患者的情况。
- 观察门诊经常延迟的受训者的病史采集过程非常有效。你可以搞清楚是什么原因使其花了那么长时间而导致门诊延迟。
- 询问受训者以前没有做过的事情或正在做什么。这些行为非常适合观察（例如，老年病评估、肌肉骨骼检查、给糖尿病控制不佳的患者开始使用胰岛素、询问生前预嘱、召开家庭会议等）。

创造一个简单的追踪系统

- 制作一个包含三列的 Word 文档（参见以下示例）。第一列列出了门诊或医疗服务中的所有住院医师。第二列列出了需要观察的数量。第三列是完成观察后进行标注汇总的地方。将文档装订到包含 mini-CEX（或其他直接观察工具）的文件夹中。将文件夹挂在门诊的接待室或会议室中。在表格中实时记录观察情况。在每个门诊 / 工作日开始时查看哪些学生需要被观察。

直接观察的其他建议

- 基于住院医师项目的所需胜任力和目标进行观察。
- 尝试将观察过程融入进你已经在做的工作中。
- 多次观察受训者以提高评价的普适性。
- 在直接观察过程中建立有意义的反馈，并完成某些包括行动计划的反馈：受训者可以采取哪些步骤来改进其特定方面的表现？
- 使住院医师对直接观察的必要性有足够的认知。
- 分而治之：在不同的科室轮转过程中分别观察不同的技能。

评分者训练工作坊示例

评分者训练内容	解释	时间
1.5 小时的工作坊		
介绍性课程	直接观察的原理 评价信度差的根源	30 分钟
展示评分者间信度不佳的事实	参与者观看引入视频并打分（5 分钟） 对观察和打分进行讨论（10 分钟）	15 分钟
直接观察的障碍	参与者描述进行高频率、高质量的直接观察的障碍	5 分钟
简单的表现维度培训	参与者设计关于技能的评分框架，之后回顾基于证据的评分框架（10 分钟） 将框架应用于视频（5 分钟）	15 分钟
参考框架训练	要求参与者描述选择打分的标准 之后将话题转向置信的标准	10 分钟
头脑风暴：如何完成对观察的快照	参与者确定对学员和患者有价值、同时不会浪费教师不必要时间的简要观察内容	10 分钟
总结	提问	5 分钟

3 小时的工作坊		
破冰活动	讨论被观察和观察别人的经历	10 分钟
介绍性课程	直接观察的原理 评价信度差的根源	45 分钟
直接观察的障碍	小组确定直接观察的障碍	10 分钟
展示评分者间信度不佳的事实	参与者观看引入视频并打分（5 分钟） 对观察和打分进行讨论（10 分钟）	15 分钟
休息		10 分钟
简单的表现维度培训	参与者设计关于技能的评分框架，之后回顾基于证据的评分框架（15 分钟） 将框架应用于视频（5 分钟）	20 分钟
参考框架训练	要求参与者描述选择打分的标准 之后将话题转向置信的标准 询问参与者令人满意的打分需要什么要素	15 分钟
直接观察的准备	讨论学员和患者所需要的准备 三角站位	10 分钟

续表

头脑风暴：如何完成对观察的快照	参与者确定对学员和患者有价值、同时不会浪费教师不必要时间的简要观察内容	20 分钟
表现维度的第二技能训练或讨论直接观察的体系	重复之前的表现维度培训的练习，或者讨论如何从体系的角度来进行观察	20 分钟
总结	提问	5 分钟

全天的工作坊		
破冰活动	讨论被观察和观察别人的经历	10 分钟
介绍性课程	直接观察的原理 评价信度差的根源	45 分钟
直接观察的障碍	小组确定直接观察的障碍	10 分钟
展示评分者间信度不佳的事实	参与者观看引人视频并打分（5 分钟） 对观察和打分进行讨论（10 分钟）	15 分钟
休息		10 分钟
简单的表现维度培训	参与者设计关于技能的评分框架，之后回顾基于证据的评分框架（15 分钟） 将框架应用于视频（5 分钟）	20 分钟
参考框架训练	要求参与者描述选择打分的标准 之后将话题转向置信的标准 询问参与者令人满意的打分需要什么要素	20 分钟
直接观察的准备	讨论学员和患者所需要的准备 三角站位	10 分钟
头脑风暴：如何完成对观察的快照	参与者确定对学员和患者有价值、同时不会浪费教师不必要时间的简要观察内容	20 分钟
反馈	回顾如何给予反馈	25 分钟
总结	提问	5 分钟
午餐		60 分钟
模拟直接观察的工作坊		
概述	回顾模拟的目的	10 分钟
第一站	临床技能 1 的观察和反馈	40 分钟
第二站	临床技能 2 的观察和反馈	40 分钟
休息		10 分钟
第三站	临床技能 3 的观察和反馈	40 分钟
第四站	临床技能 4 的观察和反馈	40 分钟
复盘	讨论这一天的心得体会	15 分钟

表现维度培训示例

本练习的目的是让你的小组为**咨询服务**的特定要素开发一个框架。

1. 确定应讨论的信息（即内容）。也就是说，需要向患者询问、完成和传达什么？

2. 确定应如何传达该信息（即过程）。也就是说，应该表现出什么态度和人际交流技能？例如，哪些行为会暗示主治医师，所观察的住院医师正在表现出富有同情心的职业态度？

3. 保持你列表的"行为性"。需要知道，你是在教师观察的背景下开发这些元素的。

内容 / 过程	如果属于胜任力要求，则以星号标注

参考框架训练步骤

步骤	任务描述
1	表现维度培训（PDT）。教师观察者创造或接受关于胜任力每个维度的描述，然后讨论他们所认为的每个维度所应具备的资质是什么。
2	教师观察者从患者最佳结局的角度来定义什么是优异的（最有效的标准和行为）表现。
3	教师定义令人满意的表现的最低标准并对此达成共识。一旦设定了令人满意的标准，一般的标准也就有了相应定义。其他一切表现都默认为不令人满意的。
4	向参与者展示描述了关乎表现的重要事件从不令人满意、中等到突出等不同水平的引入视频，并要求他们区分不同的表现水平。
5	参与者用以行为为锚点的评分标准来给视频片段打分。
6	培训师/辅导员提供有关"正确"评分应该是什么样的反馈，并提供对每个评分结果的解释。
7	培训课程以有关参与者的评分与"正确"评分之间差异的重要讨论环节结束。

改良版的迷你临床评估练习

回忆你刚刚观察的接诊过程，请回答下列问题：

1. 你观察到住院医师什么地方做得很好？

2. 这名住院医师犯了什么错误或者有什么不足（如果有的话）？

3. 基于这一次观察，你下一次该如何监督这名学员的这项技能？

1	2	3	4	5
学员可以在场但只能作为旁观者（即学员不能实施此技能。学生可以在场但只能作为旁观者）	学员可以在直接监督下练习该技能（与监督者同处一室）（即我需要实时观察学员实施此技能）	学员可以在间接监督下练习该技能（监督者可在数分钟内到场）（即我不需要在同一个房间内观察学员实施此技能，但我将会重新评估这个患者或与患者确认一些发现）	可以在无监督的情况下进行医疗实践（远程监督）（即我不需要观察学员，但我可以在学员寻求帮助时出现或提供反馈）	学员在这项技能方面可以监督低年资的学员练习（即学员可以监督他人）

第5章

直接观察：标准化病人

JOHN R. BOULET, PHD, NEENA NATT, MD,
AND RICHARD E. HAWKINS, MD, FACP
译者：关　艾　审校者：杨莹韵

章节纲要

引言
典型的标准化病人接诊的组成要素
　对接诊环节的介绍
　标准化病人接诊
　标准化病人接诊的记录或评分
　接诊后练习（站点间练习）
　评价
标准化病人评价的心理测量学
　标准化病人评价中的评分
　　检核表和评定量表
　　评价者培训
　分数等值策略
　质量保障
　标准设定
　明确有效性的影响因素
基于标准化病人的考核的发展
　考核目的
　考核内容
　病例设计与标准化病人培训
用基于标准化病人的方法评价教育成果
　促进学习的评价
　对学习的评价
用未事先通知的标准化病人进行病人照护评价
标准化病人法用于教育和评价的优势与不足
最新进展与未来发展方向
　评分
　团队协作／跨专业技能

多方面模拟
住院医师培训、认证以及认证维护
注释书目
参考文献

引言

　　对患者（或模拟病人）和学习者之间互动过程的直接观察被认为是评价临床技能的基础，因为通过这种观察可以判断学习者具体能够做什么，而不只是他了解什么。这种观察可以在实际临床问诊中进行，而借助标准化病人（standardized patient，SP，又称模拟病人）来模仿患者则更为常见。SP是一类经过培训、可以在医学教学或者评价中扮演患者（或患者亲属、医疗卫生人员）的人。更准确地讲，标准化病人是指经过更全面的训练，可以一致地、准确地再现某个病例或者可以为应试者的操作客观地评分的模拟病人。但是，模拟病人和标准化病人这两个词语在使用中一般不作明确区分。除了扮演患者以外，SP也可能会学习如何报告应试者的操作和行为、在角色扮演过程中进行教学、对沟通与人际交往技巧进行评分，以及提供反馈。

　　本章以SP问诊的典型要素作为开始，主要介绍了SP在评价中的应用。同时本章也对基于SP的评价的心理测量学特征，以及运用SP进行多站式考核的发展现状与管理方式进行了总结。以SP法评价教育成果（包括在实际临床环境中应用未事先通知的 SP）的应用在本章均有涉及。本章也指出了 SP 方法的优势和不足，并简要讨论和总结了 SP 在医学教育和评价中应用的新进展以及未来发展方向。

在过去十年当中，SP 在直接观察评价中的作用大大增加，目前它已经被应用于各阶段学生以及多方面临床胜任力的教学和评价。[1,2] SP 项目的发展在一定程度上是学习者与真实患者接触减少、适合教学的案例可用性降低的结果，同时人们也认识到 SP 可以在提供真实情景、让学习者更好地理解患者医疗的复杂需求方面弥补其他评价方法的不足。近来，SP 被更多地应用于评价新技能及 21 世纪医疗卫生人员的胜任力，其部分原因是医学教育和监管机构在适应社会变革与医疗卫生服务系统的革新。同时，SP 项目在医学和其他卫生行业中的更广泛应用也与教育者对评价在教育中的作用的看法发生变化有关：过去，评价在一个阶段训练结束后进行（终结性评价 / 对学习的评价），主要目的是评价学习者的学习效果，一般采用某个固定标准来进行；而现在，评价强调通过指导教学和学习的反馈帮助学习者在学习过程中取得进步（形成性评价 / 促进学习的评价）。[3]

通过患者问诊和查体收集数据的常规技能，以及基本的沟通与人际交往技巧，都属于通过直接观察易于评价的临床技能。临床技能还包含在有效咨询中体现出的更复杂的信息交流和互动技能，这些能力会影响决策、还有告知坏消息、安抚愤怒的患者、披露医疗差错、进行尊重文化选择的医疗照护等过程中所涉及的知情决策与挑战应对。如前所述，SP 场景在新近医疗卫生系统相关胜任力评价方面的使用正逐步增加，包括与患者安全、跨学科合作和团队协作相关的胜任力。

基于操作的评价（包括应用 SP 的评价）常出现在客观结构化临床考试（OSCE）中，已经被广泛应用于多个国家的医学生教育项目，同时也在其他卫生行业得到发展。[4-10] 从早期作为形成性评价工具引入医学教育开始，OSCE 目前已经在一些国家成为认证和执照核发过程的一部分。[11,12] OSCE 的发展一部分是基于标准化训练方法的发展、评分类目的测试和完善、[13,14] 评价方法对于先进技术的利用、心理测量学验证研究

的进行 [15,16] 以及在可比条件下对医学生 / 毕业后教育学生进行评价的需求。

典型的标准化病人接诊的组成要素

无论 SP 是被应用于单独面试还是多站式评价，临床接诊都会包含以下几个基本组成要素（图 5.1）：

对接诊环节的介绍

学习者会在开始时看到一份介绍患者的开场白或者"进门须知"，介绍内容包括接诊的情景设定、患者来访的原因和学习者需要完成的任务。例如，Jones 夫人因为呼吸困难来到你的诊所。请询问相关病史，对患者进行查体，然后和 Jones 夫人讨论你的初步看法和治疗方案。这一环节中信息的详细程度取决于 SP 的训练目标。

标准化病人接诊

应试者应当与 SP 进行像对真实患者问诊或查体一样的交流。这个模拟训练可能会包含额外的临床信息或者材料来丰富训练的教育价值，或者帮助教师将训练调整为适合应试者的难度。SP 可能会被要求提出特定的问题，以对所有学习者设置沟通挑战。例如，"你认为我这种咳嗽需要吃抗生素吗？"需要完成的任务的复杂程度可以根据学习者的情况进行调整。刚刚开始训练的学生可能会被要求询问病史并进行查体，而一个经过长时间训练的学习者可能会被要求告知 SP 一项令人不安的检查结果、透露一个医疗差错，或者劝说 SP 进行行为调整。

标准化病人接诊的记录或评分

有几种方式可以在接诊过程中记录应试者的操作。可以在接诊过程中或结束后、在现场或者通过录像带进行记录和评分。记录或评分可实时或通过录像进行，有多个参与者，包括参与扮演的 SP、在旁观察的 SP、应试者、观察的教师或者应试者的同学。对学习者操作的记录、评分和评级可能会用到不同的方法和设备。这些评分细则会在后文中详细介绍。

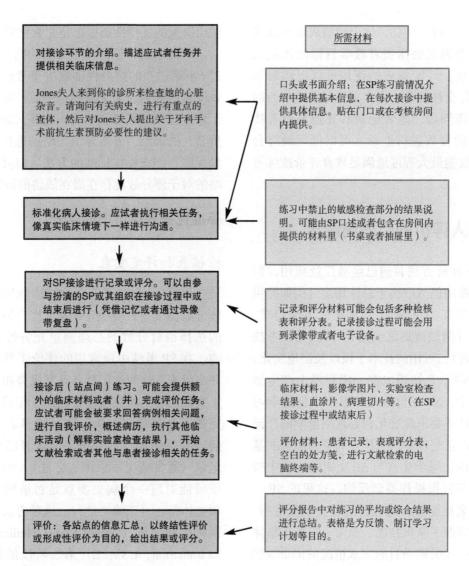

图 5.1　典型标准化病人（SP）接诊的组成要素

接诊后练习（站点间练习）

　　SP 接诊一般会伴随一个接诊后练习，以进一步评价学习者解释所收集信息的能力、临床推理能力以及书面沟通能力。例如，学习者可能会被要求解释实验室或者影像检查的结果，对诊疗方案进行概述，写临床记录，开药物治疗、职业治疗或者物理治疗的处方。其他练习还可能包括回答与病例内容相关的问题。为了扩大 SP 法可以评价的胜任力范围，学生可能会被要求提出一个问题进行文献综述，并寻找解决这个临床问题的证据（提出患者医疗的要点，或者基于实践学习及改进的胜任力）。或者面对一个复杂的患者案例，学习者可能会被要求思考可行措施以平衡患者权益与系统资源的合理利用（基于系统的临床实践或职业素养）。

评价

　　所有在 SP 接诊过程中或结束后收集到的信息都可用于评价。近期，教育者们提倡用程序化方法进行评价，将重点从只根据个人考核分数进行操作的单项决策（对学习的评价），转移到基于多种评价结果的反馈来帮助学生进步（促进学习的评价）。[17] 程序化评价概念的核心是利用收集的信息提出反馈。在 SP 法中，反馈有多种形式，包括教师和（或）SP 提供的面对面口头反馈，或者作为小组汇报会的一部分。特定病例内容的检核表可以被用于判断应试者是否达到了信息收集要求的标准。同样，这个检核表也可以用作提供应试者满足临床或者教学目标的优点反馈的讨论模板。评定量表的使用可以提供对学生沟通与人际交往技巧、人文关怀和职业行为的反馈。对临床问诊、患者记录和其他与患者接诊相关练习的分数进行汇总，可以得到最终分数。这个分数能最大程度地满足教育评价或练习的目的。

标准化病人评价的心理测量学

尽管 SP 评价方法目前已经被广泛应用，但这种评价的效用仍然取决于总体用途（例如提供反馈，做出胜任力决策）、当地医疗卫生需求、可用的资源（例如被训练成为 SP 的人员，考核房间，评价者）、可用的技术手段以及当地文化，心理测量学的专业知识也在一定程度上产生影响。在历史上，SP 评价最开始被用于促进学习的评价，并且不要求标准化和心理测量学的严谨性，但这两点正是现今执照核发和资格考试的基础。总的来说，医学生在与 SP 交流的过程中被观察，并立刻根据操作得到反馈，这里的 SP 一般是另外一名医学生。这样的过程会反复进行，直到医学生掌握了某项技能。通常，仅基于整体印象或对于一些关键条目的完成情况的记录（例如检核表）进行评分。接诊后练习（例如读一份心电图）经常被采用，以评价诊断技能。从实践角度来讲，完成这些框架性练习的学生可以获得针对他们优势和不足的即时、有意义的反馈。尽管从教育学的角度来讲这些信息可能非常重要，但是衍生出的能力评价的心理测量学特性并未得到足够关注。

但是，在过去的 40 年当中出现了一系列关于 OSCE 和 SP 评价分数的心理测量学特性的文章。[18-20] 值得注意的是，人们对分数测量特性的兴趣是由大规模医学认证和执照考试的实施所引发的。[21] 从准备这些高利害考试过程中产生的研究数据，以及医学教育机构研究者产出的信息，都为应用于教育项目或者执照考试的 SP 考核的发展提供了良好的基础和指导。但是，值得指出的是，即使不考虑利害性或者评价目的，收集一些分数的心理测量充分性证据和（或）基于分数

做出决策的支持性证据也是非常重要的。

总的来说，任何基于分数的判定（例如，通过/不通过）的抗辩性都取决于考核生成合理有效度量的能力。为了做到这一点，要谨慎关注对于评分规则的制订和（或）选择、SP（或其他评价者）的训练、分数等值策略的选择和执行、质量保障、建立操作标准的方法，以及通常会被忽略的对于评分效度存在潜在威胁的研究。

标准化病人评价中的评分

检核表和评定量表

尽管一次 SP 评价中的接诊数量才是决定整体分数信度的首要决定因素，[16,22] 但是评价工具的选择也对分数的心理测量充分性具有可观影响。在 SP 考核中最常用的评价工具是检核表和评定量表，这两种工具各有其优势和不足。[14] 基于案例内容的检核表通常被用于记录应试者是否完成了某些特定行为。这些检核表一般被用于问诊和查体操作的评分。应试者的操作被明确记录（通常情况下采用二分法），例如一个检查项可能对应一个病史要点是否被问到，或者某项查体是否（正确）进行。这种方法被用于美国医师执照考试（United States Medical Licensing Examination，USMLE）第二阶段的临床技能考试，[23,24] 在这项考试中，SP 会在接诊后立刻完成检核表。另一种使用检核表进行评分的方法要求记录者记录应试者是否尝试过执行某项查体，如果有，那么这项查体是否被正确地完成，这种方法一共为记录者提供了三个评分选项。无论这些明确的数据是如何获取的，记录者都可以选择基于临床相关性或者与临床结果的相关性来决定特定条目的权重。但是，由于询问病史和查体的相互依赖性，以及决定某一行为相对于其他行为的重要性的困难程度，权重的分配可能会产生一定问题，[25] 并且可能对提供有意义的评价分数没有太大影响。

问诊和查体的检核表通常在最初的病例设计工作中完成，一般来讲，这类检核表应当与评价的目标及目的保持一致。因此，决定检核表的使用方法是评价的重要前提。如果以评价一个介绍性查体课程初学者的信息收集能力为目的，那么

应当在检核表中包含信息收集任务相关的完整细节。这样一个详细的检核表可以帮助课程或者实习负责人明确并传达与技能或者临床任务相关的学习或临床目标。对于更高阶段的学习者来讲，或者用于高利害性决策时，检核表应当反映面对主诉时，应试者的行为或操作的相对重要程度。

为了确定检核表的内容，病例设计团队应注意存在给予完整的或不适当的考试行为高分，而忽略真正的临床胜任力的可能性。也就是说，能力更高的应试者不应因为通过其他或更有效的信息收集方法得到恰当的诊断或处理结果而得到低分。临床医师需要注意规避在检核表中包含过多条目的自然倾向，[26] 这种行为会对分数的信度产生负面影响。让更多高年资应试者或对病例细节不熟悉的其他教职人员进行病例和检核表的测试可能会提供重要的"现实核验"。这个过程通常可以减少检核表里的不必要条目，并且有时会增添初始病例设计者没有考虑到的条目。一般来讲，将检核表条目限制在 15 ~ 20 个是比较恰当的，过长的检核表可能会超出大部分 SP 精准回忆应试者特定行为的能力。[27] 另外非常重要的一点是，临床医学教育者要与 SP 一起确保检核表中的每一项都对应特定的、可观察的行为，并且可以对这些条目进行明确评分。有些不必要且复杂的条目需要 SP 理解应试者的意图或者回忆多个行为，会导致检核表记录的不准确性。[27] 例如，相较于"应试者询问导致我胸痛的原因"，单独条目更恰当的表述方式应为"应试者询问我的胸痛是否由体力劳动引起""应试者询问深呼吸是否会导致我的胸痛"和"应试者询问坐起这个动作是否会导致我的胸痛"。

尽管学术文献中包含了很多 SP 项目的通用信息，但是文献中提供给制作特定病例检核表的人员的指导却很有限。[28] 仅有很少的文献详细描述了检核表制作的具体过程。另外，由于操作指南的更迭非常快，现在被认为很重要的检核表条目可能在未来就会变得不那么重要。[29] 一般来讲，最谨慎的做法是让检核表中只包含被临床证据和（或）临床医生和（或）教师的共识所支持的内容。[13] 接下来，在病例的试行过程中可以对检核表进行进一步修正。

SP 接诊的很多评分方式也会用到各种类型的评定量表。[30-33] 一般来讲，当被评价的技能或行为需要对应试者的操作进行多方面评价，而不适合二分法评分时，就会使用量表。评定量表通常被用来评判沟通与人际交往技巧，或者评价人文关怀以及职业行为。[32] 通常，对于专家在真实临床情境下使用的通用评定量表来讲，适当的评分者培训和量表内提供描述词或者锚定词语，都是对应试者操作做出可信而有效评价的基础。[34]

目前，关于临床技能的评判，在学术文献内存在并可能持续存在检核表相对于通用量表有效性的争议。[35] 尽管公开的研究数据表明通用评定量表在区分更有经验的临床医生的临床技能方面更有效，但是研究所显示的二者差别非常小，并且可能与检核表和通用评定量表各自具有的相关测量问题以及二者量化的不同测量特性有密切联系。[36] 目前研究表明，对评分者进行培训已足矣，无论是选择分析量表还是整体量表都不会对评分的信度有太大影响。[37] 另外，考核的目的、评价的特定属性、应试者能力水平以及整体（评定量表）或者分析（检核表）工具的特定设计均会对考核结果的效度产生影响。[14] 例如，根据文献记录，更有经验的医师可能会在检核表考核中获得更低的分数。[38] 这可能是因为他们会在问诊过程中采取捷径，而这减少了他们为了做出合理的鉴别诊断所必须获得的信息数量。不过，通过谨慎的评价工具设计或选择、评分者培训，潜在的效度问题可减少，而在评价中对检核表或者通用评定量表的选择则主要根据考核目的。[19] 如前文所述，检核表更适合对应试者是否针对所给病例询问关键病史问题或者进行某项基本查体行为进行评价。检核表也适用于应试者会接到特定反馈的情景。相反，通用评定量表更适合用于多方面评价，例如沟通、人际交往技巧和职业素养。这种方法使 SP 或者其他有资格的评分者能够更好地认识到哪些是恰当的或者不恰当的操作。另外，用于概念评判（如医患沟通）的检核表（例如眼神交流、自我介绍）虽然被广泛使用，[39] 但这种检核表只能赋分具体的行为，而不能有效地捕捉交流过程中难以具体量化的关键要素。

评价者培训

除了选择合适的评分类目，评价者（SP、同行、教师或其他组织）也需要被招募并培训，培训内容包括如何正确而标准恒定地使用评定量表。[34] 尽管任务选取的可变性在 SP 评价法中较高，[40] 评分者的可变性仍会显著影响评分的准确性，尤其是当评价者没有接受过足够的关于正确行为和评分操作的训练时。对于 SP 评价中常见的问诊和查体测试检核表，SP 或者其他任何记录信息收集活动的人员都需要接受培训，以理解应试者提问的变化，并区分查体行为是否正确。医师在 SP 培训中的参与将有助于阐明特定病例可接受和不可接受的临床治疗方法。无论采用哪种评定量表，评价者都需要学习如何区分一系列相关连续行为的操作。如果这项训练没有到位，那么应试者的分数可能仅仅反映的是评分者的选择倾向（例如，"鹰派"或者"鸽派"的倾向），而不是应试者的真实能力。

值得庆幸的是，通过适当的挑选、训练，以及有效的质量保障程序，SP 和其他评价者能够被训练出提供合理可重复的分数的能力。[41,42] 训练内容通常包含角色扮演、回顾记忆技巧，以及利用作为基准的标准临床接诊的录像带进行试验练习。尽管评价者的系统性错误（例如偏见）和随机性错误（例如记忆偏差）的来源并不能被彻底消除，但是它们可以被有效控制，从而减少对评价分数效度的影响。但是值得强调的是，某些人由于自身特性（例如，对医疗从业人员有偏见的人，或者记忆力不好的人），会是不合格的 SP 或者评价者。同样，某些教师评价者也可能会先入为主，往往对应试者有不符合实际的预期，并且不与学习目标相匹配，甚至很容易改变。因此，在将 SP 或者其他评价者纳入评价团队前，明智的做法是尽可能对他们进行筛选。[43]

分数等值策略

对于 SP 评价，尤其是用于做出高利害性决策的评价（例如职称晋升或者执照考试），需要采取措施以保证所有应试者都拥有公平和均等的机会来展示他们的"真正"实力。如前文所述，尽管受过培训，某些评价者与其他人相比可能更严格或者更宽容。因此，如果应试者并不是在相同的条件下（例如，相同的评价者）接受评价，那么在必要情况下，就需要对分数进行调整，[20]

否则评价的公正性将受到质疑。类似地，由于在同一评价中可能会用到不同病例，因此需要对这些病例的难度负责。如果这一点被忽略，那么接受更难病例考核的应试者可能会得到一个不能完全反映其真实能力的分数。反之，如果不对难度进行调整，那么接受更简单接诊考核形式（病例混合）的应试者会占便宜，并且评价结果的效度也会降低。

对于很多医学院或者住院医师的 SP 评价项目，尤其是以形成性学习为目的的评价来讲，通常并不需要进行分数调整。在这些项目中，大部分学生会在课程不同的评价阶段遇到一样的病例和 SP。并且这些评价结果主要是为了提供反馈，以及找出需要补习的学习者。但当评价目的以终结性学习结果为主（例如资格认证和执照考试或作为医学院毕业要求的一项）时，对于操作评价结果就需要执行特定的分数等值策略，也就是说对于考核的实施（例如病例或 SP 的选择）和数据收集都要格外关注。[20] 在这种情况下，无论应试者遇到什么难度的考核形式或特定的评价者会怎么选择，应试者都会得到公平的对待。

在医学院或者住院医师的终结性评价（例如，被用于毕业要求）中，接受每一个病例考核的应试者人数以及所用的评价者人数都较少，而这会给分数等值策略的实施造成困难。这主要是由于应试者越少，对于病例难度和（或）评分者严格程度的估计就越不准确。但是如果其中的某些病例每一年都在重复使用，那么就可以用之前学生的表现来估计这个病例的难度。只要每一年学生整体水平没有太大差距，这些重复使用的"通用"病例就可以被用于评价。对于医患沟通这种测评特征，至少在基础临床技能的考核方面，一般认为病例的选择并不会过度影响学生的表现。假设评价者遇到总体上水平相对平均的学生，那么评价者计算的学生平均表现就可以反映出该评价者的严格/宽容程度。这些举措都可以用于调整个别学生的评分，从而保证评价的公平性。

质量保障

除了设计高质量的检核表条目以及限制检核表长度以外，还需要注意记录评价过程中出现的错误。[44,45] SP 一般倾向于承认存在错分误差而非漏分误差，对未采取行动的应试者给予计分的次数是未记录应试者实际行动的 2 ～ 3 倍。[27,46] 不过，尽力保证 SP 准备角色扮演到最佳状态，结合质量保障程序以进行定期观察及对 SP 扮演和评分的准确性进行指导，可显著减少 SP 在这些方面的错误。[47,48]

为了保证应试者分数的效度，需要有特定措施来记录 SP 的评价过程。[49,50] 首先，尽管 SP 评价在本质上是定性的，但必须确保模拟的准确性。如果一个 SP 并未按照预期扮演病例角色（例如，表现出的症状与病例不一致），那么应试者就不太可能问出要求的问题和（或）进行相应的查体。那么无论是通过检核表还是整体评定量表评判的应试者信息收集评分都很容易出现错误。不管是在现场还是通过录像带，对接诊进行定期观察并给 SP 提出反馈的质量保障手段都会提高 SP 的角色一致性。

任何获取的评分中都应抽取一部分进行验证，这种验证一般是通过第二位评价者来进行，可以是 SP、培训者或者具有相关领域专业知识的评价者（例如医师、护士）。尽管再次评分很难提升评价的整体信度，但若使用了适当机制进行抽样，这些数据可以用来找出评分不准确的 SP 和（或）没有按照规定标准评分的其他评价者。值得注意的是，如果有更多的 SP 资源，并且以提升整体评价信度为目标，那么增加更多病例比进行多次评分更有意义。[22,51] 最后，定期检查病例材料（包括检核表）非常重要。由于医学的发展是动态的，因此查体和问诊问题的重点可能会随着时间推移发生变化。

在选择评分者的问题上，目前研究表明对于病史采集、查体技能甚至沟通能力的评价，SP 和医师在效度方面并没有显著差异；[39,42] 但是对于专业知识和经验要求更高的复杂诊断或者治疗技能评估，对应试者的表现评分需要有经验的医师参与。[52] 研究还表明当多个 SP 扮演同一个病例时，适当的培训和反馈可以达到更准确、更一致的扮演和检核表记录。[53] 最后，SP 在模拟和记录病史上的表现要略微优于对于症状（例如疼痛的严重程度）的扮演或对查体的评分。[27,46]

标准设定

对于很多 SP 评价，即被用于促进学习的评价来讲，特定表现标准的设定并不是很重要。如果不需要对胜任力或水平进行判定，通常不需要制订具体的表现标准。不过分数（即具体检核表的表现，终结性评分）会作为形成性反馈提供给应试者，这种分数通常以百分数列出。基于这些报告，应试者可以了解其优势、不足，以及在被评价群体中的相对排名。但是，如果评价是以考量学习结果为目的（例如课程通过、毕业），那么就需要制订分数标准以界定技能合格与不合格的应试者。

SP 评价的标准设定方法在过去的几年中得到了发展和更新。通过借鉴文献中的评价方式[54] 以及采用某些通用手段，高效且有效的 SP 临床模拟标准设定方法已经形成。[54-56] 最有效的方法一般是招募临床专家来检查接诊过程（例如录像带）或者合格指标（例如完成的检核表），并根据接诊人员的表现对其胜任力进行评判。[57] 这些评判再回到分数设定上，可以在分数量表上界定能够最大程度区分是否具备所需技能应试者的标准点。举个例子，可以给一组医师播放学生表现的录像带，然后让这些医师在学生表现是否符合医患沟通要求方面作出整体水平判断。对于特别不好的表现，很可能所有组员都会认为应试者不具备这项技能；相反的共识也会出现在特别好的表现上。那么，对于连续的能力水平，一定会有一个界线，在这个界线下所有组员都不赞同应试者具备该技能。假设组员的人数和学生表现的样本数量都足够多，那么组员的评判就可以确定出评分量表上的能力区分点。使用数学方法（例如线性回归）可以很容易地界定这个具体区分点。[58]

无论采用什么样的方法设定操作标准，参与到这一过程的人（在相应领域具有专业技能的临床医生）都倾向于对应试者表现有过高期待。这可能至少部分是由于一些"专家"极少观察应试者与患者的交流，对于应试者的能力并没有清楚的认识。另外，目前的检核表设计往往没有充分的临床证据支持，使得在共识下的方法设定出与优秀临床实践并不一致的标准。[59] 因此，在为 SP 考核设定标准时，特别重要的一点是要保证设定标准的组员（通常是医生）在评价目的方面达成共识，并且对于评价方法的复杂性和细微差别具有清晰认识。通常，除了明确导向，标准设定组成员还会被邀请参与到评价过程当中（例如，在一些病例中做一名应试者），从而修正他们的期待值与现实的差距。

明确有效性的影响因素

支持使用 SP 的证据可以以多种不同的方式进行概念化和分类。[60] 结合明确的质量保障后，研究影响评价效度的潜在威胁也非常重要，尤其是对于采用人工评分、评价条目相对较少和（或）用于高利害性决策的评价。这种研究可能要包含多个步骤，包括对于考核执行方案（例如应试者有足够的时间完成病例）的研究，[61] 找出具有偏见的评价者、[62-65] 对 SP 评价分数和其他能力特征之间相关性的分析、[66] 对考核保密条例（例如后参加考核的学生可能提前获得信息而占便宜）的检查，[67,68] 以及使用划线分数的情况下标准的设定。[69] 随着时间的推移，这些研究实践能够确保应试者的分数真实地反映其能力。同时，假设以上研究结果都没有找到影响评价分数合理性的严重问题，那么应试者对于自己分数的接受度会更高，质疑分数的可能性也就越小。

基于标准化病人的考核的发展

在很多文章当中都可以找到利用 SP 法进行 OSCE 考核的具体细节。[70-73] 在教育机构中负责 OSCE 评价的负责人也可以找到综合性的指导。[12,74] 组织和执行这样一个项目，仅有 SP 评价相关的方法和理论方面的专业知识是不够的。在一次成功的 OSCE 背后，是明确 SP 评价适合放在评价项目的哪一环节，并致力于细致计划及准备考核的个人和团队。高质量 OSCE 的仔细计划和准备包括对以下几个重点步骤的关注：确保对考核环节的充分管理上的支持，设置招募并培训病例设计者、SP 以及评价者的流程，确定或设计适当的评分细则，筛选和监督标准设定流程，以及确保质量保障和项目改善措施的正常进行。[12,74]

就 OSCE 中 SP 相关部分而言，尽管很多医学院的考核和病例设计流程不太系统，而且往往

因为个体机构的文化而具有特殊性，但这些设计通常与高利害性的资格认证和执照考试设计相类似。对于医学院或者住院医师培训项目，非常重要的一点是，管理医学技能评价相关工作的教师或者委员会需要接受病例设计流程的培训，或者至少完成一个系统、符合逻辑并且可重复的流程设置。关于成员资格问题，设计一个病例情景需要招募不同医学专业或分支学科的教师。有些情况下，其他医疗卫生专业的员工也有可能被请来辅助对于跨专业沟通、团队合作、照护过渡或协作能力或者其他相似项目的设计、执行或者评分。

应当对教师明确评价目的，提供关于 SP 行动准则的背景信息，并且征求他们对于病例的临床意见。为指导教师或者其他病例设计者提供标准化流程和模板对于保证病例的完整性和一致性非常重要。[74] 病例情景的初稿设计完成后，由一个 SP 进行扮演，然后对该病例进行讨论。一旦病例情景和 SP 的模仿规范被确定下来，就可以着手设计问诊以及查体的检核表。需要强调的是，病例设计是一个需要反复进行的过程。在病例情景被扮演出来并试行之前，找出病例存在的所有潜在问题是非常困难的，这些问题可能包括 SP 的模拟问题、学生或住院医师对于 SP 剧本内容出乎意料的应对问题或者病例的不合理性（例如，患者的病史或者查体结果与预设的诊断不一致）（图 5.2）。

考核目的

在采用 SP 评价训练或项目时，很重要的一点是首先考虑这项活动的目的。如果首要目的是辅助学习，那么最重要的就是确定报告评价结果的方式，以保证提供给应试者的是高质量的、可个体化解释的反馈。如果主要目的在一定范围内是具有终结性的，那么考核设计的重点就应当放在确保信度和编制考核以对所评价的临床技能形成有效结论。通常，反馈的质量和本质都没有得到足够的重视；同时，作为学习结果评价的分数也具备辅助学习的作用。一个设计完善的分数报告方法可以最大程度地利用评价对学习的影响，提供有关技能、胜任力或置信职业行为（EPA）的有价值和可操作的信息，以指导后续的教学活

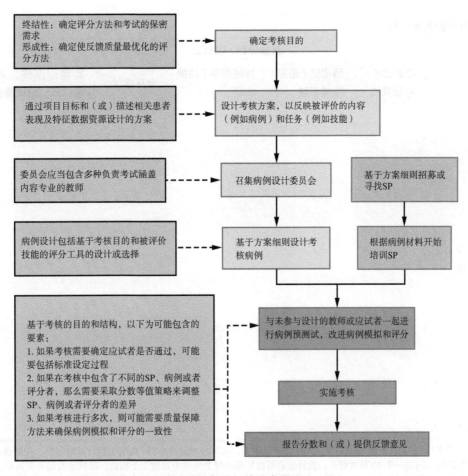

图 5.2　基于标准化病人（SP）的临床技能考核涉及的开发与管理步骤汇总

动。[17]另外，如果评价用于判定应试者是否通过或者影响晋升决策，那么考核设计者就需要考虑考核的保密性，尤其是对于在未来评价中或者在多个考核环节中还会使用到的病例。

考核内容

在考核设计中一个重要的起始步骤是确定评价的基本内容。无论目的是促进学习还是评价学习效果，设计者都需要决定评价的方面（技能），以及完成这项技能评价需要模拟的具体临床接诊类型。如果这一步完成得很好，并且与评价目标相符合，那么评价的效度就有了保证。考核内容的划定是通过设计一个标示特定被测技能或胜任力（例如查体）评价内容（SP 表现 / 患者就诊的原因）的详细规划来完成的（表 5.1）。[74]另外，规划的首要重点应当放在特定技能和胜任力上，对应可以训练这些技能的临床内容或照护流程（表 5.2）。[75]设计规划的过程是多方面的，需要

包含对于相关教育目的和课程（包括教材和课程大纲）的回顾。除此之外，地方的、区域性的和国家级别医疗卫生保障机构的统计数据也可以为保证模拟接诊能够反映患者典型就诊原因提供参考。[76]对于教育目标和材料的回顾，以及对于患者就诊频率的医疗卫生数据的分析，是两种通常互补的、可以在规划设计过程中对临床材料分门别类的方式。根据对医疗卫生数据库的分析结果进行分类，将产生根据现病史 / 就诊原因划分的临床病例（例如腿痛、呼吸困难）。另外，对于教学材料或者目标的回顾很可能会导致病例按照基于器官或者特定学科进行分类。举个例子，在医学实习结束时的考核可能会包含根据器官特异性分支学科分类的病例，例如在心脏病学、肾病学、消化病学等类别中各包含一个案例。一个为期 3 年培训的结业考试中可能包含每个住院实习阶段的病例，通过专业或者实习来划分：每个实习阶段一个病例，或者每 6 周一个病例（这样更

表 5.1	SP 评价的基本框架				
	就诊原因 / 现病史				
	心血管 / 呼吸系统	消化道 / 泌尿生殖系统	神经病学 / 精神病学	全身症状	其他：皮肤，指甲，毛发；眼，耳；肌肉骨骼
性别： 至少 3 男 3 女					
年龄： 至少 2 人 > 64 岁 2 人 45 ~ 64 岁 2 人 15 ~ 44 岁					
严重程度： 至少 2 人 急性 2 人 亚急性 2 人 慢性					
查体结果： 至少 每种形式结果有 2 人					

在此提供一个可用于多站式 SP 评价的基本方案。为保证内容效度，病例按照就诊原因 / 现病史进行横向划分，按照患者 / 病例的特征进行纵向划分。假设进行的是一个 10 站式评价，设计者就可以从横向每个分类中选取 2 个病例。虽然这看起来很简单，但是设计者要明确其中需要包含的患者特征（例如性别、年龄）和病例表现（例如严重程度）。在有很多病例可以选择（例如国家级考试）以及进行合理限制的前提下，流程较简单。但是如果可选择的病例少而限制又非常多，那么设计满足良好考核细则的病例就非常困难。对于通常只有有限的病例设计资源的医学院和住院医师培训项目，最好基于医学内容和患者特征设计一个基本方案，之后再有目的地整合满足必要限制的一系列病例。

长的实习就会有更多的病例内容）。关注基于系统的实践、基于实践的学习及改进的胜任力，使得考核内容涵盖患者安全、质量改进、循证实践和团队协作等领域。[77-85] 表 5.2 提供了一个 SP 考核的例子，这个考核的目的是帮助促进医疗系统相关胜任力学习的评价。无论选择怎样的方式来划分病例，设计者都需要注意，对应试者表现的有效理解与考核内容反映重要教学目标（医学导论课、实习阶段、学年和住院医师培训项目）的程度相关。

一个设计完善的考核规划也可以在最大程度上优化分数信度。如前文所述，分数信度由多个因素共同决定，包括应试者的不均一性、单个病例的复杂程度、SP 病例模拟与评分的效度、被考核的具体技能，以及最重要的——接诊类型和数量。[12] 对于一般的基于表现的评价来讲，当前文献表明评价分数的信度更大程度上取决于考核长度（接诊数量）而非评分者的选择。因此，一般来讲，设计者提高评价分数信度最好的方式就是增加考核病例的数量。[12] Van der Vleuten 和 Swanson 在文献综述中提出基于表现的 SP 评价，其时长需要达到 3 ~ 12 小时，以达到 0.8 的概化系数。[86] 而对于促进单个应试者或者程序性活动学习效果的评价的训练（例如评估课程是否合适），时间相对短一些可能是更恰当的选择。当用于程序化评价时，即使只使用很少的病例，从单个应试者的表现收集汇总的数据也可能提供更可靠的结果。

由于医生和在培医生在面对不同临床内容的接诊病例时，其表现呈现出相当大的差异（内容

主要胜任力领域	目标子胜任力	病例内容	标准化病人角色
基于系统的临床实践	团队协作，照护过渡	与一位护士和一位社会工作者一起准备一位患者的出院	护士社会工作者
基于系统的临床实践	患者安全签出	为待命的实习生同事完成签出	实习生
人际交往与沟通技巧	患者安全沟通	向患者家属解释一个医疗差错，涉及开错药物处方	患者父母
基于实践的学习及改进	循证实践	与新患者的访谈和为了对患者疾病做文献检索而进行的临床询问	患者
患者照护	有成本意识的照护	为要求接受 CT 扫描检查慢性头痛的患者提供咨询	患者
基于实践的学习及改进	基于价值观的照护临床信息学	与患者访谈并进行检查，记录接诊过程，概述诊断/治疗方案，并利用计算机录入信息	患者

表 5.2　关注医疗卫生系统胜任力的标准化病人考核的病例内容

或病例特异性），接诊的范围和次数是考核信度的关键决定因素。[74] 为了获取对应试者整体临床技能的准确评定，需要确保在评价过程中包含足够数量的病例和足够大范围的临床内容。为了在评价过程中更广泛地获取考核技能样本而设计的多站式 SP 考试，弥补了单一接诊中固有的心理测量学局限，并且一般能够提高临床胜任力评价的信度。[12,87,88]

在单个接诊中应试者与 SP 需相处的时间长度方面，比较短的接诊考核（5～10 分钟）和更长的考核（大于 20 分钟）同样可靠，并且由于考核总时间和资源的分配原因，较短的接诊考核更受青睐。对于固定的考核总时长，较短的接诊考核可以容许更多病例的融入，在更广泛内容的基础上对特定技能进行评价。[89] 但是，设计者需要注意为每项临床任务提供足够的时间，否则将可能会导致不恰当的考试行为（例如连珠炮式提问）。这种行为可能会获得更高的检核表分数，但是对于临床能力评定来讲是无效的。总的来说，分配给单个接诊的时间应当适合该接诊的特性，从而促使应试者的行为和节奏符合相应的临床情景。[61] 对于 SP 考核评价的任务来讲，相比于评价更复杂的患者管理能力，当测定基本临床技能（例如数据收集）时，收集的结果更加可靠。Stillman 及其团队发现获取可靠的数据收集技能评价结果需要 6～10 个病例，而鉴别诊断能力或者诊断学习的恰当运用能力的评价则需要

至少 25 个病例。[90] 因此，基于 SP 的评价在数据收集、沟通与人际交往技巧评价方面得到最高效的应用。

根据评价目标，除了在规划内包含相关的技能和临床病例，同时考虑临床环境和反映评价所要体现的更广泛人群的其他患者特征也是很重要的。与教育目标相联系（或者相关的医疗卫生数据），考核设计者应当确定表征急性、亚急性及慢性病例的比例，以及相应病例中患者就诊的地点（住院部、门诊、急诊等）。最后，基于教育目标和（或）医疗卫生数据，考核的规划还需要考虑相关的患者特征，例如种族、民族、年龄和性别。但是，随着框架变得越来越复杂和多样化，在某些时候需要考核设计者根据课程目标划分关键类别，然后通过慎重的 SP 招募和病例分配，尝试达到其他方面的合理比例。在很多情况下，制作表格或者考核内容大纲都会对病例设计和分配提供帮助（表 5.1）。

病例设计与标准化病人培训

在撰写本章内容时，我们提出的假设之一是参与本科或者研究生阶段医学教育的医师都可以接触到临床技能训练中心和包括 SP 培训者在内的专业人员。尽管医师教育者可以通过 SP 法获得很多知识和经验，但是他们很少有参与改进日常活动和管理 SP 评价项目的时间或专业知识。在接下来的内容当中我们将会提供相关信息，帮

助医师教育者明确他们对评价过程的潜在贡献，使其有效参与到相应机构 SP 评价项目的设计与管理中。

医师教育者需要知道 SP 是由一大群有着不同生活及就医经历、教育背景以及职业的个体组成的。SP 培训者和（或）临床技能中心人员在招募和录用 SP 的过程中采用了一系列或明确或模糊的筛选条件。[2] 他们通常需要考虑的因素包括职业背景（有些人可能是演员）、智力、地理稳定性、情绪稳定性、动机和空闲时间。[2,70,87] 另外，在为每项评价筛选 SP 时，他们还需要考量就医经历，以及患者个体特征，例如年龄、性别、种族、民族以及生理特性（例如稳定或者不稳定的身体条件），因为这些因素都与特定临床病例的要求有关。但是，选择对他们即将扮演的医学问题有经验的 SP 的意义并没有得到明确的肯定。尽管在有需要的情况下，过去的经历可能会让他们更真实地模拟出相应临床问题，但是他们可能难以将自己的病史与扮演病例区分开。[70,91] 如同所预期的那样，对于医疗职业怀有对立情绪或者日程安排满满当当的人不会被录用为 SP。[2]

对于病例设计和培训来讲，临床医师教育者在与 SP 培训者的沟通中扮演着教育或者评定专家的重要角色。[70] 课程、实习生培训或者项目负责人需要确定哪些病例被纳入评价或者考核。可以通过对课程负责人和教师的调查来决定哪些临床技能需要评定，以及每项技能的考核权重。他们需要以内容专家的身份与病例设计团队合作完成病例材料的设计，利用自己的临床经历来从头开始辅助病例设计，或者在已有的 SP 病例中挑选出能够达到评价目的的病例，也可对其进行相应调整。标准化流程和模板的应用是为了保证病例设计所需的所有步骤都被恰当完成，这可以最大程度优化病例设计过程的效率和作用。[74]

然而，在设计模拟临床情景的时候，教师就难以提供有用的病例材料。他们通常倾向于在一些少见或者过于复杂的患者就诊中进行原始临床情景模拟。一般来讲，由于对 SP 的扮演要求太高，这类病例难以执行，并且常常仅提供微不足道的评价数据。然而，通过适当的病例设计培训，包括不断强调评价目的，组合单独的病例情景可以是高效和多产的。最重要的是，这些病例可以产生有效和有意义的评价结果。

医生在 SP 培训中的参与对于发现影响模拟和评分准确性的问题来讲是非常重要的。在培训中，他们可以帮助 SP 理解所模拟的临床问题，对症状扮演给予反馈，并且指导 SP 对于查体进行正确评分。[91] 尽管 SP 评价经常被提及的一个优势就是评价和反馈都是"以患者为中心"，但实际上很多模仿细节、评分、反馈要点反映的是都由医疗卫生工作者确定的表现预期及标准。通过真实患者的参与确证病例设计中患者的态度，在帮助校准模拟并确保患者的看法被记录在评价反馈中等方面具有一定价值。[1]

临床医生还可能作为评价者参与到 SP 考核中对于医学生或者住院医师表现评分的环节。在本书第 4 章描述了评分者培训方法，提到的表现维度培训和参考框架培训都可能与评价的内容以及目的相关。根据实施评价的可用资源，需要确定训练医生或者 SP 评分者的相对工作量分配（以及他们在评价和反馈中扮演的相应角色），以及通过利用更多资源增加评价的 SP 病例数量来提高评价的心理测量学质量是否会带来更好的效果。[34] 由于教师工作精力的限制，教育项目负责人需要仔细考虑教师时间的最佳利用和分配（病例和检核表设计，SP 培训，应试者表现评分等）。

医生在 SP 招募和筛选中起到的一个非常重要的作用是对每个 SP 进行全面的体格检查。SP 的未知或者超出预期的身体状况可能会影响病例的模拟和病例的难度，从而导致应试者的问诊与病例设计者的预期不一致。[92] 另一方面，在促进学习的 SP 评价中，对于 SP 和场景的标准化并没有要求，因此并存的查体发现可以丰富病例内容和学习经历。

用基于标准化病人的方法评价教育成果

SP 评价方法既可以用于终结性评价，也就是依据既定标准，以判断应试者学习效果、应试者是否可以毕业或进入下一阶段培训为目的；也可以用于形成性评价，也就是以监督学生学习和提供反馈为重点。终结性评价通常在一个阶段培训结束时进行，也被称为**对学习的评价**；而形成性评价一般在教学过程中进行，属于**促进学习的评价**的一部分。[3] 在我们的观念中，评价在教学当中扮演的角色正在发生变化，在评价项目的背景下，对于教学过程中评价的重视程度逐渐增加。这些评价采用了多种方法和工具，以持续地帮助学生获得胜任力提升。[17]

促进学习的评价

SP 评价可以为基本临床技能提供有效而可靠的测定，这些技能包括病史采集、查体、沟通与人际交往技巧。成果导向教育项目，包括美国毕业后医学教育认证委员会（ACGME）定义的核心胜任力、[93] 加拿大专科医学教育指南（CanMEDS）的医师胜任力框架 [94] 以及英国医学总会"明日医生"培训项目 [95] 的要求中都建议医学教育工作者设计 SP 情景来测评这些项目框架要求的更复杂行为。尽管这些认证体系之间存在不同，但是它们提出的胜任力框架间具有明显重叠。因此在接下来的内容当中，ACGME 体系将被用来举例说明如何将 SP 评价应用于测评一系列教育成果。

SP 方法非常适合评价**人际交往与沟通技巧**，以及**患者照护**方面的以患者为中心（获取患者信息，准确收集患者的必要信息，为患者提供咨询以及教育患者）的要素。多站式 SP 考核在多种教育项目、课程、实习生培训、轮转和学年项目的始末，会被用于考核教育需求或者教育成果。混合评价会结合 SP 情景以及部分任务模型，这种评价可能被用于考核技能性及非技能性胜任力，要求学习者同时具备多种技能。[96] 对于基本和更高级技能的学习和后续评价，SP 以及其他模拟手段为从教室到临床之间的安全过渡提供了保障。

SP 既可以被单独使用，也可以作为多站式训练的一部分，以评价**职业素养**相关行为，包括对患者文化背景、年龄、性别、健康素质、信仰和智力或身体缺陷的反应。[97-100] 尽管 SP 在判定学生或者住院医师是否具有人文关怀和职业素养方面非常有效，但是在教学或评价活动中展示这些技能并不能保证相关的行为会在他们的日常表现中体现出来。在不同临床情景下，需要不同的评价者对受训者表现进行持续和（或）节段性观察以保证他们对于职业行为的保持。

SP 法的灵活性也促进其评价方法应用于**基于实践的学习及改进**（PBLI）和**基于系统的临床实践**（SBP）这两项胜任力的测定（表 5.2）。教师、员工和项目负责人可以与 SP 培训者合作设计病例，评价应试者在患者管理中检索、评估以及应用学术证据的能力，运用信息学技术管理患者信息和网络资源的能力，在知情决策中获知患者意向的能力，以及在给定条件和健康状况下提供适宜照护的能力。[77,101,102] 在过去十年当中，医学教育工作者把主要精力放在评定实现当前医疗卫生重要事项所必需的胜任力的 SP 方法上，尤其是涉及患者安全、照护过渡、跨专业沟通和团队协作的能力。[77,80,103] 可以创建 SP 评价情景来评价社会文化层面的患者安全胜任力，包括"未遂事故"管理和医疗差错披露。[83,84,104] 扮演医疗卫生专业人士的 SP 可能需要训练患者交接 [78,79,82] 或者参与一次设计用于在制订患者治疗方案时评定协作能力的多学科团队会议。[85,105,106] 模拟跨学科团队可以用来评价团队导向行为的表现，包括处理矛盾、为患者辩护以及公开质疑上级的能力。[107] 评价这些协作实践胜任力领域有一种有效手段可以应用。[108] 利用 SP 方法在这些更加复杂的医疗系统情境下评价胜任力是一件具有挑战性的事情，因为病例情景本身的复杂性更难以标准化，同时可靠和有效的评分量表也难以设计。截止目前，在心理测量学措施建立之前，将 SP 评价的医疗卫生系统相关胜任力限制在促进学习的评价活动范围内是一个谨慎的选择。

尽管 SP 方法在用于**医学知识**的评价时收效不大，但它可以用于评价应试者在模拟病人照护情境下对于知识的运用。SP 接诊可以应用结构化整体评价，例如迷你临床演练评估（mini-CEX），或者为了发掘其他重要技能，也可以加入患者记录或者其他辅助回忆图表。因为这些评价方法模拟了当前用于真实临床环境中的方式，因此它们可以更好地被评价负责人与被评价者接受。在评价重要的临床病例中知识的运用能力时，遇到那些在轮转中少见或矛盾的病例，SP 的录用还需要项目或者实习生培训负责人的决定。

成果导向教育已逐步发展起来，并纳入"里程碑"计划，将其作为框架来评定培训期间不同时段学习者的表现。美国毕业后医学教育认证委员会已经将里程碑计划纳入现有的六大核心胜任力当中。基于 Dreyfus 技能获取模型，每一个里程碑都根据逐步提高的技能水平进行划分。教育者们目前正在尝试开发新的或者调整已有的 SP 评价方法，以标示学生在里程碑成就计划中的进步。因为评价不同的熟练程度可能并不容易，因此需要仔细分析现有的 SP 情景，以确定哪些目标映射到一个里程碑阶段中的五个熟练程度等级。[109] 对病例口头描述、SP 指导、检核表条目和接诊后练习的回顾都可以帮助判断某个病例是否可以用于评价一个里程碑阶段内学生的胜任力。[75] 由于大部分里程碑都是对于学习者不断进步的表现的复杂描述，因此 SP 评价不能作为唯一判定某个里程碑阶段的评价方法，但可以作为一系列判断学习者进步程度的评价项目的一部分。当 SP 情景被用于多方面评价项目时，它在学习者即将进入新一阶段培训（例如住院医师阶段）之前可以有效地判定学习者的知识、技能和态度。[110]

对学习的评价

尽管 SP 最初被用于评价学习，它也可以被用于终结性目的的学习评价。在过去的 25 年里，SP 评价方法已得到长足发展，成为高利害性资格认证与执照考试的一部分。[21] 从 20 世纪 80 年代开始，医学院和认证机构的大量研究表明，可以通过足量的、从实践领域中适当取样的模拟接诊来获取有效且可靠的评价结果。[18] 加拿大医学会（Medical Council of Canada，MCC）最早在 1992 年开始举行医师资格考试的第二部分，这是加拿大医学生毕业的执照必要条件。[111] 在 MCC 考试实行之后，其他机构也开始设计并实施高利害性、多站式的 OSCE，这些机构包括英国医学总会（GMC）、[112] 外国医学毕业生教育委员会（Educational Commission for Foreign Medical Graduates，ECFMG）、全国骨科医学考试委员会（National Board of Osteopathic Medical Examiners，NBOME）以及美国医师执照考试（USMLE）。[11] 很多医学院也将通过 SP 临床技能评价作为毕业要求。[113]

SP 评价在终结性目的中的应用（例如胜任力考查）正在逐步发展。随着教育模式向胜任力导向教育的转化，因更多对于应试者个体技能的结构化记录的需求（即里程碑），以及患者安全是以专业人员资格为核心的共识，作为模拟评价很大一部分的 SP 评价是有必要进行的。根据为更好了解 SP 评价相关实行、组织和测评问题而进行的大量研究，在医疗卫生评价框架中采用整合模型（即采用 SP 和其他形式模拟的模型）似乎是明智的选择，特别是针对特定学习目标的评价。这一点已经在很多临床领域中得以实现，[114,115] 并且很可能随着模拟技术的进步而得到进一步发展。

用未事先通知的标准化病人进行病人照护评价

在真实临床情境中使用并未事先通知的 SP（unannounced SP，USP）为评价教育成果和医疗卫生质量提供了有效方法。支持 USP 使用的重要研究基础集中在这个方法本身（包括与其他评价方法的比较）、对各种医师胜任力的教育干预的影响评估，以及对于照护质量的评定。[116] 某些作者提出 USP 是评价医疗卫生质量和教育对实践的作用的“金标准”。[59,117-121] 已发表研究的精选实例描述了 USP 在质量评价当中的多种应用，包括一般情况下的资源利用、预防性的照护实践、HIV 风险评估和减少歧视、对腰痛的治疗、对糖尿病指南的遵守、肿瘤发生培训的效果、抑郁症的心理健康转诊和自杀倾向调查、癌症预防、家庭暴力筛查、面谈和沟通技巧以及对行为改正的咨询。[118,121-135] 一项最近的研究在“以患者为中心”的初级保健团队评价中采用了 USP，并在安全性实践、以患者为中心的沟通以及协助医疗系统导航方面提供了实用反馈。[136]

USP 在评价以接诊和医患关系为基础的医疗卫生质量方面非常有效。USP 在真实情境下测评出的医生行为可以更好地反映医生的真实实践，而不是医生在已知自己被观察的情况下在 SP 评价中做出的表演。[119,137,138] 通过不被察觉的直接观察捕捉真实行为的能力，使在传统质量测评中重要但通常不易获得的照护方面的评价成为可能。例如 USP 评价在医生或患者特征、偏见、患者偏好或情景因素影响患者医疗差别和临床决策的情况下非常有效。[119,130,132,140]另外，谨慎的病例选择与设计，以及标准化、一致的表演和评分都可以减少选择偏见，并且消除在传统质量评定方法中很常见的调整病例综合或复杂程度的必要性。[141]

采用 USP 进行医生表现评价的一个重要原因与对临床表现和照护质量的传统评定方法的担忧有关。[119,121,126,136,139,142,143]常用的方法，例如病历审查、申报或应用数据、医生的自我报告、患者评分、接诊患者的录像带或者测试中心情景下的模拟方法，都受到一系列方法学和心理测量学问题的影响。USP 的利用可以规避一部分传统评价方法所具有的测定问题和潜在偏见。[126,142,143]和由真实患者进行的沟通技巧评分相比，USP 做出的评分一般来讲更可信，并且更具有医生间的区分度。[118]与 USP 评价相比，病历审查不佳的敏感性和特异性使得其对于测定照护质量的效度存疑。[127,139,144,145]充分培训的 SP 模拟出真实的临床情景，同时运用设计完善的评分工具和适当的补充信息，能够执行具有良好心理测量学特性的评价，并提供与多种特质和医疗卫生成果相关的表现的有效解释。[116-118,124,142,146]参与 USP 研究的住院医师和执业医师都对他们的经历感到满意，同意未来继续参与此类评价，并且对反馈的效度、实用性以及对于患者医疗照护的积极作用表示了认可。[131,147]

对于 USP 方法的信度的最大威胁是 USP 在病例模拟和（或）接诊评分中的不一致性，或者 USP 在评价过程中被医生所察觉。[148]模拟或者评分的不一致性可能会对评价的准确性产生负面影响，同时评价人员应了解，对整体表现的有效解释可能受到单次或初次就诊期间典型（或者适当）的医生行为的限制。[46,149]有些行为可能并没有在单次就诊中被捕捉到，例如预防性医疗或者对于更加慢性情况的治疗，这些行为可能需要多次的就诊来进行评价。[129,133]通过反复的训练（对于有经验的 SP 也是如此）、预测试和质量保障实践（例如对 SP 表现进行反馈的音频或者视频监控），可以提升模仿和评分的准确性，或者也可以通过其他数据来对 SP 的评分进行补充（病历审查，考核要求，就诊音频）。[46,121,136,148]

被试者在病例模拟中察觉出 USP 可能会影响其行为，并且根据评价结果可以作出相应推断，因为这种情况下医生的表现很可能不再是其在真实临床情境中的行为。[120,121,150]根据公开报道，USP 被察觉出的比例范围非常广（1%～70%），但平均来讲在 5%～20%。[116,148,150]在长时间的交流、比较有难度的模拟或者患者流量有更多的控制或稳定性的情境下，USP 更容易被察觉出来。[121,150]在临床环境中防止 USP 被察觉出来是一项非常具有挑战性的工作，因为这需要与医疗工作负责人达成协作关系，设计和保护 USP 的身份。应用 USP 方法的专家提供了如何将 USP 引入实践中的建议。[137,143,148,151]最近的指南阐述了先进的信息技术、电子健康档案的使用，以及患者和医疗工作者、保险公司之间的快速沟通所引入的复杂性。[148]例如，目前来讲制造一个有照片 ID 和电话号码的假身份并不难，但是在电子健康档案、注册系统以及付款人即时支付过程中使造假不被发现并不容易。

USP 法训练和方案执行所涉及的方法学和组织管理学要求，包括相关支出等，可能会限制这种方法的实际应用。[119,136,143]尤其是 SP 训练要求的强度和为了防止被识破而需要谨慎关注的必要细节都限制了 USP 在常规评价中的使用。[141]USP 的使用可能应限制在有针对性的质量研究中以获得具体和详细的信息，在对医疗质量有影响时进行有针对性的评价，或对其他质量评价方法进行证实。[119]利用 USP 进行直接观察可以作为病历审查和患者经历调查的补充，从而形成"表现评价的三分策略"，根据质量测评目标和可用资源选择各自的方法。[139]

标准化病人法用于教育和评价的优势与不足

SP 在教学和临床技能评价方面的显著优势之一，是对于学生或住院医师与 SP 之间交流的直接观察的需求。无论观察者 / 评分者是经过培训的 SP、教师、同行还是其他群体，对技能的评价并不取决于病例报告、导师会议或者病历审核。某些直接观察方式的加入，对于帮助发现学生及住院医师在临床技能上需要改进的方面非常重要。[152]

SP 在教育活动中的应用可以让项目、课程或者实习负责人对指导和评价活动施加一定程度的控制。对 SP 接诊的安排与其他相关教育或者评价活动可以根据学习者需求同时进行或者互为补充。这与真实临床情境下的教学非常不同，因为实际情况中某项教学活动要根据患者情况来进行安排。可以对 SP 练习进行调整，使它与学习者的学术水平一致，或者满足特定个体或项目的需求。例如，对案例的重点或者模拟进行轻微调整，就可以使一个病史采集任务变成包括咨询或者更复杂沟通技巧的考核任务；在接诊后练习中加入一个患者记录过程，就可以把病例关注点从对信息收集能力的评价变成对诊断治疗能力和信息记录能力的评价。除了调整 SP 病例以关注临床胜任力的不同方面，还可以对接诊进行修改，使其包含一系列相关的临床现象，例如相同或相似条件下临床表现的多样性或时间对临床过程的影响。

在保持调整教学指导和形成性评价的灵活性、使其与学习者或项目的水平和需求一致的基础之上，SP 方法也可用于促进临床内容的一致性和标准化，以达到高利害性评价的目的，同时继续保持将评价内容和形式与多种学习成果相匹配的灵活性。[153] 应试者会接受相同的临床问题，面对一致的 SP 表现，以减少控制病例复杂性、共病、患者偏好及其他患者医疗照护相关复杂因素的需要。使临床内容、病例模拟和评分标准化的能力让 SP 评价被用于多站式考核当中，在教育过程中的各个节点均有涉及。由此可以做出关于发展、晋升甚至毕业的重要决定。

从学生或者住院医师的角度来看，以促进学习的评价方式进行 SP 评价可以让他们进行临床技能实践并且获得反馈，并且这种评价没有环境压力，也不会伤害到真实的患者。但是，根据受训者假戏真做和入戏的能力，一些与 SP 的提前接触可能是必要的，这样他们才能完全放松并获得最大的教育收益。然而，这种练习的无害性和低利害性，让 SP 成为了对困难或敏感沟通以及查体挑战进行教学与评价的理想方法。尤其是 SP 已被证明是教导与评价应试者告知患者坏消息、讨论临终关怀意向以及参与患者咨询或教

育等能力，对于乳腺、直肠和泌尿生殖道检查能力的珍贵资源。[154-156] 由于 SP 的使用使得临床接诊的操作能够着重于临床胜任力的各方面教学 / 评价，模拟就诊也可以进行调整以提高反馈的质量，并为受训者提供在遇到各种各样的患者问题和表现时学习不同的方法并提高策略灵活性的机会。例如，利用"定格"和"暂停"打断 SP 接诊并提供形成性评价与反馈，使受训者能够练习其技能，并为困难的临床情况想出其他方法。

在促进学习的评价中应用 SP 常可提升反馈的质量。[2] 多个观察者可以给学习者提供即时和准确的、针对个别技能或行为的反馈。SP 本身也可以接受培训，以从患者角度提供有关受训者技能和行为的有价值的观点。如前所述，在病例模拟和评分中引入真实患者可能会为 SP 的反馈真实性提供额外保障。[1] 教师、同行、SP 或者受训者自己都可以观看接诊录像并评分。回顾录像可通过刺激回忆法完成，以此让评价者收集到重要的诊断信息，包括所发生的遗漏或错误。这种方法对于评价边缘的或者存在问题的学生和住院医师来讲非常有效。

SP 无论是单独应用还是作为多站式临床技能考核的一部分，都能让实习或项目负责人获得关于个体受训者的反馈，并确定项目整体是否达到了重要的课程目标。使用 SP 方法进行项目评估是理想的，因为它将患者接诊确定为一个关键事件，而学习和对于个体的评价都发生在这个事件当中。众所周知，对于学习的评价会导致学习者重燃对临床医学的兴趣，注重发展以患者为中心的技能。由于良好的教育项目是建立在课程目标、课程内容和课程评价协同作用、相互作用的基础上，对于评价如何与学习目标以及教育经历相联系的考量，会激励课程或项目负责人更广泛地思考教育策略以及有限的资源如何被更好地利用。例如，患者日志可能会提到某个不常见或者在多个轮转过程中难以预料到的临床经历。通过在教学过程中或者结束后引入 SP，教师可以保证受训者具备相关经验，更能让他们提高关键知识水平和技能。

教师也可以从教育项目所实施的 SP 教学及评价中大大获益。对 SP 的利用可以减少教师在常规评价中的参与，也使他们能够更好地准备教

学及评价任务。一般来讲，教师需要参与进来，帮助安排和决定教学或者评价的临床内容与技能，并确定选定病例的表现标准。接下来，受过良好训练的 SP 就可以提供可靠的问诊与查体技能评价并提供反馈，这个过程中的观察和评价一般需要大量的时间。而在这个时间内教师就可以把精力花在诊断或者治疗方案、病例报告、问题解决等其他方面。

关于 SP 教学和评价项目最明显的问题之一就是潜在的支出。[2,153] 聘用 SP 培训者和 SP 都非常昂贵，另外根据项目地点招募 SP 可能也非常困难。同样，对于没有临床技能培训中心或类似附属机构的项目来讲，安排 SP 教学和评价的时间和空间也很困难。研究表明，获取 OSCE 相关的全部直接或间接支出是非常困难的，并且高利害考试及其初次组织会比后续组织更昂贵。[153]一个可能改善资源缺乏的措施是与其他项目或者机构进行合作，以共享资源和专业知识，最大程度地降低经济和其他资源的花费，同时保证有 SP、病例材料和经过培训的专业人员。发展注重在教育和评价中使用 SP（以及其他模拟手段）的区域性联盟就是这样一种方法。[157,158]

师资培训的投入对于教师个体有意义地参与病例和考核的设计、反馈、标准设定以及评价活动也是必要的。然而，在实际临床情境中，教师所获取的观察和评分技能在进入模拟中心或者临床技能实验室时并不能自动地进行迁移。相反，缺乏足够的观察和评分能力的教师并不会在临床技能中心的限制下自然而然地获取这些能力。无论教学或评价活动的内容和流程是什么，师资培训对于教学负责人来讲始终是重中之重。

另一个 SP 法的局限性是可以被模拟或演示的检查结果是有限的。另外，需要记住的是，完成查体操作的熟练度并不意味着应试者在现实中具备发现病理特征的能力。[159] 因此，要切记 SP 只能作为真实患者的补充而不是替代。实际上，为了保证在教育项目中可以评价较广范围的检查结果，最理想的方法是结合模拟与真实情景。[2]实际上，为了让受训了解临床表征的多样性，仍需要与大量"真实"患者接触。真实患者接诊的多层次性质和社会表征对于学习可能产生的作用在 SP 接诊当中并不能完全体现出来。[160]

据此需要记住的是，学生和住院医师在评价环境下的表现不一定能完全体现他们在真实临床情景中的表现。事实上，采用 SP 评价执业医师胜任力的数据显示，展现出的表现能力（胜任力）与实际实践的表现之间可能存在显著差异。[137,161] 在模拟情景下明显存在观察效应（霍桑效应）。尽管对于教育工作者来讲要求受训者定期展示所获得的相关胜任力是非常重要的，但是这种展示并不能作为真实临床情景下具备相同能力的绝对证据。因此，将保证相关知识、技能以及行为会在未来临床医师日常活动中同样展示出来的措施引入评价项目是非常重要的。

最新进展与未来发展方向

在过去 50 年中，对于 SP 教育和评价的应用范围急剧扩大。尽管最初 SP 是为了医学生的教学和评价用途而设计，但现在 SP 已经被应用于大部分医疗卫生领域，包括牙科、护理、听力学和药剂学。[7,9,10,162-164] 不仅如此，如前文所述，这种方法还被用于高利害性资格认证与执照考试中以得到合理的评价分数。[21]

在这一部分当中，我们将探讨 SP 的未来应用方向，并提出几个 SP 的未来研究领域。至少可以说，从组织和验证 SP 评价中学到的经验可以用于其他医疗卫生模拟形式的发展和改进，包括与人体模型、部分任务训练器、虚拟现实以及相关领域结合的项目。

评分

根据测评内容，目前 SP 评价的评分一般通过检核表和（或）评分量表来完成。这些工具可以为能力评估提供有效而可靠的结果，但是它们的设计可能非常困难，使用成本也很高。在这种情况下，更加智能的评分形式可能会起到一些帮助。对于数据收集来说，一个可能的方法是将患者和应试者之间的交流录音进行编码，然后通过语言学算法来生成一个沟通能力的分数。[165] 类似地，文本语音转换程序的应用对于判断某个询问病史的问题是否被问出来也很有帮助。对于包含接诊后练习（例如写一个患者记录、完成一个电子病历）的 SP 评价，像在其他领域一样的自动评分是可行的。[166,167] 即使自动评分技术并不完美，但它对于质量保障过程也会有一定帮助，且会提高评价的效率。

在过去的 10 年当中，记录模拟活动和存储相关数据的系统逐渐对用户变得友好也更便宜。因此，目前更常见的评分方式是通过录像回顾。[168] 外部审查者可以通过网络设备对远距离的应试者进行评价，这让评价过程变得更加高效，同时解决了很多培训以及评分相关的组织问题。

团队协作 / 跨专业技能

传统上，SP 评价被用于评估专业人员个人的临床技能。但是，患者医疗照护通常是由一个团队共同完成的。因此，SP 目前也被用于团队协作能力评价，[105,169] 使设计包含多学科（而不仅仅是临床医学人员）的模拟情景成为必要。在团队评价中，SP 也可以作为应试者的"同事"，来扮演另一位临床医生的角色。尽管这种模拟可能难以被用于高利害性评价，但是它可以在培养和提高跨专业技能方面发挥重要的教学作用，包括对医疗卫生工作者的初步培训和基于工作场所的继续教育。

多方面模拟

医疗卫生服务的提供可能相当复杂，涉及多种情况、多类医务工作者和各种技术。为了更好地囊括更多内容，可以结合各种模拟方式，以创造更真实的临床任务。例如，可以通过一个电动人体模型模拟一次不幸事件（例如患者的死亡），接下来可以进行 SP 模拟，要求应试者向家属告知这个不幸的消息。多种模拟方式的使用可以让之前仅用 SP 法难以单独测定或无法准确测定的能力得以被评价。

尽管 SP 在模拟症状甚至检查结果（例如神经学检查）方面可以做到非常熟练，但是有一些症状是 SP 无法模拟的，例如呼吸音。很多 SP 评价都会用到道具和（或）某种印模，以增加模拟的准确性，让参与者在不尽如人意的患者病症模拟中更好地"卸下怀疑"。有很多种技术革新可以用于扩大测评范围，并且解决在典型 SP 评价中缺乏查体结果的问题。这些技术包括存储预设心音的听诊器以及含有可触及肿块的乳房模型（被 SP 穿戴在身上）。结合模拟方法并引入让个体能够模拟有检查结果的患者的技术，可以增加 SP 评价的内容效度。

住院医师培训、认证以及认证维护

如前所述，SP 评价目前在一些国家已经成为了执业医师考试的必要部分。其他情景（例如专科委员会认证也可采用 SP 方法）。随着教育模式向胜任力导向教育的转变，以及应用里程碑计划对教育目标进行记录的实践，SP 及其他模拟项目在未来可能会有更大的应用。[109]SP 方法以及其他模拟方式的一个很好的应用是确认医生保持其胜任力，包括那些在行政岗位或研究岗位的医生以及一段时间未工作但想重返岗位的医生。

注释书目

精选的注释书目可在 www.expertconsult.com 获取。

参考文献

1. Nestel D, Clark S, Tabak D, et al. Defining responsibilities of simulated patients in medical education. *Simul Healthc*. 2010;5:161–168.
2. Cleland JA, Abe K, Rethans JJ. The use of simulated patients in medical education: AMEE Guide No 42. *Med Teach*. 2009;31:477–486.
3. Schuwirth LW, van der Vleuten CP. Programmatic assessment: from assessment of learning to assessment for learning. *Med Teach*. 2011;33:478–485.
4. Sturpe DA. Objective structured clinical examinations in doctor of pharmacy programs in the United States. *Am J Pharm Educ*. 2010;74:148.
5. Hawker JA, Walker KZ, Barrington V, Andrianopoulos N. Measuring the success of an objective structured clinical examination for dietetic students. *J Hum Nutr Diet*. 2010;23:212–216.
6. Bogo M. Evaluating an objective structured clinical examination (OSCE) adapted for social work. *Res Social Work Pract*. 2012;22(4):428–436.
7. Horton N, Payne KD, Jernigan M, et al. A standardized patient counseling rubric for a pharmaceutical care and communications course. *Am J Pharm Educ*. 2013;77:152.
8. Traynor M, Galanouli D. Have OSCEs come of age in nursing education? *Br J Nurs*. 2015;24(7):388–391.
9. Hofer SH, Schuebel F, Sader R, Landes C. Development and implementation of an objective structured clinical examination (OSCE) in CMF-surgery for dental students. *J Craniomaxillofac Surg*. 2013;41:412–416.
10. Dinsmore BF, Bohnert C, Preminger JE. Standardized patients

in audiology: a proposal for a new method of evaluating clinical competence. *J Am Acad Audiol*. 2013;24:372–392.

11. Boulet JR, Smee SM, Dillon GF, Gimpel JR. The use of standardized patient assessments for certification and licensure decisions. *Simul Healthc*. 2009;4:35–42.

12. Khan KZ, Ramachandran S, Gaunt K, Pushkar P. The objective structured clinical examination (OSCE): AMEE Guide No. 81. Part I: an historical and theoretical perspective. *Med Teach*. 2013;35:e1437–e1446.

13. Hettinga AM, Denessen E, Postma CT. Checking the checklist: a content analysis of expert- and evidence-based case-specific checklist items. *Med Educ*. 2010;44:874–883.

14. Ilgen JS, Ma IW, Hatala R, Cook DA. A systematic review of validity evidence for checklists versus global rating scales in simulation-based assessment. *Med Educ*. 2015;49:161–173.

15. Varkey P, Natt N, Lesnick T, Downing S, et al. Validity evidence for an OSCE to assess competency in systems-based practice and practice-based learning and improvement: a preliminary investigation. *Acad Med*. 2008;83:775–780.

16. Brannick MT, Erol-Korkmaz HT, Prewett M. A systematic review of the reliability of objective structured clinical examination scores. *Med Educ*. 2011;45:1181–1189.

17. Swanson DB, van der Vleuten CP. Assessment of clinical skills with standardized patients: state of the art revisited. *Teach Learn Med*. 2013;25(suppl 1):S17–S25.

18. Newble DI, Swanson DB. Psychometric characteristics of the objective structured clinical examination. *Med Educ*. 1988;22:325–334.

19. Norcini J, Boulet J. Methodological issues in the use of standardized patients for assessment. *Teach Learn Med*. 2003;15:293–297.

20. Swanson DB, Clauser BE, Case SM. Clinical skills assessment with standardized patients in high-stakes tests: a framework for thinking about score precision, equating, and security. *Adv Health Sci Educ Theory Pract*. 1999;4:67–106.

21. Dillon GF, Boulet JR, Hawkins RE, Swanson DB. Simulations in the United States Medical Licensing Examination (USMLE). *Qual Saf Health Care*. 2004;13(suppl 1):i41–i45.

22. van der Vleuten CP, Norman GR, De Graaff E. Pitfalls in the pursuit of objectivity: issues of reliability. *Med Educ*. 1991;25:110–118.

23. Hawkins RE, Swanson DB, Dillon GF, et al. The introduction of clinical skills assessment into the United States Medical Licensing Examination (USMLE): a description of USMLE Step 2 Clinical Skills (CS). *J Med Licensure Discipline*. 2005;91:22–25.

24. Hoppe RB, King AM, Mazor KM, et al. Enhancement of the assessment of physician-patient communication skills in the United States Medical Licensing Examination. *Acad Med*. 2013;88:1670–1675.

25. Sandilands DD, Gotzmann A, Roy M, et al. Weighting checklist items and station components on a large-scale OSCE: is it worth the effort? *Med Teach*. 2014;36:585–590.

26. Wilkinson TJ, Frampton CM, Thompson-Fawcett M, Egan T. Objectivity in objective structured clinical examinations: checklists are no substitute for examiner commitment. *Acad Med*. 2003;78:219–223.

27. Vu NV, Marcy MM, Colliver JA, et al. Standardized (simulated) patients' accuracy in recording clinical performance check-list items. *Med Educ*. 1992;26:99–104.

28. Gorter S, Rethans JJ, Scherpbier A, et al. Developing case-specific checklists for standardized-patient-based assessments in internal medicine: a review of the literature. *Acad Med*. 2000;75:1130–1137.

29. Boulet JR, van Zanten M, De Champlain A, et al. Checklist content on a standardized patient assessment: an ex post facto review. *Adv Health Sci Educ Theory Pract*. 2008;13:59–69.

30. Rothman AI, Blackmore D, Dauphinee WD, Reznick R. The use of global ratings in OSCE station scores. *Adv Health Sci Educ Theory Pract*. 1997;1:215–219.

31. Solomon DJ, Szauter K, Rosebraugh CJ, Callaway MR. Global ratings of student performance in a standardized patient examination: is the whole more than the sum of the parts? *Adv Health Sci Educ Theory Pract*. 2000;5:131–140.

32. Boulet JR, Ben-David MF, Ziv A, et al. Using standardized patients to assess the interpersonal skills of physicians. *Acad Med*. 1998;73:S94–S96.

33. Reinders ME, Blankenstein AH, van Marwijk HW, et al. Reliability of consultation skills assessments using standardised versus real patients. *Med Educ*. 2011;45:578–584.

34. Preusche I, Schmidts M, Wagner-Menghin M. Twelve tips for designing and implementing a structured rater training in OSCEs. *Med Teach*. 2012;34:368–372.

35. Pell G, Homer M, Fuller R. Investigating disparity between global grades and checklist scores in OSCEs. *Med Teach*. 2015;37:1106–1113.

36. Reznick RK, Regehr G, Yee G, et al. Process-rating forms versus task-specific checklists in an OSCE for medical licensure. Medical Council of Canada. *Acad Med*. 1998;73:S97–S99.

37. Boulet JR, McKinley DW, Norcini JJ, Whelan GP. Assessing the comparability of standardized patient and physician evaluations of clinical skills. *Adv Health Sci Educ Theory Pract*. 2002;7:85–97.

38. Hodges B, Regehr G, McNaughton N, et al. OSCE checklists do not capture increasing levels of expertise. *Acad Med*. 1999;74:1129–1134.

39. Liew SC, Dutta S, Sidhu JK, et al. Assessors for communication skills: SPs or healthcare professionals? *Med Teach*. 2014;36:626–631.

40. Wimmers PF, Fung CC. The impact of case specificity and generalisable skills on clinical performance: a correlated traits-correlated methods approach. *Med Educ*. 2008;42:580–588.

41. Moineau G, Power B, Pion AM, et al. Comparison of student examiner to faculty examiner scoring and feedback in an OSCE. *Med Educ*. 2011;45:183–191.

42. Bergus GR, Woodhead JC, Kreiter CD. Trained lay observers can reliably assess medical students' communication skills. *Med Educ*. 2009;43:688–694.

43. Gormley GJ, Johnston J, Thomson C, McGlade K. Awarding global grades in OSCEs: evaluation of a novel eLearning resource for OSCE examiners. *Med Teach*. 2012;34:587–589.

44. Boulet JR, McKinley DW, Whelan GP, Hambleton RK. Quality assurance methods for performance-based assessments. *Adv Health Sci Educ Theory Pract*. 2003;8:27–47.

45. De Champlain AF, Margolis MJ, King A, Klass DJ. Standardized patients' accuracy in recording examinees' behaviors using checklists. *Acad Med*. 1997;72:S85–S87.

46. Tamblyn RM, Grad R, Gayton D, et al. McGill Drug Utilization Research Group: Impact of inaccuracies in standardized patient portrayal and reporting on physician performance during blinded clinic visits. *Teach Learn Med*. 1997;9:25–38.

47. Payne NJ, Bradley EB, Heald EB, et al. Sharpening the eye of the OSCE with critical action analysis. *Acad Med*. 2008;83:900–905.

48. Bouter S, van Weel-Baumgarten E, Bolhuis S. Construction and validation of the Nijmegen Evaluation of the Simulated Patient (NESP): assessing simulated patients' ability to role-play and provide feedback to students. *Acad Med*. 2013;88:253–259.

49. Tavakol M, Dennick R. Post-examination analysis of objective tests. *Med Teach*. 2011;33:447–458.

50. Pell G, Fuller R, Homer M, Roberts T. How to measure the quality of the OSCE: a review of metrics - AMEE guide no. 49. *Med Teach*. 2010;32:802–811.

51. Boulet JR, Swanson DB. Psychometric challenges of using simulations for high-stakes assessment. In: Dunn WF, ed. *Simulations in Critical Care Education and Beyond*. Des Plains, IL: Society of Critical Care Medicine; 2004:119–130.

52. Martin JA, Reznick RK, Rothman A, et al. Who should rate candidates in an objective structured clinical examination? *Acad Med*. 1996;71:170–175.

53. Vu NV, Steward DE, Marcy M. An assessment of the consistency and accuracy of standardized patients' simulations. *J Med Educ*. 1987;62:1000–1002.

54. McKinley DW, Norcini JJ. How to set standards on performance-based examinations: AMEE Guide No. 85. *Med Teach*. 2014;36(2):97–110.

55. Boulet JR, De Champlain AF, McKinley DW. Setting defensible performance standards on OSCEs and standardized patient examinations. *Med Teach*. 2003;25:245–249.

56. Jalili M, Hejri SM, Norcini JJ. Comparison of two methods of standard setting: the performance of the three-level Angoff method. *Med Educ*. 2011;45:1199–1208.

57. McKinley DW, Boulet JR, Hambleton RK. A work-centered approach for setting passing scores on performance-based assessments. *Eval Health Prof*. 2005;28:349–369.

58. Boulet JR, Murray D, Kras J, Woodhouse J. Setting performance standards for mannequin-based acute-care scenarios. *Simul Healthc*. 2008;3:72–81.

59. Williams RG. Have standardized patient examinations stood the test of time and experience? *Teach Learn Med*. 2004;16:215–222.

60. Andreatta PB, Gruppen LD. Conceptualising and classifying validity evidence for simulation. *Med Educ*. 2009;43:1028–1035.

61. Chambers KA, Boulet JR, Gary NE. The management of patient encounter time in a high-stakes assessment using standardized patients. *Med Educ*. 2000;34:813–817.

62. Carson JA, Peets A, Grant V, McLaughlin K. The effect of gender interactions on students' physical examination ratings in objective structured clinical examination stations. *Acad Med*. 2010;85:1772–1776.

63. Chesser A, Cameron H, Evans P, et al. Sources of variation in performance on a shared OSCE station across four UK medical schools. *Med Educ*. 2009;43:526–532.

64. Humphrey-Murto S, Touchie C, Wood TJ, Smee S. Does the gender of the standardised patient influence candidate performance in an objective structured clinical examination? *Med Educ*. 2009;43:521–525.

65. McLaughlin K, Ainslie M, Coderre S, et al. The effect of differential rater function over time (DRIFT) on objective structured clinical examination ratings. *Med Educ*. 2009;43:989–992.

66. Whelan GP, McKinley DW, Boulet JR, et al. Validation of the doctor-patient communication component of the Educational Commission for Foreign Medical Graduates Clinical Skills Assessment. *Med Educ*. 2001;35:757–761.

67. Swygert KA, Balog KP, Jobe A. The impact of repeat information on examinee performance for a large-scale standardized-patient examination. *Acad Med*. 2010;85:1506–1510.

68. Boulet JR, McKinley DW, Whelan GP, Hambleton RK. The effect of task exposure on repeat candidate scores in a high-stakes standardized patient assessment. *Teach Learn Med*. 2003;15:227–232.

69. Kane MT, Crooks TJ, Cohen AS. Designing and evaluating standard-setting procedures for licensure and certification tests. *Adv Health Sci Educ Theory Pract*. 1999;4:195–207.

70. King AM, Pohl H, Perkowski-Rogers LC. Planning standard-ized patient programs: case development, patient training, and costs. *Teach Learn Med*. 1994;6:6–14.

71. Olive KE, Elnicki DM, Kelley MJ. A practical approach to developing cases for standardized patients. *Adv Health Sci Educ Theory Pract*. 1997;2:49–60.

72. Troncon LE. Clinical skills assessment: limitations to the introduction of an "OSCE" (Objective Structured Clinical Examination) in a traditional Brazilian medical school. *Sao Paulo Med J*. 2004; 122:12–17.

73. Boursicot K, Roberts T. How to set up an OSCE. *Clin Teach*. 2005;2:16–20.

74. Khan KZ, Gaunt K, Ramachandran S, Pushkar P. The objective structured clinical examination (OSCE): AMEE Guide No. 81. Part II: organisation & administration. *Med Teach*. 2013;35:e1447–e1463.

75. Mookherjee S, Chang A, Boscardin CK, Hauer KE. How to develop a competency-based examination blueprint for longitudinal standardized patient clinical skills assessments. *Med Teach*. 2013;35:883–890.

76. Boulet JR, Gimpel JR, Errichetti AM, Meoli FG. Using National Medical Care Survey data to validate examination content on a performance-based clinical skills assessment for osteopathic physicians. *J Am Osteopath Assoc*. 2003;103:225–231.

77. Varkey P, Natt N, Lesnick T, et al. Validity evidence for an OSCE to assess competency in systems-based practice and practice-based learning and improvement: a preliminary investigation. *Acad Med*. 2008;83:775–780.

78. Chen JG, Mistry KP, Wright MC, Turner DA. Postoperative handoff communication: a simulation-based training method. *Simul Healthc*. 2010;5:242–247.

79. McQueen-Shadfar L, Taekman J. Say what you mean to say: improving patient handoffs in the operating room and beyond. *Simul Healthc*. 2010;5:248–253.

80. Hingle ST, Robinson S, Colliver JA, et al. Systems-based practice assessed with a performance-based examination simulated and scored by standardized participants in the health care system: feasibility and psychometric properties. *Teach Learn Med*. 2011;23:148–154.

81. Siassakos D, Draycott T. Measuring the impact of simulation-based training on patient safety and quality of care: lessons from maternity. *Resuscitation*. 2011;82:782–783.

82. Bonnell S, Macauley K, Nolan S. Management and handoff of a deteriorating patient from primary to acute care settings: a nursing academic and acute care collaborative case scenario. *Simul Healthc*. 2013;8:180–182.

83. Ginsburg LR, Tregunno D, Norton PG, et al. Development and testing of an objective structured clinical exam (OSCE) to assess socio-cultural dimensions of patient safety competency. *BMJ Qual Saf*. 2015;24:188–194.

84. Sukalich S, Elliott JO, Ruffner G. Teaching medical error disclosure to residents using patient-centered simulation training. *Acad Med*. 2014;89:136–143.

85. Oza SK, Boscardin CK, Wamsley M, et al. Assessing 3rd year medical students' interprofessional collaborative practice behaviors during a standardized patient encounter: a multi-institutional, cross-sectional study. *Med Teach*. 2015;37: 915–925.

86. van der Vleuten CPM, Swanson DB. Assessment of clinical skills with standardized patients: state of the art. *Teach Learn Med*. 1990;2:58–76.

87. Stillman P, Swanson D, Regan MB, et al. Assessment of clinical skills of residents utilizing standardized patients. A follow-up study and recommendations for application. *Ann Intern Med*. 1991;114:393–401.

88. Petrusa ER, Blackwell TA, Ainsworth MA. Reliability and

validity of an objective structured clinical examination for assessing the clinical performance of residents. *Arch Intern Med.* 1990;150:573–577.

89. Shatzer JH, Darosa D, Colliver JA, Barkmeier L. Station-length requirements for reliable performance-based examination scores. *Acad Med.* 1993;68:224–229.

90. Stillman PL, Swanson DB, Smee S, et al. Assessing clinical skills of residents with standardized patients. *Ann Intern Med.* 1986;105:762–771.

91. Tamblyn RM, Klass DK, Schanbl GK, Kopelow ML. Factors associated with the accuracy of standardized patient presentation. *Acad Med.* 1990;65:S55–S56.

92. Peitzman SJ. Physical diagnosis findings among persons applying to work as standardized patients. *Acad Med.* 2001;76:383.

93. Swing SR. The ACGME outcome project: retrospective and prospective. *Med Teach.* 2007;29:648–654.

94. *Royal College of Physicians and Surgeons of Canada: CanMEDS Physican Competency Framework.*; 2005. Available at. http://www. royalcollege.ca/portal/page/portal/rc/canmeds/framework.

95. General Medical Council. *Tomorrow's Doctors: Outcomes and standards for undergraduate medical education*; 2009. Available at http://www.gmc-uk.org/Tomorrow_s_doctors_1214_pdf_4 8905759.pdf.

96. Pugh DM, Wood TJ, Boulet JR. Assessing procedural competence. *Simul Healthc.* 2015;10:288–294.

97. Lie D, Bereknyei S, Braddock III CH, et al. Assessing medical students' skills in working with interpreters during patient encounters: a validation study of the Interpreter Scale. *Acad Med.* 2009;84:643–650.

98. Brown RS, Graham CL, Richeson N, et al. Evaluation of medical student performance on objective structured clinical exams with standardized patients with and without disabilities. *Acad Med.* 2010;85:1766–1771.

99. McEvoy M, Schlair S, Sidlo Z, et al. Assessing third-year medical students' ability to address a patient's spiritual distress using an OSCE case. *Acad Med.* 2014;89:66–70.

100. Bloom-Feshbach K, Casey D, Schulson L, et al. Health literacy in transitions of care: an innovative objective structured clinical examination for fourth-year medical students in an internship preparation course. *J Gen Intern Med.* 2015;31(2):242–246.

101. Bradley P, Humphris G. Assessing the ability of medical students to apply evidence in practice: the potential of the OSCE. *Med Educ.* 1999;33:815–817.

102. Thistlethwaite JE. Developing an OSCE station to assess the ability of medical students to share information and decisions with patients: issues relating to interrater reliability and the use of simulated patients. *Educ Health (Abingdon).* 2002;15: 170–179.

103. Jefferies A, Simmons B, Tabak D, et al. Using an objective structured clinical examination (OSCE) to assess multiple physician competencies in postgraduate training. *Med Teach.* 2007;29:183–191.

104. Wagner DP, Hoppe RB, Lee CP. The patient safety OSCE for PGY-1 residents: a centralized response to the challenge of culture change. *Teach Learn Med.* 2009;21:8–14.

105. Siassakos D, Bristowe K, Hambly H, et al. Team communication with patient actors: findings from a multisite simulation study. *Simul Healthc.* 2011;6:143–149.

106. Yuasa M, Nagoshi M, Oshiro-Wong C, et al. Standardized patient and standardized interdisciplinary team meeting: validation of a new performance-based assessment tool. *J Am Geriatr Soc.* 2014;62:171–174.

107. Odegard PS, Robins L, Murphy N, et al. Interprofessional initiatives at the University of Washington. *Am J Pharm Educ.* 2009;73:63.

108. Curran V, Casimiro L, Banfield V, et al. Research for interprofessional competency-based evaluation (RICE). *J Interprof Care.* 2009;23:297–300.

109. Beeson MS, Vozenilek JA. Specialty milestones and the next accreditation system: an opportunity for the simulation community. *Simul Healthc.* 2014;9:184–191.

110. Hauff SR, Hopson LR, Losman E, et al. Programmatic assessment of level 1 milestones in incoming interns. *Acad Emerg Med.* 2014;21:694–698.

111. Medical Council of Canada: Qualifying Examination Part II. Available at http://mcc.ca/examinations/mccqe-part-ii.

112. Tombleson P, Fox RA, Dacre JA. Defining the content for the objective structured clinical examination component of the professional and linguistic assessments board examination: development of a blueprint. *Med Educ.* 2000;34:566–572.

113. Vargas AL, Boulet JR, Errichetti A, et al. Developing performance-based medical school assessment programs in resource-limited environments. *Med Teach.* 2007;29:192–198.

114. Berkenstadt H, Ziv A, Gafni N, Sidi A. Incorporating simulation-based objective structured clinical examination into the Israeli National Board Examination in Anesthesiology. *Anesth Analg.* 2006;102:853–858.

115. Rathmell JP, Lien C, Harman A. Objective structured clinical examination and board certification in anesthesiology. *Anesthesiology.* 2014;120:4–6.

116. Rethans JJ, Gorter S, Bokken L, Morrison L. Unannounced standardised patients in real practice: a systematic literature review. *Med Educ.* 2007;41:537–549.

117. Luck J, Peabody JW. Using standardised patients to measure physicians' practice: validation study using audio recordings. *BMJ.* 2002;325:679.

118. Fiscella K, Franks P, Srinivasan M, et al. Ratings of physician communication by real and standardized patients. *Ann Fam Med.* 2007;5:151–158.

119. Schwartz A, Weiner SJ, Binns-Calvey A. Comparing announced with unannounced standardized patients in performance assessment. *Jt Comm J Qual Patient Saf.* 2013;39:83–88.

120. Shah R, Edgar D, Evans BJ. Measuring clinical practice. *Ophthalmic Physiol Opt.* 2007;27:113–125.

121. Brunner E, Probst M, Meichtry A, et al. Comparison of clinical vignettes and standardized patients as measures of physiotherapists' activity and work recommendations in patients with nonspecific low back pain. *Clin Rehabil.* 2016;30:85–94.

122. Carney PA, Ward DH. Using unannounced standardized patients to assess the HIV preventive practices of family nurse practitioners and family physicians. *Nurse Pract.* 1998;23:56–58.

123. Day RP, Hewson MG, Kindy P, Van Kirk J. Evaluation of resident performance in an outpatient internal medicine clinic using standardized patients. *J Gen Intern Med.* 1993;8:193–198.

124. McLeod PJ, Tamblyn RM, Gayton D, et al. Use of standardized patients to assess between-physician variations in resource utilization. *JAMA.* 1997;278:1164–1168.

125. Grad R, Tamblyn R, McLeod PJ, et al. Does knowledge of drug prescribing predict drug management of standardized patients in office practice? *Med Educ.* 1997;31:132–137.

126. Grant C, Nicholas R, Moore L, Salisbury C. An observational study comparing quality of care in walk-in centres with general practice and NHS Direct using standardised patients. *BMJ.* 2002;324:1556.

127. Dresselhaus TR, Peabody JW, Lee M, et al. Measuring compliance with preventive care guidelines: standardized patients, clinical vignettes, and the medical record. *J Gen Intern Med.* 2000;15:782–788.

128. Carney PA, Dietrich AJ, Freeman DH, Mott LA. A standard-

ized-patient assessment of a continuing medical education program to improve physicians' cancer-control clinical skills. *Acad Med.* 1995;70:52–58.

129. Krane NK, Anderson D, Lazarus CJ, et al. Physician practice behavior and practice guidelines: using unannounced standardized patients to gather data. *J Gen Intern Med.* 2009;24:53–56.

130. Weiner SJ, Schwartz A, Weaver F, et al. Contextual errors and failures in individualizing patient care: a multicenter study. *Ann Intern Med.* 2010;153:69–75.

131. Zabar S, Ark T, Gillespie C, et al. Can unannounced standardized patients assess professionalism and communication skills in the emergency department? *Acad Emerg Med.* 2009;16: 915–918.

132. Li L, Lin C, Guan J. Using standardized patients to evaluate hospital-based intervention outcomes. *Int J Epidemiol.* 2014;43:897–903.

133. Kravitz RL, Franks P, Feldman M, et al. What drives referral from primary care physicians to mental health specialists? A randomized trial using actors portraying depressive symptoms. *J Gen Intern Med.* 2006;21:584–589.

134. Houwink EJ, Muijtjens AM, van Teeffelen SR, et al. Effectiveness of oncogenetics training on general practitioners' consultation skills: a randomized controlled trial. *Genet Med.* 2014;16:45–52.

135. Vannoy SD, Fancher T, Meltvedt C, et al. Suicide inquiry in primary care: creating context, inquiring, and following up. *Ann Fam Med.* 2010;8:33–39.

136. Zabar S, Hanley K, Stevens D, et al. Unannounced standardized patients: a promising method of assessing patient-centered care in your health care system. *BMC Health Serv Res.* 2014;14: 157.

137. Rethans JJ, Sturmans F, Drop R, et al. Does competence of general practitioners predict their performance? Comparison between examination setting and actual practice. *BMJ.* 1991;303:1377–1380.

138. Ozuah PO, Reznik M. Residents' asthma communication skills in announced versus unannounced standardized patient exercises. *Ambul Pediatr.* 2007;7:445–448.

139. Weiner SJ, Schwartz A. Directly observed care: can unannounced standardized patients address a gap in performance measurement? *J Gen Intern Med.* 2014;29:1183–1187.

140. Bertakis KD, Franks P, Epstein RM. Patient-centered communication in primary care: physician and patient gender and gender concordance. *J Womens Health (Larchmt).* 2009;18: 539–545.

141. Glassman PA, Luck J, O'Gara EM, Peabody JW. Using standardized patients to measure quality: evidence from the literature and a prospective study. *Jt Comm J Qual Improv.* 2000;26:644–653.

142. Beullens J, Rethans JJ, Goedhuys J, Buntinx F. The use of standardized patients in research in general practice. *Fam Pract.* 1997;14:58–62.

143. Gorter SL, Rethans JJ, Scherpbier AJ, et al. How to introduce incognito standardized patients into outpatient clinics of specialists in rheumatology. *Med Teach.* 2001;23:138–144.

144. Rethans JJ, Martin E, Metsemakers J. To what extent do clinical notes by general practitioners reflect actual medical performance? A study using simulated patients. *Br J Gen Pract.* 1994;44:153–156.

145. Luck J, Peabody JW, Dresselhaus TR, et al. How well does chart abstraction measure quality? A prospective comparison of standardized patients with the medical record. *Am J Med.* 2000;108:642–649.

146. Carney PA, Dietrich AJ, Freeman Jr DH, Mott LA. The periodic health examination provided to asymptomatic older women: an assessment using standardized patients. *Ann Intern Med.* 1993;119:129–135.

147. Epstein RM, Levenkron JC, Frarey L, et al. Improving physicians' HIV risk-assessment skills using announced and unannounced standardized patients. *J Gen Intern Med.* 2001;16:176–180.

148. Siminoff LA, Rogers HL, Waller AC, et al. The advantages and challenges of unannounced standardized patient methodology to assess healthcare communication. *Patient Educ Couns.* 2011;82:318–324.

149. Tamblyn RM, Abrahamowicz M, Berkson L, et al. First-visit bias in the measurement of clinical competence with standardized patients. *Acad Med.* 1992;67:S22–S24.

150. Franz CE, Epstein R, Miller KN, et al. Caught in the act? Prevalence, predictors, and consequences of physician detection of unannounced standardized patients. *Health Serv Res.* 2006;41:2290–2302.

151. Woodward CA, McConvey GA, Neufeld V, et al. Measurement of physician performance by standardized patients. Refining techniques for undetected entry in physicians' offices. *Med Care.* 1985;23:1019–1027.

152. Holmboe ES. Faculty and the observation of trainees' clinical skills: problems and opportunities. *Acad Med.* 2004;79: 16–22.

153. Patricio MF, Juliao M, Fareleira F, Carneiro AV. Is the OSCE a feasible tool to assess competencies in undergraduate medical education? *Med Teach.* 2013;35:503–514.

154. Chalabian J, Garman K, Wallace P, Dunnington G. Clinical breast evaluation skills of house officers and students. *Am Surg.* 1996;62:840–845.

155. Colletti L, Gruppen L, Barclay M, Stern D. Teaching students to break bad news. *Am J Surg.* 2001;182:20–23.

156. Foley KL, George G, Crandall SJ, et al. Training and evaluating tobacco-specific standardized patient instructors. *Fam Med.* 2006;38:28–37.

157. Morrison LJ, Barrows HS. Developing consortia for clinical practice examinations: the macy project. *Teach Learn Med.* 1994;6:23–27.

158. Pangaro LN, Worth-Dickstein H, MacMillan MK, et al. Performance of "standardized examinees" in a standardized-patient examination of clinical skills. *Acad Med.* 1997;72:1008–1011.

159. Chalabian J, Dunnington G. Do our current assessments assure competency in clinical breast evaluation skills? *Am J Surg.* 1998;175:497–502.

160. Bell K, Boshuizen HP, Scherpbier A, Dornan T. When only the real thing will do: junior medical students' learning from real patients. *Med Educ.* 2009;43:1036–1043.

161. Kopelow ML, Schnabl GK, Hassard TH, et al. Assessing practicing physicians in two settings using standardized patients. *Acad Med.* 1992;67:S19–S21.

162. Broder HL, Janal M. Promoting interpersonal skills and cultural sensitivity among dental students. *J Dent Educ.* 2006;70:409–416.

163. Wilson L, Gallagher Gordon M, Cornelius F, et al. The standardized patient experience in undergraduate nursing education. *Stud Health Technol Inform.* 2006;122:830.

164. Rushforth HE. Objective structured clinical examination (OSCE): review of literature and implications for nursing education. *Nurse Educ Today.* 2007;27:481–490.

165. Higgins D, Xi X, Zechner K, Williamson D. A three-stage approach to the automated scoring of spontaneous spoken responses. *Comput Speech Lang.* 2010;25(2):282–306.

166. Williamson DM, Xi X, Breyer FJ. A framework for evaluation and use of automated scoring. *Educ Meas Issues Pract.* 2012;31:2–13.

167. Dikli S. An overview of automated scoring of essays. *J Technol Learn Assess*. 2006;5:1–35.

168. Chan J, Humphrey-Murto S, Pugh DM, et al. The objective structured clinical examination: can physician-examiners participate from a distance? *Med Educ*. 2014;48:441–450.

169. King S, Carbonaro M, Greidanus E, et al. Dynamic and routine interprofessional simulations: expanding the use of simulation to enhance interprofessional competencies. *J Allied Health*. 2014;43:169–175.

170. Stillman PL. Technical issues: logistics. AAMC. *Acad Med*. 1993;68:464–468.

171. Newble D. Techniques for measuring clinical competence: objective structured clinical examinations. *Med Educ*. 2004;38:199–203.

172. Whelan GP, Boulet JR, McKinley DW, et al. Scoring standardized patient examinations: lessons learned from the development and administration of the ECFMG Clinical Skills Assessment (CSA). *Med Teach*. 2005;27:200–206.

173. Hauer KE, Hodgson CS, Kerr KM, et al. A national study of medical student clinical skills assessment. *Acad Med*. 2005;80:S25–S29.

174. Myung SJ, Kang SH, Kim YS, et al. The use of standardized patients to teach medical students clinical skills in ambulatory care settings. *Med Teach*. 2010;32:e467–e470.

第 6 章

用笔试评价医学知识及其应用

DAVID B. SWANSON, PHD, AND
RICHARD E. HAWKINS, MD, FACP
译者：师 悦 审校者：李 菁

章节纲要

引言

　　丰富的医学知识储备以及在各种临床情景下运用知识的能力是构建临床胜任力的基础。[1] 实际上，个人知识的广度和组织性是临床推理过程最重要的组分，也是专业知识发展的基础。[2-4]

　　美国毕业后医学教育认证委员会（ACGME）成果评价项目将医学知识定义为毕业后医学教育的核心胜任力之一。[5]ACGME 的核心胜任力中将医学知识设为独立的一项胜任力，并且还在其他胜任力中囊括了具体知识目标。例如，研究设计和统计方法的知识可以促进基于实践的学习及改进，而理解各种治疗方法和医疗服务系统的区别对于合格的基于系统的临床实践来讲非常重要。[5]

　　本章的主要目的是对用于测验医学知识及其应用的笔试方法进行概述。评价医学知识的其他方法（基于患者或者电脑进行临床模拟，基于工作场所的评价方法）会在本书其他章节中进行讨论。

　　本章作者倾向于从更广义的角度来理解"应用"这个词，包含一系列与问题解决和临床推理中的医学知识提取与运用蕴含关联的认知过程。这些认知过程包括解释、分析、综合以及推断；应试者运用知识的能力往往因对特定临床情景、内容、要处理问题的熟悉程度以及相关经历的不同而有所不同。[1,6] 在此，"应用"一词是指在解决临床问题或者回答测验问题（题目）时调用一个或多个认知过程，与对独立事实性信息的简单记忆有明显区别。

临床教学前、中、后评价的作用

在分布广泛、各自不同的医院和门诊机构中，对医学生和住院医师的教学一直以来都非常多样化。大部分临床教学都以师徒模式进行，这个模式里的"师傅"包括教师、住院医师以及跨专业团队的其他成员。在不同的培训点、由不同指导者进行的教学，其目标、内容和质量的区别非常大。单一地点的患者群体并不能覆盖教学常识里所需要的广泛代表性临床问题，而多年来关于临床问题解决[4,7]和临床胜任力评价[8,9]的研究显示出了广泛代表性临床问题的必要性。尽管相似的课程（学习）成果可能得以实现，但是实际上每个医学生和住院医师经历的都是不同的教学过程。

即使培训点的患者群体可以满足教学要求，在复杂的、以患者照护为先的临床环境中，计划和协调教学活动也是非常困难的。50 多年以前，Kerr White 及其团队对于医院给医学生提供的有限的、具有偏见的教育经历提出了严重质疑。[10] 而最近，医院环境的变化让它变得更不适合教学，这些变化包括住院前的诊断检查、更早的出院时间、住院时长的减少以及由此导致的患者群体病情相对更重。包括这一点在内的多种因素使得人们更清楚地认识到在门诊环境中进行培训的必要性，并加快发展了门诊教学，以辅助医院内教学。但是，将医学生和住院医师的教育进一步分散到门诊环境更加需要对教育经历进行协调。因此，参与临床实习和住院医师轮转的教师与受训者都面临严重的教育问题。受训者一般需要学习大量的材料，学习环境非常复杂而混乱，并且他们不仅要对自己的学习负责，也要帮助自己的同学和低年资的受训者，同时还要承担一部分患者照护工作。

临床教学前、中、后的学习评价

在临床教学的复杂环境当中，评价对于学生来讲可能有多重作用，包括给定成绩、监测学习成果、激励学习动机、规划个性化补习以及确定是否做好进入下一阶段培训并承担患者照护责任的准备。类似地，对于受训者群体和整个教育项目来讲，评价也具有多种重要意义，包括确定团体教学节奏、指导教学方法和主题的选择，并且对单个教学单元或者整体项目的质量进行评价反馈。基于 Cronbach 的研究，[11] 表 6.1 介绍了一部分在教学前、中、后阶段，评价对学生个体或者群体可能起到的作用。另外，在后面的"程序性评价和促进学习的评价"部分提到，对于旨在促进学习和记忆保持的评价项目的重视程度正在逐渐提高。

由于不同学生的教学经历会有很大差异，持续开展形成性评价以监测学习成果尤为重要。高质量的笔试在这一领域可以起到最大作用，因为这种考试可以高效地涵盖广泛内容，而笔试可用于找出每部分的优势和薄弱环节，从而让学生和项目都可以取长补短，这为他们提供了监测关键学习成果是否达成的基础。在后续部分将提到，设计良好的国家标准化在培笔试，可用于获取并定期更新学员的临床知识及其将这些知识应用于模拟病人照护情景的能力的情况，如框 6.1 中提供的或长或短的片段所示。在后续部分会讨论到，这种结果的信度、效度以及特异性会因评价的形式、长度和质量而发生改变。

测验强化学习和运用反复、间隔性考试以促进记忆保持

测验强化学习是基于认知心理学，可用于促进长时学习和记忆保持的教育现象。很多医学教育工作者都把评价看作激励学生学习、对相关方面优势或者不足进行反馈，以及判定是否达成关键学习成果的工具。与此相反，近 1 个世纪前的大量研究表明，与不断学习相同材料相比，反复测试能产生更好的长期记忆保持，[12-14] 这很可能是由于反复测试对于完善与增强记忆提取通路具有促进作用。[15-17]

通常被称为"测验效应"的这项发现是高度可信的：它对于学习材料和学习者群体来讲都是通用的。医学教育研究者表明，与反复学习相比，间隔几周或者几个月的定期反复评价可以显著提升学习效果，[18-24] 尤其是在这种评价提供信息性反馈，[25] 或者需要通过应用知识来回答简答题或背景多样的多项选择题的时候。[26] 另外，越来越多的证据表明通过反复测验来进行记忆提取练习，有助于提高对学习材料的理解能力，同时

表 6.1	三种评价在提升临床教学中的作用				
预备性（preparative，P）评价		形成性（formative，F）评价		终结性（summative，S）评价	
在教学开始前确定受训者的特性		在教学过程中为受训者和教师提供有效性的持续反馈		在教学结束后评价教学目标的完成情况	
与受训者个体相关的作用					
P1	在受训者准备开始下一阶段教学时发现并改正不足	F1	判断受训者个人的学习困难；规划补习教学	S1	提供成果中不足之处的反馈；进行评分和晋升决策
P2	规划个性化教学	F2	巩固掌握的内容	S2	教学中的激励与指导作用
P3	把受训者转到另一教学阶段	F3	调整受训者个人的工作节奏	S3	强化达成的目标
与受训者群体及项目整体相关的作用					
P4	为群体教学确定一个适当的起点	F4	找出未达到群体教学目标的部分；规划补习教学	S4	对教学单元进行有效性评估
P5	规划补习教学	F5	为现有的受训者群体规划后续教学	S5	在不同受训者群体中比较学习结果
P6	选择教学方法	F6	对教学单元进行有效性评估	S6	为同一受训者群体后续教学的预备性评价提供信息
P7	把受训者分配到不同的教学群体	F7	为教学单元提供质量控制	S7	证实受训者群体获得的知识和技能
P8	收集先前教学有效性的信息	F8	每次对于同一单元的受训者保持评分一致性	S8	对后续培训活动成果进行预测

改编自 Cronbach LJ：*Educational Psychology*，3rd ed. New York，Harcourt Brace Jovanovich，1997，p. 688.

框 6.1	测验对单独事实相较于知识运用的回忆保持

非短片段式

对于肾功能正常的肾病综合征患儿来讲，最常见的肾异常是什么？

短片段式

一名 2 岁男孩在过去 1 周出现水肿。血压 100/60 mmHg，伴有全身性水肿和腹水。血清浓度：肌酐 0.4 mg/dl，白蛋白 1.4 g/dl，胆固醇 569 mg/dl。尿液分析显示蛋白 4+，无血尿。最可能的诊断是什么？

长片段式

一个 2 岁的非裔美国男孩在过去 1 周内出现了眼部和脚踝肿胀。血压 100/60 mmHg，脉搏 110 次 / 分，呼吸 28 次 / 分。除了眼部肿胀和 2+ 的踝部凹陷性水肿，他还出现伴有液波震颤的腹部膨隆。血清浓度：肌酐 0.4 mg/dl，白蛋白 1.4 g/dl，胆固醇 569 mg/dl。尿液分析显示蛋白 4+，无血尿。最可能的诊断是什么？

多项选择题形式的可能选项列表

A．急性链球菌感染后肾小球肾炎

B．溶血性尿毒症综合征

C．微小病变肾病

D．局灶节段性肾小球硬化导致的肾病综合征

E．紫癜性肾炎

帮助学习新知识。[27,28]"间隔教育"的相关研究表明反复进行自我评价可以巩固知识记忆[29]使其保持超 2 年之久。[30]

总的来说，这些研究结果都表明反复评价促进学习、记忆保持和临床知识的迁移。因此，不应仅把评价看作激励学习者学习和考查学习成果

的途径，而应该将评价作为教学项目的必需部分。这一点将在"程序性评价和促进学习的评价"部分进行进一步讨论。

目前在医学教育中已有几种普遍使用的反复评价方式。在过去几十年中，医学院一直以进度测验的形式进行间隔性反复测试。[31,32] 进度测验的考试方案一般包含毕业要求的目标，而在每个学年中往往都会有几次这种测验，有时是从入学的第一年就开始。进度测验最早在进行问题导向学习的学校 [33,34] 中实行，为医学院中处于不同阶段的学生提供不同的学习材料，同时监督整体进度并找出优势和弱点。[31] 但是，现在发现进度测验的一个重要附带产物是对于学习和记忆保持有促进作用的间隔性反复评价。关于当前进度测验情况的进一步讨论详见参考文献 35 和 36。

同时，在本科阶段，学生一般会用"App"（例如 Anki、Firecracker 和 Osmosis）、商业出版社（例如 BoardVitals、ExamMaster、Kaplan、Lange、Lippincott、McGraw-Hill、USMLEWorld 和 USMLE-Rx）提供的题库、记忆卡片、自测以及其他教学材料来准备美国执业医师考试。在 First Aid 网站上有对这些资源的整理。[37]

而在毕业后教育阶段，美国专科学会和认证委员会提供的特定专科的在培测验也是间隔性反复评价。对于继续医学教育，商业出版社（例如 NEJM Knowledge+）和专科学会（例如美国医师协会）提供了类似的在线测评，以帮助执业医师了解最新信息并准备专科委员会举办的认证维护（MOC）考试。一个委员会 [38] 根据测验强化学习的相关研究重新制订了 MOC 项目的评价内容，而其他专科委员会也正在考虑这种方式。

程序性评价和促进学习的评价

在本书第一次出版之后，医学教育的评价模式重点发生了很大转变，从原来的对于单个评价方法的评估特征的强调变为综合各种评价方法、以促进关键学习成果为目的设计评价体系。[39-41] 评价体系可以看做对于单个评价的有序整合，其中每项评价都有其优势和不足，但是整合起来就可以提供用于激励受训者、指导他们学习、决定进入下一阶段培训与毕业相关决策的信息。在进行高利害性决策时，要综合大量评价的结果，以弥补单项评价的不足。

相较于以时间点评估学习效果的学习评价，促进学习的评价越来越受到重视，其中评价可以被看作教育项目的必要部分——教学设计问题。与测验强化学习一样，单独的评价和整体评价项目都对于受训者的学习成果具有直接和间接的作用，而评价方法的选择是基于对学习的预期影响。从某种意义上来讲，课程计划指导教师的教学，而评价指导受训者的学习："评价之尾反而摇动了课程之狗"。

评价体系通过精细设计，用于促进学习和记忆保持，以及为受训者提供关于优缺点的具体反馈。通常，包括终结性和形成性评价的多种评价方法都会被采用，并且测验是频繁且持续的。应用的评价方法常与真实而综合的临床任务相结合，在该过程中受训者要接受多种胜任力的综合挑战以完成任务。基于工作场所的评价方法一般很受重视，因为它可以提供广泛的临床情景、患者问题和评价者样本。[41]

近来，一组医学教育评价方面的国际专家制订了良好评价的共识标准。[42] 这些标准的内容见框 6.2。前三个心理测量学指导标准反映了用终结性考试进行学习评价的传统重点，这些内容会在接下来关于信度和效度的部分进一步讨论。与

框 6.2　良好评价的标准

1. **效度或连贯性**：有大量证据表明其是连贯的（前后一致）、支持评价结果作为特定用途。
2. **可再现性或一致性**：在相似条件下重复，将得到相同的评价结果。
3. **等价性**：在不同机构或测验周期中，同样的评价可以获得等价的分数或决策。
4. **可行性**：在给定条件和情境下，评价是可行的、现实的、合理的。
5. **教育效果**：评价激励使用者以具有教育益处的形式进行准备。
6. **催化作用**：评价以引起、增强并支持教学的形式提供结果和反馈；促进未来进一步学习。
7. **可接受性**：相关利益方认为评价的过程和结果可靠。

改编自 Norcini JJ, Anderson MB, Bollela V, et al. Criteria for good assessment：consensus statement and recommendations from the Ottawa 2010 Conference. *Med Teach*, 2011, 33（3）：2016-2214. Reprinted by permission of Taylor & Francis Ltd, http://www.tandfonline.com.

此相反，程序性评价和形成性评价的原则在最后三条标准中体现得特别清楚。对于高利害性决策来讲，前三条标准非常重要。但是如果那些决策是建立在多项评价的综合结果基础上，那么那些评价的联合使用就需要满足以上标准。

用笔试评价医学知识的方法

多年来，确实出现了很多种用于笔试的题目形式。例如医学领域的多项选择题，具体内容见参考文献 43（特别是其附录 "The Graveyard of NBME Item Formats"）和 Levine 的文章。[44] 随着上机考试的发展，测验形式的数量进一步增长。[45,46] 总体来讲，大部分测验形式都可以归于"刺激模式"或者"应答模式"。接下来将对这两种模式进行简要介绍。

应答模式

传统上，应答模式可以被分为两类：主观题和选择题。后者可以被进一步分为判断形式和最佳选项形式。表 6.2 分别举出了主观题和选择题的例子。主观题形式包括要求应试者以单词和短语进行应答，也包括要求应试者写长篇论述的题型。这种形式也因提供给应试者用以指导答题的信息量不同而有所区别，有些形式需要特定组成（例如，根据一段对患者表现的描述，写出一段 SOAP 就诊记录，或者写下诊断研究和治疗用药的顺序），而另外一些则非常宽泛随意（例如，写出心肌梗死后患者照护需要考虑的因素）。

刺激模式

笔试评价中的刺激模式可以被看作"真实性"从低到高的连续变化（与真实临床任务的相似度），在变化的其中一端仅要求对单一事实信息的回忆，而另一端要求各种形式的书面临床模拟。框 6.1 的第一段提供了一种"仿真性"题干的例子，这类题目只要求应试者回忆单一事实。相反，在框 6.1 中后半部分的患者描述片段显示了另一种选择题，这类题目需要应试者运用他们的知识进行临床决策。这些题目提供不同数量、不同说明程度的患者信息（"腹水"与"伴有液波震颤的腹部膨隆"）；它们适用于不同的测验目的和受训者背景。

值得注意的是，框 6.1 中提供的所有题干都可以通过选择题或主观题的形式呈现。在框 6.1 的最后提供了一份选项列表，适用于较高程度的学生或者毕业后教育受训者。这种题目也可以设计成简答题而不为应试者提供选项；任意题目还可以结构性论述的形式要求应试者作出合理应答。

应答模式和刺激模式的选择

关于医学教育[47] 及更普遍的一般教育[47,48] 的研究显示，选择应答模式对于应试者分数排名的影响不大：在保证分数信度的前提下，同一个学生会一直表现得好或者不好。但是，这并不意味着可以随意选择应答模式；在接下来的部分中会提到，应答模式对于测验的时间要求以及评分的组织工作和成本具有非常大的影响。除非对某

表 6.2	主观题和选择题形式举例		
	应答模式		
主观题		选择题	
	判断形式	最佳选项形式	
填空	单项判断题	单项选择题	
简答	多项判断题	匹配题	
论述或其他长篇回答	书面的临床模拟（例如患者管理问题）	病例综合（一段临床描述后附一系列选择题）	
论述题变体			
"展示工作"文字题			

一特性的有效评估需要写作样本（例如，测量做SOAP问诊记录的能力），一般不建议采用过多的论述题等主观题形式，因为为了获得可再现的分数所需的测验时间过长。[49,50] 从学习评价的角度来看，尽管通过论述题更容易评判临床推理过程，一般来讲还是更建议以其他题目形式通过大量问题来评价这种推理过程的结果。

从组织的角度来讲，主观题的评分一般需要相关内容的专家更多的时间，同时评分的主观性不会提高分数解释的效度，通常还会降低评分的可重复性。[46,47] 在选择题形式中，很多最佳选项形式可以比判断对错形式在单位测验时间内产生更多的信息、[51] 更适合评价临床决策。[43] 另外，由于最佳选项形式仅要求应试者在脑海中对选项进行优劣排序并选择，这类题目还可能用于评价临床判断（例如，在同一类或者子类的若干药物中选择最合适的治疗用药）。

至于刺激模式的选择，试题要求应试者运用信息进行临床决策，而不是回忆单个事实——抛开对常见和（或）关键患者照护情景中知识的运用而单独评价知识是没有意义的。总体来讲，测验题目应当关注在这些情景的"关键点"，也就是对有效的患者照护来讲至关重要或最可能导致差错及患者不良结局的关键基本要素。[52-54] 如框6.3 中样题所示，题干一般应以短片段的形式出现，提供真实、丰富、并未进行处理的临床情景描述。[55] 这种刺激模式与应答模式的结合实际上提供了一种低保真度的患者模拟，从而对应试者运用知识进行临床决策提出了挑战。这种方法的优点很多，以至于使用其他模式评价与该方法所评价内容不同的特质时，需证明其他模式的可行性，[44] 而很多方法并不能达到。包含这种题目的测验可以在合理的考试时间内快速抽样检验广泛的临床决策场景。如下文所述，若要获得有效且可靠的分数解释，在评价中引入足量的临床任务是核心问题。

从测验强化学习角度来看，有文献证据表明主观题会导致更好的理解力和更持久的学习效果。但是最近，直接比较了主观题和短片段式及回忆性选择题的研究 [26] 表明，主观题和短片段式选择题在记忆上具有相似作用，而回忆性选择题减弱了反复测验的益处。目前还需要更多关于

| 框6.3 | 作为低保真度临床模拟的多项选择题 |

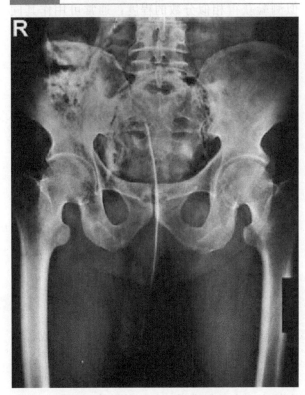

一位 53 岁的男性在开车撞到树后被急救人员送到急诊。他当时未系安全带。送到急诊时这位患者有明显醉态，但配合检查。生命体征：体温 37.0 ℃，脉搏110 次 / 分，呼吸 18 次 / 分，血压 110/75 mmHg。查体结果显示其下腹部和盆腔有广泛性压痛。神经学检查正常。颈椎、胸部和盆腔的 X 线检查正常，头部 CT扫描也显示正常。3 小时后复检，无排尿记录。患者无法提供尿样。事故后他已摄入 1400 ml 的乳酸林格液。放置气囊导尿管后排出 5 ml 血尿。放置气囊导尿管后，患者的 X 线检查如上图所示。下列哪个选项是下一步患者照护最合适的步骤？

A. 气囊导尿管引流 10 天
B. 只进行观察
C. 经皮肾造瘘
D. 耻骨上导管引流
E. 手术修复

刺激模式和应答模式对于长期学习记忆保持影响的研究。

笔试评价分数的信度与分数解释的效度

这一部分将讨论笔试评价的两个关键特征：

分数解释的信度和效度。前者是指应试者进行类似测验获得相似分数的程度；通常可用作其同（近）义词的术语包括精确度、概化和再现性。效度是指评价分数的含义符合分数使用者想要其具有含义的程度。因此，它是从测验成绩得出的一种推论性性质，而不是评价方法、具体测验或者测验分数本身的性质：同样的分数对于一些推论来讲是有效的，而对于另外一些无效。

信度和效度对于高利害的终结性考试（"对学习的评价"）都是非常重要的性质，因为在这类考试中结果好坏影响很大：它决定是否能够进入下一阶段培训、从医学院毕业或者获得行医执照。在低利害的测验情况下，结果好坏影响较小，因此这两个性质也没有那么重要。这种情况常出现于在培形成性考试中，这种评价的主要目的是找出优势和不足以及时弥补。类似地，若决策是基于多种评价综合的信息而做出的，或者若测验的主要目的是激励学生并影响他们的学习行为，那么信度和效度也并不是很重要。这种情况大都出现在"促进学习的评价"中。但是这些促进学习的评价也需要达到信度和效度的最低标准。当评价结果提供相应表现水平下不可靠的信息时，学习者不宜据此调整教育活动或者改变患者照护练习。

测验分数的信度

任何评价的目的都是对应试者的水平做出相应推论：这种推论由考试所囊括的具体问题扩展到测验以抽样方式所涉及的范围。基于这些样本的表现，为估计更广泛领域的水平提供了基础。依据样本的大小与性质，这种估计具有或高或低的再现性（信度、精确度、概化）与准确性（效度）。如果样本过小，那么对于应试者水平的估计就会在使用不同的考题时不具再现性。如果样本有偏倚，那么应试者的表现可能并不能准确反映目标水平。

目前，已设定一些统计指标来评定测验分数的再现性。其中一种指标被称为测试信度。这类指标包括 α 系数、两个库德 - 理查森公式（KR-20 和 KR-21）以及其他"内部一致性"指标，这些都是组内相关系数（概化系数），表明在测试中观察到的分数，与包含相似但不同内容的测试中

进行重新测试时观察到的分数之间相关性的强度。这些指标的解释与其他相关系数类似：值靠近零，表示重新测试很可能会得到与已获得分数几乎无关的分数，值靠近 1，表明重新测试会获得相关度极高的分数。对于需作出高利害决策的测验（例如，进入下一培训阶段、毕业、执照、认证），需要让信度达到 0.8 及以上（最好是 0.9 及以上）：该数值表示重新测试的分数与原有分数有 0.8 左右的相关性。包含 100 ~ 200 个最佳选项类选择题的作答良好的考试，其总分的信度系数一般会达到这个要求。

对于几乎所有的测验，不论评价形式是什么，信度指标都会随着测验长度的增加而增长。图 6.1 展示了一个理论上涉及广泛学科（内科学、外科学、儿科学、家庭医学）的选择题测验的信度趋势，长度为 100 题（一份设计完善的实习期末考试测验的典型长度）时具有 0.8 的信度。

另外一个常用的测验分数再现性指标是测量标准误（standard error of measurement，SEM）。与信度指标无论测验分数范围是多少其范围都是从 0 到 1 不同，SEM 与分数的范围相同，它可以用来计算它们的置信区间。这使得 SEM 的解释更加直白。例如，若在实习生或者住院医师轮转结束时的 100 题期末考试的平均值和标准差（SD）分别是 70% 和 8%（百分制），那么 SEM 就是 3.5%（对应大约 0.8 的信度），而是否通过的标准是正确率 60%。如果一个应试者的分数是 58%，那么这个分数的 95% 置信区间就可以通过从这个分数中加上或减去 2 倍的 SEM 得到。在重新测验中，可以认为 100 次中有 95 次的得分会落在 51%（58% 减 2 倍 SEM）到 65%（58% 加

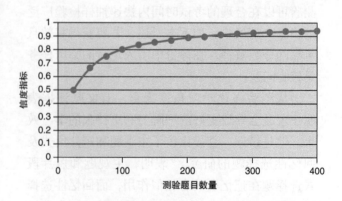

图 6.1 理论上多项选择题测验长度与信度关系趋势图

2 倍 SEM）这个范围内。

　　由于 SEM 和置信区间与分数的表示范围是一样的，因此在需要进行是否通过的决策时更容易评判分数的精确度是否恰当。在这一例子中，如果一个高利害性决策（例如是否能留在培训项目中）是基于测验分数作出的，那么很明显重新测试结果很容易高于 60% 的通过标准，因此使用更长、更可靠的测验是可取的。

　　还是这个例子，图 6.2 展示了 SEM 与测验长度（题目数量）之间关系的趋势。对于选择题测验来说，SEM 一般与测验长度的平方根成反比，因此为使 SEM 减半，就需要把测验题目数量增至 4 倍。

分数解释的效度

　　对于效度和验证过程的讨论并不在本章节内展开，获取更多信息可以阅读本书中 Clauser 及其团队的研究（第 2 章），或者参见 Kane、[56] Clauser 及其团队，[57] 以及 Cook 及其团队 [58] 的相关文献进一步讨论。不过总体来讲，效度是指从测验表现获得推论的准确度——从评价所得分数推出的意义——与其试图代表的意义的一致程度。但是，评价工具本身并不具备效度，它是基于评价结果所得的推论或决定的特性，同样的评价工具可能对一个目的有效而对另一个目的无效。例如，一个关于事实回忆的测验可以有效地评价一个学生是否阅读并理解了医学教材里的某个章节，但是单凭这一方法，对于评价这个学生是否能运用该章节所讨论的临床问题进行患者照护是完全无效的。类似地，在美国医学院进行的一项设计完善的临床技能评价可以作为对母语为英语的受训者采集病史技能的质量做出有效评

判的基础，但是对以英语为第二语言的学生就不行。因此，同一工具可以有不同的效度，这取决于要做的推论和要被评价的群体。

　　对效度的评估总是涉及评判。正如在本书第 2 章中所讨论的，测验的效度论证可以被看作收集证明考试分数预期解释的证据的过程。总体来讲，这需要形成一个由多部分组成的论据（表 6.3）。Kane[57,59] 为这种效度论据提供了一种结构，该结构显示了从进行测验到最终决策或解释之间推理链的 4 个环节。他将这 4 个环节分别称为**评分、概化、外推和解释 / 决策**。在整个论据中支持**评分**部分的证据包括恰当地进行测验、正确记录应试者表现以及准确使用恰当的评分规则。**概化**部分要求测验题目是从题库中以适当方式被抽取的，并且样本量使所提供分数的精确度足够高。论据的**外推**部分要求考试分数与被测熟练程度相关。这需要证明观察与解释相关，且分数不会受到与预期解释无关的方差来源的过度影响。论据的**解释 / 决策**部分要求支持考试通过标准（分数线）的证据。这些部分就像链条的环节，只有每个论据部分都有支撑依据时，测验分数的使用者才能充分信任分数解释——链条的强韧程度取决于最薄弱的环节。所需证据会因评价的目的和特征不同而改变；从 Clauser 及其团队研究（第 2 章）中复制的表 6.3，对效度论证的每个阶段出现的一些问题类型进行了举例。

　　对于包含多项选择题的笔试来讲，评分和概化环节通常都很可靠。假设试题是仔细设计并审核过的，那么评分环节就很可靠，尽管还需要通过对测验形式进行预先评分来验证答案的准确性，从而找出具有异常统计特征的题目供内容专家审核。一般来讲，依据内容规格而设计的 100 题及以上的测验会提供可再现的分数（若是结果用于决定进入下一培训阶段和毕业等高利害性决策的考试，那么题目数量还要增加），同时满足概化部分的要求。目前已经有了良好的标准设定方法，在谨慎应用其中一种方法的前提下就可以使解释 / 决策环节变得可靠。多项选择题类测验最薄弱的环节一般是外推部分：根据笔试分数推断出应试者在真实临床任务下能做好，需要信心上的跨越。但是，有一点更加可信：在设计完善的笔试中，表现不佳的应试者在真实临床任务下

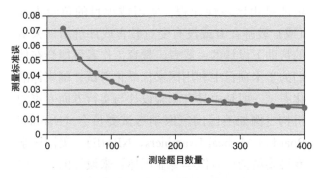

图 6.2　测量标准误与测验题目数量的函数关系

表 6.3	**Kane 效度论据四个组成部分的相关问题**
组成名称	**问题**
评分	1．观察或刺激材料的实施是在标准条件下进行的吗？
	2．分数是否被准确记录？
	3．分数的计算是否正确？
	4．是否采取了适当的保障措施？
概化	1．评价实得分数有哪些相关的测量误差来源？
	2．重复测试的分数间相似度如何？
	3．重复测试得出的分类判断间相似度如何？
	4．测验形式在多大程度上是由结构化过程设计的？
外推	1．分数在多大程度上与实际被测水平相一致？
	2．有无影响被测水平评价的因素？
	3．分数是否能预示真实的被测结果？
	4．是否有影响分数的人为测验条件？
决策	1．是否通过应用合理的、被恰当实行的程序来设定标准？
	2．被发现需要补习的应试者是否有所进步并达到标准，或与那些未被发现的人相比从补习项目中获益更多？

也会表现不好，尤其是在考试题目包括以片段形式提供患者情况时（如前文所述）。若一个应试者不能在笔试所描述的临床情景下运用知识，其在类似的临床任务下也不太可能表现良好。因此良好的考试表现可以被看作进行真实临床决策的必要但不充分条件。

其他笔试方式的效度取决于其形式以及应用的程度。在仔细设计和审核题目的基础上，由不包含病情片段的"简单"选择题和（或）判断题组成的测验依然会拥有可靠的评分和概化部分。但是，由于这类题目并不直接体现临床任务，其外推部分与包含病情片段的选择题测验相比会更加薄弱。[55] 除非对于题目编写以及评分细则的设定与应用非常谨慎，否则由简答题和短论述题组成的测验其评分和概化部分会更薄弱。更直观地看，因为不存在有"提示"的选项列表，这种形式的考试其外推部分可能更可靠，但大多数比较选择题和简答题形式的研究表明，这两种题型分数间的相关性非常高。[46,55] 由长论述题目组成的测验其概化环节一般都很薄弱：这种测验很难包含足量的论述题目以满足概化环节的要求，[49,50,55] 而且其评分和外推环节也会比较薄弱。

教育项目中笔试的应用

大部分应用于医学教育的笔试在概念上都可以被看作成就测验；这种测验旨在某一节点评价应试者在特定或广泛的内容领域中的知识获取效果。成就测验一般被用于告知学生、住院医师和教师教育目标的完成情况。基于预期目的和考试长度，可以在更广泛内容覆盖下提供与特定话题相关的更加细致的诊断信息。另外，通过笔试获得的个人表现综合信息可以为教育者提供关于教育项目成果的反馈，并且可以指导课程的设置或调整。

在医学教育本科和毕业后教育阶段的笔试可能是由区域性课程、实习或项目的负责人和（或）教师在有或没有受过教育或评价培训人员的帮助下设计的。或者，教育工作者可能会在他们的学术项目中利用国家标准化考试。国家标准化考试一般是由具有测验设计与实行方面专家的机构 [例如美国国家医学考试委员会（National Board of Medical Examiners，NBME）、美国医学专科委员会或者医学专业团体] 来设计的。这些机构与各内容领域的相关主题专家合作，以保证测验题目的临床准确性与相关性，以及整个测验可以适当地代表被测试领域的知识内容。国家标准化考试通常设计完善，可以为教育者提供用以比较全国范围内相似受训者及项目表现的可靠信息。[60-63] 教育者需要了解区域性与国家标准化考试之间的差异，以及何时在他们的项目中应用这两种考试。框 6.4 提供了在教育项目中使用区域性和国家标准化考试的准则。

区域性考试

区域性考试一般来讲对于区域性教育项目的课程和教育目标具有更高的适配性。国家标准化

框 6.4	在教育项目中设计和应用多项选择题考试的准则

设计区域性考试

1. 保证测验内容（方案）与教育目标一致、与课程相称。
2. 为核心教师提供测验设计和题目编制的指导 / 工作坊。
3. 任命一个审核测验内容并检查 / 改进教师所编制题目的委员会。
4. 若用于通过或晋升决策，需要判断考试的信度和效度。
5. 鼓励教师：
   a. 在条件允许时编制临床描述片段形式的题目。
   b. 编制常见形式的题目，避免编写错误。
   c. 在准备教学内容和材料时留出时间来编制题目。
   d. 避免在教学过程中只讲授或倾向于讲授考试材料。

使用国家标准化考试

1. 在对当地应试者的校外考试表现进行解释和采取措施时考虑以下几点：
   a. 外部测验内容与当地教育目标和课程的相似度。
   b. 题目形式和难度。
   c. 应试群体与当地应试者特征的比较。
   d. 与考试分数有关的课程 / 轮转时间及长度的信息。
   e. 外部考试的信度。
2. 对于项目评价：
   a. 避免因为平均分的微小波动而对课程进行复杂或高代价的改变。
   b. 在设计教育干预措施时考虑测验分数的结构性因素（例如教师 / 学生比例、课程长度、临床工作量）以及课程内容。
3. 对于个体评价：
   a. 补习计划应根据解释较低或有所降低的分数的相关诊断信息来确定。

考试通常反映的是各机构共同具备的核心知识目标；这种目标一般是由国家级实习生或住院医师培训机构明确制订的。在某种意义上，区域性考试和国家标准化考试可以在教育负责人需要保证受训者同时满足机构要求和国家执照与资格认证标准时相互补充。在教育项目支撑资源有限的情况下，教育者需要明确测验的预期目标，以决定是自行设计考试还是采用国家标准化考试。这两种考试都可能会涵盖多种题型，包括选择题、判断题、连线题、简答题和论述题，其中最后几种题型在区域性考试中更常见。

实习负责人设计区域性考试的一个常见原因是保证考试内容与实习目标相符。[63-66] 另外，他们可能会在区域性考试编制中纳入非选择题形式的题目或者设置不同的结构，从而用考试来提供更多反馈，甚至在将 NBME 科目考试作为实习期末必须通过的考试时帮助学生做好准备。[64,67] 为了补充在科目考试中对知识及其应用的评价，实习负责人可能会进行开卷考试，以评价学生用真实临床实践下相同的方式查找和评判外部信息资源的能力。[68,69] 在基于系统的临床实践和基于实践的学习及改进方面对于不同胜任力特征越来越大的需求，也使得教育者把考试编制重点更多地放在质量改进、患者安全以及循证实践等科目考试不能全面覆盖的领域。[63,70-72]

尽管区域性考试在评判受训者达到学习目标方面的进步以及为学生提供反馈、帮助学生努力学习方面具有作用，但是测验本身质量的不一致可能会削弱其达成上述作用的能力。医学院中区域性考试的设计者一般并不参与基本测验设计和心理测量学实践（例如进行信度估设或效度分析），即使所设计的考试是用于判定是否合格。[64] 在三所美国医学院进行的一项对于选择题考试的分析表明，当地教师编制的题目质量不如受过执照考试题目编制正式培训的教师所编制的题目。[73] 经过特殊培训的教师所编制的题目更倾向于包含描述性片段，而不是那些削弱考试材料对不同程度学生区分能力的缺陷。采用多项判断题（K 类）、无重点和负面措辞的题干、包含不合理干扰项或不必要信息、出现"以上所有 / 都不"选项等题目缺陷，都会在医学院和护理学院的考试中常用，并且有可能导致对某些学生是否通过

考试的判定出现错误。[74,75]

影响区域性考试效度的因素可能包括构念无关方差（construct-irrelevant variance，CIV）和构念表现不足（construct underrepresentation，CUR）。[76] CIV 描述了基于考试分数与应试者知识水平不相关因素的影响。CIV 的来源包括编制糟糕、对"擅长考试"的学生更有利而对学识广博的学生具有迷惑性的试题。每年、每门课程或者每期轮转都进行且不调整内容的考试，可能会使对以往考试有了解的学生表现得比其实际具备的知识基础更好。题量较少或缺陷题目较多的测验其信度非常低，会破坏基于测验结果决定的是否合格或其他重要结果的合理性。[76]

在考试未提供领域内足够的内容或技能样本以使测验分数解释有意义时，可能导致 CUR。含有琐碎问题或者反映教师"热衷话题"的问题都有可能导致分数并不能反映应试者对相关知识领域的真实掌握程度。最后，把教学重点放在考试材料上的教师会导致根据题目样本得到的表现并不能反映应试者在给定内容范围内的真实知识或能力，因此无法给出有效的测验分数解释。[76]

用于评判应试者是否通过课程或轮转的测验要不要与执照或认证考试的心理测量学标准一致，这一点存在争议。但正如前文所述，主要用于为学生提供反馈的测验并不需要满足能够为设计教学活动优先级或者影响患者照护实践提供有效依据的合理标准，这一观点是站不住脚的。通过关注合理的题目和测验设计，避免大部分无关方差来源以及不充分或质量参差不齐的内容资料是可能的。教育者要意识到编制良好的试题、选择恰当的测验内容（包括设计一个适宜的考试方案）、举行考试并评分、设定标准来基于测验结果判定是否通过等所需要的时间投入和克服的困难。

某些提升考试质量的办法实施起来比较简单，例如保证考试方案与课程目标一致，考试内容反映预期学习效果的重要性。[72,77] 这些方法的关键步骤包括要求教师在准备教学材料的同时将足够的时间分配给编制和审核测验题目，为教师提供用于题目编制的指导原则及范例材料，要求教师在教学中避免故意强调测验所涉及的内容，指导教师用相应方法来减少利用应试技巧占便宜

且会误导学识广博的人的暗示性或其他缺陷题目，鼓励教师多编制与患者照护情景相结合的题目以更好地评价概念理解和知识运用，而不是简单的事实回忆。[73,76] 实施质量保障方法，在题目编制时提供指导、加入同行评论以及题目效果分析，可以大大提高区域性考试中试题的质量。[78-80] 可找到材料来指导教师和其他题目编制者提高他们的试题质量。[43,81] 核心教师的题目编制工作坊可以培养出一系列能够编制高质量试题，也可以作为同行评论委员会的成员来评价并提升其他教师编制题目质量的骨干。[43] 同行评论委员会还可以审核考试内容，以保证题目形式的一致性、涵盖内容与课程目标的适配性。[73,76] 教师编制项目和同行评论都需要时间和精力投入，但如果基于区域性考试的决策能对受训者的进步或临床表现有显著影响，这种投入还是值得的。

让医学生为他们自己的考试编制题目是另一种减少教师时间投入、同时促进学生对重点内容的学习以及激励自主学习的方法。接受题目编制培训并参与出题和同行评论过程的学生能够为形成性和终结性评价编制高质量题目，同时减少对于教师作为内容专家参与的需求。[82-84] 从项目负责人的角度来讲，监管学生编制试题的活动能帮助他找出学生学习上的共同弱点，并且发现学习特别吃力或者特别优异的学生个体。[82] 除了创建一个实用题库以外，学生参与编制试题也可以增加他们对于学习和评价的掌控、提升他们的自信、加强深度学习，并且促进他们的元认知能力与批判性思维，这些能力会促进他们的终身学习与自主学习。[82,83,85]

另外两种在区域性考试编制过程中减少对教师需求的方法，是在评价设计时与其他教育项目合作，以及利用计算机技术帮助大规模出题。学校之间共同承担试题编制任务和共享试题，都可以为在共有重要内容方面的考试设计提供支持。尽管题目仍需要审核和编辑以保证与当地课程与评价目标适配，但是这种合作会带来更多优质题目和有益的测验。[65,86]

最近有关题目自动生成（automatic item generation，AIG）技术的研究显示，应用认知建模的试题设计过程能产出大量题目。[87-89] 内容专家最初花费时间为出题开发认知模型，而减少编

制具体题目的时间。尽管利用 AIG 优化题目质量、带来附加工作量，但这种方法具备为教育项目和执照与认证考试高效出题的潜力。[87,88,90]

国家标准化考试

USMLE 和 NBME 科目考试

在美国本科医学教育（UME）中最常用的国家标准化测试是美国执业医师考试（USMLE）和美国国家医学考试委员会（NBME）编制的科目考试，这些考试被多家医学院运用在实习生培训中。在教育情境中，这些考试主要有三个目的：对每个学生的评价，对教育项目的评价，为毕业后医学教育项目筛选住院医师。考试结果可以为这三个目的提供有价值的信息；但是如果考试应用不当，可能会导致令人困惑甚至有害的理解。[91-97]

对于上述考试在教育项目中的应用有不同的观点。有些人认为单独的执照考试向公众保证，医生已至少达到安全且有效的患者照护所需重要知识与技能的最低标准，同时给予医学院教育项目设计的自由度，包括为了满足共同期望或特殊任务要求而采用创新性评价方法的自由。[90] 其他人在考虑到这些考试的重要外在审查作用，以及在资格认证过程中作为评判标准的作用后，认为在教育项目中全面覆盖执照和科目考试内容，并将相似的评价方法引入内部评价项目会有很大压力。以下讨论的目的并不是权衡将 USMLE 和 NBME 科目考试结果引入教育项目的哲学上的利弊，而是为决定应用这些考试的人提供正确的指导。

在此需要提出警示。任何评价方法被用于其预期目的以外时，使用者都需要明确这项评价的最初目的和相关特征，因为这些特征可能与另外的用途有（无）具体联系。NBME 科目考试或者执照考试在教育项目中的应用仅限在考试内容及形式与所应用教育项目设置的目标一致的情况下。科目考试是根据具体学科内容大纲而编制，被安排在实习培训结束时进行。USMLE 第 2 阶段临床知识（CK）测验的内容跨学科性更强；它被安排用于评价应试者是否具备必需的临床科学知识和理解，这些内容对在监管下提供安全且有效的照护来讲非常重要（做好实习的准备）。[61]

USMLE 和 NBME 科目考试成绩的使用者需要熟悉这些考试的内容，以保证它与学生和（或）项目评价的目标紧密相关，并且应充分认识到测验分数解释的限制或限定条件。[63,65] 应仔细核查 USMLE 信息公告上或者 NBME 科目考试材料中的内容大纲，以判断考试内容与教育项目目标的符合程度。[98]

另外，对于课程或者实习负责人来讲，审核这些考试中涉及的题目形式有助于保证它们与教学目标一致，同时题目的难易水平也合适。[63] 这些考试只包含临床描述短片段形式的最佳选项类选择题和匹配题，用于评价简单回忆以外的知识运用能力。它们通常比区域性考试含有更多挑战性题目，然而这是否会导致更低的通过率取决于实习项目对于科目考试和区域性考试设定的标准。[91]

对单个学生的评价

运用 USMLE 或者 NBME 科目考试评价学生表现的已知优势包括：测验方案及题目的设计与审核过程有国家级内容专家团队的参与，对考试材料和评分的高水平质量控制，多样的考试形式，较高的信度，以及所提供的国家标准和评分准则。[61,63,97,99-102]

教育者需要意识到，在考试时间和相关实习期长度不同的情况下，具有同等能力的学生可能会在某一科目考试中表现不同。根据年终表现标准设定通过标准可能会对早几个月参加相同考试的应试者有不利影响。涵盖广泛的学科（例如内科学、外科学）的单科考试分数会随学年课程的学习而大幅提高。[102-104] 根据这些专业领域知识的性质，出现这类情况并不令人意外，我们也可以合理预期在其他临床轮转中获取的知识也可以补充这些知识或因此得到巩固。也有研究报道了产科学和妇科学科目考试分数的大幅提高。[99,105-107] 时间不是影响精神病学考试表现的独立因素，但更长的实习期与更好的表现有关联：有过 8 周精神科轮转的学生的考试分数比 6 周轮转的学生更高，这种差异在学年伊始体现得最明显。[99] 在外科学、产科学及妇科学考试研究中也描述了实习时间与时长之间类似的复杂关系。[67,102,106-108] 延长外科实习会带来更高的外科学科目考试分数，[109] 而缩短产科学和妇科学实习期会对科目考试表现产生负面影响。[67] 目前观察到的培训时长与知识获取之间的关系并不令人惊讶。USMLE 第 2 阶段 CK 和心脏病学委员会认证考试的表现都与在医学院临床实习时长和专科医师培训项目时长直接相关。[110,111]

实习期间，为帮助学生准备科目考试采用了很多策略，包括核心课程、独立自主学习、考试辅导书及复习期。[112] 总的来讲，科目考试中更好的表现与持续参与核心课程有关。[113-115] 接受优秀临床教师（住院医师或任课教师）的教学也对科目考试及 USMLE 第 2 阶段 CK 考试的表现有积极作用。[115-119] 一项针对内科学科目考试的大型多中心研究表明，小组会议的数量以及社区医疗导师的应用都与更高的分数有关联。[115] 有趣的是，支持这类考试效度的证据之一就是内科学科目考试及 USMLE 第 1 阶段和第 2 阶段 CK 的成绩与更多患者照护经历呈正相关。[115,120] 对于在这些考试中表现不佳的学生来讲，更多结构化的补习方法（包括集中自学、分设教师、问题导向学习或小组活动）可能会有一定帮助。[112,115] 在缩短实习时长对考试表现有负面影响的情况下，基于区域性考试给予学生定期、定量反馈可以带来 NBME 产科学和妇科学科目考试更高的分数与通过率。[67] 需要重点强调的是，有效的补习方法可能会因学生和情境因素而发生变化，在应对具体学生和缺陷时要具体问题具体分析。[115] 有些多次不能通过 USMLE 考试的学生可能有阅读或语言处理障碍，这种缺陷会影响他们的考试表现。认知康复疗法，包括（基于对学生个体的评价）提高对认知能力优势和不足的认识、重复任务以增强处理能力、放松技巧以及发展新的学习技能与补偿策略，可能增加他们通过后续阶段考试的概率。[121]

教师需要认识到，当校外标准化考试与教育项目的内容有出入时，学生可能会感到一定程度的不公平。在 NBME 考试编制中以全国范围内医学院的教师作为主题内容专家，可以为考试内容与教育项目的相关性提供一定保证，但是依然存在课程内容或区域性教学目标并没有被外部测试充分覆盖的实例。[63,65] 出于这种原因，非常重要的一点是在教育项目中不要把外部考试分数当做评定表现的唯一标准；它们应作为含特有课程或项目目标的教师设计评价时的互补或补充。[92] 另外，大部分教师越来越关注以认知考试作为学术成果唯一评价方法的负面影响，对临床表现进行直接观察、模拟、临床技能考试、多来源反馈、档案集及其他评价方法正得到越来越多的应用，以更全面地涵盖其他重要技能与行为。

科目考试在帮教育者找出有可能在 USMLE 考试中表现不佳的学生方面非常实用。尽管教育项目的目标不一定要关注 USMLE 分数，但是保证项目毕业生具备获得医学执照的能力是重要的项目成果之一。[122] 学生在核心见习期的科目考试，尤其是涵盖初级医疗专业的考试，的确能够预测其在后续 USMLE 第 1 阶段、第 2 阶段 CK 和第 3 阶段的表现。[122-124] NBME 临床科学综合自我评价中的表现预测了 USMLE 第 2 阶段 CK 的结果，这一点并不令人意外。[125] 反过来，USMLE 表现对于后续住院医师培训中测验或委员会认证考试的结果都具有参考价值。[101,123,126-129] 另外，在知识基础的执照考试中的不佳表现可能说明该应试者有更高的概率导致低质量的照护及患者结局。[130,131] 因此，通过科目和执照考试的不佳表现，预测在类似的住院医师评价中会有困难或患者照护结局不理想的人，可能有助于找出在医学院内需要额外关注的个别学生。[122]

对教育项目的评估

USMLE 和 NBME 科目考试的分数也常用于医学院教育项目的评价。[93] 将这些考试中的表现纳入区域性项目评价，可以为教师提供关于他们对与广泛知识基础和认知技能掌握相关的课程目标完成度的信息，这些能力是完成安全有效的患者照护的基础。外部监督性考试的存在使教师能够参与课程改革及教育创新，同时追查潜在的（预期的、非预期的）正面或负面副作用。一些研究描述了 NBME 科目考试在评判一系列课程创新和实习方案变化有效性中的应用。干预前后的科目考试分数被用于监督缩短实习时长的影响、评定在基础科学课程中引入临床相关教学及相应评价的结果、评判引入多学科内科 - 外科实习培训的作用、评价问题导向学习新方法对知识获取的影响、评估给予学生定期定量反馈的影响。[67,106,108,132-134] 科目考试分数也用于比较在社区实践地点或医院门诊部参与门诊轮转的学生群体与参与传统住院轮转的学生群体。[135,136]

与外部考试在学生个体评价中的应用相似，将这类考试纳入项目评价体系应当基于对外部考试内容与质量的透彻理解以及其与教育项目目标的适配性。[63] 外部评价不应单独使用，而应与其他评价方法（包括其他笔试和临床技能考试）结合。课程或实习负责人应了解所在学校平均分的标准差，以充分理解该平均值每年的变化含义。由于每年学生的水平和教育经历与考试内容之间的一致性会有波动，在实行持续且高代价的课程调整之前应当判断这种平均值的变化是否会持续一两年以上。一种明智的做法是在看到考试平均分变化超过 2 倍标准差并持续 2 年之后，再进行长期的课程调整或引入其他改变。[93]

住院医师选拔

利用 USMLE 成绩进行住院医师选拔很常见，但也具有争议。[97,126,137,138] 尽管过去关注点主要在 USMLE 第 1 阶段被用于更多"有竞争性的"住院医师项目，但一项多专科的调查结果使笔者建议学生在申请住院医师之前应通过 USMLE 第 2 阶段的 CK 和临床技能（CS）考试。[137] 由于住院医师选拔的目的是找出能够在住院医师培训及未来实践中表现优秀的候选者，因此理解 USMLE 的及格 / 不及格表现及分数如何影响这一过程是非常重要的。[139] 利用 USMLE 的及格 / 不及格表现作为选拔标准的论据要强于采用 USMLE 分数来筛选候选者的论据。特别是，第 1 阶段考试的不及格与医学院延期毕业、第 2 阶段 CK 考试不及格可能性更高、后续难以取得委员会认证相关联。[126,127,140] 因此对住院医师项目负责人来说，对选择一个可能无法按时开始住院医师培训的候选者持保留意见、对分配大量资源来教育一个可能难以取得医学执照或委员会认证的住院医师持质疑态度，这是非常合理的。

在选拔住院医师时考虑具体 USMLE 分数的根本原因，是建立在意识到医学知识作为核心胜任力的重要性，以及 USMLE 分数的心理测量学对于基础科学和临床内容掌握能力的展现的基础

上，这些能力被医学方面的国家级教育者认为具有根本重要性。[97,100] USMLE 分数在提供与国家规范的可靠比较方面非常值得信赖，这与对其他方法（例如院长推荐信和面试）的看法相反，那些方法可能无法在不同教育机构间比较并且对住院医师表现不一定具有预估价值。[137,139] 对那些来自没有很高"学术声誉"的医学院的学生来说，USMLE 分数可以帮助其公平竞争，增强高分学生在住院医师选拔中的竞争力。作为一种知识评价方式，USMLE 成绩可用以预测类似考试的表现，包括住院医师培训中测验和委员会认证考试。[101,123,126-129,139,141-143] 另外，在执照及资格认证考试分数和住院医师及更高级别的各种表现评价之间有一定相关性，尽管这种关联并不如 USMLE 与类似的标准化考试之间的关联那么紧密。[95,130,131,139,144-147] 因此，把执照考试成绩用作住院医师选拔的一种信息来源，从经验上讲是合理的。

但是，以这种考试作为住院医师选拔的唯一标准或根据很小的分数差距来进行决策是不恰当的。USMLE 的设计目的是支持执照认证过程，并有心理测量学的严格应用以保证通过线判定的合理性。[97] 那么从理论上讲，为支持执照认证决策而形成的效度论据并不能延伸到用单独的分数进行住院医师选拔决策。[138] 基于微小分数差距设立排名来进行住院医师选拔是不明智的，因为这种差距可能与住院医师培训期间临床表现的差异无明确相关性。[148-151] 事实上，研究显示 USMLE 分数与某些被认为对于住院医师培训很重要的技能的评价结果并不相关，[138] 并且 USMLE 分数和住院医师培训期间非考试评价之间的关联度并不紧密。也有人担忧，把知识基础考试作为住院医师选拔的唯一标准，会忽略临床胜任力的其他组成部分（例如沟通与人际交往技巧、职业行为）的重要性；而对这些特性的评价的确可能对后续表现有预判作用。[152,153] 学生和教师对于执照考试内容的过度强调，可能会导致对于其他胜任力及安全有效照护必要内容的学习和评价关注不足，同时扼杀了紧跟患者需求和医疗卫生系统所需的变革和创新。[97]

当我们在这个循证和注重结果的教育及评价的时代逐渐进步时，对于项目负责人和毕业后医

学教育工作人员来讲，系统地整合筛选标准和住院医师在相应机构的表现之间关系的信息是很有用的，这可以改进区域性住院医师选拔流程。[95] 以关于项目的价值和最终寻求的结果的谈话作为开始，对于解释期望选拔出的住院医师具有的素质非常有帮助。[149] 胜任力导向教育和评价框架的广泛采用正在逐步推动更能广泛体现学生能力、更值得信赖的测评方法的发展。[139] 改变用 USMLE 作为住院医师选拔的主要决定因素，要取决于可靠的评价方法在美国及全世界本科生医学教育应用中的发展，以及候选者与其申请的住院医师项目间关于资格的透明沟通。最后，研究显示应用更严谨而全面的访谈法可以找出在住院医师阶段很多方面均表现优异的候选者。[151,154]

在培考试

住院医在培考试（ITE）在很多专科或分支学科都在实行。通常来讲，ITE 的设计目的是评价住院医师的知识和认知技能，以便监督并在掌握专科或分支学科知识基础的过程中提供反馈。更具体地说，它们被作为形成性导向的促进学习的评价方式，在培训的特殊节点为受训者个体提供与全国和当地同行相比优劣方面的反馈。ITE 也被用来给项目负责人提供项目在促进与其他国家性项目相关的认知目标达成方面有效性的评定信息。大部分 ITE 的主办者都不鼓励或者反对这种考试在决定去留或者是否进入下一培训阶段时使用，尤其是在 ITE 单独使用的情况下。[62,155-159]

ITE 有两个对于项目负责人非常重要的特性：在专科和分支学科广泛评价医学知识核心胜任力的高信度，以及作为委员会认证考试的预测效度。[62,155-163] 例如，对于毕业后教育第二年的住院医师，内科学 ITE 的信度系数一般高于 0.90。而各分支学科的分值信度系数通常较低、方差较大，内科学中 ITE 的范围是 0.50 ～ 0.80，这反映了各分支学科内题目数量更少及方差更小。[62] 其他专科的 ITE 结果也是类似的，可以为每位应试者提供可靠性较高的整体分数和可靠性较低的分支学科得分。[155,159]

利用在培考试预测资格认证考试表现

在一系列专科和分支学科 ITE 中的表现可以用于预测在后续相关委员会认证考试中的表现。[155,157,158,160,161,163-169] 由于 ITE 结果对于未来的资格认证考试结果有预测作用，ITE 常用于找出难以通过认证考试的受训者。最近，美国外科委员会 ITE（ABSITE）和美国家庭医学委员会 ITE 主办者的出版物，对以 ITE 分数作为辨别有不能通过认证考试风险的住院医师的唯一评价标准提出了质疑。ITE 分数对于找出能够通过认证考试的住院医师具有高灵敏度和积极的预判作用，但是对于辨别不能通过认证考试的住院医师缺乏良好的特异性。[170,171] 很多 ITE 分数较低的住院医师也通过了认证考试。不能确定是否是针对低分的各种干预导致了这些情况。[171]

ITE 和委员会认证考试分数之间的关联与在教育实践过程中笔试表现评价的研究发现一致。早前的 NBME 第 I 部分和第 II 部分分数，以及更近的 USMLE 第 1 阶段、第 2 阶段 CK 和第 3 阶段分数都与在培考试及委员会认证考试的结果有关联。[123,126-128,172-180] 在骨科执照考试中也有类似发现；美国综合骨科医师执照考试（COMLEX-USA）三个阶段、美国骨内科医师学会（ACOI）三次年度在职考试以及美国内科医学骨科委员会（AOBIM）认证考试的分数都存在较强的关联性，其中每一部分的分数都可以预估该系列测试中任一部分 60% 以上的方差。[181]

那么，在未来认证考试中的表现可以被过去的 ITE 成绩较好地预测，这就不令人吃惊了。ITE 和认证考试的表现都与多年培训中积累下来的详细医学知识相关。一次马拉松的成功并不是由于比赛当天运气好——而是取决于长久的训练。从时间与考试成绩的关联研究表现出的分数分布可以得到两个重要结论。其一，考试表现并不能简单地由一般应试技巧来解释，而主要取决于对特定内容的掌握与记忆。例如，研究表明应试者的执照考试和委员会认证考试成绩之间具有紧密联系；但是，这种关系很大程度上受对具体相关知识掌握度的影响。比如美国骨外科认证考试委员会的考试表现与执照考试中解剖学和外科学部分分值的相关性强于与行为科学和预防医学部分分值的相关性。[141] 类似地，在 USMLE 第 2 阶段考试（包含了广泛的跨学科内容）的表现与 NBME 科目考试中内科学部分分值的关联比与精神病学分值之间的更紧密。[61]

其二，未来的考试表现不能完全以先前考试的分数进行解释；项目和应试者个人特性也起到了重要作用。类似于前文中对骨科执照考试和内科学考试的比较，在分析项目的平均分时，Norcini 及其团队发现先前的执照考试表现对后续的美国内科医学委员会（ABIM）认证考试表现具有很大影响（40% 的可解释方差）。但是，有60% 的可解释方差是由具体住院医师项目的特性所决定的：项目质量占 13%，项目与执照考试表现之间的相互作用占 47%。[173] 因此，尽管住院医师在加入项目时具备的知识基础在预测其未来表现方面很重要，教育项目的质量和住院医师在教学活动中的参与度也会影响知识获取的持续度。后续关于多种干预对 ITE 和认证考试分数影响的研究强调，具体教学和评价方法以及学习动机对考试表现也有重要贡献。

在培考试结果与其他评价方法的比较

当决定如何在教育项目中运用 ITE（包括使用频率等）时，关于其他知识胜任力的常用评价方法的使用信息可能会有帮助。自然，通过标准化病人、问诊记录审核、对与患者沟通的直接观察等方法评价的住院医师表现并不能像 ITE 一样提供可靠和全面的知识评价。很多研究都证明，基于知识与基于表现的评价方法（包括教师评价和 SP 评价）之间有高度可变的相关性。[162,182-187] 不意外的是，临床技能考试（例如客观结构化临床考试）的表现至多与 ITE 分数中等程度相关，这既是因为考试评价了不同胜任力，[187] 也是因为临床技能评价往往不能包含足够的站数以获得可再现性分数。[188] ITE 主要评价的是知识和认知技能，而其他工具评价临床胜任力和表现的不同方面。与其他临床胜任力评价方法（尤其是基于表现的评价方法）的中低水平相关性，并不能排除 ITE 作为实用工具的可能性；不同的评价方法只评定临床胜任力的不同方面。甚至对具体知识的教师评价，都可能与 ITE 结果无显著关联，因为这种评价可能反映了住院医师的准备、表达能力、其他特质、定期评价策略引入的回忆偏倚，[189,190] 以及教师评分严格程度的变化。最近的研究显示，即时检测、基于病例的知识评价与

ITE 表现之间有更强的相关性，这可能是通过在评价知识胜任力时，减少回忆偏倚和对其他特质的影响而实现的。[191]

尽管证据显示，认知技能的教师评价与 ITE 分数间无显著相关性，但是了解教师是否能预测在这些考试中的表现是很有用的。ITE 使用的潜在附加价值和最优频率，一定程度上取决于教师对缺乏认知技能、有可能不能通过委员会认证考试的住院医师的鉴别能力。不幸的是，在根据 ITE 预判学生表现的能力上，教师之间存在很大差异，仅可见中等或轻度的相关性。[178,185,192-194] 与住院医师相处时间更长或处于领导者地位并能获得详细住院医师记录（包括 ITE 分数）的教师，在预测准确性上并没有优势。[193,194] 可能更重要的是，教师并不能可靠地判断出在 ITE 中会表现不佳且很有可能不能通过委员会认证考试的住院医师。[193,194] 住院医师在判断自己的知识缺陷方面没有准确性优势，他们也不能持续地、准确地预测自己的 ITE 表现以及后续考试的表现不佳。[195-198] 这些发现，对于我们找出有知识缺陷、尤其是那些有可能不能通过委员会认证考试的住院医师的能力有明显的影响。研究强调，采用有专科认证考试预测公认效度的外部客观知识评价方法，具有潜在益处。

提高在培考试的分数

在教育项目有效性评估中，使用外部数据是达到标准的必要基础。[199] 由于住院医师培训项目需要达到一般教育目标，关于项目表现的反馈，在找出达到共有教育目标中的薄弱环节方面可能有用。[200] 事实上，项目负责人确实认为，ITE 表现是评价和改进课程的重要工具，并采用 ITE 分数来聚焦教学实践、调整课程、改变课程内容，以及为住院医师提供结构化审查。[62,201-203] 在各个专科的 ITE 中尝试过多种干预以提高 ITE 分数。这些干预方法的有效性在各项研究间或研究中并不一致。这种不一致的结果，一部分是由研究质量和方法不同导致的；这使得对研究结果的系统性评价变得复杂，并且限制了我们总结提高 ITE 表现有效方法的能力。[203,204] 很多研究只涉及了少量住院医师和单一的教育项目，有些研究并没有控制重要的混杂因素（例如先前考试的

分数），同时它们报告 ITE 表现的方式（包括百分制分数、百分等级和标准分）也具有很强的异质性。[203,204]

尽管存在这些限制因素，在提高 ITE 表现方法的研究综述中，出现几种主题：①让住院医师参与结构性的主动学习，比增加讲授式演示更有效；②采用综合方法进行多方面干预，对提高成绩更有效；③预期明确并有领导者参与的强制补习是有效的；④项目层面的有效手段，可能对单个住院医师并不奏效。[203-224] 项目负责人必须明白，根据所选干预方式，可能需要购买重要资源，以开发新材料和技术和（或）支持教师的时间投入。[219,221,225]

只将 ITE 表现的反馈用来增加或调整研讨会安排，在提高 ITE 表现方面并不是很有效。[203,205-209] 参加讲授式研讨或者问题导向学习小组，对于 ITE 表现的影响是混杂的。[177,179,203-209,213,226-228] 这与其他发现课程出勤与区域性测验及执照考试的表现没有显著关联的研究结果一致。[174,229] 听众应答系统（audience response systems，ARS）在高等教育与医学教育中的应用正在逐渐增加，有望增强课程和研讨会的学习效果。[230,231] ARS 的使用会提升学习者的参与度、提供有学习促进效果的认知过程，并且为教师监管和调整教学手段提供所需方法。[230-233] 尽管对学习的积极影响并没有获得一致证实，但是一些研究的确表明在毕业后医学教育中应用 ARS 可以增强知识获取和记忆保持。[231-233] 通过 ARS 进行的实时提问在促进住院医师课程回顾中很有效，是提升 ITE 分数的多方面尝试的一部分。[219,234] 目前还需要更多研究，来确认 ARS 的使用是否能始终提供更好的学习效果和更高的 ITE 分数。

总的来讲，与测验强化学习的研究一致，更好的 ITE 表现与把问题纳入准备方法有关。这些问题可以被单独提出，在教育模块中作为自测工具，以 ITE 模拟题的形式出现或者放在重点内容突出的区域性考试中。[180,204,217-224,234-243] 事实上，一些研究显示，问题数量与区域性考试分数及后续 ITE 表现存在直接关联。[217,218,235,237]

良好的独立学习习惯，特别是有经常阅读和使用自测题的习惯，对 ITE 表现具有积极影响。[206,241,244-246] 基于 ITE 反馈的系统性或结构化阅读项目（包括那些住院医师自己设计的），与回顾性问题或定期笔试、住院医师报告或问题导向讨论相结合，或应用商业化自我评价项目，都与提高 ITE 分数有关联。[204,209-214,216,217,220-224]

项目负责人和教师的积极参与，是改善 ITE 表现的有效性项目重要组成部分。领导者参与对住院医师的主动性及表现在很多方面都具有正面作用：调整基于 ITE 的进入下一培训阶段和去留决策、[226,227,247] 跟踪并监管住院医师在教学或者补习活动中的参与和进步、[203,218,220,222,224] 设定明确的预期和表现标准、要求强制参与干预方法。[2014,217,218,242] 多方面干预的应用，可能会通过与项目教师沟通 ITE 表现的重要性，来影响住院医师的主动性和学习习惯。[226,227,243]

近期一些的新方案成功地使用在线项目来帮助住院医师准备 ITE。尽管涉及在线方法的研究并不多，但是在线方法的一项优势是教学活动可以有效而不同步地进行，因此住院医师可以在讲授式学习受工作时间限制时，自己进行学习和自我评价。[204,218,220] 在线学习管理系统提供了综合安排的便捷获取方式，这种方式可以提供教学辅导、考试和具有多种互动性的自测题，并且支持教师跟进住院医师的活动和表现情况，这些作用都与良好的 ITE 结果有关。[218,220,221,248] 尽管并不是所有研究都表明在线学习方式会带来积极效果，[249] 但是住院医师们都对这种方法表示满意。[203,250]

在项目层面成功的干预措施可能无法提高项目中所有住院医师的 ITE 表现。普遍有效的干预方式在某些研究中也并不奏效，并且即使是在积极作用显著的研究中，也不是所有的住院医师都取得了显著进步。[204,216,224,246,251] 针对较低的分支学科分数或其他 ITE 的分支学科分数进行重点学习不一定会提升 ITE 分数或者提高通过委员会认证考试的概率。[161,165] 但是，近期研究显示广度大且题目多（例如 > 100 题）的部分，其分数对于认证考试表现有预测价值，[252] 而关注 ITE 中有缺陷的部分可能会改善认证考试结果。[225]

项目负责人尤其关注那些 ITE 分数较低、有不能通过认证考试的风险的住院医师。很多得低分的住院医师，会从对其他住院医师也非常有效的综合补习中获益。[180,222,225,242,243] 但是，一些低

分住院医师的表现，可能不会因多方面举措的某种方法或综合干预而发生改变。[206,242,243,253]

关于提升 ITE 表现的干预方法的研究结果不一致，这并不令人意外。单一的补习方法似乎不可能成功地用于所有 ITE 低分受训者，以提升他们通过认证考试的概率。对于任何胜任力不足的有效补习，很大程度上都归功于主要问题的发现。对于 ITE 表现不佳的住院医师来说，可能因素包括不一致的教育经历、不良学习习惯、有限的智力、知识积累不足、不能在临床情境中运用知识以及一系列个人和环境因素。[171] 对缺乏认知技能的受训者进行诊断性调查，对于找出最合适的补习策略来讲显然是必要的。[113,244] 至少，对住院医师学习习惯、学习方式和偏好的考察，可能会对个性化补习方案的设计有帮助。[113,203,244]

根据 ITE 结果，是否需要启用具体管理措施（例如考察期、延迟进入下一培训阶段或开除）是一个复杂的问题，尤其是 ITE 主办方通常反对将其结果用于这种用途。并且尚不能确定，用这些考试评价出的知识缺陷背后的因素，能否决定具体管理措施的施行。然而，很多项目负责人用来给住院医师表现设定期望或标准，或者确定强制补习方案的临界值的方法通常都是合适的。这种临界值，是根据显示有不能通过后续委员会考试的特定百分等级风险的数据确定的，这些数据在平均分的标准差数量方面有意义，或与其他情况下设定的标准相关。[180,222,223,225,242,243,247,254]

尽管并不需要与 ABSITE 的最初目的相符合，但是普通外科学的项目负责人在利用 ABSITE 分数评价单个住院医师和以此为基础施行管理或学术措施方面有非常大的不同。[170,201,204,255] 在接受调查的 197 位外科学项目负责人中，近半数（45%）的人会在住院医师未达到要求的 ABSITE 分数时进行辅导、持续评价或者转介给评议委员会。另外，若预期的 ITE 分数未能达到，有 28% 的项目负责人表示他们会把这些住院医师计入考察期，13% 的人会要求这些住院医师重修一学年或者考虑离开，10% 的人会采取其他惩戒性措施。[201] 最近，ABSITE 的"高利害性"方法被用于分支学科项目外科住院医师的筛选。[204,256] 在一个外科学培训项目当中，设置 35% 为通过标准会显著减少住院医师的不及格数量。[247]

但是，结果的成功并不能充分证明该举措正确，且研究的作者建议设置参照标准的政策决定应是个性化的，还应就支持住院医师学习需求的这些举措和方案与住院医师进行明确沟通。另外，最近的研究质疑了低分的特异性与预测价值，引起对使用 ABSITE 分数作为惩戒性管理措施唯一判断依据的担忧。[170] 项目负责人还需要认识到，将设计用于形成性评价的工具用作终结性评价用途，可能会导致有害结果，包括教师和住院医师之间的紧张关系，以及对于作弊行为的助长作用。[257,258]

前述很多关于提升住院医师知识和认知技能途径的研究，都集中在 ITE 表现反馈中对应的课程内容。但是，项目结构和过程因素也可能影响知识的获取效果。Norcini 及其团队发现，住院医师的工作量会影响 ABIM 认证考试的表现。[173] 在项目水平上，认证考试的分数会随着住院医师管床数目的增加以及每天管理患者数目多于 25 或少于 10 而降低。考试表现的改善，与在美国培训的住院医师比例和教师与住院医师数量的比值呈函数关系，同时也与医学生共事时长或者门诊及住院轮转时长呈正相关。对于妇科 / 产科 ITE，短期轮转安排的难度和感知的学习时间可用性，对考试表现没有显著影响。[113] 尽管关于在 ITE 考试前一晚值班影响的研究结果并不一致，但是考试分数似乎的确受到了影响，故有充分理由来避免这种安排。[227,232,259,260] 关于骨科 ITE 的研究显示，手术量可能会影响 ITE 表现，[236] 并且在普通外科中，临床病例的数量也可能会影响 ABSITE 临床管理部分的分数。[255] 另一个方面，急诊科住院医师的临床效率并不会影响 ITE 或者认证考试成绩。[261] 最近，一项涉及日本全科住院医师的研究表明，对学习环境的感知会影响 ITE 表现。[262] 除了关注特定知识领域的教育项目效果以外，考虑住院医师临床经历（包括数量）的充分性和教师的监督是明智的，至少在考试分数较低的领域是如此。

主要在外科学教育的领导者中，大部分关注点都被放在了工作时间限制对于 ABSITE 表现的影响上。[204] 工作时间限制的一个潜在的好处是，住院医师会有更多时间进行阅读或参与其他自学活动，尽管这种限制可能会导致正式的讲授式研讨会数量减少。[218,220,263] 有趣的是，在减少工作时间之后，住院医师们还是会把工作量当成学习的一大障碍。[263] 为了应对住院医师工作时间的减少，很多项目都进行了结构改进，来保证住院医师能够获得足够的教育活动和手术经历，例如利用医师助理来补充临床工作，调整值班及夜间轮班系统、非教学业务，以及改变临床轮转、研讨会和团队组成。[264-270] 大部分情况下，工作时间政策的改变会稳定或提升 ABSITE 分数和手术量，同时住院医师的职业满意度和生活质量都有所提高。[255,264-272]

无论项目负责人和教师用怎样的努力来改善 ITE 表现，住院医师对 ITE 重要性和可靠性的理解才是自主学习的真正动力。住院医师通常认为这项考试是对他们现有知识和学术水平的有效评价。[193,250,273,274] 住院医师对于 ITE 重要性的看法，与他们的考试表现相关。[250,263] 他们会改正学习习惯，集中阅读精力，为准备 ITE 或根据他们的 ITE 表现调整时间安排。[193,263,273] 在学习方法方面，住院医师更喜欢以问题导向模式（包括在线资源）而不是文本导向模式来准备考试。[250,274] 如前文所述，利用问题来准备 ITE 是一种有效的策略。

笔试作为评价工具的优势

笔试可以被应用于旨在评价知识及其应用的各种评价目标。笔试可以高效且具高再现性地评价广泛领域内的知识。它可用作多种用途，包括辅助判断学生个体是否达成课程目标，为应试者提供关于其知识水平与既定标准或同类群体比较的反馈。汇总结果可以被每类项目应用于形成性评价，评价教学质量和项目目标的完成情况，因而促进项目的改进。汇总结果还可以被认证机构用于终结性评价，以确定具体项目的质量。还可以从教育研究及评价角度，有选择地用考试结果来判定教育干预或课程调整的作用。

这类评价方法的实施，对于教师时间的需求远少于其他必须以更连续的形式实行的评价工具；因此笔试是最有成本效益的医学教育评价方法之一。尽管教师不需要监督考试的实行，但是部分教师确实需要参与发放并解释学生和住院医师的成绩，包括推荐和监测教育或补习干预的有效性。

NBME 科目考试的应用，让实习负责人可以从个体或整体角度，将学生的表现与全国范围的学生进行比较，找出有不能通过执照考试（开始临床实践的必要先决条件）风险的学生。ITE 对通过委员会认证考试的预测价值是一项重要优势，因为这种考试与就业和准予优惠待遇的相关度越来越高。从结果的角度看，住院医师 ITE 表现的汇总反馈可以被看作一个项目相对国家标准的"晴雨表"。由于每次考试的内部一致性和信度都非常高，对项目或者课程内容的反馈也被认为质量良好。[62] 显然，委员会认证考试分数也可以提供相同信息，尽管对于给定的受训者群体来讲，"事后"信息没那么有用。

获取广泛知识基础及应用这些知识的熟练程度，是全面发展临床胜任力的重要基础。一些权威认为 ITE 可以提供"工作"知识（而非"学到的"知识）的准确评价，因为很少有住院医师像准备 NBME、USMLE 或者专业委员会认证考试那样准备 ITE。[62] 然而，近期的研究显示有些住院医师可能会在临近 ITE 或相关认证考试时，花费更长的时间学习。[241,263,274]

笔试作为评价工具的不足

笔试仅能评价知识及相关认知技能。笔试表现并不一定能预测真实临床情境中的知识运用情况。在这方面，最好把知识视为确定实际患者照护中恰当的临床判断与技能训练的必要非充分条件。笔试一般应以其他在患者就诊情景下的知识运用评价方法作为补充，例如病例讨论（病例刺激回忆）、迷你临床演练评估（临床评估训练）或其他结构化观察工具。

笔试并不能评价重要的临床技能，例如物理诊断、沟通、人文关怀和职业素养等技术和（或）表现层面。依赖标准化笔试分数，使其单独作为临床胜任力的特定评价方法，会使医学教育的重心从患者身上偏离。对于笔试作为评价工具的不恰当的强调，可能对学生或住院医师对其他方面临床胜任力（例如沟通技巧、团队协作和基于实践的学习及改进）的关注有负面影响。

对于较大的项目，笔试价格不菲，尤其是 ITE。值得为其"增值"付出吗？实行 ITE，特别是每学年都实行，是低成本高效益的吗？前述研究显示其他培训项目的常用评价工具不能提供对知识胜任力可靠而有效的评价——这说明年度考试的实施是可取的。当然，考试结果的程序性应用，可能在评判课程调整或干预方面非常实用。

总结

完备的知识基础为临床胜任力和医学专业技能的发展提供重要基石。笔试能够可靠且高效地评价医学知识及其应用。它被恰当地用于评价受训者个体的能力水平，以及教育项目在达成重要知识目标方面的整体效果。因此，它是教育者在评价临床胜任力的多模型方法中所使用的重要工具。

注释书目

可在 www.expertconsult.com 在线获取推荐的注释书目。

参考文献

1. Miller GE. The assessment of clinical skills/competence/performance. *Acad Med*. 1990;65:S63–S67.
2. Gruppen LD, Frohna AZ. Clinical reasoning. In: Norman GR, van der Vleuten CPM, Newble DI, eds. *International Handbook on Research in Medical Education*. Dordrecht: Kluwer Academic Publishers; 2002:205–230.
3. Norman GR. Critical thinking and critical appraisal. In: Norman GR, van der Vleuten CPM, Newble DI, eds. *International Handbook of Research in Medical Education*. Dordrecht: Kluwer Academic Publishers; 2002:277–298.
4. Elstein AS, Shulman L, Sprafka S. *Medical Problem Solving*. Cambridge, MA: Harvard University Press; 1978.
5. Accreditation Council for Graduate Medical Education (ACGME): General competencies. 2003. www.acgme.org.
6. Elstein AS. Beyond multiple-choice questions and essays: the need for a new way to assess clinical competence. *Acad Med*. 1993;68:244–249.
7. Swanson DB, Stillman PL. Use of standardized patients for teaching and assessing clinical skills. *Eval Health Prof*. 1990;13:79–103.
8. Swanson DB, Norcini JJ, Grosso L. Assessment of clinical competence: written and computer-based simulations. *Assess Eval Higher Edu*. 1987;12:220–246.
9. Swanson DB. A measurement framework for performance-based tests. In: Hart I, Harden R, eds. *Further Developments in Assessing Clinical Competence*. Montreal, Can-Heal Publications; 1987:13–45.
10. White KL, Williams TF, Greenberg BG. The ecology of medical care. *N Engl J Med*. 1961;265:885–892.
11. Cronbach LJ. *Educational Psychology*. 3rd ed. New York: Harcourt Brace Jovanovich; 1977.
12. Jones HF. The effects of examination on the performance of learning. *Arch Psychol*. 1923;10:1–70.
13. Spitzer HJ. Studies in retention. *J Educ Psychol*. 1939;30:641–656.
14. Glover JA. The "testing" phenomenon: not gone but nearly forgotten. *J Educ Psychol*. 1989;81:392–399.
15. Roediger HL, Karpicke JD. The power of testing memory: basic research and implications for educational practice. *Perspect Psychol Sci*. 2006;1:181–210.
16. Karpicke JD, Roediger HL. The critical importance of retrieval for learning. *Science*. 2008;319:966–968.
17. Karpicke JD, Blunt JR. Retrieval practice produces more learning than elaborative studying with concept mapping. *Science*. 2011;331:772–775.
18. Cook DA, Thompson WG, Thomas KG, et al. Impact of self-assessment questions and learning styles in web-based learning: a randomized, controlled, crossover trial. *Acad Med*. 2006;81:231–238.
19. Friedl R, Höppler H, Ecard K, et al. Comparative evaluation of multimedia driven, interactive, and case-based teaching in heart surgery. *Ann Thorac Surg*. 2006;82:1790–1795.
20. Kerfoot BP, DeWolf WC, Masser BA, et al. Spaced education improves the retention of clinical knowledge by medical students: a randomized controlled trial. *Med Educ*. 2007;41:23–31.
21. Larsen DP, Butler AC, Roediger HL. Test-enhanced learning in medical education. *Med Educ*. 2008;42:959–966.
22. Larsen DP, Butler AC, Roediger HL. Repeated testing improves long-term retention relative to repeated study: a randomised controlled trial. *Med Educ*. 2009;43(12):1174–1181.
23. Larsen DP, Butler AC, Roediger HL. Comparative effects of test-enhanced learning and self-explanation on long-term retention. *Med Educ*. 2013;47:674–682.
24. Agrawal S, Norman GR, Eva KW. Influences on medical students' self-regulated learning after test completion. *Med Educ*. 2012;46:326–335.
25. Butler AC, Roediger 3rd HL. Feedback enhances the positive effects and reduces the negative effects of multiple-choice testing. *Mem Cognit*. 2008;36:604–616.
26. McConnell MM, St-Onge C, Young ME. The benefits of testing for learning on later performance. *Adv Health Sci Educ*. 2014;20(2):305–320.
27. Butler AC. Repeated testing produces superior transfer of learning relative to repeated studying. *J Exp Psychol Learn Mem Cogn*. 2010;36:1118–1133.
28. Larsen DP, Butler AC, Lawson AL, Roediger HL. The importance of seeing the patient: test-enhanced learning with standardized patients and written tests improves clinical application of knowledge. *Adv Health Sci Educ*. 2012;18(3):409–425.
29. Kerfoot BP, Fu Y, Baker H, et al. Online spaced education generates transfer and improves long-term retention of diagnostic skills: a randomized controlled trial. *J Am Coll Surg*. 2010;211(3):331–337.
30. Kerfoot BP. Learning benefits of online spaced education persist for 2 years. *J Urol*. 2009;18(6):2671–2673.
31. van der Vleuten CPM, Verwijnen GM, Wijnen WHFW. Fifteen years of experience with progress testing in a problem-based curriculum. *Med Teach*. 1996;18:103–110.
32. Arnold L, Willoughby TL. The quarterly profile examination. *Acad Med*. 1990;65(8):515–516.
33. Blake JM, Norman GR, Keane DR, et al. Introducing progress testing in McMaster University's problem-based medical curriculum: psychometric properties and effects on learning. *Acad Med*. 1996;71(9):1002–1007.
34. Swanson DB, Case SM, van der Vleuten CPM. Strategies for student assessment. In: Boud D, Feletti G, eds. *The Challenge*

of Problem-Based Learning. London: Kogan Page Ltd; 1997: 269–282.

35. Langer MM, Swanson DB. Practical considerations in equating progress tests. *Med Teach.* 2010;32(6):509–512.

36. Ravesloot CJ, Van der Schaaf MF, Muijtjens AM, et al. The don't know option in progress testing. *Adv Health Sci Educ.* 2015;20(5):1325–1328.

37. First Aid for USMLE. 2016. Available at http://www.firstaidteam. com/wp-content/uploads/FAS1_2015_20_On-LineBookRev_ rev-1.pdf.

38. American Board of Anesthesiology. MOCA 2.0™ FAQ. 2016. Available at http://www.theaba.org/PDFs/MOCA/MOCA-2-0-FAQs.

39. van der Vleuten CPM, Schuwirth LWT. Assessing professional competence: from methods to programmes. *Med Educ.* 2005;39:309–317.

40. Schuwirth LWT, van der Vleuten CPM. Programmatic assessment: from assessment of learning to assessment for learning. *Med Teach.* 2011;33:476–485.

41. van der Vleuten CPM, Schuwirth LW, Driessen EW, et al. A model for programmatic assessment fit for purpose. *Med Teach.* 2012;34(3):205–214.

42. Norcini JJ, Anderson MB, Bollela V, et al. Criteria for good assessment: consensus statement and recommendations from the Ottawa 2010 Conference. *Med Teach.* 2011;33(3):206–214.

43. Case SM, Swanson DB. *Constructing Written Test Questions for the Basic and Clinical Sciences.* 3rd ed. revised. Philadelphia: National Board of Medical Examiners; 2003.

44. Levine HG. Selecting evaluation instruments. In: Morgan I, ed. *Evaluating Clinical Competence in the Health Professions.* St. Louis: CV Mosby; 1978.

45. Sireci SG, Zeniski AL. Innovative item types in computer-based testing: in pursuit of improved content representation. In: Downing SM, Haladyna TM, eds. *Handbook of Test Development.* Mahwah, NJ: Lawrence Erlbaum Associates; 2006.

46. Norman G, Swanson DB, Case SM. Conceptual and methodological issues in studies comparing assessment formats. *Teach Learn Med.* 1996;8:208–216.

47. Wainer H, Thissen D. Combining multiple choice and constructed response test scores: toward a Marxist theory of test construction. *Appl Meas Educ.* 1993;6:103–118.

48. Lukhele R, Thissen D, Wainer H. On the relative value of multiple-choice, constructed response, and examinee-selected items on two achievement tests. *J Educ Meas.* 1994;31:234–250.

49. Norcini JJ, Diserens D, Day SC, et al. The scoring and reproducibility of an essay test of clinical judgment. *Acad Med.* 1990;65:S41–S42.

50. Day SC, Norcini JJ, Diserens D, et al. The validity of an essay test of clinical judgment. *Acad Med.* 1990;65:S39–S40.

51. Swanson DB, Case SM. Variation in item difficulty and discrimination by item format on Part I (basic sciences) and Part II (clinical sciences of US licensing examinations. In: Rothman A, Cohen R, eds. *Proceedings of the Sixth Ottawa Conference on Medical Education.* Toronto: University of Toronto Bookstore Custom Publishing; 1995:285–287.

52. Bordage G, Brailovsky C, Carretier H, Page G. Content validation of key features on a national examination of clinical decision-making skills. *Acad Med.* 1995;70:276–281.

53. Page G, Bordage G. The Medical Council of Canada's key features project: a more valid written examination of clinical decision-making skills. *Acad Med.* 1995;70(2):104–110.

54. Farmer EA, Page G. A practical guide to assessing clinical decision-making skills using the key features approach. *Med Educ.* 2005;39(12):1188–1194.

55. Swanson DB, Case SM. Trends in written assessment: a strangely biased perspective. In: Harden R, Hart I, Mulholland H, eds. *Approaches to the Assessment of Clinical Competence: Part 1.* Norwich, England: Page Brothers; 1992:38–53.

56. Kane M. Validation. In: Brennan RL, ed. *Educational Measurement.* 4th ed. Westport, CT: American Council on Education/Praeger; 2006.

57. Clauser BE, Margolis MJ, Case SM. Testing for licensure and certification in the professions. In: Brennan RL, ed. *Educational Measurement.* 4th ed. Westport, CT: American Council on Education/Praeger; 2006:701–731.

58. Cook DA, Brydges R, Ginsburg S, Hatala R. A contemporary approach to validity arguments: a practical guide to Kane's framework. *Med Educ.* 2015;49:560–575.

59. Kane M. An argument-based approach to validation. *Psych Bull.* 1992;112:527–535.

60. Strauss GD, Yager J, Liston EH. A comparison of national and in-house examinations of psychiatric knowledge. *Am J Psychiatry.* 1984;141:882–884.

61. Ripkey DR, Case SM, Swanson DB. Identifying students at risk for poor performance on the USMLE Step 2. *Acad Med.* 1999;74:S45–S48.

62. Garibaldi RA, Trontell MC, Waxman H, et al. The in-training examination in internal medicine. *Ann Intern Med.* 1994;121:117–123.

63. Elnicki DM, Lescisin D, Case S. Improving the National Board of Medical Examiners Internal Medicine Subject Exam for use in clerkship evaluation. *J Gen Intern Med.* 2002;17:435–440.

64. Kelly WF, Papp KK, Torre D, Hemmer PA. How and why internal medicine clerkship directors use locally developed, faculty-written examinations: result of a national survey. *Acad Med.* 2012;87:924–930.

65. Slatt LM, Steiner BK, Hollar DW, et al. Creating a multi-institutional family medicine clerkship examination: lessons learned. *Fam Med.* 2011;43:235–239.

66. Ogershok PR, Moore RS, Ferrari ND, Miller LA. An Internet-based pediatric clerkship examination. *Med Teach.* 2003;25: 381–384.

67. Brar MK, Laube DW, Bett GCL. Effect of quantitative feedback on student performance on the National Board of Medical Examination in an obstetrics and gynecology clerkship. *Am J Obstet Gynecol.* 2007;197:530. e1-530.e5.

68. Durning SJ, Dong T, Ratcliffe T, et al. Comparing open-book and closed-book examinations: a systematic review. *Acad Med.* 2016;91(4):583–599.

69. Broyles IL, Cyr PR, Korsen N. Open book tests: assessment of academic learning in clerkships. *Med Teach.* 2005;27:456–462.

70. Mookherjee S, Ranji S, Meeman N, Sehgal N. An advanced quality improvement and patient safety elective. *Clin Teach.* 2013;10:368–373.

71. Aboumatar H, Thompson D, Wu A, et al. Development and evaluation of a 3-day patient safety curriculum to advance knowledge, self-efficacy and system thinking among medical students. *BMJ Qual Saf.* 2012;21:416–422.

72. Crites GE, Markert R, Goggans DS, Richardson WS. Local development of MCQ tests for evidence-based medicine and clinical decision making can be successful. *Teach Learn Med.* 2012;24:341–347.

73. Jozefowicz RF, Koeppen BM, Case S, et al. The quality of in-house medical school examinations. *Acad Med.* 2002;77:156–161.

74. Downing SM. The effects of violating standard item writing principles on tests and students: the consequences of using flawed test items on achievement examinations in medi-

cal education. *Adv Health Sci Educ Theory Pract*. 2005;10: 133–143.

75. Tarrant M, Ware J. Impact of item-writing flaws in multiple-choice questions on student achievement in high-stakes nursing assessments. *Med Educ*. 2008;42:198–206.

76. Downing SM. Threats to the validity of locally developed multiple-choice tests in medical education: construct-irrelevant variance and construct underrepresentation. *Adv Health Sci Educ Theory Pract*. 2002;7:235–241.

77. McLaughlin K, Lemaire J, Coderre S. Creating a reliable and valid blueprint for the internal medicine clerkship examination. *Med Teach*. 2005;27:544–547.

78. Ware J, Vik T. Quality assurance of item writing: during the introduction of multiple choice questions in medicine for high stakes examinations. *Med Teach*. 2009;31:238–243.

79. Wallach PM, Crespo LM, Holtzman KZ, et al. Use of a committee review process to improve the quality of course examinations. *Adv Health Sci Educ*. 2006;11:61–68.

80. Naeem N, van der Vleuten C, Alfaris EA. Faculty development on item writing substantially improves item quality. *Adv Health Sci Educ*. 2012;17:369–376.

81. Haladyna TM. *Developing and Validating Multiple-Choice Items*. 3rd ed. Mahwah, NJ: Lawrence Erlbaum Associates; 2004.

82. Sircar SS, Tandon OP. Involving students in question writing: a unique feedback with fringe benefits. *Adv Physiol Educ*. 1999;22:S84–S91.

83. Papinczak T, Babri AS, Peterson R, et al. Students generating questions for their own written examinations. *Adv Health Sci Educ*. 2011;16:703–710.

84. Harris BHL, Walsh JL, Tayyaba S, et al. A novel student-led approach to multiple-choice question generation and online database creation, with targeted clinician input. *Teach Learn Med*. 2015;27:182–188.

85. Baerheim A, Meland E. Medical students proposing questions for their own written final examination: evaluation of an educational project. *Med Educ*. 2003;37:734–738.

86. Freeman A, Nicholls A, Ricketts C, Coombes L. Can we share questions? Performance of questions from different question banks in a single medical school. *Med Teach*. 2010;32:464–466.

87. Gierl MJ, Lai H, Turner S. Using automatic item generation to create multiple-choice test items. *Med Educ*. 2012;46:757–765.

88. Gierl MJ, Lai H. Evaluating the quality of medical multiple-choice items created with automated processes. *Med Educ*. 2013;47:726–733.

89. Pugh D, De Champlain A, Gierl M, et al. Using cognitive models to develop quality multiple choice questions. *Med Teach*. 2016;38(8):838–843.

90. Swanson DB, Roberts TE. Trends in national licensing examinations in medicine. *Med Educ*. 2016;50:101–114.

91. O'Donnell MJ, Obenshain SS, Erdmann JB. Background essential to the proper use of results of Step 1 and Step 2 of the USMLE. *Acad Med*. 1993;68:734–739.

92. Hoffman KI. The USMLE, the NBME subject examinations, and assessment of individual academic achievement. *Acad Med*. 1993;68:740–747.

93. Williams RG. Use of NBME and USMLE examinations to evaluate medical education programs. *Acad Med*. 1993;68: 748–752.

94. Swanson DB, Case SM, Kelley P, Nungester RJ, Powell R, Volle R. Phase-in of the NBME comprehensive Part I. *Acad. Med*. 1991;66(8):443–444.

95. Berner ES, Brooks CM, Erdmann JB. Use of the USMLE to select residents. *Acad Med*. 1993;68:753–759.

96. Bowles LT. Use of NBME and USMLE scores. *Acad Med*. 1993;68:778.

97. Prober CG, Kolars JC, First LR, Melnick DE. A plea to reassess the role of the United States Medical Licensing Examination Step 1 scores in residency selection. *Acad Med*. 2015;91(1):12–15.

98. Hammoud MM, Cox SM, Goff B, et al. The essential elements of undergraduate medical education in obstetrics and gynecology: a comparison of the Association of Professors of Gynecology and Obstetrics Medical Student Educational Objectives and the National Board of Medical Examiners Subject Examination. *Am J Obstet Gynecol*. 2005;193:1773–1779.

99. Case SM, Ripkey DR, Swanson DB. The effects of psychiatry clerkship timing and length on measures of performance. *Acad Med*. 1997;72:S34–S36.

100. Dillon GF, Clauser BE, Melnick DE. The role of USMLE scores in selecting residents. *Acad Med*. 2001;86:793.

101. Swanson DB, Holtzman KZ, Johnson DA. Developing test content for the United States Medical Licensing Examination. *J Med Licensure Discipl*. 2009;95(2):22–29.

102. Ripkey DR, Case SM, Swanson DB. Predicting performances on the NBME Surgery Subject Test and USMLE Step 2: the effects of surgery clerkship timing and length. *Acad Med*. 1997;72:S31–S33.

103. Widmann WD, Aranoff T, Fleischer BR, et al. Why should the first be last? "Seasonal" variations in the National Board of Medical Examiners (NBME) Subject Examination Program for medical students in surgery. *Curr Surg*. 2003;60:69–72.

104. Ouyang W, Cuddy MM, Swanson DB. US medical student performance on the NBME subject examination in internal medicine: do clerkship sequence and clerkship length matter? *J Gen Intern Med*. 2015;30(9):1307–1312.

105. Manetta A, Manetta E, Emma D, et al. Effects of rotation discipline on medical student grades in obstetrics and gynecology throughout the academic year. *Am J Obstet Gynecol*. 1993;169:1215–1217.

106. Smith ER, Dinh TV, Anderson G. A decrease from 8 to 6 weeks in obstetrics and gynecology clerkship: effect on medical students' cognitive knowledge. *Obstet Gynecol*. 1995;86:458–460.

107. Edwards RK, Davis JD, Kellner KR. Effect of obstetrics-gynecology clerkship duration on medical student examination performance. *Obstet Gynecol*. 2000;95:160–162.

108. Myles TD. Effect of a shorter clerkship on third year obstetrics and gynecology final examination scores. *J Reprod Med*. 2004;49:99–104.

109. Jacobsen MJ, Sherman L, Perlan I, et al. Clerkship site and duration: do they influence student performance? *Surgery*. 1986;100:306–311.

110. Norcini Jr JJ, Downing SM. The relationship between training program characteristics and scores on the cardiovascular disease certification examination. *Acad Med*. 1996;71:S46–S48.

111. Vosti KL, Bloch DA, Jacobs CD. The relationship of clinical knowledge to months of clinical training among medical students. *Acad Med*. 1997;72:305–307.

112. Torre D, Papp K, Elnicki M, Durning S. Clerkship directors' practices with respect to preparing students for and using the National Board of Medical Examiners Subject Exam in medicine: results of a United States and Canadian survey. *Acad Med*. 2009;84:867–871.

113. Riggs JW, Johnson C, O'Neill P, Berens P. Are residents' work schedules related to their in-training examination scores? *Obstet Gynecol*. 1996;88:891–894.

114. Magarian GJ. Influence of medicine clerkship conference series on students' acquisition of knowledge. *Acad Med*. 1993;68:923–926.

115. Griffith III CH, Wilson JF, Haist SA, et al. Internal medicine clerkship characteristics associated with enhanced student examination performance. *Acad Med*. 2009;84(7):895–901.

116. Griffith CH, Georgesen JC, Wilson JF. Six-year documenta-

tion of the association between excellent clinical teaching and improved students' examination performances. *Acad Med.* 2000;75(suppl 10):S62–S64.

117. Roop SA, Pangaro L. Effect of clinical teaching on student performance during a medicine clerkship. *Am J Med.* 2001;110:205–209.

118. Stern DT, Williams BC, Gill A, et al. Is there a relationship between attending physicians' and residents' teaching skills and students' examination scores. *Acad Med.* 2000;75:1144–1146.

119. Blue AV, Griffith CH, Wilson JF, et al. Surgical teaching quality makes a difference. *Am J Surg.* 1999;177:86–89.

120. Dong T, Artino AR, Durning SJ, Denton GD. Relationship between clinical experiences and internal medicine clerkship performance. *Med Educ.* 2012;46:689–697.

121. Laatsch L. Evaluation and treatment of students with difficulties passing the Step examinations. *Acad Med.* 2009;84:677–683.

122. Dong T, Swygert K, Durning SJ, et al. Is poor performance on NBME clinical subject examinations associated with a failing score on the USMLE Step 3 examination? *Acad Med.* 2014;89:762–766.

123. Perez JA, Greer S. Correlation of United States Medical Licensing Examination and Internal Medicine In-training Examination performance. *Adv Health Sci Educ.* 2009;14:753–758.

124. Zahn CM, Saguil A, Artino AR, et al. Correlation of National Board of Examiners scores with United States Medical Licensing Examination Step 1 and Step 2 scores. *Acad Med.* 2012;10:1348–1354.

125. Morrison CA, Ross LP, Sample L, Butler A. Relationship between performance on the NBME Comprehensive Clinical Science Self-Assessment and USMLE Step 2 Clinical Knowledge for USMGs and IMGs. *Teach Learn Med.* 2014;26:373–378.

126. Kay C, Jackson JL, Frank M. The relationship between internal medicine residency graduate performance on the ABMI certifying examination, yearly in-service training examinations, and the USMLE Step 1 examination. *Acad Med.* 2015;90:100–104.

127. McDougle L, Mavis BE, Jeffe DB, et al. Academic and professional career outcomes of medical school graduates who failed USMLE Step 1 on the first attempt. *Adv Health Sci Educ.* 2013;18:279–289.

128. Miller BJ, Sexson S, Shevitz S, et al. US Medical Licensing Exam scores and performance on the Psychiatry Resident In-training Examination. *Acad Psychiatry.* 2014;38:627–631.

129. Dillon GF, Swanson DB, McClintock JC, Gravlee GP. The relationship between the American Board of Anesthesiology Part 1 Certification Examination and the United States Medical Licensing Examination. *J Grad Med Educ.* 2013;5(2):276–283.

130. Wenghofer E, Klass D, Abrahamowicz M, et al. Doctor scores on national qualifying examinations predict quality of care in future practice. *Med Educ.* 2009;43:1166–1173.

131. Norcini JJ, Boulet JR, Opalek A, Dauphinee WD. The relationship between licensing examination performance and the outcomes of care by international medical school graduates. *Acad Med.* 2014;89:1157–1162.

132. Vasan NS, Holland BK. Increased clinical correlation in anatomy teaching enhances students' performance in the course and National Board subject examination. *Med Sci Monit.* 2003;9:SR23–SR28.

133. Blue AV, Griffith III CH, Stratton TD, et al. Evaluation of students' learning in an interdisciplinary medicine–surgery clerkship. *Acad Med.* 1998;73:806–808.

134. Curtis JA, Indyk D, Taylor B. Successful use of problem-based learning in a third-year pediatric clerkship. *Ambul Pediatr.* 2001;1:132–135.

135. Pangaro L, Gibson K, Russell W, et al. A prospective, randomized trial of a six-week ambulatory medicine rotation. *Acad Med.* 1995;70:537–541.

136. White CB, Thomas AM. Students assigned to community practices for their pediatric clerkship perform as well or better on written examinations as students assigned to academic medical centers. *Teach Learn Med.* 2004;16:250–254.

137. Green M, Jones P, Thomas JX. Selection criteria for residency: results of a national programme directors survey. *Acad Med.* 2009;84:362–367.

138. McGaghie WC, Cohen ER, Wayne DB. Are United States Medical Licensing Exam Step 1 and 2 scores valid measures for postgraduate medical residency selection decisions? *Acad Med.* 2011;86:48–52.

139. Kenny S, McInnes M, Singh V. Associations between residency selection strategies and doctor performance: a meta-analysis. *Med Educ.* 2013;47:790–800.

140. Andriole DA, Jeffe DB. A national cohort study of U.S. medical school students who initially failed Step 1 of the United States Medical Licensing Examination. *Acad Med.* 2012;87:529–536.

141. Case SM, Swanson DB. Validity of NBME Part I and Part II scores for selection of residents in orthopaedic surgery, dermatology, and preventive medicine. In: Gonnella JS, Hojat M, Erdmann JB, Veloski JJ, eds. *Assessment Measures in Medical School, Residency, and Practice: The Connections.* New York: Springer; 1993:101–114.

142. Dougherty PJ, Walter N, Schilling P, et al. Do scores of the USMLE Step 1 and OITE correlate with the ABOS Part I Certifying Examination? *Clin Orthop Relat Res.* 2010;468:2797–2802.

143. Thundiyil JG, Modica RF, Silvestri S, Papa L. Do United States Medical Licensing Examination (USMLE) scores predict in-training test performance for emergency medicine residents? *J Emerg Med.* 2010;38:65–69.

144. Tamblyn R, Abrahamowicz M, Dauphinee WD, et al. Association between licensure examination scores and practice in primary care. *JAMA.* 2002;288:3019–3026.

145. Ramsey PG, Carline JD, Inui TS, et al. Predictive validity of certification by the American Board of Internal Medicine. *Ann Intern Med.* 1989;110:719–726.

146. Daly KA, Levine SC, Adams GL. Predictors for resident success in otolaryngology. *J Am Coll Surg.* 2006;202. 94–54.

147. Hamdy H, Prasad K, Anderson MB, et al. BEME systematic review: predictive values of measurements obtained in medical schools and future performance in medical practice. *Med Teach.* 2006;28:103–116.

148. Rifkin WD, Rifkin A. Correlation between housestaff performance on the United States Medical Licensing Examination and standardized patient encounters. *Mt Sinai J Med.* 2005;72:47–49.

149. Dirschl DR, Campion ER, Gilliam K. Resident selection and predictors of performance: can we be evidence based? *Clin Orthop Relat Res.* 2006;449:44–49.

150. Thordarson DB, Ebramzadeh E, Sangiorgio SN, et al. Resident selection: how are we doing and why? *Clin Orthop Relat Res.* 2007;459:255–259.

151. Brothers TE, Wetherholt S. Importance of faculty interview during the resident application process. *J Surg Educ.* 2007;64:378–385.

152. Papadakis MA, Teherani A, Banach MA, et al. Disciplinary action by medical boards and prior behavior in medical school. *N Engl J Med.* 2005;353:2673–2682.

153. Boulet JR, McKinley DW, Whelan GP, et al. Clinical skills deficiencies among first-year residents: utility of the ECFMG clinical skills assessment. *Acad Med.* 2002;77:S33–S35.

154. Geissler J, Vanheest A, Tatman P, Gioe T. Aggregate interview method of ranking orthopedic applicants predicts future performance. *Orthopedics*. 2013;36:e966–e970.

155. Webb LC, Juul D, Reynolds III CF, et al. How well does the psychiatry residency in-training examination predict performance on the American Board of Psychiatry and Neurology. Part I. Examination? *Am J Psychiatry*. 1996;153:831–832.

156. Holzman GB, Downing SM, Power ML, et al. Resident performance on the Council on Resident Education in Obstetrics and Gynecology (CREOG) In-Training Examination: years 1996 through 2002. *Am J Obstet Gynecol*. 2004;191:359–363.

157. Baumgartner BR, Peterman SB. 1998 Joseph E. Whitley, MD, Award. Relationship between American College of Radiology in-training examination scores and American Board of Radiology written examination scores. Part 2. Multi-institutional study. *Acad Radiol*. 1998;5:374–379.

158. Biester TW. The American Board of Surgery In-Training Examination as a predictor of success on the qualifying examination. *Curr Surg*. 1987;44:194–198.

159. Replogle WH. Interpretation of the American Board of Family Practice In-training Examination. *Fam Med*. 2001;33:98–103.

160. Waxman H, Braunstein G, Dantzker D, et al. Performance on the internal medicine second-year residency in-training examination predicts the outcome of the ABIM certifying examination. *J Gen Intern Med*. 1994;9:692–694.

161. Replogle WH, Johnson WD. Assessing the predictive value of the American Board of Family Practice In-training Examination. *Fam Med*. 2004;36:185–188.

162. Leigh TM, Johnson TP, Pisacano NJ. Predictive validity of the American Board of Family Practice In-Training Examination. *Acad Med*. 1990;65:454–457.

163. Swanson DB, Marsh JL, Hurwitz S, et al. Utility of AAOS OITE scores in predicting ABOS Part I outcomes. *J Bone Joint Surg Am*. 2013;95(12):e84.

164. Garvin PJ, Kaminski DL. Significance of the in-training examination in a surgical residency program. *Surgery*. 1984;96:109–113.

165. Grossman RS, Fincher RM, Layne RD, et al. Validity of the in-training examination for predicting American Board of Internal Medicine certifying examination scores. *J Gen Intern Med*. 1992;7:63–67.

166. Klein GR, Austin MS, Randolph S, et al. Passing the Boards: can USMLE and Orthopaedic in-Training Examination scores predict passage of the ABOS Part-I examination? *J Bone Joint Surg Am* 2004: 86-A; 1092–1095.

167. Grabovsky I, Hess BJ, Haist SA, et al. The relationship between performance on the Infectious Diseases In-Training and Certification Examinations. *Clin Infect Dis*. 2015;60:677–683.

168. Juul D, Sexson SB, Brooks BA, et al. Relationship between performance on Child and Adolescent Psychiatry In-Training and Certification Examinations. *J Grad Med Educ*. 2013;5(2):262–266.

169. Lohr KM, Clauser A, Hess BJ, et al. Performance on the Adult Rheumatology In-Training Examination and relationship to outcomes on the Rheumatology Certifying Examination. *Arthritis Rheumatol*. 2015;67:3082–3090.

170. Jones AT, Biester TW, Buyske J, et al. Using the American Board of Surgery In-Training Examination to predict board certification: a cautionary study. *J Surg Educ*. 2014;71:e144–e148.

171. O'Neil TR, Li Z, Peabody MR, et al. The predictive validity of the ABFM's In-Training Examination. *Fam Med*. 2015;47:349–356.

172. Sosenko J, Stekel KW, Soto R, Gelbard M. NBME Examination Part I as a predictor of clinical and ABIM certifying examination performances. *J Gen Intern Med*. 1993;8:86–88.

173. Norcini JJ, Grosso LJ, Shea JA, Webster GD. The relationship between features of residency training and ABIM certifying examination performance. *J Gen Intern Med*. 1987;2:330–336.

174. FitzGerald JD, Wenger NS. Didactic teaching conferences for IM residents: who attends, and is attendance related to medical certifying examination scores? *Acad Med*. 2003;78:84–89.

175. Bell JG, Kanellitsas I, Shaffer L. Selection of obstetrics and gynecology residents on the basis of medical school performance. *Am J Obstet Gynecol*. 2002;186:1091–1094.

176. Carmichael KD, Westmoreland JB, Thomas JA, Patterson RM. Relation of residency selection factors to subsequent orthopaedic in-training examination performance. *South Med J*. 2005;98:528–532.

177. Hern Jr GH, Wills C, Alter H, et al. Conference attendance does not correlate with emergency medicine residency in-training examination scores. *Acad Emerg Med*. 2009;16 (suppl 2):S63–S66.

178. Aldeen AZ, Salzman DH, Gisondi MA, Courtney DM. Faculty prediction of in-training examination scores of emergency medicine residents. *J Emerg Med*. 2014;46:390–395.

179. McDonald FS, Zeger SL, Kolars JC. Factors associated with medical knowledge acquisition during internal medicine residency. *J Gen Intern Med*. 2007;22:962–968.

180. Aeder L, Fogel J, Schaeffer H. Pediatric board review course for residents "at risk." *Clin Pediatr (Phila)*. 2010;49:450–456.

181. Cavalieri TA, Shen L, Slick GL. Predictive validity of osteopathic medical licensing examinations for osteopathic medical knowledge measured by graduate written examinations. *J Am Osteopath Assoc*. 2003;103:337–342.

182. Schwartz RW, Donnelly MB, Sloan DA, et al. The relationship between faculty ward evaluations, OSCE, and ABSITE as measures of surgical intern performance. *Am J Surg*. 1995;169:414–417.

183. Joorabchi B, Devries JM. Evaluation of clinical competence: the gap between expectation and performance. *Pediatrics*. 1996;97:179–184.

184. Adusumilli S, Cohan RH, Korobkin M, et al. Correlation between radiology resident rotation performance and examination scores. *Acad Radiol*. 2000;7:920–926.

185. Wise S, Stagg PL, Szucs R, et al. Assessment of resident knowledge: subjective assessment versus performance on the ACR in-training examination. *Acad Radiol*. 1999;6:66–71.

186. Quattlebaum TG, Darden PM, Sperry JB. In-training examinations as predictors of resident clinical performance. *Pediatrics*. 1989;84:165–172.

187. Dupras DM, Li JT. Use of an objective structured clinical examination to determine clinical competence. *Acad Med*. 1995;70:1029–1034.

188. Swanson DB, van der Vleuten CPM. Assessment of clinical skills with standardized patients: state-of-the-art revisited. *Teach Learn Med*. 2013;25(suppl 1):S17–S25.

189. Elfenbein DM, Sipple RS, McDonald R, et al. Faculty evaluations of resident medical knowledge: can they be used to predict American Board of Surgery In-Training Examination performance. 2013; 209:1095–1101.

190. Ryan JG, Barlas D, Pollack S. The relationship between faculty performance assessment and results on the In-Training Examination for residents in an Emergency Medicine training program. *J Grad Med Educ*. 2013:582–586.

191. Post RE, Jamena GP, Gamble JD. Using Precept-Assist® to predict performance on the American Board of Family Medicine In-Training Examination. *Fam Med*. 2014;46:603–607.

192. Taylor C, Lipsky MS. A study of the ability of physician faculty members to predict resident performance. *Fam Med*. 1990;22:296–298.

193. Hawkins RE, Sumption KF, Gaglione MM, Holmboe ES. The in-training examination in internal medicine: resident perceptions and lack of correlation between resident scores and faculty predictions of resident performance. *Am J Med*. 1999;106: 206–210.

194. Aldeen AZ, Quattromani EN, Williamson K, et al. Faculty prediction of in-training examination scores of emergency medicine residents: a multicenter study. *J Emerg Med*. 2015;49:64–69.

195. Parker RW, Alford C, Passmore C. Can family medicine residents predict their performance on the in-training examination? *Fam Med*. 2004;36:705–709.

196. Nathan RG, Mitnick NC. Using an in-training examination to assess and promote the self-evaluation skills of residents. *Acad Med*. 1992;67:613.

197. Simpson-Camp L, Meister EA, Kavic S. Surgical resident accuracy in predicting their ABSITE score. *JSLS*. 2014;18: 277–281.

198. Jones R, Panda M, Desbiens N. Internal Medicine residents do not accurately assess their medical knowledge. *Adv Health Sci Educ*. 2008;13:463–468.

199. Accreditation Council for Graduate Medical Education (ACGME): ACGME timeline. 2006. www.acgme.org.

200. Mahour GH, Hoffman KI. The development and validation of a standardized in-training examination for pediatric surgery. *J Pediatr Surg*. 1986;21:154–157.

201. Abdu RA. Survey analysis of the American Board of Surgery In-Training Examination. *Arch Surg*. 1996;131:412–416.

202. Hall JR, Cotsonis GA. Analysis of residents' performances on the In-Training Examination of the American Board of Anesthesiology-American Society of Anesthesiologists. *Acad Med*. 1990;65:475–477.

203. Kim JJ, Gifford E, Moazzez A, et al. Program factors that influence American Board of Surgery In-Training Examination Performance: a multi-institutional study. *J Surg Educ*. 2015;72(6):e236–e242.

204. Kim RH, Tan T-W. Interventions that affect resident performance on the American Board of Surgery In-Training Examination: a systematic review. *J Surg Educ*. 2015;72:418–429.

205. Moon MR, Damiano Jr RJ, Patterson GA, et al. Effect of a cardiac-specific didactic course on thoracic surgery in-training examination performance. *Ann Thorac Surg*. 2003;75: 1128–1131.

206. Wade TP, Kaminski DL. Comparative evaluation of educational methods in surgical resident education. *Arch Surg*. 1995;130:83–87.

207. Shetler PL. Observations on the American Board of Surgery In-Training examination, board results, and conference attendance. *Am J Surg*. 1982;144:292–294.

208. Cacamese SM, Eubank KJ, Hebert RS, Wright SM. Conference attendance and performance on the in-training examination in internal medicine. *Med Teach*. 2004;26:640–644.

209. Bull DA, Stringham JC, Karwande SV, Neumayer LA. Effect of a resident self-study and presentation program on performance on the thoracic surgery in-training examination. *Am J Surg*. 2001;181:142–144.

210. de Virgilio C, Stabile BE, Lewis RJ, Brayack C. Significantly improved American Board of Surgery In-Training Examination scores associated with weekly assigned reading and preparatory examinations. *Arch Surg*. 2003;138:1195–1197.

211. Dean RE, Hanni CL, Pyle MJ, Nicholas WR. Influence of programmed textbook review on American Board of Surgery In-service Examination scores. *Am Surg*. 1984;50: 345–349.

212. Hirvela ER, Becker DR. Impact of programmed reading on ABSITE performance. American Board of Surgery In-Training Examination. *Am J Surg*. 1991;162:487–490.

213. Itani KM, Miller CC, Church HM, McCollum CH. Impact of a problem-based learning conference on surgery residents' in training exam (ABSITE) scores. American Board of Surgery in Training Exam. *J Surg Res*. 1997;70:66–68.

214. Hollier LM, Cox SM, McIntire DD, et al. Effect of a resident-created study guide on examination scores. *Obstet Gynecol*. 2002;99:95–100.

215. Shokar GS, Burdine RL, Callaway M, Bulik RJ. Relating student performance on a family medicine clerkship with completion of web cases. *Fam Med*. 2005;37:620–622.

216. Klena JC, Graham JH, Lutton JS, et al. Use of an integrated, anatomic-based, orthopaedic resident education curriculum: a 5-year retrospective review of its impact on Orthopaedic In-Training Examination scores. *J Grad Med Educ*. 2012;4(2):250–253.

217. Weglein DG, Gugala Z, Simpson S, Lindsey RW. Impact of a weekly reading program on orthopedic surgery resident's in-training examination. *Orthopedics*. 2015;38:e387–e393.

218. Kelly DM, London DA, Siperstein A, et al. A structured educational curriculum including online training positively impacts American Board of Surgery In-Training Examination scores. *J Surg Educ*. 2015;72:811–817.

219. Sharma R, Sperling JD, Greenwald PW, Carter WA. A novel comprehensive in-training examination course can improve residency-wide scores. *J Grad Med Educ*. 2012;4(3): 378–380.

220. Millstein LS, Charnaya O, Hart J, et al. Implementation of a monitored educational curriculum and impact on pediatric resident in-training examination scores. *J Grad Med Educ*. 2014;6(2):377–378.

221. Dua A, Sudan R, Desai SS. Improvement in American Board of Surgery In-Training Examination performance with a multidisciplinary surgeon-directed integrated learning platform. *J Surg Educ*. 2014;71:689–693.

222. Eck L, Nauser T, Broxterman J, et al. Utilization of an educational prescription to improve performance on the internal medicine in-training examination. *J Grad Med Educ*. 2015;7(2):279–280.

223. de Virgilio C, Chan T, Kaji A, et al. Weekly assigned reading and examinations during residency, ABSITE performance, and improved pass rates on the American Board of Surgery Examinations. *J Surg Educ*. 2008;65:499–503.

224. Gillen JP. Structured emergency medicine board review and resident in-service examination scores. *Acad Emerg Med*. 1997;4:715–717.

225. Visconti A, Gaeta T, Cabezon M, et al. Focused board intervention (FBI): a remediation program for written board preparation and the medical knowledge core competency. *J Grad Med Educ*. 2013;5(3):464–467.

226. Godellas CV, Hauge LS, Huang R. Factors affecting improvement on the American Board of Surgery In-Training Exam (ABSITE). *J Surg Res*. 2000;91:1–4.

227. Godellas CV, Huang R. Factors affecting performance on the American Board of Surgery in-training examination. *Am J Surg*. 2001;181:294–296.

228. McDonald FS, Zeger SL, Kolars JC. Associations of conference attendance with internal medicine in-training examination scores. *Mayo Clin Proc*. 2008;83:449–453.

229. Picciano A, Winter R, Ballan D, et al. Resident acquisition of knowledge during a noontime conference series. *Fam Med*. 2003;35:418–422.

230. Boscardin C, Penuel W. Exploring benefits of audience-response systems on learning: a review of the literature. *Acad Psychiatry*. 2012;36:401–407.

231. Nelson C, Hartling L, Campbell S, Oswald AE. The effects of audience response systems on learning outcomes in health professions education. A BEME systematic review: BEME Guide No. 21. *Med Teach.* 2012;34:386–405.

232. Schackow TE, Chavez M, Loya L, Friedman M. Audience response system: effect on learning in family medicine residents. *Fam Med.* 2004;36(7):496–504.

233. Pradhan A, Sparano D, Ananth CV. The influence of audience response system on knowledge retention: an application to resident education. *Am J Obstet Gynecol.* 2005;193:1827–1830.

234. Hettinger A, Spurgeon J. El-Mallakh, Fitzgerald B: Using audience response system technology and PRITE questions to improve psychiatric residents' medical knowledge. *Acad Psychiatry.* 2014;38:205–208.

235. Webb TP, Paul J, Treat R, et al. Surgery Residency Curriculum Examination Scores predict future American Board of Surgery In-Training Examination Performance. *J Surg Educ.* 2014;71:743–747.

236. LaPorte DM, Marker DR, Seyler TM, et al. Educational resources for the Orthopedic In-Training Examination. *J Surg Educ.* 2010;67:135–138.

237. Chang D, Kenel-Pierre S, Basa J. Study habits centered on completing review questions result in quantitatively higher American Board of Surgery In-Training Exam scores. *J Surg Educ.* 2014;71:e127–e131.

238. Trickey AW, Crosby ME, Singh M, Dort JM. An evidence-based curriculum improve general surgery residents' standardized test scores in research and statistics. *J Grad Med Educ.* 2014;6(4):664–668.

239. Mathis BR, Warm EJ, Schauer DP, et al. A multiple choice testing program coupled with a year-long elective experience is associated with improved performance on the internal medicine in-training examination. *J Gen Intern Med.* 2011;26:1253–1257.

240. Langenau EE, Fogel J, Schaeffer HA. Correlation between and email board review program and American Board of Pediatrics General Pediatrics Certifying Examination scores. *Med Educ Online.* 2009;14:18.

241. Miyamato RG, Klein GR, Walsh M, Zuckerman JD. Orthopedic Surgery residents study habits and performance on the Orthopedic In-Training Examination. *Am J Orthop.* 2007;36:E185–E188.

242. Borman KR. Does academic intervention impact ABS qualifying examination results? *Curr Surg.* 2006;63(6):367–372.

243. Harthun NL, Schirmer BD, Sanfey H. Remediation of low ABSITE scores. *Curr Surg.* 2005;62:539–542.

244. Derossis AM, Da RD, Schwartz A, et al. Study habits of surgery residents and performance on American Board of Surgery In-Training examinations. *Am J Surg.* 2004;188:230–236.

245. Yeh DD, Hwabejire JO, Iman A, et al. A survey of study habits of general surgery residents. *J Surg Educ.* 2013;70:15–23.

246. Mahmouud A, Andrus C, Matolo N, Ward C. Directed postgraduate study results on quantitative improvement in American Board of Surgery In-Training Exam scores. *Am J Surg.* 2008;191:812–816.

247. Pofahl WE, Swanson MS, Cox SS, et al. Performance standards improve American Board of Surgery In-Training Examination scores. *Curr Surg.* 2002;59:220–222.

248. Maddaus MA, Chipman JG, Whitson BA, et al. Rotation as a course: lessons learned from developing a hybrid online/on-ground approach to general surgical resident education. *J Surg Educ.* 2008;65(2):112–116.

249. Ferguson CM, Warshaw A. Failure of a web-based educational tool to improve residents' scores on the American Board of Surgery In-Training Examination. *Arch Surg.* 2006;141:414–417.

250. Evaniew N, Holt G, Kreuger S, et al. The Orthopaedic In-Training Examination: Perspectives of program directors and residents from the United States and Canada. *J Surg Educ.* 2013;70:528–536.

251. Cheng D. Board review course effect on resident in-training examination. *Int J Emerg Med.* 2008;1:327–329.

252. Ponce B, Savage J, Momaya A, et al. Association between Orthopaedic In-Training Examination subscores and ABOS Part I Examination performance. *South Med J.* 2014;107:746–750.

253. Shokar GS. The effects of an educational intervention for "at-risk" residents to improve their scores on the In-training Exam. *Fam Med.* 2003;35:414–417.

254. Ling FW, Grosswald SJ, Laube DW, et al. The in-training examination in obstetrics and gynecology: an attempt to establish a remediation indicator. *Am J Obstet Gynecol.* 1995;173:946–950.

255. Durkin ET, McDonald R, Munoz A, Mahvi D. The impact of work hour restrictions on surgical resident education. *J Surg Educ.* 2008;65:54–60.

256. Miller AT, Swain GW, Widmar M, Divino CM. How important are American Board of Surgery In-Training Examination scores when applying for fellowships? *J Surg Educ.* 2010;67:149–151.

257. Friedmann P. A program director's view of the In-Training Examination. *Bull Am Coll Surg.* 1985;70:7–11.

258. Ballinger WF. The validity and uses of the In-Training Examination. *Bull Am Coll Surg.* 1985;70:12–16.

259. Jacques CH, Lynch JC, Samkoff JS. The effects of sleep loss on cognitive performance of resident physicians. *J Fam Pract.* 1990;30:223–229.

260. Stone MD, Doyle J, Bosch RJ, et al. Effect of resident call status on ABSITE performance. American Board of Surgery In-Training Examination. *Surgery.* 2000;128:465–471.

261. Frederick RC, Hafner JW, Schaefer TJ, Aldag JC. Outcome measures for emergency medicine residency graduates: do measures of academic and clinical performance during residency training correlate with American Board of Emergency Medicine test performance? *Acad Emerg Med.* 2011;18(suppl 2):S59–S64.

262. Shimizu T, Tsugawa Y, Tanoue Y, et al. The hospital educational environment and performance of residents in the General Medicine In-Training Examination: a multicenter study in Japan. *Int J Gen Med.* 2013;6:637–640.

263. Kim JJ, Kim DY, Kaji AH, et al. Reading habits of general surgery residents and association with American Board of Surgery In-Training Examination performance. *JAMA Surg.* 2015;150:882–889.

264. Barden CB, Specht MC, McCarter MD, et al. Effects of limited work hours on surgical training. *J Am Coll Surg.* 2002;195:531–538.

265. Condren AB, Divino CM. Effect of 2011 Accreditation Council for Graduate Medical Education Duty-Hour regulations on objective measures of surgical training. *J Surg Educ.* 2015;72:855–861.

266. De Virgillo C, Yaghoubian A, Lewis RJ, et al. The 80-hour resident workweek does not adversely affect patient outcomes or resident education. *Curr Surg.* 2006;63:435–440.

267. Pape HC, Pfeifer R. Restricted duty hours for surgeons and impact on resident quality of life, education and patient care: a literature review. *Patient Saf Surg.* 2009;3:3.

268. Roses RE, Foley PJ, Paulson EC, et al. Revisiting the rotating call schedule in less than 80 hours per week. *J Surg Educ.* 2009;66:357–360.

269. Schneider JR, Coyle JJ, Ryan ER, et al. Implementation and evaluation of a new surgical residency model. *J Am Coll Surg.* 2007;205:393–404.

270. Hutter MM, Kellogg KC, Ferguson CM, et al. The impact of

the 80-hour resident workweek on surgical residents and attending surgeon. *Ann Surg*. 2006;243:864–872.

271. Vetto JT, Robbins D. Impact of the recent reduction in working hours (the 80 hour work week) on surgical resident cancer education. *J Cancer Educ*. 2005;20:23–27.

272. Zare SM, Galanko JA, Behrns KE, et al. Psychologic well-being of surgery residents after inception of the 80-hour workweek: a multi-institutional study. *Surgery*. 2005;138:150–157.

273. Cox SM, Herbert WN, Grosswald SJ, et al. Assessment of the resident in-training examination in obstetrics and gynecology. *Obstet Gynecol*. 1994;84:1051–1054.

274. Eastin TR, Bernard AW. Emergency medicine residents' attitudes and opinion of in-training exam preparation. *Adv Med Educ Pract*. 2013;4:145–150.

275. Downing SM, Haladyna TM, eds. *Handbook of Test Development*. Mahwah, NJ: Lawrence Erlbaum Associates; 2006.

276. Clauser BE, Margolis ME, Swanson DB. Issues of validity and reliability for assessments in medical education. In: Holmboe ES, Hawkins RE, Durning S, eds. *Practical Guide to the Evaluation of Clinical Competence*. 2nd ed. Philadelphia: Elsevier; 2018:22–36.

277. Millman J, Greene J. The specification and development of tests of achievement and ability. In: Linn RL, ed. *Educational Measurement*. 3rd ed. American Council on Education/Macmillan Publishing Co; 1989:335–366.

278. National Council on Measurement in Education, Instructional Topics in Educational Measurement Series. Available at http://www.ncme.org.

279. Nitko AJ. Designing tests that are integrated with instruction. In: Linn RL, ed. *Educational Measurement*. 3rd ed. American Council on Education/Macmillan Publishing Co; 1989:447–474.

280. American Educational Research Association. *American Psychological Association, National Council on Measurement in Education: The Standards for Educational and Psychological Testing*. Washington, DC: AERA, APA, & NCME; 2014.

281. Elnicki DM, Lescisin DA, Case S. Improving the National Board of Medical Examiners Internal Medicine Subject Exam for use in clerkship evaluation. *J Gen Intern Med*. 2002;17(6):435–440.

282. O'Neill TR, Li Z, Peabody MR, et al. The predictive validity of the ABFM's In-Training Examination. *Fam Med*. 2015;47:349–356.

第7章

工作场所中临床思维的评价

ERIC S. HOLMBOE, MD, MACP, FRCP, AND STEVEN J. DURNING, MD, PHD

译者：曲江明　审校者：李　菁

章节纲要

引言

前一章讨论了在更加标准化及可控的情况下进行认知评价——可以使用不同的方法和技术来探索概念，例如书面考试（如多项选择题、论述题）中的临床思维。本书的其他章节介绍了其他标准化表现测试形式［例如客观结构化临床考试（OSCEs）］以评价类似临床思维的主题。

本章我们从工作场所的角度讨论对临床思维的评价（即一种评价的构建），这些讨论都是以前几章的内容为基础的。临床思维是本章构建的重点，但是这一方面的讨论也可以用于读者可以想到的其他与工作场所相关的重要构念（例如职业素养、团队合作）。我们将从背景介绍开始，再介绍一个理论框架，随后介绍基于当地条件、从个人学习者以及项目水平进行的基于工作场所评价的新方法。最后将论述这些新方法带来的挑战和机遇。

背景

在过去几十年甚至自从本书第 1 版出版以来，我们见证了临床实践和医学教育领域发生了巨大改变。这些改变的部分推动力是科学技术的进步，以及我们评价学习者及项目方法的改革，包括胜任力、里程碑、置信职业行为、电子病历以及现场即时诊疗技术，仅举几例（参见第 1 章）。

尽管技术方面取得了巨大进步，医疗环境中，提供高质量、高安全性的患者照护的关键仍然是人类精确诊断和治疗所需的临床思维过程。例如，过去 30 年中的研究证明医生的当面诊查是做出正确诊断的关键。[1,2] 此外，笔试仅仅能解释临床实践中万千变化的一小部分，会导致高利害。尽管经过了几十年严格的高利害笔试，对患者及医疗系统来说，诊断错误仍然是一个严重且令人烦恼的问题。[3] 美国国家医学科学院最近的报告《提升医生的诊断能力》将诊断错误作为一个致命且持续存在的患者安全性问题加以强调。[4] 这一报告提出，几乎每一个患者在一生中都经历过至少一次诊断错误。在关于医疗错误的研究综述中，Makary 和 Daiel 总结指出，医疗错误可能是美国的第三大死因，而诊断错误是医疗错误的一个根本来源。[5] 不论医疗错误在死亡因素中位列第几，几乎所有人都认为有太多患者是医疗错误的受害者。如前文所述，尽管我们在"体外"测评中（即在可控的非临床环境中的评价）已经取得了较大进步，最近的诊断错误数据表明，为了确保有效地评价临床思维，标准化评价虽然必要，但仅仅使用标准化评价是不充分的。

临床思维的不足仍然是诊断错误的主要原因。患者咨询专业医疗人员时，在可支付且及时的条件下，希望可以得到准确的诊断以及合理的临床处理，而不受到任何损害。医师、学者、资助者及监管部门关注的也是这些结果。自从 1999 年美国医学研究所发表了《人皆犯错》（*To Err Is Human*）后，住院患者医疗损害的发生率维持在约 25% 的水平，且在 10 年内没有发生变化。[6,7] 尽管错误沟通和沟通不足是医疗错误的重要来源 [8]（正如处方错误），Graber 在其综述中指出，"大量研究表明，诊断过程的失误导致了惊人数量的医疗损害的发生和患者的死亡"。[9] 另一篇分析了近 25 年美国医疗事故综述的作者提出："诊断错误似乎是最常见、代价最大且最危险的医疗错误"。[10]

我们相信所有这些结果联合目前的新兴理论，可以阐明为什么体外评价可能无法充分体现实际诊疗中的表现。这些新兴的理论可以为基于工作场所的评价或以工作为基础的评价（workplace or workbased assessments，WBA）的发展提供引领和驱动力。我们认为 WBA 是"体内"评价的方法，包括对临床思维的评价。临床思维是获得诊断的每个步骤，包括最终诊断（诊断思维）以及治疗（治疗思维）所必需的。临床思维强调过程（逐步完成）以及结果（诊断或治疗的"结论"），因此与相关领域形成对比，比如

医疗决策以及倾向于更重视结果的错误观点（医师行为）。我们推荐一些不同但相关的领域，读者可以参考以下文献以进行更深层次的理解和区分。[4,9]

本章我们将以在工作场所评价临床诊断思维为重点。我们这样做有几个原因。与考虑了患者情况及偏好后做出的个性化的治疗方案相比，运用诊断"标签"的价值较小且不够精细。通常，适合且成功的治疗需要一个正确的诊断。第 10 章探究了如何用定量指标评价治疗思维的后果。即使我们对诊断思维的理解有所提升，目前仍面临很多挑战，治疗思维可能尤甚。

定义及理论框架

定义"临床思维"就是一个重大挑战，因为其包含了许多概念。根据本章的目的，我们使用了一个包容性框架，该框架可以被概述为："一个认知及物理过程，专业医护人员借此过程与患者和环境有意识及潜意识地互动，以收集并解释患者信息，明确行为的收益及风险，并且了解患者的偏好，用以明确初步诊断以及治疗方案，其目的在于改善患者健康"。[11]

尽管一个理论章节对于一本关于实际应用的著作来说并不常见，我们之所以认为本章节很重要，是因为这一理论基础可以作为在工作场所评价临床思维的棱镜或指南针，尤其是为什么在工作场所的表现可能与运用前几章以及本书其他部分（第 6 章）提到的"体外"方法有所不同。文献中也广泛涉及一些相关的概念和理论。我们将以一个对理论的简单讨论开始，以帮助想要在工作场所及项目中评价临床思维的教师。在某种意义上，理论提供的框架使教师可以给临床环境中许多不断变化的部分进行排序，也可以使教师、学习者、项目以及认证人员相信，受检查的领域（此时即为临床思维）是在复杂、有时混乱的工作场所中被严格地评价。

在临床思维领域最常被引用的理论就是双重加工理论。双重加工理论认为我们在思维时使用了两个过程——系统 1 或称快速思考，被描述为快速、低强度，以及系统 2 或称慢速思考，这种思考是高强度的。快速思考也被认为是非分析性

思维，慢速思考被认为是分析性思维。[12] 与双重加工理论相关的是脚本理论。脚本被认为是有条理的知识的展现（例如整块的记忆），诊断脚本通常包括构成诊断的所有症状及检查结果，针对某一给定诊断的每一项症状和检查结果的范围，以及每一种症状和检查结果的最可能或"默认"的表现。认知负荷理论是指我们有限的认知架构使得我们在规定时间内只能处理一定量的信息。实际上，这些理论可整合为以下概念，即我们不断地整合或分类信息（持续创作模式），这导致了脚本的产生（使我们可以快速思考），同时释放工作记忆（认知负荷）。如果想要进一步了解这些理论以及其他与临床思维相关的理论，我们为读者提供了以下参考文献。[13-15]

我们已经选择了一个包容性框架以最适宜地在工作场所中评价临床思维，这一框架也包含了之前提到的理论。目前在临床思维研究中有了一些新发现，因此我们这么做的部分原因是希望囊括语境特异性现象。**语境特异性**是指一个医师可能会遇到主诉相同、症状相同（或几乎相同）、检查结果（查体和实验室检查等）相同且潜在诊断也相同的两个患者，但是医师可能会得到两个不同的诊断决策。换句话说，完成诊断还需要超出展示的关键内容（即**内容**特异性）之外的东西，而这些东西决定了医师的决策和行为；有人将这些"东西"视作语境因素（语境因素示例参见图 7.1）。因此，我们认为在工作场所的临床思维评价不应该仅仅包含内容，还应包含环境（系

统）以及参与者之间的互动，这些因素在构成语境特异性现象上发挥作用。在我们从标准化评价环境转向复杂的实际环境（即语境特异性）时，我们相信这一框架是有实用价值的。

为了辅助评价，我们将简单介绍的理论框架是**情景认知**。[16,17] 有关在工作场所中评价临床思维的包容性理论框架的现有文献较少，情景认知代表了可以用于临床环境中临床思维评价的一种包容性理论框架。情景认知理论认为思考（认知）是由个体行为及其环境产生的。它将重点从单独的医师转换到了在特定环境或接诊中医师与患者的互动。从这种角度来说，思维的组成部分以及为什么这些部分可以组成，并且有时的确发生了相互作用这两个问题就变得比较明显了，这可以协助明确思维是什么时候发生偏差的（当的确存在偏差时），也可以使我们更好地理解思维什么时候可以顺利进行（当的确顺利进行时），这也为帮助医师（及受训者）在混乱且有时复杂的临床实践中行事提供了方法。

在临床接诊中，参与者（如图 7.1 所示的医师和患者）之间相互作用并且同时也与环境（或条件）相互作用；临床思维的体内测试有特定情景，这种模型提供了"解构"组成部分的方法，这会加深对语境特异性的理解。此外，可以基于临床环境，增加其他的因素（例如，患者的家庭、受训者、护士以及其他跨专业团队成员），图片仅仅表现了可能包括的情景因素样本。与评价任何一种个人胜任力一样，我们可以提出如下

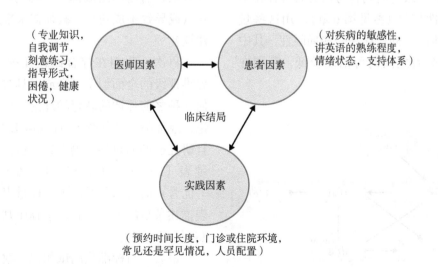

图 7.1　临床思维的工作场所评价：情景认知方法

概念：随着时间的推移，你应该用多种方法评价展示出来的因素。这一理论框架使我们可以从更扩展的角度看待其他已被清晰阐述的框架（图7.1）。

例如，这一框架扩展了 Bowen 及 Gruppen 和 Frohna 提出的模型中的语境的概念[15,18]（Gruppen 及 Frohna 的模型见图7.2）；情景认知（我们使用的方法）认为工作场所中的临床思维与 Bowen、Gruppen 和 Frohna 之前的模型相比，更加自然，互动性也更强。临床思维被认为是动态的、多因素的。

既然我们已经为看待工作场所中的临床思维评价提供了一个新的角度，我们现在将介绍几种方法。随着这些方法的出现，迄今为止，几种方法的可靠性和有效性数据仍然有限。我们将这些方法分为了如下类别。

"专家"评价

"专家"评价有时也被称为"整体总结"。它们一般出现于学习经历的末期，是评分者（通常是教师）实施的一种"总体"或者"准终结性"评价。纵向评价一般基于一定时间内的观察，通常代表教师对能力的一种收集性"完形"评价。这些评价通常由某种等级量表（例如 Likert 5 分量表法）体现。有数据显示，总体评级具有一定价值，尤其对于复杂构念来说，此时检核表的设计特别需要体现出情景特异性。通过一定程序对医学知识的总体评级与高利害考试的表现存在不同程度的相关性[19-21]（参见第6章）。用这些量表评价临床思维时，同样存在一些局限性，其中最主要的是评分者之间的可信度较低，范围在

0.25 ～ 0.37。[22,23]一些因素可以解释这种相关性不佳的情况。首先，有证据显示，教师本身的临床技能以及临床内容及环境标准化的不足可能会影响教师的评级以及判断。Kogan 及同事证明了教师的临床技能与其评级的严格性呈正相关。[24]教师也有自己的优势、劣势以及异质性，这会影响他们对临床思维的评价[25]（参见第4章）。

其次，教师通常不能适当地识别环境因素在临床思维过程中的作用及影响，我们认为这是类似情景认知的理论框架可以提高临床思维的工作场所评价的一个原因。例如，一个学习者正在努力进行临床思考。我们通常会得出该学习者知识或经验不足的结果，但图7.1指出，有许多因素都在这一过程中发挥作用，包括环境因素（或通常的做法）以及每个医师（例如倦怠或困倦）或患者（对疾病的敏感性，以及就诊过程中的情绪波动）特有的因素。人们可以很快总结出这些因素的组合是如何导致临床思维出错的，例如，一位疲惫的住院医师在预约中迟到了，且面对一位情绪紧张的患者，该患者也没有可供参考的电子病历。

事实上，最近的一项研究发现医疗信息技术的安全隐患可能导致错误的发生。[26]除非被详细标记，否则这类因素很容易被忽略，这些因素很难以线性计量方法被提取。事实上，这些因素代表了标准化评价想要消除的一些"噪声"。我们认为使用情景认知理论的一个优势在于提供了一种确定临床思维适合顺利进行或进展不佳的方法。有哪些组成部分？哪些因素可能促进成功（或导致不成功）？教师在未来应该提供哪些建议？

再次，我们在综合回顾几种用于得到临床思维评级的全面型态量表或工具时，没有使用任何一种之前强调的教育学理论。稍后会进一步讨论，迷你临床评估练习（mini-CEX）是一种常见且研究透彻的直接观测工具，包括一个使用9分量表（1 ～ 3 = 不合格，4 ～ 6 = 合格，7 ～ 9 = 优秀）的临床分类评价，该量表几乎没有对量表描述条目的定义或者用于临床判断评价的理论（参见第4章）。

最后，与标准化测试相比，教师是在一个完全不同的环境下对临床思维进行评价的。教师通

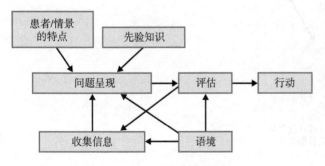

图 7.2　Gruppen 及 Frohna 的临床思维模型

常通过对规则（例如，当住院医师在住院患者查房或在门诊向教师汇报患者情况时）、半正式展示（例如，早晨对前一晚入院患者的汇报，病例查房等）以及患者诊疗期间的各种问诊的复杂结合，来对临床思维进行评价。挑战在于大部分教师在这些活动中评价临床思维时，通常不使用系统的方法。最终的结果是产生一种异质性的混合物，在课程结束时，教师将把这种混合物转变为总体的评级。尽管数据非常有限，稍后介绍的结构化方法可以帮助教师更好地判断学习者的临床思维。这些方法可以为临床思维的评价提供依据，但也可以作为总体评级的重要"输入"内容。

SNAPPS

在所有教学框架中，SNAPPS 是被研究得最多的框架之一。框 7.1 列举了 SNAPPS 的步骤。SNAPPS 旨在帮助学习者更加系统地介绍患者的临床情况，同时也使教师得以更好地评价学习者的临床思维。[27-29]

SNAPPS 大多是在医学生中开展的研究，相比之下，针对住院医师的少了很多，因此其对于高级别学习者，例如住院医师或专科医师的作用仍然未知。然而有些研究已经证实，SNAPPS 的使用可以提高学习者描述其临床思维过程的能力。虽然教师认为 SNAPPS 的使用切实可行且有所帮助，但目前还不知道 SNAPPS 的使用是如何影响教师对于临床思维的评价的。SNAPPS 与 PICO（patient-intervention-comparator-outcome，患者 - 干预 - 比较 - 结局）也已被结合，用于循证医学，旨在增强提出完善的临床问题的能力。

一分钟教学与 IDEA

从评价的角度来看，研究较少的框架包括一分钟教学法以及 IDEA 框架[30-31]（框 7.2）。一项研究调查了 IDEA 框架被用于评价学生入院记录质量。通过使用 15 个条目的量表，调查者发现该方法可靠性适中，且可靠性与最终实习成绩呈正相关。[32]

为了明确这些结构化框架的使用是否可以可靠且有效地对临床思维进行评价，需要进行更多的研究，但是它为教师提供了一种在工作场所中检测临床思维的结构，无疑是合理且有逻辑的开端。

我们的确发现了一种独特的以专家为基础的评价工具，值得一提的是，该工具具有被用于护理学的一些有效性证据。Lasater 临床判断量表（Lasater clinical judgement rubric，LCJR）[33-34] 是评价临床判断能力的一个有前景的发展框架，这与临床思维相对应且具有一些可靠性及有效性数据，[33-35] 然而，它还需要在更大且多样的组别中被评价，以证实这些初步发现。这一工具包括对收集信息、识别与预期的偏离、确定数据优先级、解释数据以及联系检查结果的评价，这些都是临床思维的要素。量表描述了以下类别的表现：起步阶段、不够完善的、完善的和范例。量表内容见附录 7.1。

直接观察

长久以来，直接观察都是评价临床技能的主流方法。如前所述，多种观察可以为总体或专家判断提供依据。也有其他评价工具，与完全还原的患者诊疗的判断有关。尽管有许多工具，

框 7.1	有利于临床思维评价的 SNAPPS 模型

S（**s**ummarize history and findings）：总结病史和检查结果

N（**n**arrow the differential）：缩窄鉴别诊断的范围

A（**a**nalyze the differential）：分析鉴别诊断

P（**p**robe preceptor about uncertainties）：探索不确定的问题

P（**p**lan management）：计划治疗方案

S（**s**elect case-related issues for self-study）：为自学选取与病例相关的议题

框 7.2	一分钟教学及 IDEA 框架

一分钟教学	IDEA
● 获得委托	● I- 解释性总结
● 探求支持证据	● D- 鉴别诊断
● 教授总体规则	● E- 解释选择最可能诊断的思维过程
● 强化正确的做法	
● 纠正错误	● A- 解释其他可能的诊断的思维过程

mini-CEX 或许是最常用的形式 [36]（见第 4 章）。原始的 mini-CEX 特别包含了"临床判断"的评级范围。通过观察，对临床判断的评价通常包含对数据收集技能（问诊和查体）的评价，之前介绍的许多工具都缺乏这一点。当与信息收集技能评价相结合时，直接观察的优势在于可以使教师对这些步骤的整合进行评价，包括最终诊断的得出（诊断思维）。例如，如果一个学习者收集数据的能力不佳，这将大大降低其作出精确的鉴别诊断的可能性。SNAPPS、一分钟教学以及 IDEA 框架的原理也同样适用于类似 mini-CEX 的现场即时诊疗评价。

尽管有证据显示，在判断临床技能时，mini-CEX 和其他观察工具具有合适的可靠性及有效性的证据，但人们对其心理测量特性，特别是对临床思维的评价来说，仍然所知甚少。[36] 直接观察也可以与其他临床思维评价结合，例如，针对某一观察内容，与多项选择题考试结合。无论何种直接观察工具，将观察与问题或其他辅助工具的使用有效结合的方法，可以为学习者提供有意义的反馈。

病例刺激回忆

病例刺激回忆（chart-stimulated recall，CSR）被认为是一种结构化的"口试"，它运用真实患者的病历来对医务工作者的临床思维进行回顾性研究。[37] 我们目前认为 CSR 是对医务工作者的一种"游戏录像带分析"。[38] 通常，门诊的病历由医务工作者、受训者或评定者选择，这些记录首先将被评定者分析，评定者将运用一个结构化模板，该模板给出了一系列问题，旨在探究医务工作者行为及决策背后的原因。[38-41] 在与医务工作者一对一交谈的过程中，评定者将使用这些问题，提取并记录病历显示的医务工作者所做选择的理由及思考过程，还会添加未记录的任何其他相关信息。除了需要时间及训练评审员之外，此类测试的挑战在于获取患者门诊及相关背景的充足样本。使用基于情景实践的评定时，充足的样本对高利害测试来说十分重要，但当被用于学习的支持性评价（或形成性评价）时，其重要性不高。

目前，不同情况下有时会使用 CSR 和一种基于案例的讨论（case-based discussion，CBD）的变体。CSR 最初于 20 世纪 80 年代被美国急诊医学委员会开发出来。尽管 CSR 具有良好的心理测量特性，但由于实施以 CSR 为基础的高利害考试中存在的成本和后勤问题（例如日程安排、聘请足够多的教师以进行 CSR），它最初被废弃了。[42,43] 主要的问题是所需评定者的数量以及越来越多的医生进入急诊医学。目前，CSR 是加拿大（特别是 Alberta 省）医生成就评估（PAR）项目中已被认证的组成部分，已有研究将 CBD 作为英国基金会项目的一部分进行研究。[44-47] 这两种技术大多用于低利害或形成性评价，目前认为它们比较可靠，且测试者与受试者认为它们与类似的评价形式同样有用。最近，在一群 Quebec 的家庭医生中，CSR 被用来与病例审计作比较。在有限的样本内，CSR 与病例审计的诊断准确性一致率为 81%，但预测 CSR 可以在临床思维方面提供更有用的信息。[47]Reddy 及同事也为 CSR 的使用提供了有用的提示，特别是关于构念代表性不足（例如取样不充足，病例难度不一致）以及构念无关方差（评定者偏倚或认知错误）的有效性问题。[48] 我们认为 CSR 和 CBD 作为一种在工作场所中检测临床思维的评价方法，目前没有被充分使用。目前已有有用的模板以指导设问，CSR 尤其可以用于发现学习困难者的缺陷。

CSR 在当今的电子病历（EMRs）时代也格外有用。由于某些原因，EMRs 实际上逐渐破坏评价临床思维的能力（参见第 10 章）。首先，许多 EMRs 都会使用"模板"功能以完成数据录入标准化，这就不能有效地反映学习者思维和推理过程的精妙之处。其次，EMRs 有"复制粘贴"已有记录的功能，这进一步导致了患者当前的临床状态和条件的精准描述的失真。因此，CSR 使教师得以评定 EMR 中的信息漏洞，这恰恰可以影响临床思维的能力。

下面就是关于这一问题的一个很好的例子：一项研究检查了诊所就诊记录中患者在 14 天之内再次回到了医疗服务场所（诊所、急诊或住院）的原因。在这个研究中，超过四分之一的患者的回访都是由于诊断错误。这类事件使它们本身可以与 CSR 结合用于根本原因分析（root cause analysis，RCA，参见第 10 章），用于探究错误是如何产生的，从临床思维的角度（CSR）探究环境及系统是如何影响诊断错误的（RCA）。

基于工作的相关评价

以下章节为临床思维评价方法提供了一些例子，这些方法并不是实际患者诊疗的核心问题，但是可能会被项目改良后用于当地环境，作为前述方法的辅助方法。当明确学习者在持续变化且以胜任力为基础的世界中的发展方向，或在临床诊疗环境中为教师提供信息、以帮助其制订临床思维评价方法时，其格外有用。

客观结构化临床考试与高保真模拟

客观结构化临床考试（OSCE）可能是最常用的雇佣标准化病人用以评价临床技能的方法。标准化病人是被训练过的、扮演一系列临床情景的真人演员。OSCEs 通常以一系列站点的形式进行，其中，学习者有 15 ~ 20 分钟的时间进行特定的病史采集、查体，以及回顾病人的影像学或实验室数据，在这个过程中，学习者可以为 SP 提供建议，也可以不提供特定建议[50]（参见第 5 章）。第 5 章详细介绍了标准化病人以及 OSCEs。例如，形成性版本和终结性版本都包含对临床思维的评价。美国医师资格考试（USMLE）的第二步临床技能考试包括一个"患者记录"环节，在这一环节中，受试者会进行鉴别诊断。低利害 OSCEs 考试也会运用类似的技术，包括教师进行简单的"口试"、对其他临床材料的解释以及为 SP 及教师展示治疗方案（第 5 章）。

高保真模拟越来越多地将临床思维纳入评价流程当中。高保真模拟通常不涉及 SP，而是使用复杂精细的人体模型、虚拟现实以及其他基于计算机的模拟。与 OSCE 类似，临床思维可以通过各种方法融入模拟[51]（参见第 12 章模拟部分）。最近，美国麻醉学委员会在其认证维持项目中添加了一个模拟测试要求，用于帮助在可控环境下，锻炼麻醉医师在困难且不常见的临床场景中的操作。[52] 虚拟现实可以实现创造替身的功能，这些替身可以由程序设定成和真实患者一样的行为模式，并且根据学习者的临床决策沿着不同的路径发展。[53,54] 但是这种评价是否可以有效转化为临床实践还是未知数。不论怎样，模拟作为一种评价方法都具有广阔的前景。

临床思维评价的新策略

目前文献中出现了一些评价临床思维的新方法。在这里我们简单介绍三种这样的技术，以帮助读者认识到还有许多其他的方法，但这些方法目前的有效性证据有限。前两个展现了评价工具的重要进步，因为它们明确纳入了教育学理论。后者由于对思维过程进行了更直接的内观而展示出其优越性。有项目考虑使用一种或多种策略，此时应该认真考虑将这一方法加入整体评价项目时的利弊。

概念图

概念图是形象展示学习者思考或知识构架过程的一项技术。[55] 在概念图中，学习者将一些想法（概念）和特定的短语（连接词）联系起来，以证明他们如何把想法整合起来。概念图可以是非结构化的（绘制关于贫血主题的概念图），或是部分结构化的（绘制关于包括血红蛋白、周围血涂片、小细胞指标和骨髓活检的贫血主题概念图），也可以是完全结构化的（借此学习者可以填充特定的概念或连接词，有点类似于完成一半的纵横字谜）。最近医学教育文献中也出现了关于概念图的一些出版物[55-57]（图 7.3）。

脚本一致性测试

脚本一致性测试（script concordance test，SCT）被用于评价临床思维，且尽可能结合真实情况。SCT 旨在基于提供给受试者的有序的信息，产生有限的回答，实际上是尝试模拟真实临床情景最可能发生的事。有假说认为 SCT 可以更有效地获取实际临床实践中经常出现的不确定性。

SCT 会给学习者展现一个简单的临床情景，随后会设定一些问题供学习者列举（或选择）几种诊断或治疗的选项并估计它们对不同诊断可能性的影响。Dory 及同事在综述中给出了一个例子（表 7.1）。[58]

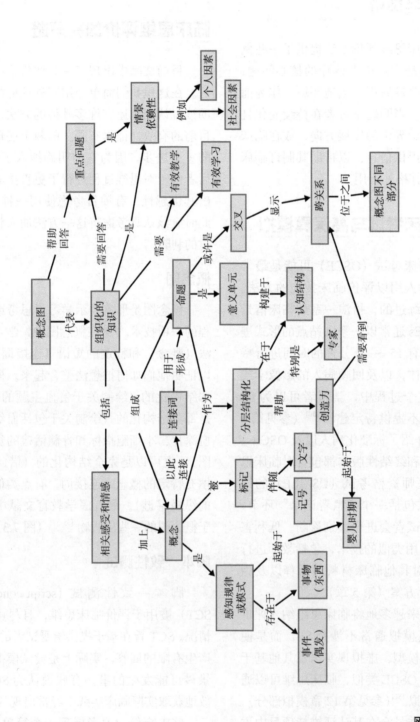

图 7.3（A）概念图

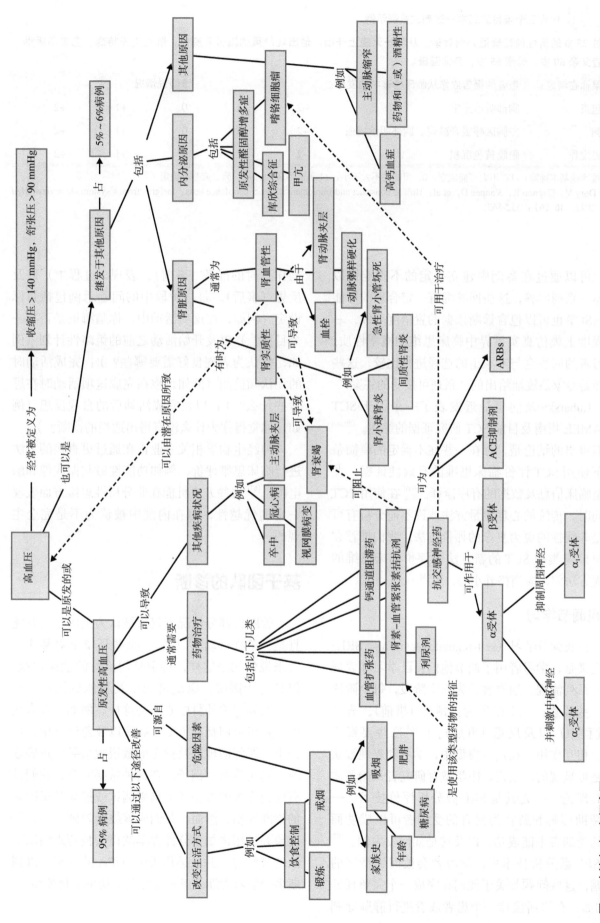

图 7.3（续）（B）概念图

表 7.1	包含三个条目的脚本一致测试案例示例					
一位 25 岁的男性前往普通外科就诊。从前一天晚上开始，他出现严重的胸骨后胸痛，既往史无特殊。患者不吸烟。患者父亲 60 岁，母亲 55 岁，身体健康。						
如果你在考虑：	患者的报告或你从临床检查中的发现：			该假说情况		
心包炎	胸部听诊正常	-2	-1	0	+1	+2
气胸	左胸区呼吸音减弱，胸部叩诊增强	-2	-1	0	+1	+2
惊恐发作	眼睑黄色沉积	-2	-1	0	+1	+2

-2：排除或基本排除；-1：不太可能成立；0：可能性不大不小；+1 可能性较大；+2：确定或基本确定

引自 Dory V, Gagnon R, Vanpee D, et al: How to construct and implement script concordance tests: insights from a systematic review. *Med Educ* 2012；46（6）：552-563.

可以通过在案例中建立一定的不确定性以创建一系列回答，这些回答都有一定合理的可能性。SCT 也可以包含诊断依据的置信度等级，一定程度上模仿真实世界中临床思维的概率性质。学习者的回答会与专家组的选择进行比较，这些选择是专家系统地给出的一系列可接受的答案。

Lubarsky 及同事最近发表了一个关于 SCT 的 AMEE 指南及目前 SCT 研究证据的综述。[59,60] 他们得出的结论是，存在一些在不确定的模糊条件下使用 SCT 评价临床思维的有效性证据，尤其是临床信息及数据的有序诠释。[60] 在使用 SCT 的同时，传统的心理测量方法或许不能分析有可能是非线性的更为复杂的评价方法。我们推荐在过早确定类似 SCT 的新方法为评价临床思维的常规方法前，应当格外小心。[61,62]

自我调节学习

自我调节学习（self-regulated learning，SRL）的定义是，学习者用于调节他们自己学习和表现的一系列流程，通常被分为三个阶段，每个阶段有一些要素，三个阶段为：预习（事前）、表现（过程中）以及反思（事后）。[63-66] 这些要素之间会相互作用，在这一模型中，学习和表现被认为是可显现的。最近，医学教育研究者开始关注 SRL 理论——尤其是 SRL 微分析评价技术——以帮助理解和解释为何有的受训者可以成功而有的受训者不能成功，以及这是如何发生的。[67] 在 SRL 微分析技术中，学习者会被问到特定的问题，这些问题是关于他们在完成一个完整任务（例如，在诊所接诊一个患者或者进行静脉穿刺

操作）时的准备（事前）、表现（过程中）以及反思（事后）。每一阶段中的问题示例包括目标设定（例如，在这项活动中，你脑海里是否有一个目标？）以及开始活动之前的策略性计划（例如，你认为表现良好需要哪些？）；完成活动时的元认知监测（例如，你在完成这项活动时在思考些什么？）；以及完成活动后的自我反思（例如，你觉得你为什么没有得出适当的诊断？）。

神经生物学相关专业正在通过更直接的方法进行临床思维评价，例如功能性磁共振成像和脑电图。[67] 这些方法可能在非分析性思维方面表现一定的优越性，但在内观中被认为不是完全主观的。

基于团队的诊断

诊断大部分情况下仅仅被认为是医生的职能且是"单独行动"。尽管在某些环境下对某些患者来说仍然是这样，特别是门诊时的就医过程，但是对于医院、康复机构以及其他机构照护形式，例如门诊外科中心不是这样。例如，许多住院医师可以回忆起 ICU、病房以及急诊室中，由护士、医师助理以及护工的敏锐观察导致正确诊断或修正诊断的例子。在这种重要时刻，我们没有任何完善的方法或工具来测试或捕获基于团队的诊断性质。然而，我们应该鼓励教师注意这种现象并运用诸如 1 分钟教学的口头技巧来测试团队的理解力，并且运用类似 IDEA 的框架，以判断多个学习者涉及患者诊疗的病历的整体质量。

诊断思维的音频和视频分析

在这个充斥着智能手机、迷你相机、iPads等类似产品的时代，临床情境的视频（或音频）分析在评价包括完成诊断的各个步骤方面都有一定优越性。视频是经常用于标准化病人的复盘工具，在临床项目中越来越常见（例如，住院医师在患者允许的情况下，为患者的临床经历录像，用于病史采集、查体以及问诊技巧的反馈）。

之前的研究已经表明，学习者向教师展示的通常不能准确反映检查室中住院医师与患者之间实际发生的情况。[68] 在许多病例中，冲突会对患者诊疗产生较大的影响。尽管目前这一领域的研究工作不多，对患者经历的录音以及学习者 - 教师退出，之后对比学习者的展示和检查室中收集的信息是非常有用的，可以检测数据收集（尤其是病史采集；如果是录像采集的话，还可以捕获查体过程）如何影响临床思维和学习者决策的方法。之前提到的许多技术（例如病例刺激回忆）可以联合应用于评价临床思维。

总结

工作场所中的评价是具有挑战性的。我们认为对理论的理解十分重要，因为当临床环境"混乱"，以致无法标准化时，这可以作为一个观察角度。教师也需要具有对关键理论的基本理解，以指导他们的评价和判断。这一章给出了一个包容性理论模型（情景认知），它可以帮助我们更好地了解语境特异性（医生给两位症状相同、检查结果相同、潜在诊断也相同的患者做出不同诊断的现象），这样就可以优化工作场所中的临床思维评价。我们描述了一系列教育学框架和评价来帮助读者。尽管高利害标准化考试具有一定优势，但在评价临床思维时，我们还是看到了许多挑战和机遇；我们认为标准化的笔试不能完全评价临床思维。因此，尽管缺乏工作场所评价临床思维的明确证据，在临床环境中进行"体内"评价也十分必要。

注释书目

可在 www.expertconsult.com 在线获取推荐的注释书目。

参考文献

1. Hampton JR, Harrison MJG, Mitchell JRA, et al. Relative contributions of history-taking, physical examination, and laboratory investigation to diagnosis and management of medical outpatients. *BMJ*. 1975;2:486–489.
2. Peterson MC, Holbrook JH, Hales DV, et al. Contributions of the history, physical examination, and laboratory investigation in making medical diagnoses. *West J Med*. 1992;156:163–165.
3. Holmboe ES, Weng W, Arnold G, et al. The comprehensive care project: measuring physician performance in ambulatory practice. *Health Serv Res*. 2010;45(6 Pt 2):1912–1933.
4. National Academy of Medicine. *Improving Diagnosis in Medicine*. Washington, DC: National Academy Press; 2016.
5. Makary MA, Daniel M. Medical error – the third leading cause of death in the US. *BMJ*. 2016;353:i2139.
6. Institute of Medicine. *To Err is Human*. Washington, DC: National Academy Press; 1999.
7. Landrigan CP, Parry GJ, Bones CB, et al. Temporal trends in rates of patient harm resulting from medical care. *N Engl J Med*. 2010;363(22):2124–2134.
8. Starmer AJ, Spector ND, Srivastava R, et al. Changes in medical errors after implementation of a handoff program. *N Engl J Med*. 2014;371(19):1803–1812.
9. Graber ML. The incidence of diagnostic error in medicine. *BMJ Qual Saf*. 2013;22(suppl 2):ii21–ii27.
10. Saber Tehrani AS, Lee H, Mathews SC, et al. 25-year summary of US malpractice claims for diagnostic errors 1986-2010: an analysis from the National Practitioner Data Bank. *BMJ Qual Saf*. 2013;22(8):672–680.
11. Rencic J, Durning S, Holmboe E, Gruppen LD. Assessing competence in professional performance across disciplines and professions. In: Wimmers PF, Mentkowski M, eds. *Innovation and Change in Professional Education*. Cham, Switzerland: Springer International Publishing; 2016.
12. Kahneman D. *Thinking, Fast and Slow*. New York. *Farrar, Strauss and Giroux*. 2011:19–97.
13. Trowbridge RL, Rencic JJ, Durning SJ. *Teaching Clinical Reasoning*. Philadelphia: ACP Press; 2015.
14. Eva KW. What every teacher needs to know about clinical reasoning. *Med Educ*. 2005;39(1):98–106.
15. Bowen JL. Educational strategies to promote clinical diagnostic reasoning. *N Engl J Med*. 2006;355(21):2217–2225.
16. Bredo E. Reconstructing educational psychology: situated cognition and Deweyian pragmatism. *Educ Psychol*. 1994;29(1):23–35.
17. Durning SJ, Lubarsky S, Torre D, et al. Considering "nonlinearity" across the continuum in medical education assessment: supporting theory, practice, and future research directions. *J Cont Educ Health Prof*. 2015;35(3):232–243.
18. Gruppen LD, Frohna AZ. Clinical reasoning. In: Norman GR, Van Der Vleuten CP, Newble DI, eds. *International Handbook of Research in Medical Education. Part 1. Dordrecht*. The Netherlands: Kluwer Academic; 2002:205–230.
19. Tamblyn R, Abrahamowicz M, Dauphinee WD, et al. Association between licensure examination scores and practice in pri-

mary care. *JAMA*. 2002;288:3019–3026.

20. Norcini JJ, Lipner RS, Kimball HR. Certifying examination performance and patient outcomes following acute myocardial infarction. *Med Educ*. 2002;36(9):853–859.

21. Holmboe ES, Wang Y, Meehan TP, et al. Association between maintenance of certification examination scores and quality of care for Medicare beneficiaries. *Arch Intern Med*. 2008;168(13): 1396–1403.

22. Hawkins RE, Sumption KF, Gaglione M, Holmboe ES. The In-training Examination (ITE) in internal medicine: resident perceptions and correlation between resident ITE scores and faculty predictions of resident performance. *Am J Med*. 1999;106: 206–210.

23. Striener DL. Global rating scales. In: Neufeld VR, Norman GR, eds. *Assessing Clinical Competence*. New York: Springer; 1985.

24. Kogan JR, Hess BJ, Conforti LN, Holmboe ES. What drives faculty ratings of residents' clinical skills? The impact of faculty's own clinical skills. *Acad Med*. 2010;85(suppl 10):S25–S28.

25. Gingerich A, Kogan J, Yeates P, et al. Seeing the "black box" differently: assessor cognition from three research perspectives. *Med Educ*. 2014;48(11):1055–1068.

26. Graber ML, Siegal D, Riah H, et al. Electronic health record-related events in medical malpractice claims. *J Patient Saf*. 2015. [Epub ahead of print].

27. Wolpaw TM, Wolpaw DR, Papp KK. SNAPPS: A leaner-centered model for outpatient education. *Acad Med*. 2003;78(9):893–898.

28. Wolpaw T, Papp KK, Bordage G. Using SNAPPS to facilitate expression of clinical reasoning and uncertainties: a randomized comparison group trial. *Acad Med*. 2009;84:517–524.

29. Nixon J, Wolpaw T, Schwartz A, et al. SNAPPS-Plus: an educational prescription to facilitate formulating and answering clinical questions. *Acad Med*. 2014;89:1174–1179.

30. Baker E, Riddle J. IDEA in evolution: an attempt to use RIME to more accurately assess medical student write-ups. *JGIM*. 2005;20(suppl 1):157.

31. Baker E, Ledford C, Liston B. Teaching, Evaluating and remediating clinical reasoning. *Acad Intern Med Insight*. 2010;8:12–17.

32. Baker EA, Ledford CH, Fogg L, et al. The IDEA assessment tool: assessing the reporting, diagnostic reasoning, and decision-making skills demonstrated in medical students' hospital admission notes. *Teach Learn Med*. 2015;27(2):163–173.

33. Lasater K. Clinical judgment development: using simulation to create an assessment rubric. *J Nurs Educ*. 2007;46:269–276.

34. Lasater K. Clinical judgment: the last frontier for evaluation. *Nurse Educ Pract*. 2011;11:86–92.

35. Adamson KA, Gubrud P, Sideras S, Lasater K. Assessing the reliability, validity, and the use the Lasater clinical judgment rubric: three approaches. *J Nurs Educ*. 2012;51:66–73.

36. Kogan JR, Holmboe ES, Hauer KR. Tools for direct observation and assessment of clinical skills of medical trainees: a systematic review. *JAMA*. 2009;302:1316–1326.

37. Norcini JJ, McKinley DW. Assessment methods in medical education. *Teaching Teacher Educ*. 2007;23:239–250.

38. Holmboe ES, Durning SJ. Assessing clinical reasoning: moving from in vitro to in vivo. *Diagnosis*. 2014;1(1):111–117.

39. Hall W, Violato C, Lewkonia R, et al. Assessment of physician performance in Alberta: the physician achievement review. *CMAJ*. 1999;161:52–57.

40. Jennett P, Affleck L. Chart audit and chart stimulated recall as methods of needs assessment in continuing professional health education. *J Cont Educ Health Prof*. 1998;18:163–171.

41. Schipper S, Ross S. Structured teaching and assessment: a new chart-stimulated recall worksheet for family medicine residents. *Can Fam Physician*. 2010;56:958–959.

42. Munger BS. Oral examinations. In: Mancall EL, Bashook PH, eds. *Recertification: New Evaluation Methods and Strategies*. Evanston, IL: American Board of Medical Specialties; 1994.

43. Munger BS, Krome RL, Maatsch JC, Podgorny G. The certification examination in emergency medicine: an update. *Ann Emerg Med*. 1982;11:91–96.

44. Davies H, Archer J, Southgate L, Norcini J. Initial evaluation of the first year of the Foundation Assessment Program. *Med Educ*. 2009;43:74–81.

45. Norcini J, Burch V. Workplace-based assessment as an educational tool: AMEE Guide No. 31. *Med Teach*. 2007;29: 855–871.

46. Cunnington JP, Hanna E, Turnbull J, et al. Defensible assessment of the competency of the practicing physician. *Acad Med*. 1997;72(1):9–12.

47. Goulet F, Gagnon R, Gingras ME. Influence of remedial professional development for poorly performing physicians. *J Cont Educ Health Prof*. 2007;27:42–48.

48. Reddy ST, Endo J, Gupta S, et al. A case for caution: chart-stimulated recall. *J Grad Med Educ*. 2015;7(4):531–535.

49. Singh H, Giardina TD, Meyer AN, et al. Types and origins of diagnostic errors in primary care settings. *J Am Med Assoc Intern Med*. 2013;173:418–425.

50. Cleland JA, Abe K, Rethans JJ. The use of simulated patients in medical education: AMEE guide no 42. *Med Teach*. 2009;31(6):477–486.

51. Walsh CM, Sherlock ME, Ling SC, Carnahan H. Virtual reality simulation training for health professions trainees in gastrointestinal endoscopy. *Cochrane Database Syst Rev*. 2012;6:CD008237.

52. American Board of Anesthesia: MOCA 2.0 Part 4: Improvement in Medical Practice. Available at http://www.theaba.org/MOCA/MOCA-2-0-Part-4.

53. Satter KM, Butler AC. Finding the value of immersive, virtual environments using competitive usability analysis. *J Comput Inf Sci Eng*. 2012;12(2):024504.

54. Courteille O, Bergin R, Stockeld D, et al. The use of a virtual patient case in an OSCE-based exam–a pilot study. *Med Teach*. 2008;30(3):e66–e76.

55. Pinto AJ, Zeitz HJ. Concept mapping: a strategy for promoting meaningful learning in medical education. *Med Teach*. 1997;19:114–122.

56. Daley B, Torre D. Concept maps in medical education: an analytical literature review. *Med Educ*. 2010;44:440–448.

57. Torre D, Daley B. Using concept maps in medical education. In: Walsh K, ed. *Oxford Textbook of Medical Education*. Oxford: Oxford University Press; 2003:86–99.

58. Dory V, Gagnon R, Vanpeez D, Charlin B. How to construct and implement script concordance tests: insights from a systematic review. *Med Educ*. 2012;46:552–563.

59. Lubarsky S, Dory V, Duggan P, et al. Script concordance testing: from theory to practice: AMEE guide no. 75. *Med Teach*. 2013;35(3):184–193.

60. Lubarsky S, Durning S, Charlin B. AM last page. The script concordance test: a tool for assessing clinical data interpretation under conditions of uncertainty. *Acad Med*. 2014;89(7):1089.

61. Lineberry M, Kreiter CD, Bordage G. Threats to validity in the use and interpretation of script concordance test scores. *Med Educ*. 2013;47(12):1175–1183.

62. Lineberry M, Kreiter CD, Bordage G. Script concordance tests: strong inferences about examinees require stronger evidence. *Med Educ*. 2014;48(4):452–453.

63. Brydges R, Butler D. A reflective analysis of medical education research on self-regulation in learning and practice. *Med Educ*.

2012;46:71–79.

64. Cleary TJ, Durning SJ, Hemmer PA, et al. Self-regulated learning in medical education. In: Walsh K, ed. *Oxford Textbook of Medical Education*. Oxford: Oxford University Press; 2013:465–477.

65. Durning SJ, Cleary TJ, Sandars J, et al. Viewing strugglers through a different lens: how a self-regulated learning perspective can help medical educators with assessment and remediation. *Acad Med*. 2011;86:488–495.

66. Zimmerman B, Schunk D, eds. *Handbook of Self-Regulation of Learning and Performance*. New York: Routledge; 2011.

67. Durning SJ, Costanzo M, Artino Jr AR, et al. Using functional magnetic imaging to improve how we understand, teach, and assess clinical reasoning. *J Contin Educ Health Prof*. 2014;34:76–82.

68. Gennis VM, Gennis MA. Supervision in the outpatient clinic: effects on teaching and patient care. *J Gen Intern Med*. 1993;8(7):378–380.

附录 7.1

Lasater 临床判断量表

维度	范例	完善的	不够完善的	起步阶段
有效注意包括：				
观察重点	适当地重点观察；对主观及客观数据进行广泛、规律的观察和监测，以发现任何有用的信息	对数据进行广泛、规律的观察，数据包括主观数据及客观数据；注意到大部分有用的信息；可能忽略最细微的信号	尝试广泛监测主观和客观信息，但是数据大时存在困难；重点关注最明显的数据，会忽略有些重要的信息	受临床情景及数据种类和数量的困扰；观察缺乏组织性，存在重要数据缺失和（或）评价错误的问题
有效注意包括：				
识别与期望模式的偏离	识别数据中的精细模式和与期望模式的偏差，并以此指导评价	识别数据中最明显的模式及偏差并运用这些完成持续的评价	识别数据中的明显模式及偏差，遗失重要信息；不确定如何继续评价	一次只能关注一样事物，遗失大部分模式及对预期的偏差；错失重新调整评价的机会
信息收集	果断地收集数据用于诊疗计划；通过观察和与患者及家人互动，仔细收集有用的主观信息	主动从患者家庭中收集有关患者情况的主观信息，以支持诊疗计划；少数情况下，不能遵循重要的引导	从患者及家庭中收集数据的努力有限；看起来经常不知道需要搜寻哪些信息和（或）搜寻错误的信息	收集信息无效；基本依赖客观数据；与患者及家庭的互动有困难，无法收集重要的主观信息
有效解释包括：				
确定数据优先级	关注对解释患者情况有用的、最相关的且重要的数据	大体上关注最重要的数据，进一步搜索相关信息，但是可能尝试注意无关信息	努力确定数据的优先级，关注最重要的，但也会注意不太相关或无用的数据	在关注重点方面有困难，表现为不知道哪些数据对诊断来说是最重要的；尝试关注所有可得信息
理解数据	即使面对复杂、矛盾、令人困惑的数据，依然能够：①标记并理解患者数据的模式；②将这些数据与已知的模式进行对比（从护理知识基础、科学研究、个人经历以及直觉）；③制订诊疗计划，且可以证实成功的可能性	在大部分情况下，可以解释患者的数据模式并与已知的模式对比，以制订诊疗计划并具有合理性；例外情况较少，或者在复杂病例中，适当地向专家或经验更丰富的护士寻求指导	在简单、常见或熟悉的情况下，可以将患者的数据与已知模式对比，并制订或解释诊疗计划，但在数据稍显复杂或在符合对学生预期时，存在困难；需要的建议或帮助不在合理范围内	即使在简单、常见或熟悉的情况下，解释或理解数据仍然有困难；辨识有冲突的解释及合适的干预时存在困难，在诊断问题及制订干预计划方面都需要帮助

158

有效应对包括：

行为镇定、自信	负责任地进行假设；分配团队任务；评估患者并消除他们及家庭的疑虑	大体上表现出一定的领导力及自信，可以控制大部分情况或保持镇定；可能在某些困难或复杂的情况下会表现出压力	在扮演领导角色时，优柔寡断；在常规及相对简单的情况下可以消除患者及家庭的疑虑，但是很容易感到压力并失去组织性	除了在简单和常规的情况下，都会感到有压力并失去组织性，缺乏控制力，使患者及家庭变得焦虑或不太配合
交流清晰	有效沟通；可以解释诊疗措施；使患者及家庭冷静并消除他们的疑虑；指导或作为团队成员，解释并给出方向；检查有哪些不理解的地方	沟通大体良好；仔细向患者解释；给团队发出清晰的指令；在建立融洽的关系方面还可以更有效率	表现出一定的沟通能力（例如，给出指令）；与患者、家人及团队成员的沟通仅部分成功；表现关心，但不能胜任	沟通有困难；解释令人困惑；指令不清晰或矛盾；患者及家人感到困惑或焦虑且心存疑虑
制订良好的干预措施/灵活性	干预措施适合每一个患者；密切知道患者的进程并且可以根据患者反应的提示调整治疗	在相关患者数据的基础上制订干预计划；规律地监管进程但不打算改变治疗方案	基于最明显的数据制订干预计划；监管进程但不能根据患者反应的提示改变治疗方案	着重于制订简单的干预计划，提出一个可能的解决办法，但可能会模糊不清，令人困惑和（或）不完整，可能会有一些监管行为
熟练程度	掌握必需的护理技能	有能力使用大多数护理技能，但速度和精确性还可以提高	运用护理技能时迟疑且效率低下	不能选择和（或）实施护理技能

有效反思包括：

评价/自我分析	独立评价和分析个人临床表现，标注决策点，详细阐述其他备选，并且可以对比评价选择和其他备选	在最小提示下，评价和分析个人临床表现，主要关注重要事件和决策，明确关键决策点，考虑其他备选方案	即使有提示，也仅仅简单赘述最明显的评价，考虑其他备选方案时有困难；评价个人选择时具有自我保护性	即使有提示，评价也是简短、粗略的，也没有以此提高表现；没有经过评价就认为个人决策和选择合理
追求提高	做出不断提高的保证；反思且批判性地评价护理经验，准确认识优势和劣势并制订特定计划来克服劣势	表现出提高护理表现的欲望；反思并评价经验；认识到优势和劣势；在评价劣势方面可以更具系统性	意识到不断进步的需要并做出一些努力使其可以从经验中学习并提高表现，但倾向于陈述显而易见的事，需要外部评价	对提高表现看起来没有兴趣或无法做到；很少反思，不能批判地看待自己或过于批判（水平确定的情况下）；认识不到瑕疵或进步的需求

第 8 章

基于工作场所的操作性技能评价

STANLEY J. HAMSTRA, PHD

译者：王招荐　审校者：郭　超

章节纲要

目的

操作性技能的结构化评价工具简介

"效度"存在于评价过程，非工具本身

简化评价工具：构念一致量表

操作性技能胜任力的维度

各专科实用的操作性技能评价工具

操作性技能评价工具设计与选择中的实际问题

总结

核心讯息

注释书目

参考文献

附录 8.1　有关评价的更广泛情境的问题

目的

　　本章的目的是为毕业后医学教育（graduate medical education，GME）的项目主管、核心教师和教育领导者提供外科及相关学科中选择和使用操作性技能评价工具的实用指南。围绕这一主题的讨论，本章将着重介绍近年来医学教育的两大进展：①评价中"效度"概念的重建；②使用"构念一致量表"创建评价方法的新思路。这两个进展都将有助于培训项目主管和教师应对时常出现的艰巨任务，即为受训者提供严格且经得起推敲的评价数据。为了说明如何在繁忙的临床情境下对受训者进行评价，我们还将简要回顾一些

评价操作性技能的方法和过程。本章将主要关注对住院医师的评价（即毕业后继续接受临床训练的学习者），但其原则同样适用于对医学生和执业医师的评价。

操作性技能的结构化评价工具简介

　　用于评价操作性技能的最普及、最具影响力的工具之一是客观结构化技术性技能评价（objective structured assessment of technical skills，OSATS）[1,2]（图 8.1）。此工具开发于 20 世纪 90 年代早期，其理念源于 Harden 及其同事开发的客观结构化临床考试。[3,4] OSATS 已被广泛运用于外科教学中，相关原始文献的被引量在外科教育类别中名列前茅。[1,2,5,6] 现在广泛使用的许多评价工具的起源都与 OSATS 有关，包括腹腔镜手术的总体操作评价（global operating assessment of laparoscopic skills，GOALS）、[7] 技能的多项客观评价（multiple objective measures of skill，MOMS）、[8] 眼内手术技能的总体评级（global rating assessment of skills in intraocular surgery，GRASIS）、[9] 技能总体评级指数（global rating index for technical skills，GRITS）、[10] 妇产科学 OSATS、[11] 改编版的骨科 OSATS [12] 等。

　　从这些早期发展以来，基于胜任力的医学教育逐渐成为医学教育的主流，同时美国、加拿大等辖区内出现了与胜任力导向评价方法相关的官方指导意见。[13-15] 自 21 世纪初以来，这一新近的趋势推动了更多评价工具的发展，以对模拟和

请遵照以下量表对被评价者的表现进行评级

	1	2	3	4	5
对组织的保护	常对组织施加不必要的力或因不当使用器械而造成损伤		小心处理组织，但偶尔造成无意的伤害		组织处理得始终合适，使损伤最小化
耗时与动作	很多不必要的动作		高效的时间/动作，但有一些不必要的动作		动作干净利落，效率最大化
器械操作	反复用器械做出试探性或笨拙的操作		有能力使用器械，但有时显得生硬或笨拙		器械操作流畅，无生硬或笨拙的操作
器械知识	频繁地索要或使用错误的器械		知道大部分器械名称并使用合适的器械完成任务		显然对所需的器械及其名称都非常熟悉
助手的利用	助手安排始终不当或未能利用助手		大部分时间都能很好地利用助手		在任何时候都能以最佳的策略利用助手
手术流程和前瞻计划	频繁地停止手术或需要讨论下一步骤		具有术前规划能力，手术进程平稳		手术进程精心策划，动作步骤转换轻松
特定操作知识	缺乏知识，大多数步骤需要明确指导		知晓手术的所有重要方面		熟悉手术的各个方面

图 8.1 OSATS 总体评级量表

来自 Martin JA，Regehr G，Reznick R，et al：Objective structured assessment of technical skill（OSATS）for surgical residents. *Br J Surg* 1997；84（2）：273-278.

真实临床情境中的住院医师胜任力进行评价。为了达到指导意见的期望，培训项目主管需要从众多评价工具中做出合适的选择。所幸一些新进展已使这一任务变得简单，本章也将聚焦于这些进展。

"效度"存在于评价过程，非工具本身

医学教育评价领域最重要的进展是认识到效度并不在于评价工具本身，而取决于如何从评价中得出结论和如何恰当地解读分数。因此，由评价工具得到评级的效度不仅受评价工具本身结构的影响，还受评分者的特征以及评分者观察和判断学员时的环境的影响。因此，评价工具的效度与评价过程，而非工具本身的结构更相关。一旦我们认识到这一点，即可借助这一认识来帮助项目主管和教师因地制宜地创建实用、有效的评价流程。评分者不应过分关注于选择一个"经过效度检验的"工具，而应考虑工具独特的使用情境，做出因地制宜的、实用、有效的合理决策。显然，这既适用于形成性反馈以帮助学习者提高，也适用于有关住院医师进阶、毕业和补习需要等高利害的终结性评价。

在这个新的框架中，效度不仅包括评价工具

的内容和语言，还包括评价量表的基本性质、描述数值的措辞、评分的信度、评分者的特征，以及评分对未来临床表现的预测程度。Clauser 及其同事在本书的第 2 章中回顾了有关评价工具效度的统一框架。此框架自 1999 年起就被国家的测量机构列为教育和心理测验的新标准。[16] Cook 和 Beckman[17] 也很好地介绍和总结了应用于医学教育的统一效度框架。

虽然自 21 世纪初以来，公开发表的操作性技能评价工具的数量急剧增加，[18] 但遵循统一效度框架而设计的却寥寥无几。并且这些统一标准在有关操作性技能评价的文献中迟迟得不到重视，[19,20] 导致外科教育者们在实践中如何最好地执行标准方面缺乏指导。好在 Ghaderi 及其同事 [21] 最近发表了一篇关于操作性技能评价工具的高质量综述，他们使用统一效度框架将一整套评价方法与外科学的一套全国性标准化课程相匹配。他们对总共 23 种评价工具进行了分类，这些评价工具针对的是美国外科医师学会和外科项目主管协会最近采用的 35 个操作性技能课程模块。[22,23] 他们的分析表明，仅有相对来说很少的研究描述了评价工具的发展史，提供了充足的证据来支持有关受训者胜任力的高利害评价的效度。

简化评价工具：构念一致量表

医学教育评价领域另一新兴的重要进展是**构念一致量表**（construct-aligned scale）这一概念，此概念涉及开发在语言上更通俗自然的评价工具。许多旧工具都充斥着心理测量学专业术语。当教师们被要求用没有特定锚点（anchor）的评级（例如"1 ～ 5 分制"，或"从'不满意'到'优秀'"；见第 3 章）将其内心的专业判断转换成量表时，这些术语经常导致教师之间的分歧。[28] 为了减轻评分者的负担，提高评分者间信度，并减少那些对心理测量学没有特别兴趣的评分教师的额外培训需求，Crossley 及其同事 [24] 开发了构念一致量表。他们的想法是，评分者们能快速简单地适应这些量表中已在同行中使用的通俗自然的语言。O-SCORE 是其中的一个例子，如图 8.2 所示。[25] 可以看出，这个 5 分制评定量表使用了

通俗语言、专业知识，以评分者为主，而不是像过去许多评价工具中盛行的心理测量术语那样抽象。事实上，O-SCORE 是通过与外科医师的访谈和焦点小组（focus group）（例如，外科医师在手术室与住院医师们相处了一天之后，量表设计者与外科医师在手术休息室进行讨论）来确定他们通常会用什么措辞来评价住院医师的。这样，无需对评分者进行大量培训就可以维持预期的效度标准，同时评分者也能更轻松地使用量表。[26]

构念一致量表有助于解决评分者常面临的"可用性"问题。换言之，如果评分者不认同诸如"频繁地""偶尔地"或"一贯地"（这些是 OSATS 中使用的术语）[2] 之类的评价术语或其他在评价工具中使用的术语，那么由这些工具衍生出的数据的效度就会降低。举个例子，在图 8.2 中，O-SCORE 用于定性行为的措辞是更通俗自然和客观的，如"我必须全程言语指导"或"我不需要在那里"，反映了外科医师谈及各自的住院医师时的对话方式。而在图 8.1 中，OSATS 用于定性行为的措辞则需要评分者更多的主观见解，如"常对组织施加不必要的力"和"偶尔造成无意的伤害"。这个观点与领域内相关研究结果是一致的，[27] 研究人员发现有效的**评价更依赖于评分者而不是评价工具本身**。因此，与要求评分者使用抽象的心理测量学语言的量表不同，构念一致量表为评分者提供的行为方面特定锚点的描述采用了评分者在繁忙的临床环境中常用的通俗日常的语言为框架。

除了方便评分者使用和理解，构念一致量表的另一个好处是，它通常以能提供"置信"（entrustment）决策的语言编写，从而可以直接赋予（或保留）临床相关的责任。[29] 例如，Zwisch 量表 [30,31] 利用以行为为特定指标且简单措辞的评级序数（1 ～ 4）来对技术性操作过程中所需的指导程度进行分级，分级从为受训者概述每个步骤的"示范和讲解"，到"主动帮助"，再到"被动帮助"，最后是为了确保患者安全的"仅监督"（表 8.1）。随着 O-SCORE 和 Zwisch 量表的出现，构念一致量表得到了进一步发展，自然通俗的语言被用于描述住院医师胜任力的其他方面，例如为外科诊所安排一天事务的能力。[32]

使用"可置信"语言编写的构念一致量表还

住院医师独立手术能力评价

受训者：	等级：	1	2	3	4	5	带教老师：
手术：							日期：

该手术之于同种手术平均难度水平的相对复杂度　　　　　　低　　　　　中　　　　　高

此量表用于评价受训者是否具备安全、独立进行手术操作的能力。请谨记这一点，并使用以下等级评价每一项内容，不论此住院医师相对于本次手术操作的训练水平和年资如何。

等级
1- "我必须亲自操作" –即，需要全面的实操指导，受训者没有做或没有机会做手术
2- "我必须全程语言指导" –即，能够执行任务，但需要持续性指导
3- "我必须不时地提示" –即，有一定的独立性，但需要间歇性指导
4- "我需要在手术室里，以防万一" –即，有独立性，但不知晓风险，需监督指导以确保安全
5- "我不需要在手术室里" –即，训练充分，有完全独立性，知晓风险并能安全执行操作

1. 达到本手术操作最佳结果所需的总体督导水平？	1	2	3	4	5
2. 术前规划 　收集/评估所需信息以做出诊断、确定所需的正确操作	1	2	3	4	5
3. 病例准备 　患者的术前准备和体位正确，理解术式及所需器械，对处理可能 　的并发症准备充分	1	2	3	4	5
4. 对特定操作步骤的知识 　理解操作步骤、潜在风险和规避方式	1	2	3	4	5
5. 技术表现 　高效执行，避免瑕疵	1	2	3	4	5
6. 技术性技能（具体地展示出来） 　对软组织和器械的操作	1	2	3	4	5
7. 视觉空间能力 　三维空间定向和将仪器/硬件放置于所需位置	1	2	3	4	5
8. 术后规划 　恰当的完整的术后规划	1	2	3	4	5
9. 恰当的完整的术后规划 　操作充分体现术前准备，动作利落、流畅	1	2	3	4	5
10. 沟通 　与其他工作人员专业而有效地沟通/配合	1	2	3	4	5

11. 住院医师知晓他/她执行本次手术操作的缺陷	是	否
12. 住院医师能够独立、安全地完成本次手术操作	是	否
13. 请具体给出至少一个手术操作做得好的方面		
14. 请具体给出至少一个改进意见		
此评价已与受训者共同审阅	是	否

图 8.2　渥太华外科手术胜任力的手术室评价量表［Ottawa surgical competency operating room evaluation（O-SCORE）scale］：一个评价手术操作胜任力的构念一致量表

来自 Gofton W，Dudek N，Wood T，et al：The Ottawa Surgical Competency Operating Room Evaluation（O-SCORE）：a tool to assess surgical competence. *Acad Med* 2012；87（10）：1401-1407.

有一个好处，**评分者可在他们的评价决策中发现更多的含义**：参与评价的主治医师不再被要求将他们对于胜任力的专业判断转化为典型的心理测量学术语，如"不一致地""规律地"或"大部分时间里"等，而可将与住院医师共事时内心对他的评判在量表的分类条目上予以确认（即是否能够将患者委托给他）。[33] 这样一来，评分者就做出了对受训者的一系列高利害的微小决策。[34] 最后，这种累积的证据是更有效的，因而据此做出住院医师的进阶或需做针对性补习的有关决策

就更加可靠了。此外，通过"逆向地"将评分者现有的分类模式转化为通俗语言下的行为描述，使用"可置信"语言的构念一致量表可提高评价的信度。[26]Beard 及其同事 [35] 近期的一项研究结果强调了以通俗自然语言为框架的可置信量表的优势——他们发现，在评价住院医师技术性技能时，相比使用 OSATS 的评价，使用一种名为基于操作过程的评价（procedure-based assessment，PBA）的可置信量表，信度要高得多。

表 8.1	Zwisch 量表	
Zwisch 督导分级	**带教主治医师的行为**	**与督导水平相应的住院医师行为**
示范和讲解	负责手术关键步骤的主刀医生 案例解说（即把想法说出来） 演示关键的概念、解剖结构和技巧	切开与缝合 担任第一助手并观察
升级线索		任第一助手时，开始积极协助（即预见主刀医生的需求）
巧妙帮助	在主刀医生和第一助手间转换角色 任第一助手时，引导住院医师承担主刀的 　角色（主动协助） 优化术野 展示手术平面或结构 教授特定技术性技能 教授后续手术步骤 继续为住院医师指明解剖标志	除上述表格内容之外，还应： 能在主刀医生和第一助手间转换角色 掌握术中所需的所有技术性技能 在主治医师协助下，表现出日益增长的主刀各关键手 　术步骤的能力
升级线索		能够在主动协助下完成多数操作步骤
静默帮助	协助并跟随住院医师的引导（被动协助） 指导打磨和细微地改良技能 全程跟随住院医师的节奏	除上述表格内容之外，还应： 能全程更高效地"建立"并完成下一步手术步骤 清楚关键衔接点的问题所在
升级线索		能够在教师的被动协助下，完成所有步骤的衔接
无帮助	大部分建议应住院医师的恳求下提供 协助者是更低年资住院医师或表现如低年 　资住院医师的带教主治医师 负责监管手术进展及患者安全 *	除上述表格内容之外，还应： 能与经验不足的第一助手合作 能在无教师帮助情况下安全完成手术 能够自行纠正大多数错误 清楚什么时候应该寻求帮助 / 建议

* 虽未明说，但在以上的所有阶段，带教主治医师都有责任确保患者的最安全和最佳的结局。为此，他们可以随时纠正可能导致错误的行为，或者如果已经发生错误，则可以"接管"并纠正错误。

来自 DaRosa DA, Zwischenberger JB, Meyerson SL, et al: A theory-based model for teaching and assessing residents in the operating room. *J Surg Educ* 2013；70（1）：24-30.

操作性技能胜任力的维度

　　毫无疑问，完成有创操作的胜任力包括了心理运动技能。然而，大量的研究已经清楚地表明，胜任力的其他维度对实现高水平表现也至关重要。所谓的技术性能力，其本身亦取决于能力的方方面面，包括认知和心理运动二者。技术性技能的成功运用还需要：①对功能解剖学的深入了解；②术前的规划能力；③术中的决策能力；④对操作流程的把控；⑤多元化团队中的跨学科交流技能。[36-40] 然而，现有的外科手术的评价工具大多仅强调技术性表现的心理运动方面或相关的动手技能方面。与其他复杂技能一样，外科手术技能的发挥高度依赖于特定的环境，是通过数

小时刻意练习获得的，是认知、心理运动、沟通和管理技能的综合。从这个意义上说，获得外科专业技能的过程似乎与以往研究的获得其他领域专业技能的过程是一致的。[41]

　　使用评价工具时，我们需要反思评价工具中的条目，其是否直接针对我们希望从受训者表现中取样得到的"兴趣构念"（construct of interest）而设计是至关重要的。"构念"（construct）一词在一些社会和行为科学中被广泛使用，如心理学。当设计一个评价工具或根据当地情境选择一个现成的工具时，请内容专家仔细把关构念的概念非常重要。并非所有的工具都能适应当地的需求。"兴趣构念"本质上是"活检"深层次能力的靶组织；需要铭记的是，对于我们要估量的事

物，评价只能得到并不完美的样本。

为了在教育情境中发挥作用，兴趣构念代表的表现领域中，个体间应存在基于经验和训练的重要且有意义的差异。如果没能在多个维度观察到受训者间能力的差异，就不可能做出有关进阶的决定（为受训者提供实用反馈的能力亦如此）；事实上如此一来，整个教育项目的价值都是值得质疑的。因此，在教育项目中，可能需要为个人表现的每一个方面寻找或开发合适的评价工具。附录 8.1 对此有更详细的讨论。

各专科实用的操作性技能评价工具

对于项目主管来说，为每个住院医师提供有据可查、可靠且有效的操作性技能评价已经成为理想的最佳临床实践的关键组成部分。评价流程的细节应由临床胜任力委员会的期望来确定，在美国是根据毕业后医学教育认证委员会（Accreditation Council for Graduate Medical Education，ACGME）设定的标准来确定的，在其他地区则根据当地的框架制定 [例如，加拿大的加拿大专科医学教育指南（CanMEDS）、英国的苏格兰 5 家医学院校协作体（The Scottish Doctor）和英国医学总会的指南；详见第 1 章]。各专科期刊上已发表了许多与此相关的综述和研究论文，这些文章旨在帮助项目主管理解所在专科（包括麻醉、[42] 外科 [43-45] 和急诊医学 [46]）操作性技能评价的原则和实践方法。此外，Cook

---

框 8.1　**有关技术性技能工具箱综述的总结**

综述目的

- 为美国外科医师学会 / 外科项目主管协会的外科技能课程建立技术性技能评价工具箱
- 使用美国教育研究协会、美国心理学协会和美国全国教育测量委员会认可的统一效度框架，对这些工具进行批判性总结

主要发现

- 只有少数工具符合统一效度框架下中支持高利害性决策的效度证据的标准

总结

- 需要进一步的研究，以纠正存在于大多数现有评价工具中的缺陷

核心讯息

- 项目主管应该选择简单易行且效度已被证实的评价工具
- 在本综述中所认可的前三位评价工具是：

1. 手术表现评级量表（operative performance rating scale，OPRS）[50]

a）目的：为了提供除轮转末评价考核以外的其他细节信息，轮转末评价考核易受遗忘与选择性回忆因素的影响

b）旨在测评和解读受训者的手术表现，作为住院医师的手术病例日志的补充资料

c）旨在评价普通外科项目中各水平的受训者

d）须在数个表现中获取稳定的评判，同时也不能受学员持续进步导致的表现变化的影响，因此要合理控制一次评价的观察时间间隔

e）已被用于评价中心静脉通道建立、动脉导管放置、手术活检、腹腔镜腹疝修补、前哨淋巴结活检和腋窝淋巴结清除、开放式腹股沟 / 股疝修补、腹腔镜腹股

沟疝修补、腹腔镜 / 开放式胆囊切除、甲状腺切除和甲状旁腺切除

f）对大部分操作有良好的效度证据

2. 梅奥诊所临床技能评价测验（Mayo clinical skills sssessment test，MCSAT）[51]

a）旨在评价认知和动作技能

b）主要聚焦于外科专科医生的结肠镜检查表现，主要是针对常规筛查

c）为专科医生的前 400 次操作提供了典型的学习曲线数据

d）提供详尽的效度证据，包括工具的结构和设计

3. 渥太华外科手术胜任力技能的手术室评价量表（Ottawa surgical competency operating room evaluation，O-SCORE）[25]

a）旨在衡量受训者的手术表现，作为简易病例日志的补充资料，提供及时的形成性反馈并对住院医师的进阶作出高利害性决策

b）旨在评价各水平的住院医师受训者

c）旨在评价技术性技能之外的外科手术操作，以覆盖整体的外科能力

d）良好的效度证据，特别是评价工具的设计须基于外科医生焦点小组讨论所得的明确意见

e）为避免高估倾向，使用构念一致量表

f）对于行为的特定锚点更加依赖医学专家的知识，而非心理测量学语言

来自 Ghaderi I，Manji F，Park YS，et al：Technical skills assessment toolbox：a review using the unitary framework of validity. *Ann Surg* 2015；261（2）：251-262

及其同事还就与基于模拟的评价相关的大量文献进行了综述。[18]

评价操作胜任力的方法既有非正式评价，如操作日志或非结构化的观察性评价等，也有高度结构化的基于表现的考核。Ghaderi 及其同事[21]提供了一份评价工具及其性质的表单，框 8.1 总结了这项优秀的研究的亮点。不论采用哪种方法，设计者都应考虑评价的目的，并考察由这种方法得出分数的效度证据。读者可在医学教育评价的众多指南和综述中查阅到更多详细信息。[47-49]

操作性技能评价工具设计与选择中的实际问题

在设计与选择操作性技能评价工具时，需要解决的实际问题包括：①可行性问题，包括由谁来评价受训者的表现以及在什么情况下评价；②师资培训——为了能有效地使用评价工具，可能会需要有一些培训或导论（即使是构念一致量表也一样）；③有关所要收集的质量持续改进数据类型的详细说明，这些数据将用于证明评价工具在每种情境下的效度和由不同的评分者使用时的效度；④报告问题，包括评价数据将存于何处，向何人、何时及如何报告的考量。虽然其中的一些问题似乎本质上是组织管理问题，最近的文献表明，所有这些问题都是基于评价的决策的效度的重要影响因素，因而也影响着每个受训者的分数的准确程度。提供无效分数的危险体现在学习者对毕业和补习决定的持续质疑上。通过理解和遵循本章和本书其他部分阐述的效度原则，项目主管可以将质疑的影响降到最低，并构建一个同时满足信度和效度的可靠标准的评价工具箱。

当决定选择、开发或修改一个特定兴趣构念的评价工具时，重要的是内容专家和利益相关者有充足的机会详细探讨相关构念的定义和边界，并在采用该工具之前达成一定共识。倘若内容专家或利益相关者对兴趣构念没有达成共识，就很可能会导致不确定性的产生，招致批评，且几乎可以肯定的是，该领域对评价工具的接受程度会发生变化，就更容易产生低质量的评价数据。我们再次强调，**有效评价的关键在于评价过程而不是工具本身**。

作为项目主管，保持对教学和评价的投入和热情是最符合您的利益的。倘若大家对您当下选择的评价工具的接受度不高，可能您将无法提高核心教师的参与度（见第 1 章）。例如，在腹腔镜手术中，兴趣构念的一个方面"视觉空间能力"可以被定义为有效识别手术平面的能力，这种能力为高效解剖和进入目标组织提供便利。在这个示例中，根据行为规范，让内容专家参与讨论术语"手术平面"和"视觉空间"的确切含义是很有用的。如果您的专家小组对其中一个或两个术语含义的理解不一致，就很难有成效地将评价继续下去。在理想的评价工具中，测验结果中的所有差异都是与构念相关的差异。换言之，该测验将只测量与兴趣构念相关的特质，并过滤去临床表现评价中的干扰，如评分者的偏见、无关的情境因素或评级量表中令人困惑的语言。

总结

操作胜任力的评价可能会消耗较多资源。确证在评价过程中资源投入的合理性的一种方法是，为基于评价的决策的辩护收集证据。换言之，必须为收集评价决策的效度证据付出持续的努力。这些努力将有助于当前胜任力导向医学教育的建立和公众问责的强化。同时，我们需要强化同行评议的文献知识学习，只有这样，才能根据质量、可行性和效度的最新标准在海量的选择中筛选出理想的评价方案。本章提供了获取这些资源和标准的途径，因此，本指南值得项目主管参阅。

核心讯息

- 在选择评价工具时，要充分发挥内容专家的作用。重要的是，要详细讨论构念的定义和边界，要在继续推进前达成一定程度的共识。
- 用选择的评价方法进行试点测验。通过测验，您会加深对兴趣构念以及您想评价的某一胜任力的了解。
- 在开发和使用评价工具时，要注意信度、效度和可行性。要为质量持续改进收集数据，以为评价工具的效度提供证据。

注释书目

可在 www.expertconsult.com 在线获取推荐的注释书目。

参考文献

1. Winckel CP, Reznick RK, Cohen R, Taylor B. Reliability and construct-validity of a structured technical skills assessment form. *Am J Surg.* 1994;167:423–427.
2. Martin JA, Regehr G, Reznick R, et al. Objective structured assessment of technical skill (OSATS) for surgical residents. *Br J Surg.* 1997;84:273–278.
3. Harden RM, Stevenson M, Downie WW, Wilson GM. Assessment of clinical competence using objective structured examination. *BMJ.* 1975;1:447–451.
4. Harden RM, Gleeson FA. Assessment of clinical competence using an objective structured clinical examination (OSCE). *Med Educ.* 1979;13:41–54.
5. Reznick R, Regehr G, MacRae H, et al. Testing technical skill via an innovative "bench station" examination. *Am J Surg.* 1997;173:226–230.
6. Faulkner H, Regehr G, Martin J, Reznick RK. Validation of an objective structured assessment of technical skill for surgical residents. *Acad Med.* 1996;71:1363–1365.
7. Vassiliou MC, Feldman LS, Andrew CG, et al. A global assessment tool for evaluation of intraoperative laparoscopic skills. *Am J Surg.* 2005;190:107–113.
8. Mackay S, Datta V, Chang A, et al. Multiple Objective Measures of Skill (MOMS): a new approach to the assessment of technical ability in surgical trainees. *Ann Surg.* 2003;238:291–300.
9. Cremers SL, Lora AN, Ferrufino-Ponce ZK. Global Rating Assessment of Skills in Intraocular Surgery (GRASIS). *Ophthalmology.* 2005;112(10):1655–1660.
10. Doyle JD, Webber EM, Sidhu RS. A universal global rating scale for the evaluation of technical skills in the operating room. *Am J Surg.* 2007;193:551–555.
11. Goff BA, Lentz GM, Lee D, et al. Development of an objective structured assessment of technical skills for obstetric and gynecology residents. *Obstet Gynecol.* 2000;96:146–150.
12. Leong JJ, Leff DR, Das A, et al. Validation of orthopaedic bench models for trauma surgery. *J Bone Joint Surg Br.* 2008;90:958–965.
13. Frank J, ed. *The CanMEDS 2005 Physician Competency Framework: Better Standards. Better Physicians. Better Care.* Ottawa: The Royal College of Physicians and Surgeons of Canada; 2005.
14. Nasca TJ, Philibert I, Brigham T, Flynn TC. The next GME accreditation system—rationale and benefits. *N Engl J Med.* 2012;366(11):1051–1056.
15. Swing SR. The ACGME outcome project: retrospective and prospective. *Med Teach.* 2007;29(7):648–654.
16. American Educational Research Association. *American Psychological Association, and National Council on Measurement in Education: Standards for Educational and Psychological Testing.* Washington, DC: American Educational Research Association; 1999.
17. Cook DA, Beckman TJ. Current concepts in validity and reliability for psychometric instruments: theory and application. *Am J Med.* 2006;119(2). 166.e7–e16.
18. Cook DA, Brydges R, Zendejas B, et al. Technology-enhanced simulation to assess health professionals: a systematic review of validity evidence, research methods, and reporting quality. *Acad Med.* 2013;88(6):872–883.
19. Korndorffer Jr JR, Kasten SJ, Downing SM. A call for the utilization of consensus standards in the surgical education literature. *Am J Surg.* 2010;199:99–104.
20. Cook DA, Zendejas B, Hamstra SJ, et al. What counts as validity evidence? Examples and prevalence in a systematic review of simulation-based assessment. *Adv Health Sci Ed Theory Pract.* 2014;19(2):233–250.
21. Ghaderi I, Manji F, Park YS, et al. Technical skills assessment toolbox: a review using the unitary framework of validity. *Ann Surg.* 2015;261(2):251–262.
22. Scott DJ, Dunnington GL. The new ACS/APDS Skills Curriculum: moving the learning curve out of the operating room. *J Gastrointest Surg.* 2008;12:213–221.
23. ACS/APDS Surgical Skills Curriculum for Residents. ACS Division of Education website. Available at http://www.facs.org/education/surgicalskills.html.
24. Crossley J, Johnson G, Booth J, Wade W. Good questions, good answers: construct alignment improves the performance of workplace-based assessment scales. *Med Educ.* 2011;45:560–569.
25. Gofton WT, Dudek NL, Wood TJ, et al. The Ottawa surgical competency operating room evaluation (O-SCORE): a tool to assess surgical competence. *Acad Med.* 2012;87:1401–1407.
26. Crossley J, Jolly B. Making sense of work-based assessment: ask the right questions, in the right way, about the right things, of the right people. *Med Educ.* 2012;46:28–37.
27. van der Vleuten C, Verhoeven B. In-training assessment developments in postgraduate education in Europe. *ANZ J Surg.* 2013;83:454–459.
28. MacRae CN, Bodenhausen GV. Social cognition: thinking categorically about others. *Ann Rev Psychol.* 2000;51:93–120.
29. ten Cate O, Scheele F. Competency-based postgraduate training: can we bridge the gap between theory and clinical practice? *Acad Med.* 2007;82:542–547.
30. DaRosa DA, Zwischenberger JB, Meyerson SL, et al. A theory-based model for teaching and assessing residents in the operating room. *J Surg Educ.* 2013;70(1):24–30.
31. George BC, Teitelbaum EN, Meyerson SL, et al. Reliability, validity, and feasibility of the Zwisch scale for the assessment of intraoperative performance. *J Surg Educ.* 2014;71:e90–e96.
32. Rekman J, Hamstra SJ, Dudek N, et al. A new instrument for assessing resident competence in surgical clinic: the Ottawa Clinic Assessment Tool (OCAT). *J Surg Educ.* 2016;73(4):575–582.
33. Yeates P, O'Neill P, Mann K, Eva K. Seeing the same thing differently: Mechanisms that contribute to assessor differences in directly-observed performance assessments. *Adv Health Sci Educ Theory Pract.* 2013;18:325–341.
34. Rekman J, Gofton W, Dudek N, et al. Entrustability scales: outlining their usefulness for competency-based clinical assessment. *Acad Med.* 2016;91(2):186–190.
35. Beard JD, Marriott J, Purdie H, Crossley J. Assessing the surgical skills of trainees in the operating theatre: a prospective observational study of the methodology. *Health Technol Assess.* 2011;15(1):i–xxi,1–162.
36. Anastakis DJ, Hamstra SJ, Matsumoto ED. Visual-spatial abilities in surgical training. *Am J Surg.* 2000;179:469–471.
37. Wanzel KR, Hamstra SJ, Caminiti MF, et al. Visual-spatial ability correlates with efficiency of hand motion and successful surgical performance. *Surgery.* 2003;134(5):750–757.
38. Sidhu RS, Tompa D, Jang RW, et al. Interpretation of three-dimensional structure from two-dimensional endovascular images: implications for educators in vascular surgery. *J Vasc Surg.* 2004;39(6):1305–1311.
39. Moulton CA, Regehr G, Lingard L, et al. Operating from the other side of the table: control dynamics and the surgeon educator. *J Am Coll Surg.* 2010;210(1):79–86.

40. Moulton CA, Regehr G, Mylopoulos M, MacRae HM. Slowing down when you should: a new model of expert judgment. *Acad Med*. 2007;82(10):S109–S116.

41. Ericsson KA. Deliberate practice and the acquisition and maintenance of expert performance in medicine and related domains. *Acad Med*. 2004;79:S70–S81.

42. Boulet JR, Murray D. Review article: assessment in anesthesiology education. *Can J Anaesth*. 2012;59(2):182–192.

43. Hamstra SJ, Dubrowski A. Effective training and assessment of surgical skills, and the correlates of performance. *Surg Innov*. 2005;12(1):71–77.

44. Sidhu RS, Grober ED, Musselman LJ, Reznick RK. Assessing competency in surgery: where to begin? *Surgery*. 2004;135:6–20.

45. Fried GM, Feldman LS. Objective assessment of technical performance. *World J Surg*. 2008;32(2):156–160.

46. Farrell SE. Evaluation of student performance: clinical and professional performance. *Acad Emerg Med*. 2005;12(4):302. e6–e10.

47. Messick S. Validation of inferences from persons' responses and performances as scientific inquiry into score meaning. *Am Psychol*. 1995;50:741–749.

48. Wass V, Van der Vleuten C, Shatzer J, Jones R. Assessment of clinical competence. *Lancet*. 2001;357(9260):945–949.

49. Epstein RM, Hundert EM. Defining and assessing professional competence. *JAMA*. 2002;287:226–235.

50. Williams RG, Verhulst S, Colliver JA, et al. A template for reliable assessment of resident operative performance: assessment intervals, numbers of cases and raters. *Surgery*. 2012;152:517–527.

51. Sedlack RE. The Mayo Colonoscopy Skills Assessment Tool: validation of a unique instrument to assess colonoscopy skills in trainees. *Gastrointest Endosc*. 2010;72:1125–1133.

52. Case SM, Swanson DB. *Constructing Written Test Questions for the Basic and Clinical Sciences*. 3rd ed. Philadelphia: National Board of Medical Examiners; 2002.

53. Streiner DL. Global rating scales. In: Neufeld VR, Norman GR, eds. *Assessing Clinical Competence*. New York: Springer; 1985:119–141.

54. Maxim BR, Dielman TE. Dimensionality, internal consistency and interrater reliability of clinical performance ratings. *Med Educ*. 1987;21:130–137.

55. Dauphinee WD. Assessing clinical performance: where do we stand and what might we expect? *JAMA*. 1995;274:741–743.

有关评价的更广泛情境的问题

评价是医学教育的重要组成部分，也是一个复杂的话题。在教育界，"评价"（assessment）和"评估"（evaluation）是两个不同的概念。评价是指对学习者个人学习进步的判断，而评估是指对一个项目或课程的有效性的判断。几乎所有的评价工具都是由一系列独立的条目组成的，所以不能轻视开发（或编辑）条目的过程。条目的两种常见的形式是：①对表现的宽泛陈述，如"受试者在需要合理分配注意力的环境中保持流畅高效的操作"（一份 5 分制 Likert 量表所特定的锚点）；②简单的检核表条目，如"在合上皮肤切口时，保持切口边缘外翻——是／否"。大量文献论述了以考查临床知识或临床问题中知识运用为目的编写条目的过程。条目编写的最佳指南之一是由美国国家医学考试委员会（National Board of Medical Examiners）出版的手册，[52] 在评价一个工具的条目内容与质量或开发自己的评价工具时，都应该参考这本手册。编写条目以及批判性评估现有评价工具的条目内容，是一项需要学习的技能。通过实践，是可以有效且高效地运用这个技能的。

知识测验的关键之一是确保测验的表现不是高度进化的应试策略的体现。虽然这对于以考查学生的表现或技能为主的测验来说不是什么大问题，但仍应该认识到任何测验对学生都有动机层面的强大影响，而且在高利害性的测验中使用任何可能的手段来取得好成绩是人类的天性。考虑到这种倾向，您有责任确保考试衡量的是您想要衡量的东西，而不是无关的应试技能。这一点是测验效度的核心。

差异的重要性

对任一领域的表现的评价都需要在分数上体现差异（variance）。这个道理是浅显易懂但重要的：如果一项评价所产生的分数没有差异，所有人在所评价领域的表现都将被认为是同样的，便不再需要评价工具了。换言之，使用评价工具的目的是区分技能或表现水平不同的人。值得注意的是，在住院医师胜任力评价中使用的许多测量方法，例如轮转末评估考核，其结果的差异就相对较小。[53-55] 幸运的是，这本书中所描述的许多测验对于表现展现出了广泛且良好的差异性，并已得到了效度的证明。在评价领域的另一个问题是"分数膨胀"（grade inflation）的趋势——很难让教师给学习者打最低等级分数。本章前述的"构念一致量表"的发展可以帮助延缓这种趋势。

在胜任力导向医学教育更广泛的情境下的评价

另一个影响评价领域文献的主要因素是医学教育向胜任力导向框架的快速发展，包括住院医师培训期间要实现的重要子胜任力和一系列里程碑目标的细分。该框架目前被世界各地广泛采用。它强调在培训过程中对每个住院医师的胜任力进行详细的定期跟踪。尽管大多数医务工作者承诺以最高标准工作，但医疗差错仍会发生。基于评价的有效决策的最终目标是一项越来越重的公众问责，即要有效地培训我们的学习者并使他们为无督导的医疗工作做好准备。这给一些核心教师、项目主管和住院医师带来了巨大的压力，因为他们需要为培训项目中进阶以及毕业的决策提供有效的证据。本书旨在为项目主管和核心教师提供指导，帮助他们应对这一挑战。

其他资源

现在许多医学院校均设有医学教育研究机构，这些机构一般都会配备一个评价领域的专家（即心理测量学专家）。框 8.2 提供了开发一项好的评价工具的步骤清单。这个步骤清单也可改编用于评估现有评价工具的质量。

框 8.2　开发一项好的评价工具的七个步骤

1. 确定评价目的
   - 工具将用于形成性还是终结性（标准设定 / 准则）评价或者研究？
   - 是想要评价知识、技能还是态度（如表现、团队合作、精神焦虑）？
2. 找到主要的兴趣构念和利益相关者，以帮助建立内容效度。
3. 使用协商的方法，如焦点小组，与内容专家一同审核构念。
   - 从不同机构和学科中，获取具有代表性的样本。
   - 充分讨论所有可能的主题并解决政策性问题。
   - 设定初步的标准：预期完美 / 边界的表现是什么样的？
4. 开发和编写条目，可借鉴现有的合适的相关测验。

5. 如果有必要，训练评分者（同时评价评分者间信度）。
6. 进行试点测验，检测评价工具（用有代表性的样本）的效度。
   - 检查工具的可行性（长度、清晰度、成本）。
   - 如有必要，回到第 4 步（修改条目）后再次试点测验。
7. 修改后再次测验，测验其在更大样本中的信度和效度。
   - 评价构念效度。

最后提示： 我们可能永远得不到完美的效度，因此要将评价工具的开发视为一个为了达到理想的信度和效度而不断地监测表现数据的过程。

改编自 Hamstra SJ：The focus on competencies and individual learner assessment as emerging themes in medical education research. *Acad Emerg Med* 2012；19（12）：1336-1343.

第 9 章

循证实践的评价

MICHAEL L. GREEN, MD

译者：李安安　审校者：郭超

章节纲要

引言

　　循证实践（evidence-based practice，EBP）逐渐成为提高医疗质量的国家优先战略。[1]EBP可定义为在临床决策中将患者价值及最佳研究证据和临床情况相结合的行为。[2]在最近的共识性表述中，作者更倾向于使用EBP而不是EBM（evidence-based medicine，循证医学）来指代"接受一个公认的循证方法对于整个医疗团队和组织的益处"。[3]然而这个理想离真正实现还差得很远。医生们没能对他们的大部分临床问题进行解答，[4,5]而是查询非循证的信息来源，眼睁睁看着他们培训时接受的最新医学知识和临床实践逐年变差，[6]往往不能高效实施医疗操作。[7-9]除此之外，传统的基于讲授的继续医学教育（continuing medical education，CME）的弥补效果也不是很好。[10,11]

　　为了应对这种局面，专业组织号召在所有级别的医学教育中增加EBP的训练。[12-16]美国毕业后医学教育认证委员会（Accreditation Council for Graduate Medical Education，ACGME）在其"培训效果计划"中强调了EBP，[14]将认证的主流方式从以结构和过程为主转换为以六种胜任力组成的培训效果为主。EBP主要是出现在"患者照护"和"基于实践的学习及改进"（practice-based learning and improvement，PBLI）这两种胜任力中。类似地，美国医学院校协会（American Association of Medical College）将"形成临床问题并取得实证以推动患者的治疗"[16]囊括进入住院医师培训阶段12个置信职业行为[17]中。美国医学研究所（Institute of Medicine）将"使用EBP方法"和"利用信息学手段"囊括进所有卫生行业的五大胜任力当中。[12]最后，在加拿大专科医师医学教育系统（Canadian Medical Education Directions for Specialists，CanMEDS）

2015年的框架中，EBP被认为是学者和医学专家的代表性能力。[18]

在我的理解中，能够进行反思的医生在他们"探索和评价"自己的执业行为的过程中会遇到两种不同的困难，针对这两种困难他们会实施两种相应的"改良办法"。以如下的临床案例为例，在本章还会多次使用这一案例：

> 一位70岁的男性找到他的医生做常规体检。他唯一的新主诉是3个月的间断轻度干咳。他的既往病史包括前列腺肿大、骨关节炎和单纯收缩期高血压。在过去他每天吸一包烟，但在60岁时戒烟。他接受了所有的日常推荐预防医疗手段，包括常规结肠镜检查、肺炎疫苗和每年的流感疫苗。在就诊的最后他告诉你，他的地滚球①队友最近因腹主动脉瘤破裂（AAA）而被紧急收治入院。他问："医生，您能帮我检查一下我有没有这个病吗？"

在并不知道最近的研究和推荐治疗的情况下，这位医生遇到了一个知识上的缺陷。在对医生（或其他专业人员）如何学习的描述性研究中，这些缺陷有着各种各样的叫法，比如"毛病"[19]、"问题"[20]或"惊讶"。[21]我们用EBP的术语称它为"临床问题"。最近一篇系统性综述发现医生每治疗一位患者就平均有0.57个临床问题出现。[22]其中51%的问题临床医生去寻求了答案，而其中78%的问题可以找到答案。总体而言，有34%的问题与药物治疗相关，而24%的问题与症状、体格检查发现或诊断检查结果的可能原因相关。临床医生缺少时间和怀疑答案是否存在是他们寻求信息的主要障碍。

在上述的例子中，医生必须以易于回答的方式**提出**问题，**获取**最佳证据，**评估**其有效性和实用性，将证据**应用**于该患者的决策或咨询，并**评估**治疗表现。如果她在这之后对整个过程进行一定的反思，那么这些新信息将变为她的工作知识的一部分，几乎可以无条件地应用于未来的医疗场景中，而不会有"惊讶"的状况发生。在我看

来，这名医生在运用EBP的手段的同时"从她所做的事情中学习"。在本章中，我回顾了评估PBLI这一方面特性的工具和策略的心理测量特性，并为当前的教育实践和未来的研究提供了建议。另外，我在附录中提供了资源列表。

上例中的医生根据对筛查试验的荟萃分析结果可能已经知道，美国预防服务工作组（Unites States Preventive Services Task Force，USPSTF）现在建议对65岁及以上有吸烟史的男性进行一次腹部超声筛查。[23]通过监察记录对该医生的行医过程进行回顾性调查时，可能发现她只有60%有吸烟史的老年男性患者接受过腹主动脉瘤破裂筛查。这一发现将触发质量改进计划，其中可能包括弄清医师、患者和医院软件对于筛查的阻碍；开展医疗实践干预如提醒系统；以及其对筛查率的影响的评估。在这种情况下，医生就是"做她所知道的事情"。Holmboe在第10章会讨论PBLI的这个方面。

医学教育评价的要点

在本章中，我使用了由美国教育研究协会、美国心理学会和国家教育测量委员会组成的教育和心理测试标准联合委员会所制订的分类标准[24,25]与Downing最近的方法学论文[26-31]（表9.1）来分析和推荐EBP评价工具。

近年来，学者们抗拒使用"构念效度"来描述一种具体类型的效度证据。[26]实际上，所有类型的效度都属于构念效度，因为它代表了该工具在准确接近无法直接测量又无形的心理学"构念"的证据。该结论在知识、技能和态度方面都适用。但是另一方面，行为是可以被直接观察的。然而，由于资源和时间的限制，这样的观察往往不具有可行性，因此研究者不断寻找替代措施。在这种情况下，效度证据应该展示出替代方法可以尽可能接近对真实行为的测量。

最后，效度证据的首选类型没有一定次序。相反，应根据测量工具的预期用途来选择适当的分析。例如，反应效度（表9.1）对于评价EBP课程的计划有效性的工具可能更为关键，而采用

---

① 一种意大利室外球类运动——译者注。

表 9.1	不同类型效度证据的分类和术语	
效度证据的来源	**描述**	**分析**[*]
基于测试内容	对工具内容与要测量的构念之间的关系的分析。工具内容是指测试中的条目、任务或问题的主题、措辞和格式，以及管理和评分程序	常常由专家的外部评价所决定（*内容效度*）
基于反应过程	在受试者完成或观察者评价这个工具的"流程"中采集的数据	
基于内部结构	测试条目和测试构念之间的关系与测试的核心阐释所基于的构念的符合程度	在测试条目中测试一个统一的潜在构念；如果之前有特殊规定，则测试由因子分析所确定的离散的子主题（*维度性*）
		在整个工具或某个预先指定的部分内测试条目之间的关系常常用克伦巴赫（Cronbach α）系数法来衡量（*内部一致性*）
基于与其他变量的关系	对于测试分数与假设用来测量或代表同样构念的外部变量（标准）的关系分析。这种分析中要区分两种设计：预测性研究表明了测试数据在未来预测标准分数方面的准确程度；同时期研究则可以同时获得预测性信息和有关标准的信息	与在另一个具有完备的心理测量学性质的测试中的得分的相关性（*效标效度*）
		被认为专业知识水平不同的小组之间测试分数的比较（*区分效度*）
		在教育干预前后测试分数的对比（*反应效度*）

"分析"列中斜体字的描述性标签表示常用术语，但并非取自该来源。

[*] 分类来源：Joint Committee on Standards for Educational and Psychological Testing of the American Educational Research Association；the American Psychological Association；and the National Council on Measurement in Education；*Standards for Educational and Psychological Testing*. Washington，DC，American Educational Research Association，1999.

完备的区分效度的工具可能更适合评价单个学员。与用作纠正性反馈的形成性评价相比，对于高利害结果评价（例如认证或升职）就需要使用更加稳健的效度（如强科学研究中各种类型的证据）。

循证实践评价领域

表 9.2 展示了取自先前发布的一个 EBP 评价领域分类的概念框架。[32-35]EBP 评价教育工具的分类标准（classification rubric for ebp assessment tools in education，CREATE）与这一框架有许多相似之处。[35]

一个 EBP 的践行者必须拥有**知识和技能**去完成特定的五个步骤，这五个步骤也可以简写为五个"A"。首先，他必须认识到对信息的需求并提出（ask）可回答的临床问题。临床问题可以被区分为**背景问题**（一般的）或**前景问题**（特殊的，基于患者的），[36]与特定**临床任务**相关，如治疗、诊断、预后等。[37]此外，可以使用 PICO 格式构建前景问题，即明确识别患者（P）、干预（I）、对照（C）和结局（O）的特征。[38]在之前提到的例子中，我们可能会问："对于一位有高血压和吸烟习惯病史的 70 岁患者，使用腹部超声筛查动脉瘤是否可以降低其因为腹主动脉瘤破裂而死亡的风险？"提出这样的问题可能有助于选择信息资源、选择检索词、知道何时停止检索、将证据应用于决策以及与其他信息提供者进行沟通。[39-42]

在完成**获取**（acquire）和**评估**（appraise）这两个步骤时，临床医生采取了三种 EBP"模式"中的一种进行实践，[34,43]而具体是哪个"模式"取决于所面临的状况、时间限制、EBP 专业能力的水平和个人偏好等特点。对于经常面临的条件，在没有严格时间限制的情况下，我们可能采取"行动者"模式，寻找并批判性地评估原始临床研究报告。

对于不常遇到的状况或是更加紧急的临床状况，我们可能会取消批判性评估的步骤而采用"使用者"模式，通过将检索范围限制在严格预先评估的信息资源之内来节省时间。这些二级循

表 9.2　循证实践评价领域 *

心理测量领域		描述（基于 EBP "模式"）		
		行动者	使用者	复制者
知识和技能				
EBP 步骤	提问	发现涌现的对信息的需求		
		区分 "背景" 和 "前景" 问题		
		认知到与临床问题相关的 "临床任务"		
		用 PICO 格式来描述前景问题		
	获取	基本计算机 / 网络技能 [33]		
		在不同的 "EBP 模式" 中辨认并选择 [34]		
		检索原始研究的数据库（例如 Medline）	评估循证摘要的二级数据库	了解主治医师的 EBP 表现
			检索循证摘要的二级数据库（例如 Cochrane Library）	
	评估	初步评估研究的设计和实施	理解并认识到他人所做的重要的评估行为	
	应用	效果测量的个体化 †		
		考虑患者的特殊临床状态和情况		
		考虑患者的偏好		
	评价	评价某人 EBP 的表现		
态度		对于 EBP 的态度		
		自主学习的 "准备"		
行为		在实践中实施 EBP 的步骤		
		在实践中实施循证临床操作		
		影响患者良好的结局		
总体评分		对于 EBP 胜任力的评分		

PICO，患者（patient）- 干预（intervention）- 对照（comparison）- 结局（outcome）

* 更多细节描述详见文本。

† 例如，根据患者的基线风险来重新计算需要治疗的人数或使用患者的先验概率和诊断性检查的似然比来决定疾病的后验概率。

证资源的编辑者以 "综合"（系统综述）和 "摘要" 形式对研究及系统综述中的原始证据进行检索、选择、评估和总结，并遵循公认的明确方法学标准。[44,45] 在我们的例子中，采用 "使用者" 模式可能会让我们去寻找一篇支持腹主动脉瘤筛查新建议的严谨系统综述。[23] 最后，在 "复制者" 模式中，我们信任并直接遵循受人尊敬的 EBP 专家的建议（放弃检索临床证据和对其详细评估的过程）。

医生在很多情况下可能在这三种模式中任选，但他们的行动大概会主要属于其中某一种模式。在一项对英国全科医生的调查中，有 72% 的人报告他们至少有一部分时间在采用 "使用者模式"，即使用其他人撰写的循证总结。[46] 然而，很少有人声称自己理解用于确定治疗所需数量（35%）和置信区间（20%）的 "评估" 工具。最后，只有 5% 的全科医生相信 "学习循证医学的技巧"（全部 5 个步骤）是 "从经验医学转变为循证医学" 最合适的方法。

在任何一种模式下，临床医生接下来都必须将证据应用（apply）于针对单个患者的决策中。在这个过程中，临床医生依靠他的临床专业知识来整合证据、患者的具体临床情况以及患者的偏好。[2] 最后,临床医生评价(assess)他在整个 EBP 过程中的表现。

态度领域包括有关 EBP 适当性、有效性、可行性、实践偏好、优势、"不利后果"以及已知阻碍的观点。另外,作为一种终身学习的策略,EBP 需要"准备"或"倾向"进行自主学习,这是从教育心理学中借用的一种相关构念。

我们可以从两个层面考虑 EBP 行为。首先,我们可以问:"受训者是否在其临床实践过程中执行了 5 个 EBP 步骤?"或者,我们可以把目光放得更长远些,直接审视他的临床实践,问:"该受训者是否在其实践中执行了循证临床操作?"最后,我们可以审视患者的结局来作为 EBP 的理想"结果"。

循证实践评价工具

在一份 1999 年的对 EBP 课程的系统综述中,发现只有少数已发表的 EBP 课程报告包含了评价环节。[47] 其中,评价工具侧重于批判性评价而非其他内容,虽测试了 EBP 的知识和技能,但没有客观地记录实际操作中的行为,也通常缺乏效度和信度证据。类似地,2000 年一项对内科住院医师培训项目的全国调查发现,在 37% 的提供循证医学(EBM)课程的项目中,只有 1/3 评估了他们的课程。[48] 而且,这些项目极少尝试去客观地衡量住院医师的技能。当时的社论作者感叹:

> 尽管循证医学的教学方法广泛传播,但是,有关循证医学课程成果的大多数已知信息都依赖于观察性数据。尽管评估研究证据的质量是循证医学的核心胜任力,但有效地教授循证医学的证据的数量和质量仍然很差。讽刺的是,如果要根据这些结果制订循证医学教育的指南,那么它们将基于最低水平的证据。[49]

幸运的是,在过去的几年中我们见证了范围更广的 EBP 评价工具的发展,其中的一些有着心理测量测验的可靠支持。2006 年一份涵盖了所有卫生专业教育的系统综述,总结了 104 种 EBP 评价工具的发展、格式、学习者水平、EBP 领域、可行性和心理测量学特性。[50] 尽管与以前一样,这些工具更多地用来对证据进行批判性评价,但同时出现了一些新的工具来评价提问、获取和应用步骤。但是,在获取步骤中,大多数工具都会评价 Medline 检索,而不会评价对包含预先评价的摘要的资源所进行的评估、选择和检索的过程。类似地,大多数评价应用步骤的工具仅限于在决策过程中对研究证据的考虑,而忽略了对具体临床情况和患者偏好的考虑。关于 EBP 行为,该系统综述确定了一些新的客观性方法来记录实践中 EBP 步骤的执行情况,以及一些评价循证临床操作表现的工具。

在该综述提到的 104 种工具中,有 53% 的工具被至少一种类型的效度证据支持,但只有 10% 的工具被三种或更多种类型的效度证据支持。在 2006 年的那篇综述之后的几年中,又有几种新的 EBP 评价工具被开发出来。在之后几节中,将介绍心理测量学意义上更为可靠的工具,并对它们所适用的不同的 EBP 评价目的给出建议。

对循证实践的知识和技能的评价

具有多种类型的效度证据(包括区分效度)的评价工具

表 9.3 总结了已建立的评分者间信度(如果适用)、客观的(非自我报告的)结果度量以及多种(三种或三种以上)已建立的效度证据(至少包括区分效度)所支持的工具的特定领域、格式和心理测量学特性。鉴于它们具有区分不同专业水平的能力,这些工具应适合评价单个受训者的 EBP 能力。此外,可靠的心理测量属性通常支持这些工具在形成性或终结性评价中的使用。然而,当地医学院校将需要使用公认的程序来建立通过 / 不通过标准,[31,51,52] 然后才能将这些工具用于高利害评价,例如学术晋升或认证。

在表 9.3 中的工具中,Fresno 测试 [53] 和其他两种工具 [54,55] 是唯三评价了所有四个 EBP 步骤的工具。在参加 Fresno 测试时,受训者将执行真实的 EBP 任务,通过简答、论述和计算来展示他们潜在的思维过程。然而,这样的特点就需要更多时间和专业知识才能使用该工具进行评分。改编

表 9.3　具有多种类型的效度证据（包括区分效度）的 EBP 知识和技能评价工具

工具名称	评价的知识和技能领域	描述	工具使用经历	评分者间信度*	效度*
Berlin 问卷[162,63,155,156]	关于了解证据的知识（评价）将临床难点与临床问题联系起来的技巧（提问）研究回答一个临床问题最好的设计（评价）使用量化信息形式解决特定患者的问题（应用）	与"典型"临床情况相关的 2 套不同的 15 道选择题	与"典型"临床情况相关的 43 名"专家"，20 名三年级学生和在发展研究中参加循证医学课程的 203 名参与者[62] 在循证医学课程中参加对照试验的 49 名内科住院医师[156] 多种专科的 53 名年轻教师和住院医师[63] 140 名全科医学学习生和 7 名 EBP 课程的指导老师[63]	不适用	内容效度 内部一致性 区分效度 反应效度
Taylor[164,157-159]	批判性评价的知识（评价）检索 Medline 的相关知识（获取）	若干套 6 道选项为"是、否、不知道"的选择题，每套题的最高分为 18 分	在发展研究中 152 名"卫生保健专家"修改并在国际 EBP 会议上让 55 名代表"重新验证"过的工具版本[157] 参加了对比自我引导和基于工作坊的 EBP 课程随机对照试验的 175 名学生[158] 参加了有关批判性评价训练的随机对照试验的 145 名全科医生，医院医师，健康专业相关专家和保健经理[159]	不适用	内容效度 内部一致性 区分效度 反应效度
Fresno 测试[53,56,57,59-61]	形成一个重点问题（提问）判断出回答该问题的合适的研究设计（评价）展示检索电子数据库的知识（获取）确定对于一篇文章的相关性和效度而言重要的因素（评价）讨论对于研究成果的规模和重要程度（应用）	与 2 个儿科临床情况相关的开放性文字简答题和计算题 使用标准化的计分规则来打分二分	53 名"专家"，43 名家庭医学住院医师和发展研究的教师[53] 修改版本 参加了循证医学课程非对照试验的 56 名精神科住院医师和 5 名 EBP "专家/老师"[56] 参加了 2 天 EBP 工作坊和拓展支持的 114 名职业治疗师[57] 参加横向研究的 108 名参与者(31 名未接触过 EBP 的物理治疗学生，50 名接受过 EBP 训练的学生和 27 名 EBP 专家老师)[59] 对于 100 名入门级健康相关专业的学生，使用了修改幅度更大的测试版本。该版本只测试提问，获取和应用步骤，并将论述题改为简答题和选择题[60]	有	内容效度 内部一致性 区分效度 反应效度
MacRae[165,160]	批判性评价技能（评价）	有关 3 篇文献的 55 个简答题和 7 级方法学评分	有关 3 篇文献的 55 个简答题和 7 级方法学评分 44 名参加发展研究的外科住院医师[65] 55 名参加基于网络的 EBP 课程随机对照试验的外科医生[160]	有	内容一致性 区分效度 反应效度

续表

工具名称	评价的知识和技能领域	描述	工具使用经历	评分者间信度*	效度
Weberschock[161]	EBP 的知识和技能（未明确区分细化的技能）	与临床情况和已发表研究文章中的数据相关的 5 套选择题，每套包含 20 道选择题（5 道"简单"，10 道"中等"，5 道"困难"）	132 名三年级医学生和 11 名在"循证医学工作坊"中参加过进阶训练并参加研究同伴 EBP 教学课程发展的前 / 后非对照试验的学生[161]	不适用	内部一致性 区分效度 反应效度 效标效度
Bennett[66]	批判性评价技能（评价）	一套基于病例的问题，对应一篇主张检测或治疗的文章。学生需要写出"选择立场"和"维护该立场"的原因。打分是基于提前设置好的评分标准	参加前 / 后对照试验的 79 位来自不同实习条件的医学生[56]	有	内容效度 区分效度 反应效度
Haynes†[67,95,96]	Medline 检索技能（获取）	检索的结果是通过与一个专业的最终使用者和一个图书馆员（针对同一个临床问题）的检索结果进行对比而打分的，"相对查全率"是由一个给定的检索结果中相关引用数量除以 3 个检索结果（受试者、专业医生和图书馆员）中相关引用的总和计算出来的。"查准率"是由一个搜索结果中提取的相关引用的数量除以该搜索结果中总的引用数量计算出来的。文献"相关性"是通过一个 7 分量表来可靠地评价的	158 名临床医生（没有相关经验的最终使用者）、13 名"专业检索"的临床医生（专业的最终使用者）和 3 名图书馆员[67,95]、308 名参加关于一对一感知和检索反馈的随机对照试验的医生[96]，在训练的医生	有	内容效度 区分效度 反应效度

续表

工具名称	评价的知识和技能领域	描述	工具使用经历	评分者间信度*	效度*
Hendricson[162]	EBP 的知识 EBP 的态度 EBP 的信心 自我报告的证据获取方法（获取）	针对 EBP 知识的选择题 Likert 量表或适用于其他领域的其他 5 分量表	472 名牙科医学生 54 名牙科住院医师 58 名牙科科老师	不适用	内容效度 内部一致性 区分效度 反应效度
Llic[55]	EBP 的识知和技能（提问、获取、评价、应用） EBP 的态度	关于一个临床情况、检索策略和文献摘要的 15 道判断题	342 名医学受训者，其中包含没有 EBP 经验的、中级 EBP 经验的和高级 EBP 经验的实习生	不适用	内容效度 内部一致性 区分效度
Chernick[54]	EBP 知识和技能（提问、获取、评价、应用） EBP 舒适度 自我报告的 EBP 行动	基于临床情况的开放性文字试题	56 名儿科住院医师	有	内容效度 内部一致性 区分效度

* 评分者间信度一栏中，不需要评分者自主判断打分的测试工具（如选择题）被认为是 "不适用"。
† 该标记指示的评价工具在多个研究中被使用。所有这些研究的结果都被纳入人表中受训者的数量、信度和效度情况的考虑之中。
该表格是由下文献整编修改而成：Shaneyfelt T, Baum KD, Bell D, et al: Instruments for evaluating education in evidence-based practice: a systematic review. *JAMA* 2006; 296 (9): 1116-1127.

表 9.4　有反应效度 "强有力证据" 支持的循证实践知识和技能评价工具[*,†]

工具名称	评价的知识和技能领域	描述	研究背景/参与者	评分者间信度[‡]	效度
Landry[§][70]	研究设计和批判性评价知识（评价） 将医学文献应用到临床决策中的技巧（应用）	10 项测试 对寻找文献引用的患者 "记录" 进行盲评	参加关于两个 90 分钟讨论会对照试验的 146 名医学生[70]	不适用 否	内容效度 反应效度
Linzer[§][71]	流行病学和生物统计学知识（知识） 批判性评价技巧（评价）	选择题（知识）。15 道选择题使得最高得分者应能了解到 81% 的医学文献中的知识[163] 对于文本性文献的开放式文本批判性评价。评分是基于教师公认的 "金标准"（1983）[163]	参加关于文献报告会课程的随机对照试验中的 44 名住院医师[71]	不适用 是	内容效度 反应效度 内容效度 区分效度
Green[69]	批判性评价技巧（评价） 将证据应用到个体患者决策的技巧（应用）	与一个病例（例如编辑了的期刊文献相关的包含 9 个问题的测试（包含开放式文本回答）	参加关于 7 节 EBP 课程的 34 名各住院医师[69]	是	内容效度 反应效度
Stevermer[125]	EBP 行为（实践中每个 EBP 步骤的表现）	对最近发表文章报告的 "常见的初级保健问题" 的了解和回忆情况（由带教医生选定）	参加关于 EBP "学术详述" 的随机对照试验的 59 名家庭医学住院医师[125]	不适用	反应效度
Smith[68]	形成临床问题的技巧（提问） Medline 检索技巧（获取） 批判性评价技巧（评价） 将证据应用到体患者决策的技巧（应用） 对于诊断和治疗研究中定量的知识	测试包含与 5 个临床病例相关的若干套问题（格式未具体限制）[147] 每找出一个要素就计 1 分	参加关于包括互动环节和计算机房训练的 7 周 EBP 课程的前/后对照交叉试验的 55 名住院医师[68]	是	反应效度[‖]
Villanueva[73]	形成临床问题的技巧（提问）	图书馆员要从临床问题的请求中分辨患者-干预-对照-结局（PICO）格式的四个要素。[147] 每找出一个要素就计 1 分	在一个关于提供指示和临床问题示例的随机对照试验中参加图书馆 "证据检索和批判性评价服务" 的 39 名卫生专业的参与者[73]	是	反应效度
Ross[72]	EBP 相关知识（没有细分每个步骤） EBP 行为（在实践中实施 EBP 的步骤）	50 道开卷选择题 分析录音带中住院医师和教师的互动，寻找与文献检索、临床流行病学和病学或批判性评价有关的短语[72]	参加关于 10 节循证医学工作坊的对照试验的 48 名家庭医学住院医师（对照组住院医师在不同的项目中）[72]	不适用 否	内容效度 反应效度 内容效度 反应效度

* "强有力的证据" 的具体含义是，评价工具必须展现出评分者间信度（如果适用），并且必须由包含随机对照试验或含随机对照试验前/后对照试验设计以及客观（非自我报告）结果评价的研究证实的反应效度。

† 表 9.3 中的 4 种工具也展现出了反应效度方面的 "强有力证据"。

‡ 评分者间信度一栏中，不需要评分者自主判断打分的测试工具（如选择题）的标准，而在技能部分并没有达到标准，被认为是 "不适用"（框 9.1）。

§ 标注的工具只在 EBP 评价中的知识部分达到了具有 "强有力证据" 的标准。

¶ 技能的获得需在 6 个月后依然存在，同时显示了同时期和预测测验（反应）效度。

‖ 该表格是由如下文献患修改而成：Shaneyfelt T, Baum KD, Bell D, et al: Instruments for evaluating education in evidence-based practice: a systematic review. JAMA 2006; 296 (9): 1116-1127.

以适用于精神科住院医师、[56] 职业治疗师、[57,58] 物理治疗师 [59] 和入门级医疗相关专业学生 [60] 的版本也显示了可接受的心理测量特性。研究西班牙语翻译版本的方案也已经发表。[61] Fresno 测试和评分模板可从互联网上取得（参阅附录 9.1）。

多项选择题格式的 Berlin 测试将评价限制在循证 EBP 相关知识上，但也使其易于实施。[62] 最近，Berlin 测试的荷兰语翻译版本显示了多种类型的效度证据，但内部一致性较低。[63] 如表 9.3 所示，其他工具评价了较少的 EBP 步骤。对于所有这些工具，教育工作者可以利用各种标准制定程序，[51,52] 以根据他们自己的目的确定"通过"分数。

反应效度方面有"强有力证据"的评价工具

除了表 9.3 中的五种工具外，[62,64-67] 还有七种其他工具满足了反应效度的"强有力证据"标准（表 9.4）。这些工具得到以下信息的支持：①已建立的评分者间信度（如果适用）；②随机对照试验或前 / 后对照试验的设计；③客观的（非自我报告的）结果度量。总体而言，这些工具的心理测量学特性不如表 9.3 中所示的工具可靠，因为后者具有多种类型的效度证据的支持。然而，由于它们具有发现教育干预后知识和技能

变化的能力，这些工具应该可以用来确定 EBP 课程在项目级别的影响。对于此类评估，普通内科学会 EBP 工作组建议针对学习者（包括他们的水平和特殊需求）、干预措施（包括课程目标、强度、教授方式和针对性的 EBP 步骤）和成果（包括知识、技能、态度、行为或患者水平的结局）量身定制评价策略。[34]

在表 9.4 的工具中，只有 Smith 的 EBP 测试 [68] 可评价所有四个 EBP 步骤。在这个过程中，住院医师需要明确阐述临床问题、进行 Medline 检索和计算，并回答有关对证据的批判性评价和应用的开放性文本问题。在这项研究中，技能的获得在 6 个月后的测试中依然可以体现出来，显示了同时期和预测性反应效度。Green 和 Ellis[69] 所描述的工具需要让测试者以开放式文本的形式回答对一篇编辑过的期刊文章的评价以及在患者身上的应用。三个选择题测试 [70-72] 测量到了受训者 EBP 知识的提高。但是，在其中两项研究中，这种知识的积累并没有转化为批判性评价技能的提高。此处批判性评价技能是通过一篇测试文章 [71] 或将文献信息整合到入院记录中的能力 [70] 衡量的。最后，在 Villanueva 及其同事的研究中，[73] 他们委托图书馆员分辨在临床问题请求中采用患者 - 干预 - 对照 - 结局（PICO）格式 [38] 的四种要素，每分辨出四个要素中的一个就计 1 分。在一个探究提供指导和临床问题示例的"证据检索和批判性评价服务"的随机对照试验中，这种工具检测出了技能的进步。

其他循证实践知识和技能评价工具

以下工具尽管在心理测量方面更加有限，但由于它们创新性的评价策略或对 EBP 除评估之外步骤的评定而值得关注。（正如我之前提到的，先前许多 EBP 评价工具只测量批判性评价的相关知识和技能，而未涉及其他 EBP 步骤。）

循证实践评估客观结构化临床考试

客观结构化临床考试（OSCEs）测量受试者在真实临床环境中所应用的知识和技能（在 Miller 分类中的"展示为什么"水平）。研究人员已经报道通过使用标准化病人、[75-78] 计算机站点 [79-81] 和书面病例 [82,83] 完成的 EBP 客观结构化

临床考试。Tudiver 和同事将传统的客观结构化临床考试站点中加入病例相关的 EBP 任务，对该测试进行了进一步的扩展。[77] 在总体评分项目中，接受过一定 EBP 培训的二年级住院医师的得分略高于一年级住院医师（6.95 *vs.* 5.65，满分为 10）。在 Berner 及其同事的研究中，在开设"成熟的信息学课程"的医学院中，学生在 11 项任务中有 4 项的得分显著高于另一所"没有正式信息学教学内容"的学校的学生（尽管后者的 MCAT 和美国医师执业考试Ⅱ得分更高）。[79]

批判性评价主题

Kersten 及其同事试图通过审阅他们的书面的批判性评价主题（critically appraised topics，CATs）和随后的演讲来评价受试者 EBP 的知识和技能。[84] 有趣的是，他们基于 Dreyfus 和 Dreyfus 技能发展模型，创造了一个有锚点的评分标准。然而，心理测验仅进行了内部一致性和评分者间信度。

评价提问步骤：阐明临床问题

除了表 9.4 中的评价工具外，[73] 另外三组研究人员也开发了评价临床问题提出能力的方法。该方法使用 4 分、[85]2 分 [86] 和 8 分 [87] 量表，衡量所包含的患者 - 干预 - 对照 - 结局（PICO）元素数。后来的 PICO 一致性量表对每个元素给出 2 分（是，清楚地说明）、1 分（有一些）或 0 分（否）。将这个量表应用于学生的教育方案时，[88] 分数高低与答案是否存在和答案的质量有关。[87]

评价获取步骤：寻找证据

在若干个研究中，图书馆员会根据预先确定的标准（通常是通过共识制订的）对受训者的 Medline 检索策略进行评分。[89-94] 检索策略标准通常包括布尔运算符、医学主题词（MeSH）、"爆炸"功能和方法学（或出版类型）过滤器的有效使用。三项研究展现了反应效度的证据，[90,92-94] 一项研究提供了标准效度的证据，[93] 而另一项研究展现了这些 Medline 检索策略打分的评分者间信度。[94] 如表 9.3 中 Haynes 及其同事的研究 [67,95,96] 所述，我们可以越过检索策略的中间结果，检查检索到的文章，来可靠地评定受试者的检索技能。

值得注意的是，几乎所有用于获取步骤的评价方法都专门评定了 Medline 检索技能。在评定查阅预评价的循证医学二级信息资源的四项工具中，只有 Fresno 测试 [53]（表 9.3）评定了技能，而其他工具 [46,85,97] 仅包括了一些对这些二级资源的"意识"或"偏好"的调查问题。

评价应用步骤：在决策中应用证据

在大多数 EBP 评价工具中少有对这一步骤的评价。EBP 工具通常包括一两个将证据应用于单个患者相关的问题，但是没有一个工具能够全面评定将证据"个性化"并将其与患者的具体临床情况、偏好和潜在行动相结合。进行此类评价的一些有前景的方法包括：标准化病人在审查研究证据后给学生对治疗决策的解释进行评分、[75,76] 给住院医师将研究结果应用于"纸质病历"的开放性文本论述打分 [69] 以及记录在阅读研究摘要 [82,83] 或进行 Medline 检索之前和之后的决策情况。[98]

评价循证实践的态度和学习氛围

尽管许多 EBP 评价工具都包含一些有关态度的问题，但很少有工具深入探索过这个领域。[46,99-107] McAlister 及其同事的研究评定了 EBP 态度、感知到的对 EBP 的障碍、偏好的信息来源以及自我报告的对 EBP 技能的信心。[99] 研究报告了该工具中某些量表之间的相关性，例如自我报告的循证医学使用情况和以一手研究论文作为效度证据的偏好。在 McColl 及其同事的研究的态度部分中，受访者报告了他们对 EBP 的态度、对医学信息资源的认知情况、访问信息数据库的能力、对 EBP 术语的理解、感知到的进行 EBP 的障碍以及对如何"从经验医学转化到循证医学"的看法。[46] 在随后的随机对照试验中，对 EBP 的学术详述并没有影响全科医生的态度（但确实提高了他们在知识评价部分选择题中的得分），正如该工具所测量到的情况那样。[108]

Young 和 Ward 的研究涉及 EBP 的观点、对 EBP 术语的理解、EBP 的障碍、支持 EBP 的首选策略以及受访者对信息数据库的了解。[101] 在 Baum 的无对照研究中，住院医师的态度在 EBP

工作坊之后得到了改善。[100] 其他的评价工具可测量 EBP 的信念和执行情况，[102] 对 EBP 的信心，[105,106] 护士自我报告的 EBP 态度、知识和实践，[107] 补充和替代医学从业者的态度、使用情况 [103] 以及知识、技能和信念。[104] 除了这些定量研究外，研究人员还使用定性技术来分析在焦点小组和结构化访谈中受访者的反应。[109-116]

在任何教育环境中，学习环境都会对学习产生深远的影响。许多与环境相关的阻碍都可能会破坏受训者对循证医学的学习和实践。这些阻碍包括缺乏个人时间、缺乏支持和指导、缺乏训练有素的循证医学教师、循证医学资源获取有难度以及掌握统计概念的困难。[115,117] 当住院医师作为 EBP 的受训者时，他们还将面临特殊的障碍，包括体制文化和团队动力。[115,118] 缺乏对这些因素的关注可能会削弱学生对循证医学教育的积极性。

教育工作者可以使用 Mi 和同事的研究来描述他们当地的循证医学学习环境。这个使用 Likert 量表回答格式的评价工具通过 36 个条目展现了完美的内部一致性（Cronbach's α= 0.86）。[119] 6 个住院医师培训项目中，曾在医学院和住院医师培训阶段接受过循证医学训练的住院医师得分更高，并且项目间有明显的区分度。因素分析揭示了 7 个因素：情境线索、学习者角色、效用和责任感、学习文化、资源可用性、学习支持和社会支持。

评价循证实践行为（表现）

评估 EBP 行为仍然是对评价者来说最具挑战性的领域。尽管如此，我们必须确保学习者能够在实践中运用 EBP 技能。[120] 框 9.1 总结了评价策略的范围。

在医疗实践中评价循证实践步骤的表现

关于 EBP 步骤，我们可以简单地询问受训者一些问题，例如，他是否一直在寻找证据来回答其临床问题。但是，对 EBP 行为的回顾性自我报告依然存在偏倚，因为医生往往低估了他们的信息需求，而高估了他们对信息的寻求能力。[4] 在相反的极端情况下，我们可以在受训者接诊患者的过程中秘密观察他，记录其提出的临床问题，并在之后进行跟进以查看他是否已获取、评价和应用了证据。问题收集可能涉及被动的"人类学"观察 [121] 或主动的汇报。[4,5,122] 尽管这种直接观察产生了更多有效的数据，但在研究环境之外通常是不可行的。因此，教育工作者一直在寻找评价 EBP 表现的折中方法。

在三项研究中，研究人员分析了住院医师与教师互动的录音带，寻找与 EBP 步骤有关的短语。[72,123,124] 家庭医学住院医师的"EBP 表达"在接受教育干预后从每小时 0.21 个增至每小时 2.9 个。[72] 在另一项研究中，研究人员使用由三个标准组成的定性分析模板对互动进行评分，这三个标准是：①存在临床问题；②存在循证过程；③住院医师明确阐释临床问题的能力。[124] 但是我认为，该结果不能很好地体现 EBP 表现。研究人员采用另一种方法，向住院医师询问了他们对最近发布的初级医疗保健有关的期刊文章的知晓程度和知识。[125] 在询问前后随机对照试验中，接触"学术详述"的住院医师回忆了更多文章，并正确回答了有关它们的更多问题。

教育工作者还可以通过信息方式取得受训者的检索行为，包括"登录"的次数、检索量、查看的摘要或文章数量以及检索所花费的时间。[96,126] 在一项随机对照试验中，Cabell 及其同事证明了这些测量结果可以测出一系列的干预行为导致的变化，干预行为包括 1 小时的教学环节、使用精心设计的临床问题卡片以及临床问题构建的实践环节。[126] 在 Haynes 及其同事设计并完成的随机对照试验中，与仅接受 2 小时培训的对照组相比，从个人临床指导老师那里获得更多帮助并从图书馆员那里获得反馈的医生的检索频率并不更高。[96] 尽管这种方法可行性很高，但粗糙地衡量检索"量"的过程并不能得到对特定临床问题的信息寻求和应用的相关信息。

另一种方法是让学习者在"学习档案集"中登记其 EBP 的学习活动。学习档案集的意义是"向学生［和（或）其他人］展示学生在指定领域中的努力、进步或成就的有目的的学生作品集合"。[127] EBP 档案集可能包括"教育处方"——在患者的照护过程中出现不确定时刻时，教师会"施予"处方。[88,128-131] 典型的教育处方描述了临床疑难，陈述问题，指定负责回答该问题的人是谁，并提醒受训者和教师随访时间。有些教育处方要求受训者以患者 - 干预 - 对照 - 结局（PICO）格式阐明前景问题，记录检索到的信息资源并对证据水平进行分级或总结他学到的知识。（相关示例请参见附录 9.2。）在 Feldstein 及其同事开发的系统中，[131] 住院医师使用电子方式记录他们的教育处方，并由教师按照 4 个循证医学步骤对其进行评分。该教育处方可以轻松地转换到移动设备的应用程序上去。

EBP 学习档案集可以保存在基于互联网的复杂数据库中。[132-135] 教育工作者在多个住院医师培训项目中实施了计算机化的妇产科自动化学习分析（computerized obstetrics and gynecology automated learning analysis，KOALA）。[133] 该学习档案集使住院医师可以记录他们的临床经历，直接链接到信息资源并记录"关键的学习事件"。在 4 个项目为期 4 个月的试验期内，41 名住院医师共记录了 7049 次接诊和 1460 次关键学习事件。其中一个项目的住院医师之前有 1 年使用 KOALA 的经验，因此他们表现出更高的"自主学习意愿"。[136] 在另一个项目中，内科住院医师将他们附有 Medline 参考链接和文章摘要的临床问题输入类似的基于互联网的合集中。[132] 在 10 个月的过程中，EBP 练习为 625 个临床问题中的 82% 提供了"有用信息"，并在其中 39% 的情况下改变了患者治疗。最后，美国内科医学委员会的专科医师可以在基于互联网的档案集中记录床旁学习内容（在对 4 个 EBP 步骤的指导下）。[137]

评价循证临床操作的表现并影响患者结局

Ellis 及其同事设计了一种可靠的方法来确定医生选择的主要治疗干预措施，并对支持该干预措施的证据质量进行分类。[138] 在该方案中，干预措施可分为三种类型：①由随机对照试验的独立或系统综述所支持；②由"有说服力的非实验证据"支持；③缺乏实质性证据。此方法已用于住院科室、[138,139] 全科门诊医疗、[140] 眼科急诊、[141] 皮肤科、[142] 麻醉科、[143] 普通外科、[144] 小儿外科、[145] 和精神科住院部 [146] 环境的描述性研究。Straus 及其同事对多方面 EBP 教育干预措施的前 / 后研究为该评价策略的"反应"效度提供了初步证据。[147] 在干预后入院的患者更有可能接

受在随机对照试验中被证明有益的疗法（接受比例从 49% 升至 62%；$P = 0.016$）。而且，经过循证医学教育干预后，医生更有可能提供基于高质量的随机对照试验的疗法（高质量随机对照试验的比例从 87% 升至 95%；$P = 0.023$）。

Lucas 及其同事的研究表明，这种对支持证据质量进行分类的方法可能对临床医生在循证治疗中的选择不敏感。[148] 在一次住院医疗服务中，33 位医生管理的住院患者中有 86% 在基准状况下接受了"循证治疗"（按 Ellis 分类为 1 级或 2 级）。在进行了与主要诊断有关的标准化文献检索后，医生改变了其中 23 名患者（占总数 18%）的治疗方案。但是，被分类为接受过"循证治疗"的患者比例并没有明显变化（由 86% 升至 87%）。Ellis 的"方法"似乎最适合评估教育干预后或仅仅随时间推移过程中 EBP 表现的变化。要用这一方法来记录表现的一些绝对阈值，必须知道每个受训者管理的患者中循证治疗选择的共同特征，这使其在项目尺度上无法实现。

我们还可以通过审查遵守循证指南或质量指标的记录来记载循证诊疗的提供情况。这种审查并不是新事物，它通常是作为内部质量提高计划的一部分或由第三方付款人或监管机构执行的。Langham 及其同事使用质量审核评估了 EBP 课程的影响，在随机对照试验中记录了与心血管危险因素相关的执业医师记载、临床干预措施以及患者预后方面的改进。[149] Epling 及其同事证明，在住院医师参加了涉及医疗实践指南新进展的课程后，他们在推荐的糖尿病护理措施相关方面的表现得到了改善。[150] 临床片段可能是衡量临床实践质量的更可行、更有效的选择。[151]

最后，患者水平的结果仍然是评价人员最难以研究清楚的，因为其除了医生的表现外，还受到各种影响。尽管如此，研究人员已经记录了医生在接受 EBP 教育干预后其患者预后的变化，尽管只是诸如血压、血糖控制和血脂等中间性结果。[149,150,152]

我们应该测量哪个水平的循证实践行为？

有人可能会说，无论如何测量，受训者实施 EBP 步骤都代表了一种中间性行为结果。也就是说，我们假设持续地执行 EBP 步骤的医生将提

供更多的循证诊治，从而导致更多的循证医疗行动和更好的患者预后。但是我们的临床经验提醒我们，中间结果可能无法保证得到所关注的最终结果。那么，教育工作者是否应该超越 EBP 步骤，而用 EBP 的表现和患者的临床预后（如果可能的话）来评价 EBP 教育的效果呢？

我认为我们应该记录**两种**类型的 EBP 行为结果。尽管实践表现的测量结果代表了最终结果，但由于它们同时由"下游"的 EBP 能力之外的许多因素所决定，它们仍然属于粗糙的评价工具。例如，医生筛查其老年男性患者的腹主动脉瘤的最终表现取决于许多因素，而其中一些因素超出了他的控制范围。记录审核会"发现"患者由于保险拒绝赔付而不遵守医生的筛查建议吗？或者，也许医生确实不建议进行筛查，但他的决定反映了对患者特殊临床情况和偏好的仔细考虑，[2,113] 而不是没有考虑由临床证据的系统综述支持的新指南。例如，也许胸部 X 线片显示出肺结节，但医生将筛查推迟到排除肺癌之后。最后，我们应该确保受训者有在实践中持续执行 EBP 步骤的倾向，以期望他们用这些步骤来指导他们将来会遇到的不可预见的（因此不可审查的）临床问题上。

建议

1. 教育者应根据评价目的、学习者的水平和需求、关注的 EBP 方面、可行性、格式以及与项目和机构环境变量的兼容性来选择评价工具和策略。

2. 评价 EBP 知识和技能

    a. 为了评价受训者个体的 EBP 能力，教育工作者可以使用表 9.3 中的评价工具，这些工具可以区分不同水平上的专业能力。它们可靠的心理测量学特性支持它们在形成性评价和终结性评价中的使用。其中，Fresno 测试脱颖而出的原因是：它评价了所有四个 EBP 步骤；使得学习者能够通过简答、论述和计算题展示出他们解决真实病例的过程；并在各种学习者、语言、体制和卫生专业条件的情况下都展示出了效度证据。教育工作者可

以参加多种标准制定程序 [51,52] 以根据自己的目的确定"通过"分数。

    b. 教育工作者还可以将 EBP 评价整合到临床诊疗和教学过程中以提高效率。尽管我不知道有任何公开发表的相关经验，但教育工作者可以将 EBP 技能评价作为 mini-CEX（迷你临床评估练习）的一部分。如第 4 章所述，这些相关的观察结果评定了实际临床经历的简要快照，显示了与其他表现评价类似的测量特征，允许基于更广泛的临床条件和患者疑难问题的评价行为，并通过多次测试获得了足够的信度。[153] 例如，临床导师在监督引言部分中案例描述的过程时，他可以提示并评价住院医师的临床问题形成能力、信息收集能力或将腹主动脉瘤筛查的证据整合到知情决策讨论的能力。这些评价条目可以合并到定制的 mini-CEX 表格中。另外，在 EBP 的"瞬间"不能实时发生的情况下，教师可以"分配"并随后对教育处方 [131] 进行评分（附录 9.2）。这种方法应仅限于在积累更多效度证据之前进行形成性评价。

    c. 为了确定特定课程在教学计划水平上的影响，医学教育工作者可以使用具有反应效度方面强有力证据的评价工具，包括表 9.3 中的 5 种工具 [62,64-67] 和表 9.4 中的 7 种工具。[68-73,125] 医学教育工作者应该选择与课程的学习目标相对应的成果评价工具。

3. 评价 EBP 的态度。评价态度可能会发现潜在但可补救的、可能阻碍受训者的 EBP 技能发展和表现的障碍。除了调查（或调查的各个部分）之外，[46,99-101] 医学教育工作者还可以使用焦点小组或结构化访谈来确定受训者的态度和经验。[109-116] 教育工作者也可以描述他们项目中的 EBP 学习环境。[119]

4. 评价 EBP 行为

    a. 尽管 EBP 行为仍然是最具挑战性的评价领域，但评价人员仍必须确保学员在实际医疗实践中使用 EBP 技能。框 9.1 显示了评价 EBP 行为策略的范围。由教育

处方构成的档案集代表了最有前景的记录医疗实践中 EBP 步骤表现的方案（示例请参阅附录 9.2）。在一个简单的收发表格的系统的帮助下，受训者就可以完成绝大部分的数据输入工作。基于互联网的系统则有助于对受训者检索和应用信息行为的追踪。此外，与许多其他方法不同，处方也可作为一种教育干预措施，特别是当受训人员反思"EBP 的瞬间"并与教师一起回顾时。项目主管（或监管机构）可以考虑**获取**最低数量的"EBP 情节"的记录存档，就和他们现在对技术性操作的处理方式类似。

b. 为了记录 EBP 的表现，教育工作者可以借用医疗机构或机构主管团队收集的质量数据，来达到事半功倍的效果。另外，一些认证委员会（美国内科委员会、美国家庭医学委员会）将其基于网络的照护质量评价工具提供给各住院医师培训项目使用。[154] 由于这些工具会更新并定期进行修改，所以我推荐读者在应用时再检查一下相应专科认证委员会的网站。最后，如前所述，我们可以在提供优质课程的同时让住院医师收集自己的医学实践表现数据（尽管这些数据通常会令人失望）。[152]

注释书目

可在 www.expertconsult.com 在线获取推荐的注释书目。

参考文献

1. Institute of Medicine. *Crossing the Quality Chasm: A New Health System for the 21st Century*. Washington, DC: National Academy Press; 2001.
2. Haynes RB, Devereaux PJ, Guyatt GH. Clinical expertise in the era of evidence-based medicine and patient choice. *ACP J Club*. 2002;136(2):A11–A14.
3. Dawes M, Summerskill W, Glasziou P, et al. Sicily statement on evidence-based practice. *BMC Med Educ*. 2005;5(1):1.
4. Covell DG, Uman GC, Manning PR. Information needs in office practice: are they being met? *Ann Intern Med*. 1985;103(4):596–599.
5. Gorman PN, Helfand M. Information seeking in primary care: how physicians choose which clinical questions to pursue and which to leave unanswered. *Med Decis Making*. 1995;15(2):113–119.
6. Choudhry NK, Fletcher RH, Soumerai SB. Systematic review: the relationship between clinical experience and quality of health care. *Ann Intern Med*. 2005;142(4):260–273.
7. McGlynn EA, Asch SM, Adams J, et al. The quality of health care delivered to adults in the United States. *N Engl J Med*. 2003;348(26):2635–2645.
8. Hayward RA, Asch SM, Hogan MM, et al. Sins of omission. Getting too little medical care may be the greatest threat to patient safety. *J Gen Intern Med*. 2005;20(8):686–691.
9. Clancy CM, Cronin K. Evidence-based decision making: global evidence, local decisions. *Health Aff*. 2005;24(1):151–162.
10. Davis DA, Thomson MA, Oxman AD, Haynes RB. Changing physician performance. A systematic review of the effect of continuing medical education strategies. *JAMA*. 1995;274(9):700–705.
11. Davis D, O'Brien MA, Freemantle N, et al. Impact of formal continuing medical education: do conferences, workshops, rounds, and other traditional continuing education activities change physician behavior or health care outcomes? *JAMA*. 1999;282(9):867–874.
12. Institute of Medicine. *Health Professions Education: A Bridge to Quality*. Washington, DC: National Academies Press; 2003.
13. Association of American Medical Colleges. Medical School Objectives Project (MSOP). Contemporary Issues in Medicine: Medical Informatics and Population Health. 1998. Available at https://www.aamc.org/initiatives/msop/. Accessed September 15, 2016.
14. Accreditation Council for Graduate Medical Education. Milestones. Available at http://www.acgme.org/acgmeweb/tabid/430/ProgramandInstitutionalAccreditation/NextAccreditationSystem/Milestones.aspx. Accessed September 15, 2016.
15. American Board of Internal Medicine. Maintenance of Certification (MOC). Available at http://www.abim.org/maintenance-of-certification/. Accessed September 15, 2016.
16. Association of American Medical Colleges. *Core Entrustable Professional Activities for Entering Residency: Curriculum Developers' Guide*. Washington, DC: AAMC; 2014.
17. Chen HC, van den Broek WES, ten Cate O. The case for use of entrustable professional activities in undergraduate medical education. *Acad Med*. 2015;90(4):431–436.
18. Frank JR, Snell L, Sherbino J, eds. *The Draft CanMEDS 2015 Physician Competency Framework – Series IV*. Ottawa: The Royal College of Physicians and Surgeons of Canada; March 2015.
19. Smith CS, Morris M, Francovich C, et al. A qualitative study of resident learning in ambulatory clinic. *Adv Health Sci Educ*. 2004;9:93–105.
20. Slotnick HB. How doctors learn: physicians' self-directed learning episodes. *Acad Med*. 1999;74(10):1106–1117.
21. Schon DA. *Educating the Reflective Practitioner*. San Francisco: Jossey-Bass; 1987.
22. Del Fiol G, Workman T, Gorman PN. Clinical questions raised by clinicians at the point of care: a systematic review. *JAMA Intern Med*. 2014;174(5):710–718.
23. U.S. Preventive Services Task Force. Screening for abdominal aortic aneurysm: recommendation statement. *Ann Intern Med*. 2005;142(3):198–202.
24. Joint Committee on Standards for Educational and Psychological Testing of the American Educational Research Association. *the American Psychological Association; and the National Council on Measurement in Education: Standards for Educational and Psychological Testing*. Washington, DC: American Educational Research Association; 1999.
25. Cook DA, Thompson WG, Thomas KG, et al. Impact of self-assessment questions and learning styles in web-based learning: a randomized, controlled, crossover trial. *Acad Med*. 2006;81(3):231–238.

26. Downing SM. Validity: on the meaningful interpretation of assessment data. *Med Educ*. 2003;37(9):830–837.

27. Downing SM, Haladyna TM. Validity threats: overcoming interference with proposed interpretations of assessment data. *Med Educ*. 2004;38(3):327–333.

28. Downing SM. Reliability: on the reproducibility of assessment data. *Med Educ*. 2004;38(9):1006–1012.

29. Downing SM. Threats to the validity of clinical teaching assessments: what about rater error? *Med Educ*. 2005;39(4):353–355.

30. Downing SM. Face validity of assessments: faith-based interpretations or evidence-based science? *Med Educ*. 2006;40(1):7–8.

31. Downing SM, Tekian A, Yudkowsky R. Procedures for establishing defensible absolute passing scores on performance examinations in health professions education. *Teach Learn Med*. 2006;18(1):50–57.

32. Greenhalgh T, Macfarlane F. Towards a competency grid for evidence-based practice. *J Eval Clin Pract*. 1997;3(2):161–165.

33. McGowan JJ, Berner ES. Proposed curricular objectives to teach physicians competence in using the world wide web. *Acad Med*. 2004;79(3):236–240.

34. Straus SE, Green ML, Bell DS, et al. Evaluating the teaching of evidence based medicine: conceptual framework. *BMJ*. 2004;329(7473):1029–1032.

35. Tilson J, Kaplan S, Harris J, et al. Sicily statement on classification and development of evidence-based practice learning assessment tools. *BMC Med Educ*. 2011;11(1):78.

36. Richardson WS, Wilson MC. On questions background and foreground. *Evidence-based Healthcare Newsletter*. Nov 1997:6.

37. Straus SE, Richardson WS, Glasziou P, Haynes RB. *Evidence-Based Medicine: How to Practice and Teach EBM*. 3rd ed. Edinburgh: Elsevier; 2005.

38. Richardson WS, Wilson MC, Nishikawa J, Hayward RS. The well-built clinical question: a key to evidence-based decisions [editorial]. *ACP J Club*. 1995;123(3):A12–A13.

39. Richardson WS. Ask, and ye shall retrieve. *Evidence-Based Med*. 1998;3:100–101.

40. Rosenberg WM, Deeks J, Lusher A, et al. Improving searching skills and evidence retrieval. *J R Coll Physicians Lond*. 1998;32(6):557–563.

41. Bergus GR, Randall CS, Sinift SD, Rosenthal DM. Does the structure of clinical questions affect the outcome of curbside consultations with specialty colleagues? *Arch Fam Med*. 2000;9(6):541–547.

42. McKibbon KA, Richardson WS, Walker-Dilks CM. Finding answers to well-built questions. *Evidence-Based Med*. 1999;4:164–167.

43. Centre for Evidence-based Medicine. How do we actually practice EBM? Available at http://ktclearinghouse.ca/cebm/intro/howtopractice. Accessed September 15, 2016.

44. Haynes RB. Of studies, syntheses, synopses, and systems: the "4S" evolution of services for finding current best evidence. *ACP J Club*. 2001;134(2):A11–A13.

45. Guyatt GH, Meade MO, Jaeschke RZ, et al. Practitioners of evidence based care. Not all clinicians need to appraise evidence from scratch but all need some skills. *BMJ*. 2000;320(7240):954–955.

46. McColl A, Smith H, White P, Field J. General practitioner's perceptions of the route to evidence based medicine: a questionnaire survey. *BMJ*. 1998;316(7128):361–365.

47. Green ML. Graduate medical education training in clinical epidemiology, critical appraisal, and evidence-based medicine: a critical review of curricula. *Acad Med*. 1999;74(6):686–694.

48. Green ML. Evidence-based medicine training in internal medicine residency programs a national survey. *J Gen Intern Med*. 2000;15(2):129–133.

49. Hatala R, Guyatt G. Evaluating the teaching of evidence-based medicine. *JAMA*. 2002;288(9):1110–1112.

50. Shaneyfelt T, Baum KD, Bell D, et al. Instruments for evaluating education in evidence-based practice: a systematic review. *JAMA*. 2006;296(9):1116–1127.

51. Ben-David MF. AMEE Guide No. 18: standard setting in student assessment. *Med Teach*. 2000;22(2):120–130.

52. McKinley DW, Norcini JJ. How to set standards on performance-based examinations: AMEE Guide No. 85. *Med Teach*. 2014;36(2):97–110.

53. Ramos KD, Schafer S, Tracz SM. Validation of the Fresno test of competence in evidence based medicine. *BMJ*. 2003;326(7384):319–321.

54. Chernick L, Pusic M, Liu H, et al. A pediatrics-based instrument for assessing resident education in evidence-based practice. *Acad Pediatr*. 2010;10(4):260–265.

55. Ilic D, Nordin R, Glasziou P, et al. Development and validation of the ACE tool: assessing medical trainees' competency in evidence based medicine. *BMC Med Educ*. 2014;14(1):114.

56. Rothberg B, Feinstein RE, Guiton G. Validation of the Colorado Psychiatry Evidence-Based Medicine Test. *J Grad Med Educ*. 2013;5(3):412–416.

57. McCluskey A, Bishop B. The Adapted Fresno Test of competence in evidence-based practice. *J Contin Educ Health Prof*. 2009;29(2):119–126.

58. McCluskey A, Lovarini M. Providing education on evidence-based practice improved knowledge but did not change behaviour: a before and after study. *BMC Med Educ*. 2005;5(1):40.

59. Tilson J. Validation of the modified Fresno Test: assessing physical therapists' evidence based practice knowledge and skills. *BMC Med Educ*. 2010;10(1):38.

60. Lewis L, Williams M, Olds T. Development and psychometric testing of an instrument to evaluate cognitive skills of evidence based practice in student health professionals. *BMC Med Educ*. 2011;11(1):77.

61. Argimon-Pallas J, Flores-Mateo G, Jimenez-Villa J, et al. Study protocol of psychometric properties of the Spanish translation of a competence test in evidence based practice: the Fresno test. *BMC Health Serv Res*. 2009;9(1):37.

62. Fritsche L, Greenhalgh T, Falck-Ytter Y, et al. Do short courses in evidence based medicine improve knowledge and skills? Validation of Berlin questionnaire and before and after study of courses in evidence based medicine. *BMJ*. 2002;325(7376):1338–1341.

63. Zwolsman SE, Wieringa-de Waard M, Hooft L. van Dijk N. Measuring evidence-based medicine knowledge and skills. The Dutch Berlin Questionnaire: translation and validation. *J Clin Epidemiol*. 2011;64(8):928–930.

64. Taylor R, Reeves B, Mears R, et al. Development and validation of a questionnaire to evaluate the effectiveness of evidence-based practice teaching. *Med Educ*. 2001;35(6):544–547.

65. MacRae HM, Regehr G, Brenneman F, et al. Assessment of critical appraisal skills. *Am J Surg*. 2004;187(1):120–123.

66. Bennett KJ, Sackett DL, Haynes RB, et al. A controlled trial of teaching critical appraisal of the clinical literature to medical students. *JAMA*. 1987;257(18):2451–2454.

67. Haynes RB, McKibbon KA, Walker CJ, et al. Online access to MEDLINE in clinical settings. A study of use and usefulness. *Ann Intern Med*. 1990;112(1):78–84.

68. Smith CA, Ganschow PS, Reilly BM, et al. Teaching residents evidence-based medicine skills: a controlled trial of effectiveness and assessment of durability. *J Gen Intern Med*. 2000;15(10):710–715.

69. Green ML, Ellis PJ. Impact of an evidence-based medicine curriculum based on adult learning theory. *J Gen Intern Med*. 1997;12(12):742–750.

70. Landry FJ, Pangaro L, Kroenke K, et al. A controlled trial of a seminar to improve medical student attitudes toward, knowl-

edge about, and use of the medical literature. *J Gen Intern Med.* 1994;9(8):436–439.

71. Linzer M, Brown JT, Frazier LM, et al. Impact of a medical journal club on house-staff reading habits, knowledge, and critical appraisal skills. A randomized control trial. *JAMA.* 1988;260(17):2537–2541.

72. Ross R, Verdieck A. Introducing an evidence-based medicine curriculum into a family practice residency–is it effective? *Acad Med.* 2003;78(4):412–417.

73. Villanueva EV, Burrows EA, Fennessy PA, et al. Improving question formulation for use in evidence appraisal in a tertiary care setting: a randomised controlled trial. *BMC Med Inform Decis Mak.* 2001;1(1):4.

74. Miller GE. The assessment of clinical skills/competence/performance. *Acad Med.* 1990;65(suppl 9):S63–S67.

75. Davidson RA, Duerson M, Romrell L, et al. Evaluating evidence-based medicine skills during a performance-based examination. *Acad Med.* 2004;79(3):272–275.

76. Bradley P, Humphris G. Assessing the ability of medical students to apply evidence in practice: the potential of the OSCE. *Med Educ.* 1999;33(11):815–817.

77. Tudiver F, Rose D, Banks B, et al. Reliability and validity testing of an evidence-based medicine OSCE station. *Fam Med.* 2009;41(2):89–91.

78. Asemota E, Winkel A, Vieira D, Gillespie C. A novel means of assessing evidence-based medicine skills. *Med Educ.* 2013;47(5): 527–527.

79. Berner ES, McGowan JJ, Hardin JM, et al. A model for assessing information retrieval and application skills of medical students. *Acad Med.* 2002;77(6):547–551.

80. Fliegel JE, Frohna JG, Mangrulkar RS. A computer-based OSCE station to measure competence in evidence-based medicine skills in medical students. *Acad Med.* 2002;77(11): 1157–1158.

81. Frohna JG, Gruppen LD, Fliegel JE, Mangrulkar RS. Development of an evaluation of medical student competence in evidence-based medicine using a computer-based OSCE station. *Teach Learn Med.* 2006;18(3):267–272.

82. Schwartz A, Hupert J. Medical students' application of published evidence: randomised trial. *BMJ.* 2003;326(7388): 536–538.

83. Schwartz A, Hupert J. A decision making approach to assessing critical appraisal skills. *Med Teach.* 2005;27(1):76–80.

84. Kersten HB, Frohna JG, Giudice EL. Validation of an evidence-based medicine critically appraised topic presentation evaluation tool (EBM C-PET). *J Grad Med Educ.* 2013;5(2):252–256.

85. Cheng GY. Educational workshop improved information-seeking skills, knowledge, attitudes and the search outcome of hospital clinicians: a randomised controlled trial. *Health Inform Libr J.* 2003;20(suppl 1):22–33.

86. Bergus GR, Emerson M. Family medicine residents do not ask better-formulated clinical questions as they advance in their training. *Fam Med.* 2005;37(7):486–490.

87. Nixon J, Wolpaw T, Schwartz A, et al. SNAPPS-Plus: an educational prescription for students to facilitate formulating and answering clinical questions. *Acad Med.* 2014;89(8):1174–1179.

88. Rucker L, Morrison E. The "EBM Rx": an initial experience with an evidence-based learning prescription. *Acad Med.* 2000;75(5):527–528.

89. Burrows SC, Tylman V. Evaluating medical student searches of MEDLINE for evidence-based information: process and application of results. *Bull Med Libr Assoc.* 1999;87(4):471–476.

90. Gruppen LD, Rana GK, Arndt TS. A controlled comparison study of the efficacy of training medical students in evi-

dence-based medicine literature searching skills. *Acad Med.* 2005;80(10):940–944.

91. Vogel EW, Block KR, Wallingford KT. Finding the evidence: teaching medical residents to search MEDLINE. *J Med Libr Assoc.* 2002;90(3):327–330.

92. Bradley DR, Rana GK, Martin PW, Schumacher RE. Real-time, evidence-based medicine instruction: a randomized controlled trial in a neonatal intensive care unit. *J Med Libr Assoc.* 2002;90(2):194–201.

93. Toedter LJ, Thompson LL, Rohatgi C. Training surgeons to do evidence-based surgery: a collaborative approach. *J Am Coll Surg.* 2004;199(2):293–299.

94. Rana GK, Bradley DR, Hamstra SJ, et al. A validated search assessment tool: assessing practice-based learning and improvement in a residency program. *J Med Libr Assoc.* 2011;99(1):77–81.

95. McKibbon KA, Haynes RB, Dilks CJ, et al. How good are clinical MEDLINE searches? A comparative study of clinical end-user and librarian searches. *Comput Biomed Res.* 1990;23(6):583–593.

96. Haynes RB, Johnston ME, McKibbon KA, et al. A program to enhance clinical use of MEDLINE. A randomized controlled trial. *Online J Curr Clin Trials.* 1993; Doc No 56:[4005 words; 39 paragraphs].

97. Forsetlund L, Bradley P, Forsen L, et al. Randomised controlled trial of a theoretically grounded tailored intervention to diffuse evidence-based public health practice. *BMC Med Educ.* 2003;3(1):2.

98. Reiter HI, Neville AJ, Norman GR. Medline for medical students? searching for the right answer. *Adv Health Sci Educ.* 2000;5:221–232.

99. McAlister FA, Graham I, Karr GW, Laupacis A. Evidence-based medicine and the practicing clinician. *J Gen Intern Med.* 1999;14(4):236–242.

100. Baum KD. The impact of an evidence-based medicine workshop on residents attitudes towards and self-reported ability in evidence-based practice. *Med Educ Online.* 2003;8:4–10.

101. Young JM, Ward JE. Evidence-based medicine in general practice: beliefs and barriers among Australian GPs. *J Eval Clin Pract.* 2001;7(2):201–210.

102. Melnyk BM, Fineout-Overholt E, Mays MZ. The evidence-based practice beliefs and implementation scales: psychometric properties of two new instruments. *Worldviews Evid Based Nurs.* 2008;5(4):208–216.

103. Leach MJ, Gillham D. Evaluation of the evidence-based practice attitude and utilization survey for complementary and alternative medicine practitioners. *J Eval Clin Pract.* 2008;14(5):792–798.

104. Hadley J, Hassan I, Khan K. Knowledge and beliefs concerning evidence-based practice amongst complementary and alternative medicine health care practitioners and allied health care professionals: a questionnaire survey. *BMC Complement Altern Med.* 2008;8(1):45.

105. Salbach NM, Jaglal SB. Creation and validation of the evidence-based practice confidence scale for health care professionals. *J Eval Clin Pract.* 2011;17(4):794–800.

106. Salbach NM, Jaglal SB, Williams JI. Reliability and validity of the evidence-based practice confidence (EPIC) scale. *J Contin Educ Health Prof.* 2013;33(1):33–40.

107. Upton D, Upton P. Development of an evidence-based practice questionnaire for nurses. *J Adv Nurs.* 2006;53(4):454–458.

108. Markey P, Schattner P. Promoting evidence-based medicine in general practice-the impact of academic detailing [see comment]. *Fam Pract.* 2001;18(4):364–366.

109. Freeman AC, Sweeney K. Why general practitioners do not implement evidence: qualitative study. *BMJ.* 2001;323(7321):1100–

1102.

110. Montori VM, Tabini CC, Ebbert JO. A qualitative assessment of 1st-year internal medicine residents' perceptions of evidence-based clinical decision-making. *Teach Learn Med.* 2001;14(2):114–118.

111. Tracy CS, Dantas G, Upshur R. Evidence-based medicine in primary care: qualitative study of family physicians. *BMC Fam Pract.* 2003;4(1):6.

112. Putnam W, Twohig PL, Burge FI, et al. A qualitative study of evidence in primary care: what the practitioners are saying. *CMAJ.* 2002;166(12):1525–1530.

113. Oswald N, Bateman H. Treating individuals according to evidence: why do primary care practitioners do what they do? *J Eval Clin Pract.* 2000;6(2):139–148.

114. Bhandari M, Montori V, Devereaux PJ, et al. Challenges to the practice of evidence-based medicine during residents' surgical training: a qualitative study using grounded theory. *Acad Med.* 2003;78(11):1183–1190.

115. Green ML, Ruff TR. Why do residents fail to answer their clinical questions? A qualitative study of barriers to practicing evidence-based medicine. *Acad Med.* 2005;80(2):176–182.

116. Lam WWT, Fielding R, Johnston JM, et al. Identifying barriers to the adoption of evidence-based medicine practice in clinical clerks: a longitudinal focus group study. *Med Educ.* 2004;38(9):987–997.

117. van Dijk N, Hooft L, Wieringa-de Waard M. What are the barriers to residents' practicing evidence-based medicine? A systematic review. *Acad Med.* 2010;85(7):1163–1170.

118. Sahu JK. Evidence based practice of pediatrics–right time to start. *Indian J Pediatr.* 2007;74(1):66.

119. Mi M, Moseley JL, Green ML. An instrument to characterize the environment for residents' evidence-based medicine learning and practice. *Fam Med.* 2012;44(2):98–104.

120. Whitcomb ME. Research in medical education: what do we know about the link between what doctors are taught and what they do? *Acad Med.* 2002;77(11):1067–1068.

121. Osheroff JA, Forsythe DE, Buchanan BG, et al. Physicians' information needs: analysis of questions posed during clinical teaching. *Ann Intern Med.* 1991;114(7):576–581.

122. Green ML, Ciampi MA, Ellis PJ. Residents' medical information needs in clinic: are they being met? *Am J Med.* 2000;109(3):218–223.

123. Flynn C, Helwig A. Evaluating an evidence-based medicine curriculum. *Acad Med.* 1997;72(5):454–455.

124. Tilburt JC, Mangrulkar RS, Goold SD, et al. Do we practice what we preach? A qualitative assessment of resident-preceptor interactions for adherence to evidence-based practice. *J Eval Clin Pract.* 2008;14(5):780–784.

125. Stevermer JJ, Chambliss ML, Hoekzema GS. Distilling the literature: a randomized, controlled trial testing an intervention to improve selection of medical articles for reading. *Acad Med.* 1999;74(1):70–72.

126. Cabell CH, Schardt C, Sanders L, et al. Resident utilization of information technology. *J Gen Intern Med.* 2001;16(12): 838–844.

127. Reckase MD. Portfolio assessment: a theoretical estimate of score reliability. *Educ Meas Issues Pract.* 1995;14:12–31.

128. Khunti K. Teaching evidence-based medicine using educational prescriptions. *Med Teach.* 1998;20:380–381.

129. Green ML. Evaluating evidence-based practice performance [editorial]. *ACP J Club.* 2006;145:A8–A10.

130. Centre for Evidence-Based Medicine - University of Toronto. Educational prescriptions. Available at http://www.cebm.utoronto.ca/practise/formulate/eduprescript.htm. Accessed September 15, 2016.

131. Feldstein DA, Mead S, Manwell LB. Feasibility of an evidence-based medicine educational prescription. *Med Educ.* 2009;43(11):1105–1106.

132. Crowley SD, Owens TA, Schardt CM, et al. A web-based compendium of clinical questions and medical evidence to educate internal medicine residents. *Acad Med.* 2003;78(3):270–274.

133. Fung MF, Walker M, Fung KF, et al. An internet-based learning portfolio in resident education: the KOALA multicentre programme. *Med Educ.* 2000;34(6):474–479.

134. Campbell C, Gondocz T, Parboosingh J. Documenting and managing self-directed learning among specialists. *Ann R Coll Phys Surg Canada.* 1995;28:80–84.

135. Campbell C, Parboosingh J, Gondocz T, et al. A study of the factors that influence physicians' commitments to change their practices using learning diaries. *Acad Med.* 1999;74(suppl 10):S34–S36.

136. Guglielmino LM. Development of the self-directed learning readiness scale–doctoral dissertation, University of Georgia. *Dissertation Abstracts Int.* 1977;38:6467A.

137. Green ML, Reddy SG, Holmboe E. Teaching and evaluating point of care learning with an Internet-based clinical-question portfolio. *J Contin Educ Health Prof.* 2009;29(4):209–219.

138. Ellis J, Mulligan I, Rowe J, Sackett DL. Inpatient general medicine is evidence based. A-Team, Nuffield Department of Clinical Medicine. *Lancet.* 1995;346(8972):407–410.

139. Michaud G, McGowan JL, van der Jagt R, et al. Are therapeutic decisions supported by evidence from health care research? *Arch Intern Med.* 1998;158(15):1665–1668.

140. Gill P, Dowell AC, Neal RD, et al. Evidence based general practice: a retrospective study of interventions in one training practice. *BMJ.* 1996;312(7034):819–821.

141. Lai TYY, Wong VWY, Leung GM. Is ophthalmology evidence based? A clinical audit of the emergency unit of a regional eye hospital. *Br J Ophthalmol.* 2003;87(4):385–390.

142. Jemec GB, Thorsteinsdottir H, Wulf HC. Evidence-based dermatologic out-patient treatment. *Int J Dermatol.* 1998;37(11):850–854.

143. Myles PS, Bain DL, Johnson F, McMahon R. Is anaesthesia evidence-based? A survey of anaesthetic practice. *Br J Anaesth.* 1999;82(4):591–595.

144. Kingston R, Barry M, Tierney S, et al. Treatment of surgical patients is evidence-based. *Eur J Surg.* 2001;167(5):324–330.

145. Kenny SE, Shankar KR, Rintala R, et al. Evidence-based surgery: interventions in a regional paediatric surgical unit. *Arch Dis Child.* 1997;76(1):50–53.

146. Geddes J, Game D, Jenkins N, et al. What proportion of primary psychiatric interventions are based on evidence from randomised controlled trials? *Qual Saf Health Care.* 1996;5(4):215–217.

147. Straus SE, Ball C, Balcombe N, et al. Teaching evidence-based medicine skills can change practice in a community hospital. *J Gen Intern Med.* 2005;20(4):340–343.

148. Lucas BP, Evans AT, Reilly BM, et al. The impact of evidence on physicians' inpatient treatment decisions. *J Gen Intern Med.* 2004;19(5 Pt 1):402–409.

149. Langham J, Tucker H, Sloan D, et al. Secondary prevention of cardiovascular disease: a randomised trial of training in information management, evidence-based medicine, both or neither: the PIER trial. *Br J Gen Pract.* 2002;52(483): 818–824.

150. Epling J, Smucny J, Patil A, Tudiver F. Teaching evidence-based medicine skills through a residency-developed guideline. *Fam Med.* 2002;34(9):646–648.

151. Peabody JW, Luck J, Glassman P, et al. Measuring the quality of physician practice by using clinical vignettes: a prospective validation study. *Ann Intern Med.* 2004;141(10):771–780.

152. Holmboe ES, Prince L, Green ML. Teaching and improving quality of care in a primary care internal medicine residency clinic. *Acad Med.* 2005;80(6):571–577.

153. Norcini JJ, Blank LL, Duffy FD, Fortna GS. The Mini-CEX: a method for assessing clinical skills. *Ann Intern Med.* 2003;138(6):476–481.

154. American Board of Internal Medicine. Clinical Supervision PIM. Available at http://www.abim.org/program-directors-administrators/pims-training-programs.aspx. Accessed September 15, 2016.

155. Akl EA, Izuchukwu IS, El-Dika S, et al. Integrating an evidence-based medicine rotation into an internal medicine residency program. *Acad Med.* 2004;79(9):897–904.

156. Wyer P, Naqvi Z, Dayan P, et al. Do workshops in evidence-based practice equip participants to identify and answer questions requiring consideration of clinical research? A diagnostic skill assessment. *Adv Health Sci Educ.* 2009;14(4):515–533.

157. Bradley P, Herrin J. Development and validation of an instrument to measure knowledge of evidence-based practice and searching skills. *Med Educ Online.* 2004;9:15–19.

158. Bradley P, Oterholt C, Herrin J, et al. Comparison of directed and self-directed learning in evidence-based medicine: a randomised controlled trial. *Med Educ.* 2005;39(10):1027–1035.

159. Taylor R, Reeves B, Ewings P, Taylor R. Critical appraisal skills training for health care professionals: a randomized controlled trial. *BMC Med Educ.* 2004;4(1):30.

160. MacRae HM, Regehr G, McKenzie M, et al. Teaching practicing surgeons critical appraisal skills with an Internet-based journal club: a randomized, controlled trial. *Surgery.* 2004;136(3):641–646.

161. Weberschock TB, Ginn TC, Reinhold J, et al. Change in knowledge and skills of year 3 undergraduates in evidence-based medicine seminars. *Med Educ.* 2005;39(7):665–671.

162. Hendricson WD, Rugh JD, Hatch JP, et al. Validation of an instrument to assess evidence-based practice knowledge, attitudes, access, and confidence in the dental environment. *J Dent Educ.* 2011;75(2):131–144.

163. Emerson JD, Colditz GA. Use of statistical analysis in the New England Journal of Medicine. *N Engl J Med.* 1983;309(12):709–713.

164. Ilic D. Assessing competency in evidence based practice: strengths and limitations of current tools in practice. *BMC Med Educ.* 2009;9(1):53.

附录 9.1

循证实践教育网络资源

循证医学中心（牛津）http：//www.cebm.net/

循证医学中心（多伦多）http：//www.cebm.utoronto.ca/

教育处方（多伦多循证医学中心）http：//www.cebm.utoronto.ca/practise/formulate/eduprescript.htm

关于循证医学建议的电子资源 http：//www.ebmtips.net/risk001.asp

循证实践 Fresno 测试 [53] http：//bmj.bmjjournals.com/cgi/content/full/326/7384/319/DC1

Berlin 测试 [62] http：//bmj.bmjjournals.com/cgi/content/full/325/7376/1338/DC1

"全科医生对于循证医学路径的认知"调查 [46] http：//bmj.bmjjournals.com/cgi/content/full/316/7128/361/DC1

教育处方示例

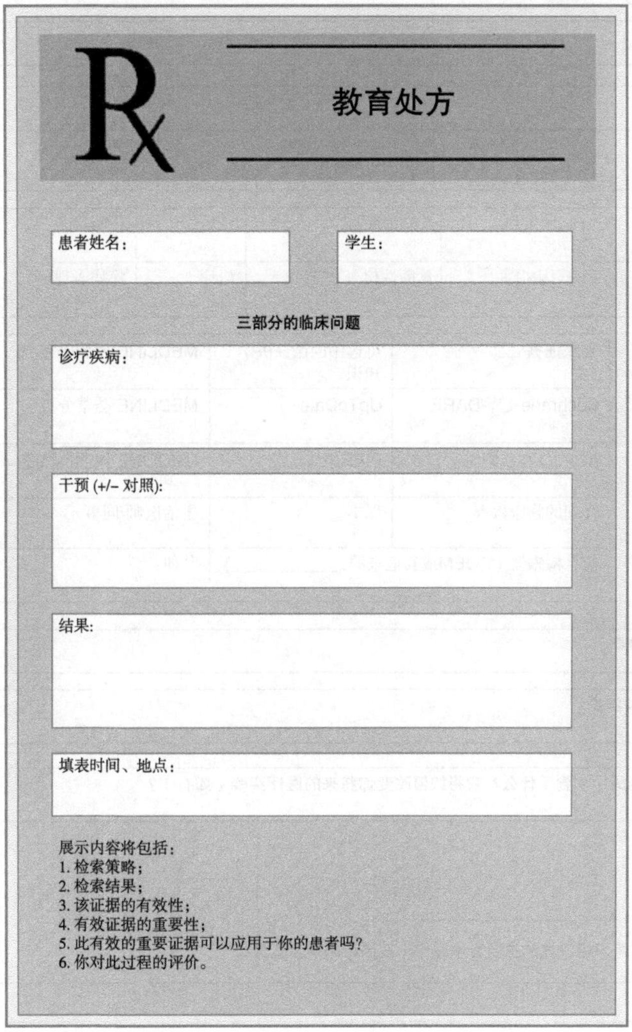

Rx 教育处方

患者姓名： 学生：

三部分的临床问题

诊疗疾病：

干预 (+/– 对照):

结果:

填表时间、地点：

展示内容将包括：
1. 检索策略；
2. 检索结果；
3. 该证据的有效性；
4. 有效证据的重要性；
5. 此有效的重要证据可以应用于你的患者吗?
6. 你对此过程的评价。

图 9.1　教育处方示例

2016 年 6 月 23 日 http：//ktclearinghouse.ca/cebm/practise/formulate/eduprescriptions，取自多伦多大学循证医学中心

| 住院医师：_____ | 教师：_____ | "处方"日期 _____ |
| | | "填写"日期 _____ |

| 1.
轮转 | 病房 | 选修 | 老年科 | 延续性门诊 | 门诊办公室 | 其他： |
| | ICU | 急诊 | 夜班 | | 门诊科室 | |

| 2. 背景 | 问题研讨会 | 循证医学课程 | 住院医师报告 | 一般患者照护 | 其他： |

3. 临床情景

4. 问题

| 患者 | 干预 | 对照 | 结局 |

| 5. 临床任务 | 临床发现 | 鉴别诊断 | 预后 | 预防 |
| | 病因/损害 | 诊断性检查 | 治疗 | 疾病表现 |

6. 提供答案的 信息来源	临床证据	可运用的循证医学知识	MEDLINE 原始研究
	Cochrane文库/DARE	UpToDate	MEDLINE 荟萃分析
	ACPJC 在线资源	PIER	MEDLINE 叙述性综述
	合理的临床检查	课本	主治医师/同事
	信息检索器（POEM或其他来源：_____）	其他：

7. 证据（参考）

8. 你的答案/结论：

9. 你从此经历中学到了什么？它将如何改变你将来的医疗实践（如有）？

教师

批还日期：_____

描述你在该练习中设置的主要教学重点（按循证医学步骤分类）：

□　无	
□　提问	
□　获取	
□　评价	
□　应用	

图 9.2　教育处方示例

Green ML：Evaluating evidence-based practice performance ［editorial］. *ACP J Club* 2006；145：A8-A10. 使用经过授权

第*10*章

临床实践回顾

ERIC S. HOLMBOE, MD, MACP, FRCP, AND DANIEL DUFFY, MD

译者：戴依敏　审校者：陈　蓉

章节纲要

背景

　　用临床实践回顾评价医疗照护质量的方法通常被称为对病历或者实践的"审核"。这一方法已蓬勃发展为一种基本且重要的评价方法。在许多国家和许多健康体系中，质量与患者安全评测方法（亦称为指标）已经成为执业医生的规范。这些方法可用于多种目的，包括质量改进及公开报道。伴随这些评测方法而来的是，医学生及毕业后医学教育项目中的学习者一定要了解、参与并且实践使用特定评测方法来回顾他们的临床实践，以指导他们的职业发展，并为无人督导的临床实践做好准备。

然而，为了完全理解临床实践回顾或审核的重要性以及效用，我们需要先对质量与患者安全进行概述。首先，15 年前美国医学研究所（Institute of Medicine，IOM）在两份开创性报告《人皆犯错》（*To Err Is Human*）及《跨越质量鸿沟》（*Crossing the Quality Chasm*）中就强调了安全与质量领域存在的鸿沟。[1,2] 不幸的是，在全球范围内，改善质量与安全的进程一直推得困难而缓慢。[3-6] 尽管初看起来质量与安全似乎超出了医学教育者的管辖范围，但最近证据都强调了其重要性，即通过教育培训机构呈递的临床质量与安全的表现，对于每一位学习者未来的实践及胜任力都有重要意义。

其次，尽管证据有限，作为按表现计薪项目的一部分，全世界的医生都在不同程度地接受对他们提供的医疗照护的质量与安全的评价，并基于此获得薪酬。[7] 最后，也是最重要的一点，临床实践回顾可以帮助学习者改进他们的医疗照护并获取在 21 世纪医疗实践中关键的胜任力。因此，学习者必须至少学习医疗质量与安全的基本原则，并且用来自病历和其他来源的数据指导自己的进步。在探讨通过审核及其他技术的评测方法"是什么以及如何做"之前，对于体系的原则以及概念的概述将有助于我们更清楚地认识这种评价方式。临床表现总是基于具体情境的，因此通过质量以及安全评测方法及指标对医疗进行的评价也应基于此。

体系与质量简介

医疗卫生体系并不是一个抽象的实体，而是人与技术之间的协同作用。此外，为了改善医疗卫生体系，医生必须成为体系的建筑师与工程师，来帮助体系转型以跨越质量上的鸿沟。要获得这种胜任力，必须在培训的早期就开始着手。因此，美国的毕业后医学教育认证委员会（Accreditation Council for Graduate Medical Education，ACGME）以及美国医学专业委员会（American Board of Medical Specialties，ABMS）认为，培训中的临床医生是医疗卫生体系中的关键人物，其获得基于体系的临床实践以及基于实践的学习与改进这两方面的胜任力是十分重要的。[8] 最近，加拿大皇家内科及外科医师学会意识到，将管理者的角色修正为领导者，把体系提升及质量提升两者进行合并是很重要的。[9] 在医学院校教育层面，最初加入美国医学会的"加速医学教育联盟改变"行动的 11 所医学院校已在课程转换中将"健康体系科学"认证为关键的、整合基础与临床医学的第三门学科，使学生们在不断发展的医疗卫生体系中能获得成功。健康体系科学的内容涵盖了质量改进的原则与实践、安全性、团队合作、领导力，以及与医生在健康体系中发挥有效作用相关的其他方面。[10]

对质量与责任的承诺，现已成为一种核心的职业价值。由美国内科医学会、欧洲内科联盟、美国医师学会基金会等联合起草的《医学职业素养医生宪章》（*The Physician Charter on Medical Professionalism*）明确地将积极参与质量改进列为职业素养的核心原则之一。[11] 其他文献也强调，质量改进不仅仅是医生的职业义务，也是作为公民的责任。[12-16] 这些作者陈述了一整套新理念与伦理，而医生们必须接受它们，以给医疗卫生带来有意义的改进。

如第 1 章所述，美国医学研究所（IOM）将应用质量改进方法的胜任力与使用循证医学方法跨专业团队协作开展医疗照护的胜任力，列入所有医务工作者的核心胜任力 [17]（框 10.1）。

为了讲授并评价这些新的胜任力，教育者必须理解质量改进科学中的关键概念与方法，并需深入理解医疗服务的多种专业人员在一个体系内共同工作来提供医疗照护，而不仅仅是医生。现在跨专业的实践应该成为提供医疗服务的规范，它是安全、有效、以患者为中心、及时、高效且公平的。[18] 目前跨专业协作实践的核心胜任力已可应用于培训项目。[18] 尽管质量改进科学中可利用的教学资源越来越多，例如医疗卫生改善研究所的开放学校等，[19] 但这些概念对于许多医学教育者及执业医生来说依然是全新的。[20]

什么是体系？

当大多数医生听到"体系"这个词时，他们立即想到的是一些大型医疗卫生机构，例如一些

框 10.1	美国医学研究所列出的针对所有医务工作者的核心胜任力

- 提供以患者为中心的医疗照护
- 采用循证医学
- 利用信息技术
- 在跨专业团队中工作
- 应用质量改进

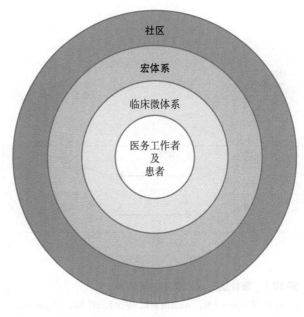

图 10.1　医疗卫生体系的机构层级

健康计划、医院以及一些医生网络、国民健康服务，或是一个模糊不清的概念，即提供医疗照护这一难以准确形容的概念相关的所有人和机构。对于医生而言，"体系"这个词可能带有一种轻蔑的内涵，并被视为医生层次的医疗照护质量的对立面。这种态度源于自主与责任的专业价值观；不幸的是，这妨碍了医生们在质量改进与安全科学的胜任力中取得进步。

在本文中，我们所指的体系是人员的组织、他们的工作流程以及为实现好的医疗照护这一共同目标所使用的一些技术工具、操作和疗法。为帮助对体系有更全面的认识，我们应用关于机构或关系的 Batalden 同心圆模型或层级模型[21]（图10.1）。

最内层圆是二元的患者 - 医务工作者关系。作为医生，我们倾向于将其视为单一的医生 - 患者关系；然而，从患者的角度来看，这种关系实际上是医疗服务过程中发生的多元的患者 - 其他人（即其他的医疗卫生专业人员）的关系。实际上，中心的圆圈已经越来越成为一种跨专业的医疗服务团队，其中的多种医疗卫生专业人员直接与患者互动并面向患者工作。医生 - 患者的二元关系及跨专业的团队 - 患者/家属的关系对于评价都十分关键且重要。

下一层圆被 Batalden 称为临床微体系——这是机构中患者获得医疗服务的一个单元。对于初级或主要的医疗服务，这一单元现在通常被称为"以患者为中心的医疗之家"。[22-24] 微体系是由协同工作的人与科学技术组成的小型机构，以向患者和家属提供医疗服务或与他们共创医疗服务。[25,26] 在临床微体系的层面，我们逐渐意识到健康与医疗服务是一个与患者及其家属合作的协同创造、协同产出的过程。[25,26] 医学教育也是一样的，

大多数临床教育发生在这些微体系中，认识到这一点很重要。[27]

第三层圆包含了多个微体系组成的网络，这些微体系互相联结以提供医疗照护所需的一系列服务。这一圆圈被称为宏体系。这些第三级的宏体系包含多个微体系，包括实验室、影像服务、会诊、诊断与治疗操作性服务、患者教育与咨询服务、药剂及其他许多微体系。第四层圆包含了社区。Wagner 慢性病医疗服务模型展示了宏体系如何促进慢性病（如糖尿病）患者的高质量医疗服务[28,29]（图10.2）。

来自 Batalden 等的图 10.3 是以协同生产的视角建立在 Wagner 模型上的。[30] 正如 Batalden 等所示，大多数患者的治疗结局都是协同生产活动的结果，例如当医生及"患者能有效交流，建立起对问题的共识，并建立互相接受的评价与管理方案"时所达到的。

为了讨论培训情境下的体系，我们将关注第二层级临床微体系、其功能以及它和其内的二元体系及下一个层级的宏体系的关系。这些关系会直接影响到学员对胜任力的获得及应用，也会影响到该项目评价基于临床实践的学习及改进、基于体系的临床实践这两方面胜任力的能力。在这些体系中，处于培训阶段的医生必须学着与患者及其家属协同产出健康结果和医疗服务，而这就

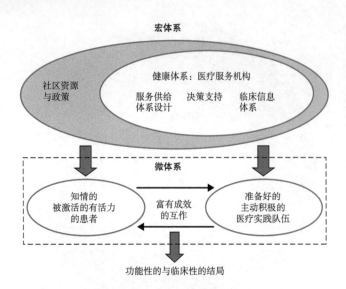

图 10.2　慢性病医疗服务中的宏体系

改编自 Wagner EH，Austin BT，VonKorff M：Organizing care for patients with chronic illness，*Milbank Q* 1996；74（4）：511-542.

需要对临床实践进行评价。

临床微体系的组成

Nelson 将微体系定义为"一起定期工作以为不同患者亚群提供医疗服务，以及为产生有意义的临床效果而具有共同的临床及业务目标、相关的医疗服务流程和信息的一小群人"。[25,26] 在培训情境中，临床微体系可包含门诊诊所、放射科、病房以及手术室。学员必须了解这些微体系如何才能最高效、有效地运作，以及微体系之间是如何关联、互相作用的。图 10.4 展示了医生们提供医疗服务的步骤，即临床模式（clinical method）是如何在一系列工作流程中汇集，并与支持流程、人员和技术整合在一起以构建临床微体系的。让我们将这些重要的组成成分和步骤分解开，进行深入探讨。

有需求的患者群体

图 10.4 最左边的圆圈展示的是向某一微体系寻求医疗服务的有特殊医疗服务需求（急性病医疗服务、预防未病、管理慢性病医疗服务、健康促进等）的患者群体。在初级医疗服务微体系中，一些患者选择诊所等医疗服务形式是出于家

庭或工作便利的考量，而其他一些人则出于经济原因或被文化、社交上的特点所吸引而作出选择。而其他微体系中（例如心脏病诊所及血液透析中心）的患者群体则根据其医学状况被预先选择。微体系越专业，在患者诉诸医疗实践之前的预先选择就会越早发生。使用微体系了解患者群体的需求是非常重要的，因为工作流程的设计必须有所不同才能有效且高效地满足患者的需求。

临床流程

图 10.4 的框中展示的有序步骤是临床模式中常见的组成成分：①**获得医疗服务**——预约，通过电话或邮件进行联系；②**病情的检查与诊断**——第一重要的医疗任务，需要熟练的临床技能；③**治疗与监测**——第二重要的医疗任务；④对患者**自我医疗照护的支持**——第三重要的医疗任务，可以告知患者其自身在医疗服务流程中的角色，并帮助他们实现该角色的作用。

医疗照护的结果——患者需求得到满足

图 10.4 右边的圆圈展示了大家都感兴趣的医疗服务的结果：患者群体的需求得到满足。最显著的目标是使寻求医疗服务的患者个体以及群体收获理想的临床结局（例如血压得到控制，糖尿病患者的 HbA_{1c} 水平可接受，以及哮喘患者没有支气管痉挛等）。

除了这些临床结局，医疗实践成功的重要评测指标也包括患者自身对他的医疗服务**经历**的评价与满意程度。医生及其他医护人员对他们工作的满意程度也同样重要。住院医师对自己临床经历（尤其是在门诊微体系中）的满意程度是影响他们最终职业选择的一个因素，但又常被低估，同时这也是影响医疗卫生专业人员健康的主要因素。实际上，现在许多人提倡医疗服务质量的四重目标：患者体验（根据美国医学研究院的医疗服务六大目标的定义）、群体的健康水平、成本以及医疗卫生人员的健康状况。[31,32] 医疗实践成功的第五个重要指标是其以负担得起的价格获得医疗服务并达到目标的经济可行性与能力。[33] 因此，针对过度医疗（例如在病毒感染中使用抗生素）的评测方法越来越多。[34]

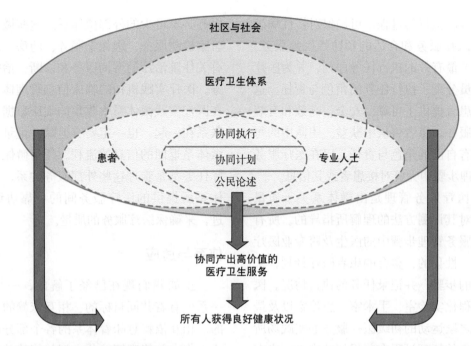

图 10.3 使用协同产出的方式改进医疗服务和学习

改编自 Batalden M，Batalden P，Margolis P，et al：Coproduction of healthcare service. *BMJ Qual Saf* 2016；25（7）：509-517.

支持性流程

图 10.4 中的矩形代表了临床微体系中使医生主导的医疗服务变得可靠、安全并有效的重要流程。在图的最顶端，是**质量改革中的领导力/公民身份**。这一点在支持性流程的列表中居于首位。在许多微体系的培训项目中，住院医师很难知道是谁对质量表现负有领导责任。此外，几乎没有微体系能明确赋予住院医师"公民身份"，尽管这只是一个暂时的角色，但依然对微体系的质量表现有一定贡献作用。住院医师以及一些更高年资的医生往往在培训机构中没能有意义地参与质量改进或促进患者安全的行动。[35,36] 除了领导力及公民身份，医疗卫生微体系也有体系性的过程，以便及时在微体系流程中作出改变，来应对医疗服务的持续进步以及医疗卫生环境中的变化。创新过程包括对照医疗目标对临床表现进行测量，以及展望改进过程的方法，测试最有希望的过程，并将这些落实到工作中。学习者一定要参与到这些过程中。

尽管目前有更多的毕业后医学教育培训项目正在关注对他们在初级微体系提供的医疗服务质量的表现评测，但在许多项目中依然不够充分，

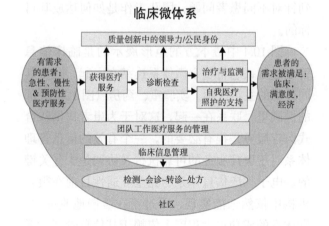

图 10.4 临床微体系概览

太多的学员对于自身在重要的临床医疗服务评测指标上的表现情况不甚了解。在基于医疗实践的学习及质量改进方面，医生胜任力的中心是对表现评测的接受态度及使用表现评测进行质量改进（例如根因分析或失效模式效应分析等）的个人能力，以提出重新规划医疗服务流程的想法，并测试其对医疗实践的影响，以确定这种改变是否提高了所评测的表现。[37]

图 10.4 中在临床模式下面的矩形代表的是**团队工作与医疗服务管理**。这一由医生以及非医生

的医务工作者所执行的过程，可确保对慢性病患者的前瞻性医疗服务和合适的预防性医疗服务。微体系设计了最有效的执行任务序列，并为医疗卫生团队成员分配了执行任务的角色与责任。这种规范化为患者提供了可靠、安全、高效和有效的积极医疗服务，患者将从中获益。团队中的每一位成员都有自己的角色与责任，以在医疗服务的一系列管理步骤中无缝对接患者或其信息。

积极的医疗服务管理是由微体系关于质量的定义以及对其评测方法的理解所指导的。所有参与到医疗服务管理步骤中的医生及跨专业医疗人员均使用个性化的、整合的患者医疗计划，来提醒接下来的步骤，并记录任务的执行情况。医院、某些流程化实验室、手术室、急诊室以及最近经历医疗之家运动的初级医疗服务的实践场所都对医疗服务的管理过程有着很好的定义。当在一个微体系内轮转时，住院医师必须接受有关其在医疗服务管理过程中的任务角色和责任的指导。通过体验不同的微体系，住院医师可以学习到针对不同患者问题，团队工作是如何达成其目标的。

图 10.4 中最下方的矩形展示的是**临床信息管理过程**，它将整个微体系连结在一起，并将其同外部的主治医师、实验室、药房（图 10.4 底部的椭圆里）联系在一起，这对于为患者提供整合式医疗服务是很有必要的。一个有效的信息管理体系对于医疗服务的可靠执行及协调是十分关键的。电子临床信息体系的完全互通性目前在很多机构中依然未能实现，不过正在缓慢地改进中。微体系的成功很大程度上依赖于其信息管理体系的有效性，依赖于该体系是仅仅以纸张／电话／传真／邮件形式存在，还是通过纸张与电子系统的结合来记录医疗实践的管理、病历、患者信息追踪（登记追踪体系）、电子处方、医嘱、检测以及会诊的追踪等。不管该微体系信息的电子化程度如何，信息的流动可以通过使用体系的模板、流程图、医嘱表、申请表、病历页、处方、电话记录以及其他被微体系的成员传阅、核对并管理的资料，来进行管理。

供应者微体系

图 10.4 底端的椭圆标示着向患者提供医疗服务必不可少的外部微体系。这些微体系包括实验室检测服务、影像学服务、药房，以及一系列有关住院治疗的咨询服务和诊断、治疗相关的服务。医疗实践机构的临床信息管理体系一定要将在医疗实践微体系中收集的临床数据与外界服务联系在一起；也一定要有追踪并记录从外部服务微体系返回的信息的流程。任何微体系的重要人际任务都是管理这些外部服务关系，通过多种微体系所提供的医疗服务间的可靠协调及后续跟进，来确保医疗服务的质量。

体系与适应

正如我们现在已经了解的，一个体系是由一系列有着共同目标的、相互依赖的部分所组成的。相互依赖意味着体系的各个部分以协调的方式工作，并能理解彼此之间的依赖关系。只有一个体系才能最终产出结果，而一个个体不行。正如医学领域中经常发生的那样，当体系的各个部分缺乏共同的目标及相互依赖性，或者带着各自的自主性进行运作时，这个体系就会被削弱，并可能最终崩溃。

共同的目标并不是提供"高品质医疗服务"的陈词滥调；它是对具体质量评测指标相关目标的清晰声明，这些指标指导着跨专业团队通过改变合作方式来持续改进医疗服务质量。临床环境在持续改变，因此由人员及方法构成的医疗服务体系要蓬勃发展，就一定要有适应能力。对于医疗卫生体系来说，改变及适应是非常重要的特性。而这些特性来自于个体的适应与改变能力，因为体系是由他们的工作构成的。[38,39] 这并不意味着我们应该鼓励学生与住院医师们设计出"变通方法"，以在临床中频繁遇到的功能失调体系中完成他们的工作。相反，适应性在这里意味着所有个体识别出环境何时发生了改变，确定其对完成医疗卫生团队和患者质量目标的影响，并制订出改进共同工作方法的计划的能力。因此，质量改进并不是一个"科学公平项目"，它间歇地应用于体系，有时也区别于常规工作，会采取一些暂停来形成改变。它也需要一些可靠的表现评测指标。

一方面，质量改进意味着每一天中改变都在以被掌控着的、体系性的形式发生，而另一方面，一定要明确培训我们的学生与住院医师，使他们知道如何参与到这些以改进为目的的改变中去。临床表现数据是质量改进过程中必不可少的成分；同时，对病历及其他数据体系（例如医嘱数据、实验室检查数据等）的审核，提供了学员参与学习质量改进以及安全科学所必需的基础，还能作为评估项目的一部分为学员提供有意义的评价信息。

附录 10.1 提供了大量资源，以供学习质量改进和体系科学的相关知识，以及可以用于评判微体系和以患者为中心的医疗之家的运营有效性的工具。理解体系的整体表现对于最大化病历审核、多来源反馈等评价方法的功能是非常重要的。通过以上这些简要的背景介绍，我们现在可以将注意力转向病历回顾以及临床表现评测了。

用以评价医疗照护质量与安全性的临床实践回顾

评价病历是一种对学员进行评价的历史悠久的方法。病历发挥着数个重要的功能：①可作为患者重要医疗信息的存档，供其他医务工作者以及患者使用；②作为数据资源，评价诸如特定慢性病（如糖尿病）、术后医疗照护、预防等医疗实践的表现；③可以监测患者的安全情况及并发症；④可记录诊断和治疗决定。人们很容易就能知道这些有关医疗服务的病历功能是怎样应用于教育性与评价性目的的。[37,40]

医疗实践审核是必不可少的胜任力评价方法。它所评价的是 ACGME/ABMS 核心胜任力框架中**基于临床实践的学习与改进（PBLI）**和**基于体系的临床实践（SBP）**两大胜任力，以及加拿大专科医学教育指南（CanMEDS）框架中的**领导者**角色的胜任力。这些胜任力要求住院医师主动地参与对自己临床实践的监测，并基于对他们提供的医疗服务的系统性回顾改进医疗服务质量。使用病历的医疗实践回顾，可以促进自我反思并支持自主学习，是终身学习所必需的重要技能。

质量（表现）评测简介

在对特定表现回顾之前，对临床表现评测指标的简要学习或许会有帮助。正如美国卫生与公共服务（Health and Human Services，HHS）机构所定义的，表现评测指标"旨在评测医疗服务的体系，由临床或实践指南衍生而来。被定义成具体的可检测元素的数据为医疗机构提供了检测其医疗服务质量的评测指标"。[41] HHS 也强调了表现评测手段和临床指南是不同的。临床指南是经系统性设计以指导医生和患者做决策，对特定的临床情境制订恰当的医疗照护策略。[41]

基于 Donabedian 模型，HHS 将各种表现评测分类如下：[42]

- 医疗服务的结构评测：将医疗卫生机构（或临床医生）与提供医疗服务能力相关的特征进行量化。简单的例子是有无电子病历及其容载量，以及在手术室或抢救室中有恰当的仪器装备。[43]
- 过程评测：基于有效性的科学证据，对为患者或者代表患者提供的特定医疗服务进行量化。[43] 一个过程评测的例子是在一位医生的医疗实践中，多少比例的符合条件的女性接受了乳腺 X 线检查。
- 结果评测：对由医疗服务导致的患者健康状况进行量化。改进结果评测指标是终极目标。死亡率与发病率（如并发症）是常见的结果评测指标。一些结果评测指标被归为"中间"结果评测指标，例如血压控制，因为有强大的科学证据证实了血压与脑卒中、心脏病等疾病的明确关系。其他重要的结果评测指标包括患者对医疗服务的经历体验以及患者汇报的结果评测（patient-reported outcome measures，PROMs）。PROMs 主要针对的是功能性状况，例如髋关节置换术 6 个月后无痛行走的能力。这些评测指标的重要性正在被逐渐认识。[44,45]
- 平衡评测：确保改进体系的一部分，不会导致直体系其他部分产生新问题。[46] 该评测指标检测的是体系的其他部分，以确保一个部分的改进不会对其他部分造成意料之外的结果。

在培训项目中，对于检测所提供的医疗服务质量与教育成果之间的关联和确保学习环境正以最佳状态运行，前三种类型的评测十分重要。

对于更高级的培训项目，进行额外的平衡评测（"平衡的记分卡"）[46] 或许也有益。对于学员个体，过程评测与结果评测通常是对评价、反馈以及持续的职业发展最有用的评测指标。

实践回顾的数据来源

许多医院和不断增多的门诊部都已经或正在改用电子病历记录来访者并追踪医疗服务的一些重要方面。不论病历是电子的或依旧是纸质的，"书面的"病历依然是教育的关键组成部分。其他可用于回顾的潜在数据资源包括计算机化的实验室数据、放射影像记录、医嘱、药剂数据，以及一些其他潜在的管理信息数据库。在地方层面上，每一个特定类型的数据体系都有其自己的一套限制，因此与本地的质量改进及信息技术部门讨论，在你们机构中你的专业领域，什么类型的数据是可获得的，这是很重要的。登记追踪体系也变得越来越重要，尤其在一些国家的全国性质量计划方面。[47,48] 目前围绕登记追踪体系数据的主要挑战是医学院校以及毕业后教育项目中的学生通常没法获得这些数据。因此大多数培训项目将来仍需努力连接到本地信息体系中。[49]

纸质病历

尽管大多数国家都迅速转向使用电子病历，但是根据当地情况，纸质的书面病历依然会被用于记录医疗服务，并能提供用于评价和提供医疗服务"质量"的反馈的宝贵数据。由于缺乏电子病历带有的评测能力，医学教育者们需要了解如何使用，并从纸质病历中提取重要信息，以用于教育及评价。

纸质病历甚至是电子病历都存在一个主要的限制，即只有其包含的信息良好，病历的质量才良好。首先，研究表明，临床接诊的一些重要方面通常不会被记录（见下文），并且不同学员之间记录信息的质量差别非常大（当然是假设你可以读懂它！）。另外，纸质病历需要人力无休止地去维护。在决定如何在评价体系中使用纸质病历时应该考虑到上述这些方面。

电子病历

很多年来，"病历"（medical record）这一术语都是指一种书面信息的集合，包括病史与体格检查、实验室与影像学结果、问题清单以及种种包含在患者的纸质病历或文件里的资料。电子病历（electronic medical record，EMR）实际上已经改变了患者临床信息整合及用于提供医疗服务的方法。[50] 因此，同样也可以期待 EMR 改变我们使用病历进行评价的方式。在培训项目中，目前尚不清楚基于计算机的记录体系效果如何，但应进行更多的研究，因为许多机构都已经改为应用电子病历。一些研究显示电子病历能提高患者安全并减少医疗差错，[51-54] 但并不是所有的研究结果都是正面的，许多研究已提出需更关注 EMR 相关的安全问题。[55-58] 例如，一项研究发现，健康信息技术的脆弱性促成了一些差错以及医疗事故的索赔。[58] EMR 的一个无意的副作用是"i-病人"现象，即医生会花更多时间去看电脑屏幕而不是患者。这会影响学习者的临床技能质量 [59]（参见第 4 章）。

许多电子病历提供了录入病史及体格检查的模板及清单。相比于纸质病历，这或许可以减少差别更细微、有患者特异性的信息被录入电子病历。现在，许多医学生都不再被允许向电子病历中录入信息。[60] 可惜的是，对电子病历是如何影响学员记录病历这一实践的质量与本质的，仍知之甚少，而这是一个需要更多研究的领域。[60]

尽管有这些挑战，电子病历在帮助确定学员的真实临床经历时依然是非常有价值的。[61-63] 首先，电子病历可更容易地检索特定类型的临床数据以用于后续回顾。临床数据对于表现评测以及质量改进是必需的。如果没有针对特定患者群体（例如，那些需要预防性医疗服务的患者、患有慢性病如糖尿病患者等）的强大临床数据支持，想进行质量改进几乎是不可能的。其次，学习者需要知道他们在临床实践中遇到的患者类型及状况。电子系统可以更好地快速展示哪些患者组成了他们所诊治的患者群体。不幸的是，几乎还没有项目有能力追踪学习者的临床经历。对于其临床环境有 EMR 的医学教育者，我们推荐你们去联系所在机构的信息技术和（或）质量改进部门，看看电子病历体系中的何种类型的信息可供学员检索。例如，辛辛那提大学的内科学项目就创建了质量仪表板（quality dashboard），作为门诊实践中的一部分供住院医师使用。[64]

医嘱数据

在住院医师及专科医师的层次，学员和（或）其他工作人员都惯常使用国际疾病分类（internatinal classification of diseases，ICD）以及当代操作术语集（current procedural terminology，CPT）编码来记录对患者的诊治，尤其在门诊中。[61,62] 这一信息可成为有关学员临床实践的宝贵信息资源。例如，医嘱数据（claims data）可以用于识别出一类患者群体。医嘱数据还可以评价医疗服务的过程（例如糖尿病患者的 HbA_{1c}、脂类以及微量白蛋白检测是否开出并完成）。医嘱数据库可被用作"追踪"每一位住院医师所诊治的患者的组成。同样地，医嘱数据库还可用于识别因为急性心肌梗死（AMI）以及肺炎等状况而被收治入院的患者类群。这可进一步促进病历识别，以用于回顾。需要注意有关使用医嘱数据进行评价的几项说明。首先，使用医嘱数据的评测"质量"高度依赖于编码使用的质量。较差的医嘱编码使用情况会限制医嘱数据的价值。其次，医嘱数据本质上是限制在医疗服务的过程中的，而通常无法提供有关医疗服务结果的具体细节。

实验室与其他临床数据库

对于大多数医院住院部来说，患者的实验室、用药以及影像学数据都可通过电子途径获得。而对于门诊，这种可获得性的程度则低得多。获得这种类型的电子数据的权利极大地促进了对慢性病、癌症筛查等的系统性回顾。不幸的是，对于许多培训项目，患者通常都是从多个机构获得医疗服务的，这使得追踪这些服务的难度更大了。乳腺 X 线摄片就是一个例子，关于在哪里进行该项检查，患者可以有多个选择（非现场检查室、流动医疗车、医院等）。在这种情况下，仅仅使用本地医院的数据库就很可能严重低估了对某种医疗服务的使用和接受程度。

登记追踪体系

登记追踪体系（registries）在许多国家中已经变得很常见了。例如在美国，关于有创心脏治疗操作[65] 及胸外科手术，[66] 都有稳定、长期存在的登记追踪体系。在瑞典，现在有 103 个登记追踪体系存在，包括对机体功能状态的评测（即PROMs），覆盖了瑞典 80% 的人口。[47] 地区性发展的登记追踪体系对追踪家庭医学项目所强调的患者亚群的医疗服务质量及表现十分有用。[49] 国家性的登记追踪体系在医学教育方面的使用依然是有限的，但是研究人员使用了美国外科医师学会的全国外科质量改进计划（national surgical quality improvement program，NSQIP）登记追踪体系来检测外科住院医师项目中的患者经历与并发症。[48] 在登记追踪体系的数据中，将临床结果归因给单个住院医师显然是很难的，但对于培训项目以及住院医师来说，这些信息整合起来，对于改进医疗服务和获得质量改进及患者安全所必需的胜任力可能非常有用。对地区性及国家性登记追踪体系的运用都很可能会增加。

回顾的过程

理解评测回顾（审核）过程的基础对于使临床数据及病历作为形成性评价工具的作用最大化是很关键的。因为临床实践回顾可能很耗时，在你彻底清楚其教育目的及评价目的之前，你不应该开始进行审核。审核循环与 Shewhart 于 60 多年前建立的 PDSA（计划 - 实行 - 学习 - 执行）质量改进循环紧密相关。[67] 这一审核循环（图10.5）凸显了来自病历审核的信息是如何帮助学员专业地改进并进步的。

这一简单的图示强调了临床实践数据作为个人改变的促进因素的重要性。没有这些数据，要想确定表现的"质量"以及评测进步几乎是不可能的。正如前文提到的，使用来自临床实践的数据来评测表现，不论是来自病历还是其他之前列举的资源，都是 ACGME/ABMS 的 PBLI 与 SPB 胜任力以及 CanMEDS 中领导者角色的关键组成部分。学习者必须不仅要能理解这一简单的审核循环，也要有机会在培训中高效地去执行该循环，并且在每一步中接受评价。

只有从病历中提取的信息是高质量的，回顾过程才有价值。有两种主要的方法："外显式"（explicit）与"内含式"（implicit）回顾。过去的病历回顾主要依赖于内含式回顾。换言之，个

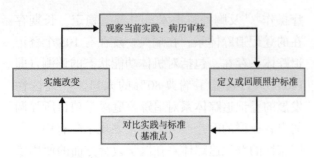

图 10.5　审核循环

改编自 Crombie IK，Davies HTO，Abraham SCS，et al：*The Audit Handbook：Improving Health Care Through Clinical Audit.* Chichester，UK，John Wiley & Sons，1993

体在回顾病历中的医疗服务与决策的质量时没有明确准则或标准（"这是一份好的病历吗？""这是好的医疗服务吗？"）。回顾者通常使用完形（gestalt，即不可具体细分的整体模式），或者用对记录的质量的大致感觉来判断病历质量。那时的大多数病历都是纸质的，不像今天，许多体系都已经改为电子病历了。

内含式回顾在 20 世纪 80 年代被普遍用于经历了危机事故（critical incidents）及不良事件（adverse events）的患者，以回复投诉或用于例行同行回顾活动。在医学教育中，普遍运用内含式回顾以判断在实习或其他临床经历中的学习者所写的患者"书面总结"。关于内含式回顾，有几个重要的局限。第一，往往存在无法接受的评分者之间的偏差，导致了低水平的信度。第二，在没有合理、一贯使用的评判准则与标准时，要回顾者确定好的或坏的医疗服务由什么构成是很困难的，尤其在面对复杂病例时。研究表明即使对内含式回顾进行了培训，这种类型的回顾仍然是不可靠且不稳定的。[68-70] 过去通过培训回顾者来改进内含式回顾的质量的尝试，大多数是不成

功的。[68-70] 这些历史性研究导致了目前在毕业后教育以及执业医师的层次上，内含式回顾已经相对不常用了。

外显式回顾使用了详细的判断标准（即参考标准）。在外显式回顾中，质量评测指标的选择和定义十分仔细，以确保评测指标可被可靠、准确地评价，在不同的临床场所间是可推广的，并可以由患者群体汇集而成。同样地，审核过程也被仔细地用定义精确的包含与排除标准刻画。一个评测指标的分子与分母的判断标准都被精确定义。表 10.1 提供了一个来自美国国家质量论坛（National Quality Forum，NQF）的质量评测指标范例。[71]

现在已经有许多专科应用了大量的标准化评测指标，但是一些专科依然缺少足够数量的有意义的评测指标。而一些人的观点是现在或许有过多的质量评测指标了。[72,73] 对于培训项目来说，尤其是毕业后教育的住院医师及专科医师等，项目应精心选择使用的评测指标。评测指标应该与课程计划及评价目的相匹配。尽管质量评测指标十分重要，仍然有一些医疗服务的方面是其不能有效评价的，例如诊断就必须通过其他方式进行评价与改进。[72]

举例来说，初级医疗服务的医生需要学习为患有多种慢性病的患者提供医疗服务，例如糖尿病、高血压、哮喘等。为使在这一重要的医疗服务活动中能合适发展（即置信职业行为；见第 1 章），学习者首先要在旨在提供高价值医疗服务的临床体系（例如以患者为中心的医疗之家）中工作。被选用于审核的评测指标一定要与课程及临床服务的目的相匹配（例如，血糖与血压的控制，接种合适的疫苗，有效使用哮喘治疗药物等）。正如任何一种评价工具一样，使用与所需

表 10.1	范例：国家质量论坛的糖尿病医疗服务过程的质量评测指标				
评测指标	分子		分母	排除	数据来源
进行一次以上 HbA₁ₑ 检测的患者百分比	在所评测的年份，进行了一次以上 HbA₁ₑ 检测，识别自恰当的 CPT 编码或者至少在病历中的记录，需注明 HbA₁ₑ 测试时间及结果		18 ～ 75 岁，经诊断患有 1 型或 2 型糖尿病的系统性患者样本	在所评测的年份，有多囊卵巢综合征、妊娠糖尿病或类固醇诱导糖尿病病史	就诊、实验室或药剂服务的数据或医嘱。电子数据可由病历数据补充

CPT，当代操作术语集

要的胜任力及课程目标不相符的质量评测指标，是事与愿违、达不到预期作用的。

临床实践回顾的优点

作为一种评价方法，临床实践回顾有很多重要的优点。某些形式的临床实践回顾应该成为每一个培训项目的评价体系中的一部分。其独特的优点将在下面进行阐述。

可用性

病历或其他临床数据（即医嘱、实验室数据、影像学数据）通常是可获得并可用的。获得病历通常不是主要问题，但是根据病历的不同类型（纸质的、电子的）抽提出医疗服务的特定方面或许是一大挑战。对于特定的质量过程评测指标（例如慢性病）来说，电子的患者登记追踪体系用来创建基于群体的报告是最好的，但即使使用流程图和问题清单也可以极大地促进对慢性病照护、预防等医疗服务质量的收集与分析。

反馈

临床实践回顾使得以实际临床医疗服务为中心的纠正性反馈能够及时实现。教师常常无法将病历中获得的信息应用于对学员的评价及反馈。事实上，病历可以被用作一份"指导"，用于询问住院医师为什么给患者选择某种特定的诊断或治疗方式。第 7 章中已详细讨论过一种称为病历诱导回顾（CSR）的方法。

临床行为的改变

大多数研究表明，临床实践回顾可以针对目标临床干预（如预防）的表现，利用诸如"报告卡"进行直接反馈，来改变学员的医疗行为。一项较早的研究发现，对 3 项预防性医疗干预的审核，与其他 6 项未被审核的预防性医疗干预的可观改进密切相关（例如，"溢出"效应）。[74] Veloski 等所著的系统性综述调查了审核、反馈的效果，发现其在培训情境中有正面的结果。[75] 具体而言，Veloski 等的综述包含了以住院医师或教师与住院医师同时为对象的 29 项研究。在这 29 项研究中，18 项研究（62%）报告了反馈对临床医疗服务的积极影响。但是，大多数研究包含不同水平的住院医师，使得他们不可能对督导效果做出评论。[75]

最近的一项系统性综述也发现，对于所有发展阶段的医生，对临床医疗服务的审核与反馈都具有积极的效应，但总体效应趋于中等。[76] 效应在基线表现较差的医生中更为显著。有很多原因可以解释仅仅通过审核来简单提供数据所产生的效应适中。首先，也是最重要的，简单提供数据并不等同于反馈（参见第 13 章有关反馈的内容）。表 10.2 给出了一份关于如何将病历审核及质量评测的形成性影响最大化的推荐信息总结。[77] 这些都很适合培训情境。

举例来说，当数据反馈是针对**住院医师**（或医生）个体的，并且提供给住院医师本人以让他们自己回顾的时候，病历审核似乎最为有效。在团队层面上提供的数据似乎不那么有效；个体在看团队数据时通常会这样说，"我希望同事能把工作做得更好，因为我知道我做的比这个数据更好！"[77,78]

实用性

临床实践回顾能随机或有针对性地选择患者来调查，并且对医疗记录的回顾可以在没有患者到场的情况下完成。此外，审核还可以被安排进临床活动，使之对培训项目及住院医师来说都更加方便。回顾可以且应当由学习者自己完成，作为其自主评价及学习的一部分，从而提高培训项目及教师教学的实用性（见下文）。病历回顾是一种不惹人注意的评价工具，可以将"Hawthorne 效应"最小化。

临床思维的评价

依据医疗记录的质量，可能对分析、解读及管理技能进行评价。除此之外，对特定患者或状况的评价可以随着时间的推移进行，并且对于许多慢性病来说，可获得建立关键结果及过程度量的良好证据。第 7 章讨论了如何使用病历来评价临床思维。

信度与效度

当使用**外显式**判断标准时，可以获得高水平的信度。这包括实验室研究、预防性健康措施、

表 10.2	提升临床实践回顾及反馈的有效性
建议实行的策略	**举例**
期望的行为 / 活动的特性	
1．推荐与培训项目中已有目标及优先事项相一致的行为	考虑与现存的优先事项相符的反馈干预，在提供反馈给学习者前，调查当下与未来实践所需行为的需求与突出性
2．推荐可以改进并且受学习者控制的行为与活动	在提供反馈前，评测基线表现；确保学习者能掌控该行为（如对开始新药物治疗下医嘱并进行咨询）
3．推荐具体的行为或活动	在反馈中包括修正行为的功能性（例如教练式辅导或其他技能建设）；需要学习者制订的假定（if-then）计划，以克服目标行动的障碍
可获得的反馈数据的特性	
4．提供多个反馈的实例	用常规性反馈取代一次性反馈。临床实践回顾应该是纵向式的，且应贯穿整个培训项目
5．尽快提供反馈，频率基于新的患者案例数目	针对有许多病例的结果，增加反馈的频率 / 减少反馈的间隙。质量仪表板可持续提供获得有意义的实践数据的途径，可能对此有帮助
6．提供个体特异性的而不是整体的数据	提供针对学习者个体而非医院的数据。尽管将医疗服务质量归于单个学习者较为困难，个体化数据是更有力、更可能带来行为改变的
7．选择能促进期望的行为改变的比较评测器	选择 1 个比较评测器（comparator）而非多个。例如，使用参考判断准则的标准，如可达到的医疗服务基准或全国性标准，会很有帮助
反馈的呈现	
8．将可视化呈现方式与总结信息紧密相连	将总结信息与支持它的图像化或数字化数据放在邻近的地方
9．以多种方式提供反馈	将关键信息以文字及数字形式呈现出来；提供反映关键推荐内容（例如临床指南）的图像化元素
10．最小化反馈接受者的外来认知负荷	减少不必要的三维图像元素，增加留白空间，阐明说明信息，并针对更少的结果。换言之，"少就是多"
提供反馈的干预	
11．解决反馈的应用障碍	在提供反馈前评价相关障碍；将反馈整合进医疗服务的进程，而不是在医疗服务之外提供该反馈。参见第 13 章有关反馈的知识
12．提供简短的、可执行的信息，伴有可选择的细节	将关键的信息 / 变量放在首页；让使用者可以通过进一步探索获得额外的细节。为学习者提供临床决策的支持或许也是有帮助的
13．处理信息的可信性	确保反馈来自于可信赖的本地拥护者或同僚，而不是研究团队；提高数据来源的透明度；声明利益冲突。这也是对学习者的个人回顾 / 审核尤为有帮助之处，因为如果你诚实地提取了该数据，那么"逃离你自己的数据"是很困难的
14．预防反馈的防御性反应	指导反思；将积极的信息同负面的信息一同呈现；建立"前馈式"讨论。参见第 13 章有关提供反馈、应对防御性学习者的具体技巧
15．通过社会性相互作用构建反馈	鼓励在接收反馈前，就目标行为进行自我评价；允许使用者对反馈做出回应；当提供反馈时，参与同行对话；参与有关反馈的协助对话 / 教导。如果所有学习者都参与到临床实践回顾中并协作使用信息以在培训情境中改进医疗服务质量，上述这些是可被增进的

改编自 Brehaut JC, Colquhoun HL, Eva KW, et al：Practice feedback interventions：15 suggestions for optimizing effectiveness. *Ann Intern Med* 2016；164（6）：435-441.

成本效益、对慢性病如糖尿病的医疗服务以及医疗记录的量化等领域。外显式判断标准最适用于医疗服务过程的评测指标（例如一定时间范围内使糖尿病患者进行 HbA_{1c} 检测的医嘱）以及一些易于检测且不需要大量时间的结果（例如检测 HbA_{1c} 水平作为中间结果）。因为病历中是真实患者的信息，因此临床实践回顾的结果是高度可信的。病历提供的有关医疗表现的记录，就是一个学员实际做的事情。[79]一些研究发现了一些其他的效度证据，例如与其他变量的关系，如医疗服务的审核结果与由可靠的测试和（或）认证状态所测得的认知专业水平有一定关联性。[80-84]然而，由高利害测试所展现的不同医生间临床表现的差异较小，通常仅仅在 5% ~ 10% 的范围内；这表明了使用基于实际工作的方法如临床实践回顾来评价实际医疗表现的重要性。[84]高利害测试仅仅能有限度地代表临床实践表现。

通过实践进行学习与评价

病历审核使住院医师得以直接参与到同行回顾的过程中。20 多年前，Ashton[85]"创造了病例"，使住院医师参与到医院的质量改进项目中。让住院医师进行对自己的回顾，或许会更加有效；一项包含住院医师自我审核的研究发现，大多数学员对表明他们常常未能执行好关键的质量指标感到非常惊讶。[78]另有研究发现，当执业医生们使用一种依托于网络的工具——实践改进模块（PIM）——来进行自我审核时，他们发现这很有用，并且发现在很多领域他们出乎意料地表现得并不好。[86]我们称之为懊恼（chagrin）或"顿悟"（aha）因素。自我审核的主要功效是学员不能"逃避"结果，并且不能抱怨数据的质量或者将差错归咎于数据提取者，因为是他们自己录入了大多数数据并进行审核。

在耶鲁初级医疗内科住院医师项目中，第二年的住院医师在门诊模块轮转中参加了作为质量改进的一部分的自我审核活动。住院医师使用部分时间回顾他们自己在免疫接种、癌症筛查及糖尿病照护方面病例的医疗服务质量。这一方法使住院医师得以理解质量评测指标的重要性，并学习到与其同等重要的、对实践的自主评价与反思技巧。这项相对简单的干预给住院医师行为带

来了有意义的改变，也使医疗服务得到了一定提升。[78]一个内科项目为住院医师们提供了质量仪表板，从而促进了医疗服务质量改进，同时也教育了住院医师们如何使用这些信息。[64,77]对照一定标准评测住院医师表现的基准水平，不论是对内科还是外科，也都会是有帮助的。[64,76,77]

对有效的临床实践回顾的教学，例如病历审核，正逐渐变得重要。大多医疗保险公司常规索要病历，以进行对特定实践习惯的回顾。举例来说，医疗保险与医疗补助计划服务中心（Center for Medicare and Medicaid Services，CMS）现在就常规性地回顾保险范围内患者的住院与门诊医疗服务，旨在向公众报告并且促进美国医疗的质量改进。尽管有证据表明其效力有限，许多国家性的医疗卫生体系仍向医生反馈质量数据，以作为按表现计薪方针的一部分，而学习者需要对这方面的实践做好准备。因此让学员们参与到临床实践回顾中，对他们未来的成功非常重要。

自我评价与反思

当学习者加入回顾进程时，回顾结果可以成为促进自我评价、自主学习以及反思的强有力工具。基于之前所提到的公众报告以及持续评价，培训中的医生必须做好准备，以使用实践数据有效地评价自身的表现，对产生的结果进行准确的反思，并且将结果用于后续的职业发展。[87-89]自主评价也和自主学习中的重要准则是相符的，即要将内在驱动力最大化并给学习者提供更多对临床实践的自我评价的控制/自主性。[90]

临床实践回顾是非常有效的教育工具，可以改变行为，并且在应用了明确的外显式判断标准时能提供有用的信息。这种回顾可以被追踪并包含在综合性临床胜任力记录中，还很容易被整合进学习档案集中（见第 14 章）。最终，对多位学习者的临床实践回顾的结果，可以为评价项目的有效性提供有价值的信息。在上述耶鲁的研究中，我们发现许多临床指标不佳的表现，反映了从整个项目层面而言高质量糖尿病医疗服务的无效性。在另一项全国性的研究中，我们发现，在内科学以及家庭医学住院医师对年龄较大患者的医疗服务中，存在大量质量评测指标上的不足。[91]

这些研究强调了一件事的重要性，即项目的

设计者要理解项目在机构层面上提供医疗服务的有效性如何。临床实践回顾可以识别出实际提供给患者的医疗服务中存在的优点与缺点，这可以在项目评价及课程设计方面发挥主要作用。一些人主张，只有接受好的临床培训，提供给患者的医疗服务质量才会好。最近多项研究提供了强有力的证据证实了这一说法。Asch 等发现，产科医生提供的医疗服务质量，与他们接受训练时医院的医疗服务质量水平强烈相关。[92] 最差 1/5 与最好 1/5 之间的主要产科并发症的相对风险差别是 32%。据发现，这一关联会从医生的住院医师培训结束起持续超过 15 年。[93] Bansal 等在普外科医生间也发现了手术并发症风险差异的相似模式。[94] Chen 等、Sirovich 等在医疗服务成本以及合适的保守治疗之间也发现了同样的模式——在高成本 / 高资源利用的医院中受训的住院医师，在实践中也成为了高成本的医生，并且在回答高利害测试的一些问题时表现得更差，这些问题的正确答案都是保守治疗（例如，观望式等待）。[95,96] 培训项目的底线是需要使用质量数据，帮助学习者个人、项目和临床机构来持续改进医疗服务。临床实践回顾可被用于评价在培训情境中整合教育性及临床性医疗服务干预的有效性。

临床实践回顾的潜在劣势

尽管有使用病历作为评价胜任力的工具的传统，Tugwell 和 Dok 在 30 多年前就为缺乏对用学员的病历进行教学与评价的良好研究感到惋惜。[70] 尽管今天来看情况略微好了一些，但依然有大量工作有待完成。首先，尽管很重视医学生的入院或病程记录的结构格式，但同样的审核却在住院医师及专科医师阶段不复存在。最大的改变是电子病历的引入，使得难以辨认的笔迹被"解密"为文档。许多电子病历使用模板功能，使学员得以轻松地核对一系列窗框（在急诊科的记录中尤为普遍），由此也使得对患者的病史、查体、评价、管理方面的总结变得脱节。包含在决策中的思维过程是非常难以解读或推断的。使情况更严重的是，不同的电子病历供应商使用不同的结构格式，涉及各种各样的模板、清单、自由文本的组合。这为医学教育者们制造了一整套新的问题。

另一个有关记录的持续而严峻的问题是"剪切与粘贴"综合征，学习者们将先前的记录剪切并粘贴，或经充足编辑，或不经充足编辑就用于撰写入院记录以及日常病程记录。在我之前的一次医院内部的质量改进活动中，我们注意到，"剪切和粘贴"是非常普遍的行为，用以"高效"地完成日常病程记录。然而，当我们用时间来检查病历记录时，才发现患者连续 7 天都是"术后第 1 天"，这简直难以置信。一项最近的研究检测了一个重症监护室的病历记录，发现主治医师与住院医师都频繁地从之前的记录中复制信息。[97] 联合委员会（Joint Commission）认识到这是一个安全问题，并且就相关风险以及"剪切与粘贴"的合适用法提供了指导。[98] 美国健康信息管理协会列出了剪切与粘贴的风险：[99]

- 不准确或过期的信息
- 信息冗余，使对当前信息的识别变得困难
- 无法识别作者或记录的意图
- 无法识别记录是何时首次创建的
- 传播错误的信息
- 病程记录内部前后矛盾
- 病程记录不必要的冗长

教育者应该对剪切与粘贴特别敏感，并且应将对其的监测作为一项同样适用于回顾和审核的安全和教育问题。

然而，考虑到使用好电子病历在促进有效、高效以及安全的医疗服务供应方面的重要性，[50] 教育者一定要使学员对未来更有效使用电子病历做好准备。[60] 这其中包括学员在使用电子病历系统时应寻求什么功能。另一挑战是，将电子病历作为临床胜任力的"评测指标"来使用。最重要的问题是：我们在临床实践回顾中评测的指标到底是什么呢？

记录的质量

只有记录的质量好，病历审核的质量才好。Tugwell 和 Dok 注意到"病历更多地被用作'助手回忆录'，而不是对治疗决策理由的记录，这持续地减弱了病历的效度"。[70] 这种情形在 30 多年间没有改变，并且由于电子病历，在今天情况可能会更糟。当试图评价的不止某种医疗服务过

程有没有进行时，需要问自己的重要问题（或学员应该问自己）有：

- 病历是否准确地反映了在就诊过程中发生的情况？
- 在接诊患者过程中收集的相关信息是否全部被记录下来了？电子病历有没有有效并准确地反映了医疗服务关键、恰当的方面？
- 对于患者的印象和治疗计划有无在记录中给出理由？电子病历有没有允许高效又有意义的自由文本录入，以更好地描述患者的复杂状况？
- 病历中有什么样的辅助工具（如模板、问题清单、流程图等）？你如何做准备并培训你的学习者来使用这些工具？

意外的是，对于病历的这些方面，相关研究非常少。一项研究调查了使用 IDEA 框架判断学生书写的入院记录质量。IDEA 代表了解释性总结（interpretive summary）、鉴别诊断（differential diagnosis）、对推理的解释（explanation of reasoning）以及其他替代选择（alternatives）。而使用一个有 15 个条目的工具，调查者发现了适中的信度以及与实习医生最终成绩的相关性。[100] 鉴于病历作为跨专业医疗保健团队成员与患者之间交流方式的重要性，上述这些类型的工具值得更多的研究。

其他一些研究凸显了在使用病历审核评测医疗服务及表现质量的特定方面时的潜在问题。一项研究将电子病历审核与标准化病人（SP）的医疗服务质量项目清单的完成度进行比较。Luck 等发现，来自标准化病人的总体质量得分要显著高于病历审核中的。[101] 在此研究中，病历审核与作为金标准的标准化病人相比较，仅有 70% 的特异性。这些研究者之后又比较了临床片段（clinical vignettes）、标准化病人以及病历审核，再次发现病历审核在检测一组教师和住院医生中出现了质量标准数量最低。[102] 然而，这些研究大多数已过时，并使用的是书面记录，诊疗过程中许多重要方面并未记录在病历中。但是，这些较早的研究依然强调了一些现在仍重要的有关记录的关键准则。

此外，一份"好的病历记录（chart）"并不能必然等同于"好的医疗服务"。例如，病历记录中会有一个检核框，用于询问戒烟情况，但这样的一个"检核"并不能提供更多咨询环节中包括的信息，也不能展现该咨询是如何进行的——这些都需要直接观察。检测记录表格质量对患者预后的影响，仍有很多工作要做，尤其在这个电子病历时代。在当下患者的医疗服务经常在多个医生之间变得碎片化的时代中，这一点尤为重要；因为电子病历间缺乏协同工作的能力，这些医生依然要通过电子邮件或者信件等方式书写病历以"交流"对诊断和治疗的选择。对让学习者在多个培训地点间变换的毕业后医学教育项目来说，缺乏连贯性是一个尤为紧迫的问题。这些研究提出了疑问，即如何将对学习者与项目在医疗服务质量上的表现的许多评测方法进行最好的组合。

过程与结果

临床实践回顾是确定医疗服务的特定过程是否进行的合理方法，尤其在使用外显式判断标准时。然而，使用病历来确定患者预后的原因的效用是非常有限的。最常用的是中间结果，如血压、HbA_{1c} 的水平、无术后并发症等。回顾危机事件的系统性方法，如根因分析（root cause analysis）等，[103] 会使用来自病历的信息。尽管将患者的预后结果例如感染、并发症、功能性状态或其他病症，甚至最终的死亡，归于单独一位学习者的行为或决定在大多数情况下都是很困难的，并且在一些病例中是不恰当的；但有一种框架是更有帮助的，尤其对毕业后医学教育项目中的学习者，即探究学习者在体系及跨专业医疗团队背景下对结果的贡献。例如，Graber 等发现，大多数的不良事件是由个人失误（如数据收集不佳及信息综合错误）和体系因素（如跨专业合作的破裂、交接以及缺乏合适的警报）两者所导致的。[104] 根因分析是探究不良事件的有效方法。

临床判断的评价

通过病历回顾，只能评价住院医师的分析与整合技巧，尤其还要考虑到记录的质量问题。甚至于，医生的判断是否充分记录在病历中？那个判断转化为合适的治疗计划了吗？Gennis 和 Gennis [105] 发现，当一位主治医师独立对患者进行评价时，这位主治医师的治疗推荐与住院医师的推荐有近 33% 的不同。在一家军队门诊培训诊所的相似研究中，发现了主治医师与住院医师在治疗决策中存在与上述研究相似的差异频率，但这里的差异没那么巨大，并且来自教师们的推荐大多数差异很小。[106] 这两项研究提出了一个重要问题，即通过病历回顾能否准确评价治疗方案的合适性？

回顾的时间与数量

临床实践回顾可能非常耗时，尤其在你决定使用病历回顾以进行高利害决策时，这一行为尚未有来自医疗教育领域的现有文献的支持。首先也是最重要的是，鉴于有上级医生以及其他参与者（或应该参与的人），很难将质量与安全评测指标归因到学习者身上。其次，研究者通过对执业医生的研究发现，在医疗服务人员识别项目中，为实现对某一医疗状况（例如糖尿病）的可靠的通过 / 不通过决策，至少需要 25 ~ 35 名患者的病历。[107] 然而，研究者发现使用复合型的评测指标（"复合体"）可以提高信度，并对医生个体表现有效度。[83,108] 问题依旧是对特定情况进行病历回顾所需要的患者数量，是否存在可以使用复合体方法进行统计学计算的分析师，以及是否有充足的在培训情境中使用复合体的附加价值。对于那些向患多种慢性病的患者提供医疗服务的专科，如全科医学、家庭医学以及内科学，或许复合体的使用对于住院医师及高年资医生有一定价值，尤其如果在未来的实践中他们需要对复合型的表现负责。

临床实践回顾也需要发展和测试数据提取工具、数据收集及录入、数据分析以及对住院医师个人的结果传播。如果你足够幸运，能够使用实用的电子病历，我们的建议是，你要与信息技术专家一起工作，以观察该过程中有多少可以自动化。即使他们仅能将数据导出成为电子表格，你也至少可以拥有用于基础分析的有条理的数据。只要有可能，使用标准化的提取工具和成熟且经实地试验的质量评测指标是明智的。这也逐渐成为全球的标准，但依然有大量工作需要做。一些作者对美国的许多评测指标缺乏校准且有太多重复的评测指标的情况发表了意见。实际上，在美国有一个基于网络的、针对质量评测指标的清算所，受美国医疗保健研究与质量局（Agency for Healthcare Research and Quality，AHRQ）的支持。[109] 如果你或你的医院 / 诊所现在还没在你们的项目中使用质量评测指标，这是一个可供你检测你的专科可能会应用的潜在评测指标的好地方。国家质量论坛系统性地认可了质量评测指标，可从其网站上下载被认可的评测指标。[71]

在美国，许多认证委员会，特别是内科学、儿科学以及家庭医学委员会，都有依托于网络的质量改进模块，可用于培训项目，进行不同专科中重要主题的数据录入、收集和分析。

使用现有的精确定义的评测指标及提取工具可以为培训项目节约大量的时间。并且一定要认真考虑让学员进行真实的临床实践回顾。这不仅仅可以为教师及项目节约时间，正如之前所讨论的，自我审核的经历对学员也是十分有价值的。[91,110,111]

成本

如果临床实践回顾是依托于存档记录进行的，而相关机构对于提取病历还是收费的，成本可能是你们项目中的一个因素。如果你们是使用教师或其他行政管理人员来完成提取，成本也会成为一个因素。对于教师来说，成本通常是他们的时间。如果你们使用专业的提取者，他们的服务或许需要货币形式的收费。信息技术部门或许会就从电子病历中提取数据而收费。很多时候电子病历无法将特定住院医师或专科医师与特定患者联系起来，因为带教的主治医师才是该病历的责任医生。由于患者经常涉及许多学习者，尤其是住院时，因此确定谁是患者的主要住院医师是非常困难的。可以使用一些简单的算法（例如与特定医生的接触次数），但是如果电子病历能够将学习者"分配"至对应的患者，那是最理想的情况。

教师发展

很少有教师有大量临床实践回顾的经验[19]或患者安全、质量改进科学方面的知识。有一些关于教师发展的关键问题：临床记录的质量、提取的技巧，以及对数据的解读能力。许多教师在记录他们自己对患者的接诊时展现了与学习者一样的行为。此外，教师们经常与学习者们同时学习使用电子病历。第一要务应是在机构中培训教师电子病历的最佳使用方式。其次，可靠而准确的提取本身就是一项技能，而大多数教师都几乎没有这方面的经验。尽管我并不赞成让教师成为提取信息服务的主要来源，但教师也需要了解如何进行正确的质量回顾，包括如何使用提取指南，如何恰当地解读质量评测指标的说明，以及如何将数据应用于反馈（表 10.2）和质量改进。教师必须知道如何解读临床实践回顾的结果，以帮助学习者改进。例如，教师应该告诉一位"质量报告"显示多条质量评测指标都不太好的学习者些什么呢？附录 10.1 提供了一份有关质量改进与患者安全培训的资源列表。除此之外，第 13 章还提供了一个非常好的临床表现数据的反馈模型。

总结来说，临床实践回顾的局限性有：

1. 病历回顾可能非常耗时，并且为了确保其对"高利害"决策是可信赖的，每个学习者需要对大量病历（通常多于 25 份病历）进行回顾，且对学习者有意义的归因非常重要。推荐将使用带有质量评测指标的临床实践回顾主要用作形成性活动。临床实践回顾或许需要教师们的大量投入，这取决于当地的信息体系和资源。有着实用检索能力、登记功能以及实时审核功能的电子病历，或许可以提供持续性的质量反馈。

2. 记录质量与完整性差会妨碍病历回顾的效度。书面病历很少会全面地记录下医生-患者之间的合作互动。然而，实际上电子病历可能更不全面、更不整合。还有很多工作需要完成。

3. 临床实践回顾并不能评价对患者接诊很重要内容的质量。例如，有关咨询的记录并不会包括任何有关学习者的沟通技巧或咨询质量的内容。

4. 充分评价医生的诊断推理及判断能力是很困难的，除非通过观察患者或是直接观察学习者作出进一步确认。

5. 当前病历结构格式缺乏一致性，这会持续妨碍临床实践审核的标准化。

6. 如果回顾是由培训项目以外的受过训练的人员完成的，临床实践回顾可能有潜在的较高成本。

7. 病历用于评价医疗服务过程或许更好一些，而由于归因方面的挑战，用在个体层面观察患者的结果时或许就不那么有效。对具体过程与中间结果的关注可以帮助提高表格回顾的实用性。

表 10.3 总结了一些临床实践回顾的关键性限制及其可能的解决方法。

临床实践回顾的替代方法

未事先通知的标准化病人

未事先通知的标准化病人（unannounced standardized patients，USPs）有时又称"秘密购物者"（serect shoppers），已被用于评价医生所提供的医疗服务质量。Ramsey 等在 20 世纪 90 年代使用 USP 检测初级医疗服务执业医生的医疗服务质量，并且发现了许多仅用病历很难检测出来的不足之处。[112] Peabody 和 Luck 也使用了 USP 评判质量，发现 USP 比病历审核的效果好，但不如使用临床片段（vignette）稳定可靠[101,102]（见下文）。Zabar 等使用 USP 研究了 11 个初级医疗服务团队，发现 USP 对于反映团队及体系的表现以及评价医生的患者中心意识很有用。[113]使用 USP 的主要挑战是管理其进行及数据反馈的成本与后勤组织，这些都很重要。因此对于例行评价医生的医疗服务表现与质量来说，USP 不是一个划算的策略。我们推荐读者阅读第 5 章以获得更多有关 USP 的详细讨论。

临床片段

临床片段（clinical vignettes）是一种模拟的临床案例，以纸质或电子的形式提供，包括虚拟现实技术的形式。通常，一个临床片段可以提供患者的人口统计学信息、主诉以及既往病史。Peabody 和 Luck 阐明了对临床片段的反应与病历审核和 USP 的关联。[101,102] 最近，Converse 等进行了一次对临床片段的回顾，以作为一种评价医生决策制订差异的方法。他们得出的结论是：临床片段很有前景，但依然有大量工作亟待完成。[114]尽管临床片段可能是有用的评价辅助工具，它们

表 10.3	病历审核限制的总结
限制	**可能的解决方法**
记录的质量	● 对慢性病及预防性医疗服务，使用问题清单与流程图 ● 病史及查体的模板 ● 电子病历（EMR）（可能会也可能不会改进记录；需要对有效使用电子病历进行培训） ● 将电子病历审核与直接观察或患者访谈相结合（以补充病历中的信息）
时间	● 使学员审核自己和（或）同事的病历 ● 向医院或诊所的质量改进部门寻求协助，以生成表现报告，尤其有电子病历时 ● 利用其他医疗卫生人员（如果可用的话）
内含式回顾	● 总的来说，要避免无组织的内含式回顾 ● 为病历回顾提供最小的框架（例如，IDEA 框架），且不要仅仅依赖于回顾者的判断 ● 只要有可能，使用明确的外显式判断标准 ● 提供对审核者的培训及质量监测 / 反馈
成本	● 使学员审核自己和（或）同事的病历 ● 如果可用，就使用从质量改进部门那里获得的现有病历报告
评价临床判断	● 将病历审核与病历诱导回顾相结合

依然是假设性的（可能与实际临床情境中的行为无关，且可能无法预测这种实际行为），且不能反映对患者的实际医疗服务。正因如此，我们不会推荐临床片段替代对患者实际医疗服务的临床实践回顾。

总结

对多种潜在资源（如病历、医嘱数据、登记追踪体系）的临床实践回顾，是评价临床胜任力的有价值的工具。鉴于表现数据对质量改进的重要性，以及对美国基于实践的学习和改进及基于体系的临床实践两大胜任力、加拿大 CanMEDS 中领导者角色胜任力的重要性，所有的学习者都应该至少在住院医师培训期间接收到自己的个人表现数据，并且临床实践回顾应该是所有学习项目的评价核心。病历可随时获得，能检测潜在的

大量临床诊疗过程，也能真正评价学习者在对患者的医疗服务中实际所做的事情，且或许相对不引人注意，因而不带来干扰。当使用明确的外显式判断标准以及终点时，在特定医疗服务范围（即预防保健）中获取有关医疗实践习惯的重要信息就成为了可能。电子病历、医嘱数据库、登记追踪体系及实验室 / 影像学数据库都可以及时、不断地提供大量可获得的信息。

强烈推荐让学员参与到临床实践中。这促进了自主评价及反思，并且与自主学习的原则高度相符。此外，在医生的职业生涯中，他们会经受多个机构及利益相关者对他们所提供的医疗服务质量的大量审核。医生需要很好地理解这些审核方法，而临床实践回顾依旧是大多数审核项目的基石。

注释书目

可在 www.expertconsult.com 在线获取推荐的注释书目。

参考文献

1. Institute of Medicine. *To Err is Human*. Washington, DC: National Academy Press; 1991.
2. Institute of Medicine. *Crossing the Quality Chasm*. Washington, DC: National Academy Press; 2001.
3. Landrigan CP, Parry GJ, Bones CB, et al. Temporal trends in rates of patient harm resulting from medical care. *N Engl J Med*. 2010;363(22):2124–2134.
4. Agency for Healthcare Quality and Research: 2014 National Healthcare Quality & Disparities Report. Available at http://nhqrnet.ahrq.gov/inhqrdr/.
5. The Commonwealth Fund. *Multinational Comparisons of Health Systems Data*. 2014. Available at http://www.commonwealthfund.org/publications/chartbooks/2014/multinational-comparisons-of-health-systems-data-2014.
6. National Patient Safety Foundation: Free from Harm: Accelerating Patient Safety Improvement Fifteen Years After To Err Is Human. Available at http://www.npsf.org/?page=freefromharm.
7. Scott A, Sivey P, Ait Ouakrim D, et al. The effect of financial incentives on the quality of health care provided by primary care physicians. *Cochrane Database Syst Rev*. 2011;9:CD008451.
8. Batalden P, Leach D, Swing S, et al. General competencies and accreditation in graduate medical education. *Health Affairs*. 2002;21(5):103–111.
9. Royal College of Physicians and Surgeons Canada: CanMEDS 2015 Physician Competency Framework. Available at http://canmeds.royalcollege.ca/uploads/en/framework/CanMEDS%202015%20Framework_EN_Reduced.pdf.
10. Gonzalo JD, Dekhtyar M, Starr SR, et al. Health systems science curricula in undergraduate medical education: identifying

and defining a potential curricular framework. *Acad Med*. 2016. [Epub ahead of print].

11. Blank L, Kimball H, McDonald W, Merino J. Medical professionalism in the new millennium: a physician charter 15 months later. *Ann Intern Med*. 2003;138:839–841.

12. Becher EC, Chassin MR. Taking health care back: the physician's role in quality improvement. *Acad Med*. 2002;77:953–962.

13. Brennan TA. Physicians' professional responsibility to improve the quality of care. *Acad Med*. 2002;77:973–980.

14. Goode LD, Clancy CM, Kimball HR, et al. When is "good enough"? The role and responsibility of physicians to improve patient safety. *Acad Med*. 2002;77:947–952.

15. Gruen RL, Pearson SD, Brennan TA. Physician-citizens-public roles and professional obligations. *JAMA*. 2004;291:94–98.

16. Holmboe E, Bernabeo E. The "special obligations" of the modern Hippocratic Oath for 21st century medicine. *Med Educ*. 2014;48(1):87–94.

17. Institute of Medicine. *Educating Health Professionals: A Bridge to Quality*. Washington, DC: National Academy Press; 2003.

18. Interprofessional Education Collaborative: Core competencies for interprofessional collaborative practice (2011). Available at http://www.aacn.nche.edu/education-resources/ipecreport.pdf.

19. Institute for Healthcare Improvement: The IHI Open School. Available at http://www.ihi.org/education/ihiopenschool/Pages/default.aspx.

20. Wong BM, Holmboe ES. Transforming the academic faculty perspective in graduate medical education to better align educational and clinical outcomes. *Acad Med*. 2016;91(4):473–479.

21. Batalden PB, Nelson EC, Edwards WH, et al. Microsystems in healthcare. Part 9: Developing small clinical units to attain peak performance. *Jt Comm J Qual Safety*. 2003;29:575–585.

22. Grumbach K, Bodenheimer T. A primary care home for Americans: putting the house in order. *JAMA*. 2002;288:889–893.

23. Patient Centered Primary Care Collaborative: Defining the medical home. Available at https://www.pcpcc.org/about/medical-home.

24. Jackson GL, Powers BJ, Chatterjee R, et al. Improving *patient care. The patient centered medical home*. A systematic *review. Ann Intern Med*. 2013;158(3):169–178.

25. Nelson EC, Batalden PB, Huber TP, et al. Microsystems in healthcare. Part 1: Learning from high performing front-line clinical units. *Jt Comm J Qual Saf*. 2002;28:472–493.

26. Nelson EC, Batalden PB, Godfrey MM. *Quality by Design: A Clinical Microsystems Approach. 2007*. San Francisco: Jossey-Bass; 2007.

27. Ogrinc GS, Headrick LA. *Fundamentals of Health Care Improvement. A Guide to Improving Your Patients' Care*. Oakbrook Terrace, IL: Joint Commission Resources; 2008.

28. Wagner EH, Austin BT, Von Korff M. Organizing care for patients with chronic illness. *Milbank Q*. 1996;74:511–542.

29. Von Korff M, Gruman J, Schaefer J, et al. Collaborative management of chronic illness. *Ann Intern Med*. 1997;127:1097–1102.

30. Batalden M, Batalden P, Margolis P, et al. Coproduction of healthcare service. *BMJ Qual Saf*. 2016;25(7):509–517.

31. Berwick DM, Nolan TW, Whittington J. The triple aim: care, health, and cost. *Health Aff (Milwood)*. 2008;27:759–769.

32. Bodenheimer T, Sinsky C. From triple to quadruple aim: care of the patient requires care of the provider. *Ann Fam Med*. 2014;12:573–576.

33. Demming WE. *The New Economics For Industry, Government, Education*. 2nd ed. Cambridge, MA: MIT Press; 1994:92–115.

34. Choosing Wisely. Available at http://www.choosingwisely.org/.

35. Wagner R, Patow C, Newton R, et al. The Overview of the CLER Program: CLER National Report of Findings 2016. *J Grad Med Educ*. 2016;8(2 suppl 1):11–13.

36. Bagian JP, Weiss KB. The overarching themes from the CLER National Report of Findings 2016. *J Grad Med Educ*. 2016;8(2 suppl 1):21–23.

37. Ogrinc G, Headrick LA, Morrison LJ, Foster T. Teaching and assessing resident competence in practice-based learning and improvement. *J Gen Intern Med*. 2004;19:496–500.

38. Bowen JL. Adapting residency training. Training adaptable residents. *Western J Med*. 1998;168:371–377.

39. Wagner R, Weiss KB. Lessons learned and future directions: CLER National Report of Findings 2016. *J Grad Med Educ*. 2016;8(2 suppl 1):55–56.

40. Arnold CWB, Bain J, Brown RA, et al. *Moving to Audit. Centre for Medical Education*. Dundee, Scotland: University of Dundee; 1992.

41. U.S. Department of Health and Human Services Health Resources and Services Administration. Performance management and measurement. 2011. Available at http://www.hrsa.gov/quality/toolbox/methodology/performancemanagement/index.html.

42. Donabedian A. *An Introduction to Quality Assurance in Health Care*. New York: Oxford University Press; 2003.

43. National Quality Measures Clearinghouse: http://www.qualitymeasures.ahrq.gov.

44. Nelson EC, Eftimovska E, Lind C, et al. Patient reported outcome measures in practice. *BMJ*. 2015;350:g350.

45. Chen J, Ou L, Hollis SJ. A systematic review of the impact of routine collection of patient reported outcome measures on patients, providers and health organisations in an oncologic setting. *BMC Health Serv Res*. 2013;13:211.

46. Kaplan RS: Conceptual foundations of the balanced scorecard. Available at http://www.hbs.edu/faculty/Publication%20Files/10-074.pdf.

47. Emilsson L, Lindahl B, Köster M, et al. Review of 103 Swedish healthcare quality registries. *J Intern Med*. 2015;277(1):94–136.

48. Hoffman RL, Bartlett EK, Medbery RL, et al. Outcomes registries: an untapped resource for use in surgical education. *J Surg Educ*. 2015;72(2):264–270.

49. Carek PJ, Dickerson LM, Stanek M, et al. Education in quality improvement for practice in primary care during residency training and subsequent activities in practice. *J Grad Med Educ*. 2014;6(1):50–54.

50. Kilo CM, Leavitt M. *Medical Practice Transformation With Information Technology*. Chicago: Healthcare Information and Management Systems Society; 2005.

51. Kaushal R, Shojania KG, Bates DW. Effects of computerized physician order entry and clinical decision support systems on medication safety: a systematic review. *Arch Intern Med*. 2003;163(12):1409–1416.

52. Bates DW, Gawande AA. Improving safety with information technology. *N Engl J Med*. 2003;348(25):2526–2534.

53. Longo DR, Hewett JE, Ge B, Schubert S. The long road to patient safety: a status report on patient safety systems. *JAMA*. 2005;294(22):2858–2865.

54. HealthIT.gov: Benefits of EHRs. Improved diagnostics and patient outcomes. Available at https://www.healthit.gov/providers-professionals/improved-diagnostics-patient-outcomes.

55. Hier DB, Rothschild A, LeMaistre A, Keeler J. Differing faculty and housestaff acceptance of an electronic health record. *Int J Med Inform*. 2005;74(7-8):657–662.

56. O'Connell RT, Cho C, Shah N, et al. Take note(s): differential EHR satisfaction with two implementations under one roof. *J Am Med Inform Assoc*. 2004;11(1):43–49.

57. Meeks DW, Smith MW, Taylor L, et al. An analysis of elec-

tronic health record-related patient safety concerns. *J Am Med Inform Assoc.* 2014;21(6):1053–1059.

58. Graber ML, Siegal D, Riah H, et al. Electronic health record-related events in medical malpractice claims. *J Patient Saf.* 2015 Nov 6. [Epub ahead of print].

59. Chi J, Verghese A. Clinical education and the electronic health records; the flipped patient. *JAMA.* 2014;312(22): 2331–2332.

60. Hammoud MH. Opportunities and challenges in integrating electronic health records into undergraduate medical education: a national survey of clerkship directors. *Teach Learn Med.* 2012;24(3):219–224.

61. Sequist TD, Singh S, Pereira AG, et al. Use of an electronic medical record to profile the continuity clinic experiences of primary care residents. *Acad Med.* 2005;80(4):390–394.

62. Hripcsak G, Stetson PD, Gordon PG. Using the Federated Council for Internal Medicine curricular guide and administrative codes to assess IM residents' breadth of experience. *Acad Med.* 2004;79(6):557–563.

63. Wong BM, Etchells EE, Kuper A, et al. Teaching quality improvement and patient safety to trainees: a systematic review. *Acad Med.* 2010;85(9):1425–1439.

64. Zafar MA, Diers T, Schauer DP, Warm EJ. Connecting resident education to patient outcomes: the evolution of a quality improvement curriculum in an internal medicine residency. *Acad Med.* 2014;89:1341–1347.

65. American College of Cardiology: National cardiovascular data registry. Available at http://cvquality.acc.org/ncdr-home.aspx.

66. The Society of Thoracic Surgeons: The STS national database. Available at http://www.sts.org/national-database.

67. Langley GJ, Nolan KM, Nolan TW, et al. *The Improvement Guide. A Practical Approach to Enhancing Organizational Performance.* San Francisco: Jossey-Bass; 2009.

68. Hayward RA, McMahon Jr LF, Bernard AM. Evaluating the care of general medicine inpatients: how good is implicit review? *Ann Intern Med.* 1993;118:550–556.

69. Brook RH, Lohr KN. Monitoring quality of care in the Medicare program. Two proposed systems. *JAMA.* 1987;258(21):3138–3141.

70. Tugwell P, Dok C. Medical record review. In: Neufeld VR, Norman GR, eds. *Assessing Clinical Competence.* New York: Springer; 1985.

71. The National Quality Forum. Available at http://www.quality forum.org/.

72. Berenson RA. If you can't measure performance, can you improve it? *JAMA.* 2016;315(7):645–646.

73. Berwick DM. Era 3 for medicine and health care. *JAMA.* 2016;315(13):1329–1330.

74. Holmboe ES, Scranton R, Sumption K, Hawkins R. Effect of medical record audit and feedback on residents' compliance with preventive health care guidelines. *Acad Med.* 1998;73:65–67.

75. Veloski J, Boex JR, Grasberger MJ, et al. Systematic review of the literature on assessment, feedback and physicians' clinical performance: BEME Guide No. 7. *Med Teach.* 2006;28(2):117–128.

76. Ivers N, Jamtvedt G, Flottorp S, et al. Audit and feedback: effects on professional practice and healthcare outcomes. *Cochrane Database Syst Rev.* 2012;6:CD000259.

77. Brehaut JC, Colquhoun HL, Eva KW, et al. Practice feedback interventions: 15 suggestions for optimizing effectiveness. *Ann Intern Med.* 2016;164:435–441.

78. Holmboe ES, Prince L, Green ML. Teaching and improving quality of care in a residency clinic. *Acad Med.* 2005;80:571–577.

79. Miller G. Invited reviews: the assessment of clinical skills/competence/performance. *Acad Med.* 1990;65:S63–S67.

80. Tamblyn R, Abrahamowicz M, Dauphinee WD, et al. Association between licensure examination scores and practice in primary care. *JAMA.* 2002;2888(23):3019–3026.

81. Tamblyn R, Abrahamowicz M, Brailovsky C, et al. Association between licensing examination scores and resources use and quality of care in primary care practice. *JAMA.* 1998;280(11):989–996.

82. Norcini JJ, Lipner RS, Kimball HR. Certifying examination performance and patient outcomes following acute myocardial infarction. *Med Educ.* 2002;36:853–859.

83. Lipner RS, Hess BJ, Phillips Jr RL. Specialty board certification in the United States: issues and evidence. *J Contin Educ Health Prof.* 2013;33(suppl 1):S20–S35.

84. Holmboe ES, Weng W, Arnold GK, et al. The comprehensive care project: measuring physician performance in ambulatory practice. *Health Serv Res.* 2010;45(6 Pt 2):1912–1933.

85. Ashton CM. "Invisible" doctors: making a case for involving medical residents in hospital quality improvement programs. *Acad Med.* 1993;68:823–824.

86. Holmboe ES, Meehan TP, Lynn L, et al. Promoting physicians' self-assessment and quality improvement: the ABIM diabetes practice improvement module. *J Cont Educ Health Prof.* 2006;26(2):109–119.

87. Davis DA, Mazmanian PE, Fordis M, et al. Accuracy of physician self-assessment compared with observed measures of competence. *JAMA.* 2006;296:1094–1102.

88. Duffy FD, Holmboe ES. Self-assessment in lifelong learning and improving performance in practice: physician know thyself. *JAMA.* 2006;296:1137–1138.

89. Sargeant J, Armson H, Chesluk B, et al. Processes and dimensions of informed self-assessment. *Acad Med.* 2010;85(7):1212–1220.

90. Artino Jr AR, Dong T, DeZee KJ, et al. Achievement goal structures and self-regulated learning: relationships and changes in medical school. *Acad Med.* 2012;87(10):1375–1378.

91. Lynn LA, Hess BJ, Conforti LN, et al. The relationship between clinic systems and quality of care for older adults in residency clinics and in physician practices. *Acad Med.* 2009;84(12):1732–1740.

92. Asch DA, Nicholson S, Srinivas S, et al. Evaluating obstetrical residency programs using patient outcomes. *JAMA.* 2009;302(12):1277–1283.

93. Asch DA, Nicholson S, Srinivas SK, et al. How do you deliver a good obstetrician? Outcome-based evaluation of medical education. *Acad Med.* 2014;89(1):24–26.

94. Bansal N, Simmons KD, Epstein AJ, et al. Using patient outcomes to evaluate general surgery residency program performance. *JAMA Surg.* 2016;151:111–119.

95. Chen C, Petterson S, Phillips R, et al. Spending patterns in region of residency training and subsequent expenditures for care provided by practicing physicians for Medicare beneficiaries. *JAMA.* 2014;312(22):2385–2393.

96. Sirovich BE, Lipner RS, Johnston M, Holmboe ES. The association between residency training and internists' ability to practice conservatively. *JAMA Intern Med.* 2014;174(10): 1640–1648.

97. Thornton JD, Schold JD, Venkateshaiah L, Lander B. Prevalence of copied information by attendings and residents in critical care progress notes. *Crit Care Med.* 2013;41(2):382–388.

98. The Joint Commission: Quick Safety advisory. Preventing copy-and-paste errors in EHRs. Issue 10, 2015. Available at https://www.jointcommission.org/assets/1/23/Quick_Safety_Issue_10.pdf.

99. American Health Information Management Association: Position statement: Appropriate use of the copy and paste functionality in electronic health records. 1-7, 2014. Available at http://bok.ahima.org/PdfView?oid=300306.

100. Baker EA, Ledford CH, Fogg L, et al. The IDEA assessment tool: assessing the reporting, diagnostic reasoning, and decision-making skills demonstrated in medical students' hospital admission notes. *Teach Learn Med.* 2015;27(2):163–173.

101. Luck J, Peabody JW, Dresselhaus TR, et al. How well does chart abstraction measure quality? A prospective comparison of standardized patients with the medical record. *Am J Med.* 2000;108:642–649.

102. Peabody JW, Luck J, Glassman P, et al. Comparison of vignettes, standardized patients, and chart abstraction. *JAMA.* 2000;283:1715–1722.

103. Battles JB, Shea CE. A system of analyzing medical errors to improve GME curricula and programs. *Acad Med.* 2001;76(2):125–133.

104. Graber ML, Franklin N, Gordon R. Diagnostic error in internal medicine. *Arch Intern Med.* 2005;165(13):1493–1499.

105. Gennis VM, Gennis MA. Supervision in the outpatient clinic: effects on teaching and patient care. *J Gen Intern Med.* 1993;8(7):378–380.

106. Omori DM, O'Malley PG, Kroenke K, Landry F. The impact of the bedside visit in the ambulatory clinic. Does it make a difference? *J Gen Intern Med.* 1997;12(S1):96A.

107. Landon BE, Normand ST, Blumenthal D, Daley J. Physician clinical performance assessment prospects and barriers. *JAMA.* 2003;290(9):1183–1189.

108. Kaplan SH, Griffith JL, Price LL, et al. Improving the reliability of physician performance assessment: identifying the "physician effect" on quality and creating composite measures. *Med Care.* 2009;47(4):378–387.

109. Agency for Healthcare Quality and Research: Quality information and improvement. Available at http://www.ahrq.gov/qual/qualix.htm.

110. Shunk R, Dulay M, Julian K, et al. Using the American Board of Internal Medicine Practice improvement modules to teach internal medicine residents practice improvement. *J Grad Med Educ.* 2010;2(1):90–95.

111. American Board of Family Medicine: Certification MC-FP Exam. Available at https://www.theabfm.org/cert/index.aspx.

112. Ramsey PG, Curtis JR, Paauw DS, et al. History-taking and preventive medicine skills among primary care physicians: an assessment using standardized patients. *Am J Med.* 1998;104(2):152–158.

113. Zabar S, Hanley K, Stevens D, et al. Unannounced standardized patients: a promising method of assessing patient-centered care in your help system. *BMC Health Serv Res.* 2014;14:157.

114. Converse L, Barrett K, Rich E, Reschovsky J. Methods of observing variations on physicians' decisions: the opportunities of clinical vignettes. *J Gen Intern Med.* 2015;30(suppl 3):S565–S568.

有关质量改进与患者安全的有用资源列表

- 医疗卫生改进研究所的开放学校
  - 质量与患者安全的在线课程：http：//www.ihi.org/IHI/Programs/IHIOpenSchool/
- 医疗卫生改进技巧中心
  - 6 个基于网络的评价模块：https：//www.improvementskills.org/index.cfm
  - 6 个模块以及 10 个继续医学教育学分的费用是 $75/ 人
- HRSA 质量改进模块
  - 该网站含有大量有用工具且免费：http：//www.hrsa.gov/quality/toolbox/methodology/qualityimprovement/
- 约翰·霍普金斯大学
  - 受指导的医疗服务（PCMH）：http：//www.guidedcare.org/module-listing.asp
  - 多种在线培训模块
  - 收费（每个模块 $15）
- 明智的选择（ABIM 基金会）
  - 提供 5 种在多个专科中对大部分患者都没有或仅有很小收益的诊断和（或）治疗干预：http：//www.choosingwisely.org/

- 具有高价值的、成本意识的医疗服务
  - 美国医师学会的倡议：http：//www.acponline.org/clinical-information/high-value-care
  - 对项目有帮助的工具箱及资源
- 医疗服务成本
  - 有用的资源：http：//www.costsofcare.org/
- 国家患者安全基金会
  - 有关患者安全的课程
  - 完整的 10 个模块课程需要 $399/ 人
  - 也有证书项目
  - http：//www.nspf.org/?page= pscurriculum
- 世界卫生组织（WHO）患者安全课程指南
  - 提供大量免费资源，包括指南与幻灯片：http：//www.who.int/patientsafety/education/curriculum/en/

第 11 章

多来源反馈

JOCELYN M. LOCKYER, PHD

译者：杨奕颖　审校者：陈　蓉

引言

多来源反馈（multisource feedback，MSF）描述了四阶段的过程，即：①通过对与某个体有互动的人的问卷，收集有关该个体的可观察到的工作场所行为数据；②收集匿名且保密的数据；③收集的数据与自我评价（如果可获得的话）会一起提供给该个体；④接收者与个体见面，以回顾数据并建立行动计划。

在医疗环境中，观察者（即评价者或评分者）可以包括医生的同事（例如同期医生、会诊医生或学员）、来自其他专业的医疗卫生专业人员（如护士、药剂师及心理学家）、患者和他们的家庭成员们。医生同事使用的评价量表，与其他专业的医疗卫生专业人员使用的评价量表，可能一样也可能不同。或许也会有与其他量表中的

条目所对应的自我评价。这些来自不同人群的观察者会对医生们的表现有基于不同互动情境的不同的视角和观察。[1-3] MSF 可应用在医学教育与实践的连续进程中。

MSF 问卷由一系列条目组成，这些条目是在构念或领域（例如交流技巧）的框架下组织起来的。通常这些领域非常宽泛，并且与一些国家专业机构所建立的框架 [如美国毕业后医学教育认证委员会提出的胜任力，加拿大皇家内科及外科医生学会的加拿大专科医学教育指南中的角色，英国医学总会的优质医疗实践指南（Good Medical Practice）中的职责] 相符合。出自这些框架的领域（如交流、职业素养、团队合作以及协作）提供了问卷的结构，并且使问卷中的条目能创立在可观察到的行为之上。通常，问卷中的条目都是简洁反映对工作场所期待的说明（例如，"治疗我时要尊重我""交班时要提供正确恰当的信息"）。不同来源的观察者（例如医生同事和患者）可回应不同或相同的条目。例如，表 11.1 提供了关于构念、条目以及来源的选择，摘自亚伯达省内外科医生学院的医生成就回顾（physician achievement review，PAR）项目量表，用于对提供片段式医疗服务（episodic care）医生（如急诊医生、临时代理医生、无需预约的诊所的医生）的评价。[4] 尽管对于每一种观察来源都有针对交流及职业素养的条目，根据其来源可以观察和评价的内容，条目本身还是不同的。条目的评价使用的是多点评分量表（如 1 ~ 5、1 ~ 9）或

行为性的锚定量表（如"总是迟到"至"总是按时"）。表 11.2 提供了可用于 MSF 的评定量表的一些示例，要根据条目及量表的目的进行选择。

在 MSF 中，对患者的调查或可提供患者与医生或医学生的互动经历，且通常关注于沟通、医疗服务、职业素养方面。患者的评价也可以包含患者对办公室工作人员及体系（如电话应答体系、现场等待时间等）的观点。医疗卫生专业人员可以提供有关合作、职业素养以及沟通方面的数据。医生的同事们（包括同期医生）通常也会被询问有关这些方面的信息，但也可能能提供有关医疗服务、技术性技能、主张及对资源利用的有关信息。

给个人的反馈可以是多样化的。然而，最常见的是，数据会根据来源（例如同期医生群体、患者），分领域 / 构念（例如沟通）、分条目地集合起来。反馈可以包括与其他接受评价人员数据的比较。如果做了自我评价问卷，且问卷包含与其他来源问卷相同的条目，就很可能会一并提供对自我数据与其他来源数据的比较。反馈报告可以同时包含用于条目或构念的图表描述（例如条形图）以及数值数据（例如极差、均值以及中位数等）。如果有自由文本选项的话，报告中可能也会提供评论。通过提供数据来比较个人以及比较器的数据，被评价人得以从多个角度考查其个人数据。经过校对整理，医生就可以以报告的形式收到反馈。在 MSF 的最后阶段，被反馈的个体有机会与他人讨论以解读反馈报告、批判性地分析自己的表现，并基于自己的数据及对数据的

表 11.1	用于急诊医生的构念、来源及条目的示例	
构念	**来源**	**条目的示例**
沟通	患者	医生听我讲话 医生回答了我的问题
	非医生的同事（例如护士、药剂师）	与其他医疗卫生专业人员进行有效的口头沟通 易于与之进行有关患者的适当沟通
	医生同事（同期医生、转诊及被转诊医生）	在值班结束时移交合适的工作量 当探讨较难抉择的临床问题时，给同事提供有价值的临床建议
职业素养	患者	在治疗时尊重我 尊重我的隐私
	非医生的同事	尊重同事的专业知识及技能 对紧急状况作出恰当反应
	医生同事	准时到岗 能为自己的专业行为承担责任

改编自"提供片段式医疗服务的医生所使用的亚伯达省内外科医生学院医生成就项目的表格"[4]

表 11.2	量表的示例					
类型						
同意情况	强烈同意	同意	中立	不同意	强烈不同意	信息不足
频率	总是	通常	有时	从不		不适用
预期	超出预期		达到预期		未达到预期	
质量	极好	良好	可接受	不可接受		

理解建立行动计划，从而获益。

学习工具的使用

MSF 是一种教育工具。量表上的构念与条目为教育医生工作场所行为以及期望提供了方法，因为这些概念和条目很可能关注的都是被认为对在该环境中的有效工作至关重要的行为方面。

MSF 是在医学教育中连续使用的评价工具。它被用于医学生中，且有一些有使用前景的例子，特别在医学教育中的实习医生（clerkship）或临床（clinical）阶段。[5,6] 在美国、英国及加拿大，有很多用于毕业后教育（住院医师）的例子，可以追溯到 20 世纪 90 年代早期，并一直持续到现在。[7-9] 相似地，对于执业医生，MSF 的历史可追溯到 20 世纪 90 年代在美国、[1,10,11] 加拿大 [12] 的应用。开始应用于英国执业医生的时间则略微晚一些，但到 21 世纪初也已颇具规模。[13,14]

有很多因素指向了 MSF 的作用。有明确的指令表明，"所有的医疗卫生专业人士都应就如何作为跨专业团队的成员提供以患者及家庭为中心的医疗服务接受教育，其中要特别强调循证实践、质量改进方法以及信息技术"。[15] 胜任力导向医学教育（competency-based medical education，CBME）的推进和对 ACGME、RCPSC 的 CanMEDS 以及 GMC 优质医疗实践指南的框架所描述的广泛的胜任力的评价需求，都促进了对新方法的需求。[16] 传统的评价医生的工具（例如，多项选择题、客观结构化临床考试、对操作的直接观察）并不能最佳地评价在以患者为中心的医疗服务中至关重要且难以通过其他方法进行系统评价的人际间工作场所行为。

对于个人来说，MSF 主要在形成性评价中发挥作用，因为量表信度的测试很少能达到支持高利害终结性决策的要求。[3,17-19] 然而，MSF 可以用于识别可能会行为不当的医生，[20] 并识别处于潜在风险中的医生。[20-22] 当用作筛选工具时，它可以引发其他级别的评价，[12,20] 并且当发现患者的安全有风险时，始终有采取行动的道德义务。

MSF 还可将其他评价整合起来，以通过整体的方式更全面地了解个体表现，特别是在毕业后教育（住院医师）培训中。[23] 迷你临床演练评估（mini-CEX）、对操作的直接观察以及 MSF 的组合已显示出可作为可靠判断依据的基础，[23] MSF、基于案例的讨论、mini-CEX 及对操作的直接观察这一组合也显示出了这一信度基础。[24] MSF 与其他评价结合的应用对毕业后教育尤为有用。MSF 是灵活的，可以开发有特定关注点的量表，例如领导力技能 [25,26] 或职业行为 [6] 以及毕业后教育所需的广泛的胜任力。[8,9,24]

对于执业医生，MSF 已作为认证维护项目的一部分 [11] 用于个人的质量改进，[12] 并就特定胜任力为医生提供相关反馈。[12] MSF 也被用于决定是否给在新国家寻找工作机会的国际医学毕业生行医执照的一部分。[27,28] 最近，MSF 的使用被拓展到对督导者的评价 [29] 以及对特定技能的评价，例如团队合作 [30] 和领导力。[25,26]

MSF 适合应用于个人，但对部门或机构层面也是有帮助的，因为从多位医生处收集的数据可以识别出需要注意的行为。在这些情境中，可以就特定行为达成共识，也可以接着监测与医疗服务转运、与其他医疗卫生专业人员的沟通以及办公室对患者拨打电话的应答性这些方面相关的改进。

入门指南

将 MSF 引入一个机构是一项重要的任务。这需要管理部门的全力支持以及机构所有层面的认可，以保证可持续性。在一次性的实验中，设计调查问卷并测试其可行性和接受度是相对容易的。然而，要想充分施行并形成可持续项目，还需关注一些框 11.1 中列出的关键步骤。[31-33]

首先也是最重要的一点，沟通是一个关键的组成部分。沟通要频繁且明晰。沟通必须贯穿于整个过程中，从宣布项目内容和目的的开始阶段，到测试、施行及评估。沟通的工具可以包括电子邮件、时事通讯、科室会议、查房及学术活动等。传递的信息需要保持一致性。对评价本质的明晰很关键，特别是对有关参与者的任何可能结果。人们必须相信，该体系是值得信赖的，且数据是会被按预想的那样去使用的。

MSF 的第一步，是评价培训项目或机构对

框 11.1	施行多来源反馈的关键步骤
沟通	评估机构的意愿
	确认领导团队
	决定预期用途（形成性还是终结性）
	确定构念 / 领域及内容
	创建、改编或购买量表
	确认被评价人及观察者
	确定实施的频率
	决定量表的提供方法
	为反馈、目标设定及指导创建方案
	测试量表
	施行项目
	评估并修正项目

MSF 的意愿。特别是需要考虑到这种类型的评价是如何满足项目评估的需求，以及如何补充或取代现有工具、政策及过程的。MSF 必须能被视为具有附加价值的项目，可以提供数据去指导个人发展，并且符合机构文化、课程安排、评价程序的价值体系。住院医师及医学院项目有许多用于评价的工具，而 MSF 必须能被认为可以提供通过其他方法无法获取到的反馈数据。可持续发展性也需要来自领导者的支持。在很早的时候，就需确认"领导团队"来指导并监测项目的进程，并确保所有利益相关者之间的沟通是顺畅的。成功的团队需要将利益相关者、领导者以及那些将成为参与者的人（被评价者及观察者）都包含在整个过程中。

一定要确定该评价工具的预期用途。正如之前所提到的，MSF 最适合形成性评价。尽管如此，依然需要沟通并决定其目的是为了自主反思与改进，或用于监测过程，还是用于发起支持与补习。鉴于有通知引发了其他的评价或引发了监督的案例，需要明确交流预期用途。知道量表是如何被使用的，或许会使观察者做出不同的回应，而被评价者会去选择不同的观察者。

MSF 量表是由一系列条目组成的。就这点而言，MSF 是一种灵活的工具，可以用于评测工作地点中的几乎所有行为，只要其是一个可以被观察到的行为并且可以被潜在的调查对象看到。一个关键步骤就是确定将要被评测的构念 / 领域。尽管量表可以评价一系列构念（例如交流、职业素养、团队合作），也可以被限制在特定领域内（例如领导力或协作），取决于医生所发挥的作用或量表的长度。条目的设立需与构念相对应。对条目的选择应该考虑到医生的层次及需求、环境 /情境、科室、行为对患者及团队的关键性以及观察此条目的潜在调查对象的能力。

必须确定组织是否会创建其自己的量表还是采用现有的量表，这需要综合考虑现有工具的效度和信度相关信息、组织的需求与现有量表的一致性及根据组织需求制订量表所需的工作。对于没有量表设计、测试方面的专家的组织来说，选择在一个类似的环境情境中使用的量表或许会更有用。例如，Probyn 等 [9] 和 Moonen-van Loon 等 [3] 都提供了基于 CanMEDS 的量表例子。Cheskuk 等 [30] 提供了用于评价跨专业团队合作的量表例子。其他基于贯穿美国医学院校协会的医学教育门户（MedEdPortal）的 ACGME 胜任力的例子，也提供在本章的"有用的网站"一节。

项目团队需要确定被评价的群体及其观察者。基于不同来源可以观察到的行为以及通过询问不同背景的人来评价医生的可行性与可接受性，以确定将包括哪些来源的观察者是非常重要的。从患有急重症、精神疾病或疾病晚期的患者中收集数据可能会很困难。类似地，读写及语言能力受限的患者可能也很难加入这个过程。必须决定人们是选择他们自己的观察者，还是直接接受指定的观察者（例如由项目主管或科室管理者指定）。观察者数量的确定需要建立在可行性、评价目的（例如识别有困难的医生还是做出质量改进）以及所需的信度水平的基础上。实施的频率需要由可行性、调查负担以及两次实施 MSF 之间需有充足时间供被评价者解决问题的重要性来掌控。Moonen-van Loon 等 [3] 发现，在他们的毕业后医学教育情境（定期使用 MSF）中，可以由每次至少 10 位评价者，2 次不同时间的 MSF；或每次 5 位评价者，3 次不同时间的 MSF 来达到 0.8 的信度系数（被认为达到高利害判断的标准）。Moonen-van Loon 等 [23] 也发现，如果将单次 MSF 与 mini-CEX 及对操作的直接观察相结合，也可以作为可行、可靠的方法，用于高利害判断。

需在试用量表前就考虑提供反馈的方法。其

中需要特别关注反馈报告的内容。一些报告提供了有关被评价者的自身数据及与他人的比较数据。如果观察者的评论被提供给被评价者，确定他们是否经过筛查就很重要。如果评论没有被筛查，就要考虑匿名性、保密性的问题。传递数据的物理方法是另一个需要考虑的事。这里给出的选项包括通过基于网络收集并提供学术数据及信息，例如学习档案集（见第 14 章）的机构内部系统、[34] 电子病历仪表板（dashboard）、质量报告、信件和电子邮件进行初始的传递。这些需要与带有促进因素的阶段相关联地去传递。考虑怎样能促进反馈是很有必要的。MSF 数据来自与被评价者目前一同工作、将来也要一起工作的医生同侪。鉴于这种类型的评价的核心目的是职业发展，带着制订行动计划的明确目的去回顾及批判性分析数据的机会，对从项目中获益是很重要的。

对于所传递的数据，不论是不太理想、平均水平还是十分优秀，都需尽早考虑其后果。对于那些数据可能被视为特别消极的人，需在项目实施前考虑其收到反馈的结果以及对补习的需求。特别地，应事先考虑可能触发其他机构性过程的信息，例如非职业行为的情况。

量表在施行之前应该经过测试。这可能要涉及一小群人，在全面施行前对量表进行试验。这样就可以评价信息传递体系及所有参与者的看法。这些数据可以为全面的施行提供信息，对于整个项目的评估也很重要。需对多个方面进行评估，包括项目运行得如何，参与者对项目的看法如何，以及数据在心理测量学方面的质量怎样。

效度与信度

MSF 是一种基于调查问卷的评价工具。每份 MSF 中的条目及评分量级对于每一个量表的成功都至关重要，并且也是确保评价达到了评测量表标准的核心。[35] 正如本书中描述的其他评价工具一样，对效度的评价需要结构化论据以支持基于测试分数的使用以及预期解读。需要收集证据以建立前后呼应的论证，从而支持对分数的预期解读。[36-38] 对整体量表及其影响因素或分项分数的分析是很重要的。除此之外，尽管调查中的每个条目在指导被评价者的自我改进计划时都很重要，关于效度的论据也还是一定要延伸到条目级别。它一定是一个连贯的过程而不是单一的研究，因为 MSF 工具也可被用于其他情境中，或添加新的条目以满足变化的需求。推荐在完全施行量表前对一个小子集进行现场测试，以评价量表的可接受性、可行性以及回应。

正如框 11.2 所示，在开始阶段，有关效度的论据是从预期的推断或决策中建立起来的。在这项工作中，清楚量表的目的、对衍生信息的使用及需评测的构念的决策，是很重要的。条目本身一定要与构念相匹配，并且最好基于一定的理论基础。因为这与人们及他们对自己和他人的判断相关，通过认知访谈、焦点小组访谈或调查问卷的方式完成的"终端用户"输入是很重要的。这些行为有助于确保评价目的及对行为与胜任力的预期推断之间的一致性。需随着发展进度不断调整量表。随着观察者与量表接触的时间更长、能提供更多深入的反馈时，条目是可以改变的。

在公开的有关 MSF 工作及技术报告说明中，常常能看见初期设计小组利用焦点小组访谈和（或）调查问卷的方式与最终用户（包含被评价者与观察者）测试量表，并参考其他量表与文献。[17] 例如，在亚伯达开发 PAR 项目的工作中，公开的描述揭示了这些属性是如何被评价的，数据的资源是如何被确定的，以及每位待评价的医生是如何接受问卷调查的。[2,12,39] 类似地，英国的 Sheffield 同行回顾评价工具（Sheffield peer review assessment tool）所基于的医疗实践的要素是由英国医学总会和皇家儿科学及儿童健康学会（Royal College of Paediatrics and Child Health）确定，并经过实地测验的。[8,21] 当全国医学教育委员会（National Board of Medical Education）建立了职业行为评价（assessment of professinal behaviors，APB）调查量表时，[6] 他们就进入了一个漫长的过程，包括确定行为的会议、设计调查问卷的特别小组和在医学院校与毕业后教育的环境中进行大量实地测验以了解 APB 的运作情况与限制。鉴于可能牵涉的评价者数量及类型，很少有对观察者（即评价者）的培训，尽管也有例外。[40] 尽管如此，医生所利用的信息与他们做出的决定可以是相当多变的。[41,42] 意识到这一点后，一些机构已开发出帮助观察者的材料以及评

框 11.2	构建效度论据：初期的问题

- 基于所获信息有什么预期推断、决策？
- 量表是如何创建的？是谁创建的？
- 在评价的是哪些领域或构念？
- 引用了什么参考文献支持开发过程？
- 终端用户及其他利益相关者对条目、过程及推荐的反馈样例作何反应？
- 开发者对量表的内容及格式以及量表推荐的反馈有何评价？咨询了哪些"专家"或"终端用户"？他们的反馈是如何被使用的？
- 对于内容的取样或覆盖是否有计划书？
- 是如何培训观察者的？他们是否理解条目的含义？
- 用了哪些沟通方式来宣传这类评价的意图与目标？

框 11.3	继续研究效度

- 回应率有多少？是否有可能招募足够数量的观察者以提供对于被评价者来说可接受的反馈？
- 分数的范围是多少？分数是正态分布的吗？
- 与其他量表的测量结果有什么联系（例如，对职业素养、沟通技巧的其他多来源反馈评价或客观结构化临床考试）？
- 什么影响了分数？分数差异受性别、培训／实践年数、种族或被评价者与观察者的熟悉度影响吗？
- 如果完成了因素分析（factor analysis），该分析识别出预期因素了吗？
- 反馈接收者、督导者、组织是如何使用数据的？他们认为数据是可靠的吗？有基于反馈的行为改变吗？该行为改变转化为在医疗服务上的改进了吗？
- 评价或项目是否导致了非预期或预期结果？
- 给被评价者的数据有多稳固或可靠？

价准则。[6,41] 例如，Sargeant 等 [41] 使用了焦点小组的形式，来确认家庭医生及专科医生在问卷的条目上评价医生的高分、低分行为。对评价者的培训被视为 MSF 的一个限制，且可能仅有一次 [43] 被当作评价体系实施中不可缺少的成分，尽管在其他领域有关于评分者培训的受益证据。[44]

当可获得来自测验或使用量表的经验性数据时，对效度的关注焦点就转移为量表这一整体的其他方面，以及其使用的效果。问题样本提供在框 11.3 中。

最初的分析通常关注于回应率，以确保可以从每名医生那里收集到数量充足的调查问卷。这在不是强制参与该项目的环境中特别重要。太少的回应意味着回应可能是片面的，并使接收者的数据信度产生了疑问。在参与者是被管理机构、住院医师培训项目或其他专业团体所要求的环境下，回应率就不那么受关注。还应注意每个条目的分数，特别应该注意均值、中位数、标准差、范围、偏度，以及评分者无法打分的条目数量（即不能评价或不适用）。对于接收者来说，当打分特别高并且在一个很窄的范围内时，他们会因看到他们接近或就是小组分数的均值，从而很难重视分数并因之作出某些行动。尽管对于执业医生们来说分数可能高并偏向于医生给人留下的良好印象，[12,14,39] 应用旨在识别有困难群体的量表则可以得到更广的结果分布。[8,45] 这种差别或许与量表选择用数字／词语的关联表达有关，如用"3"来关联"需要发展"。[8] 相较之下，一些

项目使用从强烈不同意（1）到强烈同意（5）的量表，而没有词语来详细说明数字的含义。最近，在对有风险的医生的研究中，研究者注意到由机构而不是待评价医生指定的评价者所打的分数会低一些，[22] 尽管患者打的分通常都较高。[22] 关注出现高比例"不适用"数据的条目是很重要的，因为这或许暗示了这些条目无法观察或不能轻易理解，可能就有必要对这些条目进行编辑了。

已进行许多评价效度的研究 [46] 以进一步评价 MSF 的功能与价值。这些分析的意图或许是核实量表的实用性，淘汰其他的评价，又或是确认这种新的评价是在之前未被评测过的领域也是可利用的。例如，对认知知识的测试与医生及护士观察者的打分是相关的。[47] MSF 的数据与项目主管对整体临床胜任力作出的先前评价相关。[11] MSF 和美国外科委员会（American Board of Surgery）的在培考试的分数是相关的。[48] 这些关联被用于评价来自不同观察人群的数据是提供了一致的还是互补的信息。个人及医生同行打分被比较，[49,50] 医生同行与护士的打分被比较。[1,10,47] 近期的研究对比了被评价者自我指定与组织指定的评价者们所提供的分数。[22] 也有研究比较了毕业后教育项目的学员在同一项目的不同水平的表现，[51] 以及表现随时间的改变。[52] 一项近期研究展示了医学同行评价得到的更高 MSF 分数与教学责任存在关联。[53] 对这些研究发现的批判性

考查可以让人提出诸多问题，如这些关联是否合理，是否与现有的理论及对表现的研究相符，以及是否构建了量表可以继续使用的理由。尽管 Al Ansari 等[46]从 meta 分析中得出 MSF 展现了效度的结论，他们也警告 MSF 应该与其他工具结合使用，以确保对特定技能的准确评价。

在 MSF 中，对可能影响分数差异的现象的评价是很重要的。最大的担忧之一出现在被评价者得以选择他们自己的观察者时。尽管之前的研究[10]提示由接受评价的人所选择的观察者并不会与第三方所选择的观察者提供显著不同的评价结果，最近一项针对有风险的医生的研究[22]却提出了对于这一方法的警告。对于分散在一个较大的地理范围内进行医疗实践的执业医师，通常没有其他识别观察者的实用解决方案。研究者检测了观察者与被评价者间的相似性，以确定打分中的差异。[17]研究还检查了打分差异是否以及如何被评分者与被评分者的全职 / 兼职状况，医院类型（例如，教学型还是社区型医院），患者健康状态、性别或年龄，医生的性别、受训年数、年龄、种族、专业[8,11,17,50]这些因素所影响，因为所有这些因素都被发现与不同环境中的打分相关，但没有一致性。正如 Roberts 等[50]在他们关于自我 - 他人协定的检测中所注，评分是由评分者与被评分者的特性共同影响的。那些负责与医生一同解读并回顾反馈结果的人需要意识到这些影响的存在。理解各种各样的现象是如何在所处环境中起作用的，是很重要的，尤其当它们逆向折中了评分或以似乎与期望相悖的方式运作时（例如，初级学员比高级学员有更高的得分）。

量表常被设计为与特定构念或领域（例如团队合作、沟通技巧）相对应。为了确保这些条目与预期构念相符，将会进行因素分析以显示哪些条目是相符的，以及它们占据总体差异的多少。[12,14,29,40]通常情况下，会对每种因素以及整个量表中的分数计算其内部一致性信度（用 Cronbach's α 系数，信度检验）。对因素分析的仔细检查或许能帮助识别出一些与构念不够相符或需要改写的条目。

在 MSF 中，效度链条中基本的一环，是与终端用户及被评价者的认知，以及使用 MSF 过程、量表、反馈的最终效果相关的。研究显示，大多数观察者及被评价者认为这对于评价是重要的工具。[1,17,45,54,55]而且大多数研究显示，医生们对于所提供的数据是相当满意的，而也有研究显示问题（调查条目）必须是适合调查来源回答的，因为与临床技能相比，在诸如沟通、职业素养方面，打分会更高。[1,56]

研究显示，医生会根据被提供的数据来作出改变，[11,40,54,55,57-60]尽管对数据的使用会被一些事情所影响，诸如使用这些数据作出改变的难度怎样；反馈的格式，特别是是否便利，以及回顾中是否包含了叙述性评论；个人及同僚打分的一致性；反馈是积极的还是消极的；感知到的指导质量；反馈是否来自医生们认为可信赖的来源；以及与工作量、社会支持相关的环境因素。[40,58-61]在 MSF 中，对改变抱有实际的期待是很重要的，因为数据提供给个人的信息量以及个人对改变需求的认知这两方面，存在着很大的可变性。现有一些纵向比较的研究，评价了毕业后教育项目的学员及执业医生不同时间的得分情况，结果显示医生们在以预期的方式改变。[46,52,62]这种对被评价者的数据使用情况的分析，在更进一步创建量表效度的相关证据时是很重要的。如果人们不关心他们的反馈数据或并没有随时间推移做出改变，那么就很难论证继续使用 MSF 作为评价和反馈工具的意义了。

在证实调查问卷能评测其预期评测的内容后，就该开始对信度进行评价了。Donnon 等[63]的系统性综述涵盖了 43 项研究，提示研究者们正在完成这项工作（评价信度），包括以下方式：检测信度系数，通常用信度检验（Cronbach's α 系数）来确定条目的内在一致性；计算评测方式的标准误差；使用概化分析（G-studies，G 研究）去计算概化系数（Ep^2）；计算同类相关系数（ICC）以判断不同评价者评分的一致性。G 研究被用于检测影响评分的因素，可用于解释为达到一定稳定性需要的条目和评分者的数量。概化分析在 MSF 的使用有两个目的，一是为了确定评分者与条目的组合是否为被评价者产生了可靠的数据，[1,2,7,11,10,40]二是为了确保观察者的数目足够识别处于困难中的医生们。[8]正如 Moonen-van Loon 等[3]所提出的，研究表明 MSF 可以通过 5 ～ 11 位医生、10 ～ 20 位医疗卫生专业的评价者及多达 50 位患者评价者产生可靠的（即信度系数 G > 0.70）结果；这个水平对于需要概化系数 0.80 的高利害评价相对较低，但它也是在现实环境中，如住院医师教育项目中可以接受的水平。概化分析支持将数据用于低利害的形成性目的中。[6,17,18] 人们已经提出了一个问题，即是否需要一个足够高的值得用于高利害评价的概化系数，特别是如果 MSF 正被用于发展性目的的，而且还是与其他评价工具相结合，[19,23] 或是在多个时机用于同一学员。[3] 尽管如此，G 研究还是提供了进一步的证据，以支持量表的使用以及低利害性评价中达到合理水平的可靠性所需的评分者数目。

效度与信度无疑是很重要的。然而，正如 Norcini 等[64] 指出的那样，对量表的评估也应包含等价性、可行性、教育效果、推动作用以及可接受性。Lockyer[17] 基于 Norcini 等[64] 所描述的评测标准，检测了 3 个曾用于评价家庭医生的 MSF 项目，并注意到那些研究描述了所有的效果，唯独未描述教育效果（即那些参与者是如何为评价做准备的）。前文已部分描述了等价性，因为它涉及了 MSF 与其他数据的对比。推动作用检测的是基于 MSF 提供给接收者的数据以及对实践的影响所作出的改变。[17,40,54,55,58,59,61] 对可行性的评价通常包含对可持续性的考虑，以及对于评价目的而言 MSF 相对于已收集的数据的附加价值。[17,55] 对可接受性的评价包括回应率以及参与者对量表效用的认知。[17,55]

尽管本章使用了心理测量学上的措辞，对于那些想知道如何评价 MSF 调查问卷，以及如何回应那些质疑一系列 MSF 调查问卷的证据基础的人们，还是有一些有关效度与信度的明确信息。这些信息总结如下：

- 效度需要一份结构化论据，以支持对测试的分数数据的使用及预期解读。
- 调查问卷的领域及条目对于学习者及相关情境一定得是合理的。将 MSF 作为另一种工具用于判断时，一定有已在使用的其他数据之外的附加价值。
- 调查问卷的开发过程应该是能被描述的，这样它才能在开发过程中遵循可靠的、可理解的方法（例如文献综述、焦点小组测验、试

点试验等）。
- 调查问卷应该在足够多的医生中进行测试，这样有关分数的均值 / 中位数（还有标准差）才能被检测。应可以识别出评分者无法评价的条目。如果得分的分布太狭窄（即极度聚集在评测范围的高分端），就很难提供促进改变的有力论据。如果有太多条目是评分者没有填写或报告称无法评价的，这可能意味着条目的设计有缺陷或者缺乏可观察性。
- 应该评价信度，最好通过概化系数分析，并且应该提供所需评价者数量的指征，以使概化系数 G > 0.70。
- MSF 应可行、可接受并可引起改变。

多来源反馈作为评价工具的优点与缺点

MSF 作为一种工具，旨在增加督导者及个人可获得的信息，产生与模拟试验不同的独一无二的信息，并且提供对现在甚至未来的工作表现及成功更有指示性的信息。它还有其他的一些优点。MSF 是建立在自我所做工作的基础上，而不是其表现的潜能。MSF 利用自我意识来促进改变。MSF 为被评价者及观察者明确了价值与职业期望。它使有时候需要的用来确认被评价者接收到了信息的多种观点得以实现。它可以被机构用作评价其自身的机构文化及期望的工具，特别是如果跨地点 / 项目的比较是可行的话。MSF 通常不那么昂贵，也较为灵活。

MSF 的大部分都来源于能支持工作成就、识别特长或预测优秀工作表现的胜任力的发展方法。条目与构念通常是通过小组流程组合完成的，在小组流程中参与者（机构的领导者、观察者及被评价者）有机会参与到焦点及待解决问题的确定中。因此从效度观点上来看，MSF 或许属于关联条目与工作表现的形式更加透明的评价。

MSF 的另一个优点是它会去积累并促进被评价者在觉悟、反思及洞察力等方面的发展。通常，作为 MSF 过程的一部分，被评价者会完成一份自我评价。通过与他人数据的对比，被评价者得以关注其中的差异及相似性。被评价者的教师或导师可以使用这些数据去帮助他。然而，当

外界评分情况比预想的更不利时，也需注意对 MSF 的负面反应。[58,59]

MSF 的一个明显优点就是构建量表的过程不仅促进了与工作相关用于评判表现的判断标准的衔接，也促进了文化和环境中常常未被明说的"规则"的其他方面的衔接。传统的标准化评价有着充分描述的内容与知识领域，相比之下，MSF 通常关注较少有明确定义的内容要点的行为与价值。因此，MSF 需要参与者在这一方面说明解释他们的价值、政策及课程体系，并将其编撰成册。当所有人都对条目、行为及表现的期望的明确定义达成共识时，就可以最佳地提供反馈。从该过程中衍生出的讨论，可以是非常有成效、能提供有效信息的。MSF 过程的规划与实施将体现这一点的延伸，即在其中那些作为观察者及被评价者的参与者会意识到相关预期。使用 MSF 的一个附加效应是，它传递了一个信息，即每一个人都有责任向其同侪及其他人提供建设性、支持性和专业的反馈，这是其在该体系中职业角色的一部分。

根据定义，MSF 包含了被评价者的直接督导者之外其他人的看法。这可以包含整个范围的医学学员、执业医生、其他医疗卫生专业人员以及患者和其家属。对于依赖于督导者的评价，如果接收者对不理想的反馈结果有异议，常会轻则抱怨该评价的信息有限，重则控诉评价存在偏见。而 MSF 可以规避由与某个人的关系问题引起反馈偏差这类投诉。MSF 必定能显著增加评分者的数目、样本的数目以及样本采集的时机，因而可以进一步避免基于"糟糕的一天"、有问题的行政管理或对某一事件、行为的"错误解读"的偏差指控及其他投诉。

与每个对个体表现的评价一样，不同个体的 MSF 数据可以整合起来，以提供有关群体的信息，并成为项目评估中的部分数据。根据 MSF 的内容，或可为政策或课程的修订提供有用信息，而这些信息与其他形式所获得的信息是不同的。例如，将不同个体的数据进行整合，可以突出患者交接的问题、以患者为中心的困难以及对医疗卫生专业人员的知识、技能缺乏尊重的问题。相反地，整合的数据或许还可凸显一些所有医生都有高水平表现的领域，或有一系列观点值

得调查的具体主题。

在 MSF 过程中使用的调查量表还存在一些优势，包括可能修改起来很方便，可通过多种媒介得以施行，以及相比其他类型评价能较快地提供反馈。对 MSF 的修改是相对灵活的，特别当 MSF 量表被用于低利害用途时。然而，也一定要关注改编后的量表的心理测量学评价。调查可以通过书面、电话或电脑完成——只要对于完成调查的人最方便。当然，不同媒介的使用还是会影响对调查的设计以及处理数据的速度的。但对于患者来说，举例而言，能通过书面或电话回应或许会提高回应率，规避读写能力、回应的时间压力或是对电脑技术使用方面的限制。最后，从调查完成到给被评价人提供反馈所需的周转时间（turnaround time）很短。

MSF 也存在一些固有的缺点。MSF 有大量与其他类型的评价不同的特征。对比于典型的标准化评价，MSF 的评价刺激是日常的、真实的事件，而观察恰好发生在这个过程中。它们对于每一位观察者都是随机的、不同的。缺乏标准化会给数据解读及信度分析带来挑战。并且，对比于更加标准化的形式，MSF 或许会过于灵敏，因为实施过程中的微小差异可能导致收集的信息质量方面的巨大差异。例如，如果缺乏对收集的信息只会被用于低利害的形成性反馈中这件事的信任，就会导致观察者的过高或过低的评分。相比于对知识和技能的评价，关注于行为及价值的反馈可以是非常脆弱的，并且，如果沟通不畅甚至误解，可能会产生短期或长期的影响。通常，医师们在住院医师项目及实践的几年间都是一起工作的。了解到医生同事或护士、药剂师认为自己的表现未达最佳标准，或许会让接收反馈的人感到意外并在提供反馈后相当一段时间内引起一些非预期的反应。对反馈的环境、回应者、方式的不注意，会严重削弱 MSF 的效用。

MSF 在一些情境中是无法发挥作用的。首先，它需要一种值得信赖的机构氛围，并且将积极参与反馈视为职业期望，而不是不必要的行政负担。但是一些合理的担忧或许有碍广泛的认同。这些担忧包括对观察者保密性的确保，关于使用不准确、有害或被误用的信息的法律问题，以及一些职业性窘迫之处。并且，MSF 的成

功施行通常需要关键的决策制订者以及领导者的认可，以确保广泛的认同度及参与度，且对信息的使用也与机构的目标及相关干预是一致的。仅采用调查量表而缺乏可靠的 MSF 过程或采用没有得到广泛认同的 MSF 过程会引起许多问题。MSF 也需要被及时地传达，这样才能使学习者对得到的结果产生共鸣，并基于此做出行动。

然而，即使有广泛的认同及良好的目的，对于一些特定的工作情境也是不够的。例如，MSF 依赖于来自多位观察者的输入。在一些较小的住院医师项目、乡村实践、单独工作或只与很少的人一起工作的情境中，或许观察者的数量会太少以至于无法产生可靠的数据，又或者回应若未被保密，则对社会关系网的危险可能太大。

当选定将完成量表的观察者后，依然有一些因素威胁着所收集的资料的质量。直觉告诉我们，观察者对观察任务、量表及条目含义的熟悉度将是 MSF 方法得以成功的核心。然而，几乎没有培训路径的例子，[6,40,41] 尽管如 Norcini[65] 所指出的，评价标准是必须建立并经与同侪沟通的，而参与者都应该接受培训。

讨论反馈和建立行动计划的机会都对 MSF 的成功至关重要。尽管有大量 MSF 项目例子不包括讨论数据的机会，有关证据正逐步明确一点，即有协助的反馈对反馈的认可度和可实现目标的设定有积极的影响。[40,61] 对反馈的协助可以包括评价者、导师、督导者或教练。[61] 反馈的环节应该遵循一个结构化的形式，使接收者在此过程中有机会与协助者建立关系，对数据做出反应，关注数据的背景，并对改变做出必要的承诺。[33,40,66,67] 第 13 章将讨论反馈的系统性方法。[68]MSF 可能与其他类型的反馈在许多基本方面有差别。当有关知识的反馈是负面的时候，人们会自发地相信该负面情况是可以通过学习、教学或其他方法补救的，因此这不过是一个暂时的、可以修正的缺陷。而通过 MSF，有关行为或价值的反馈可能会被反馈提供者和接收者都视为一种对有缺陷的性格的反映。因此，提供者或接收者对反馈缺乏准备都可能导致沟通有误甚至更糟的情况。同时，其实 MSF 报告中可能会有相当难以听到的信息（例如，你的同事强烈不同意"这位医生接受对工作的恰当分配"）。自由文本或言论可以使数据更为明确，但也会导致人们对数据提出质疑。

提供反馈的合适人选可以是多样的，这取决于 MSF 的目的。例如，没有偏见的指导老师可能比直接督导者更合适。尽管如此，提供反馈的人应该在这方面接受培训，培训内容包括理解反馈接收者的期望。实际上，对过程和反馈的认知会影响到反馈到底是否会有利于人们的改进。[40,58,61]

总结

MSF 提供了一种独一无二的用于测试医生各方面胜任力的工具。然而，Bracken 等警告道，MSF 的过程有很多挑战。在最坏的情况下，MSF 会在一个不受控的情境中进行，如"大量（技能与动机存疑的）反馈提供者，所用量表具有质量不佳并且与存在的计划存在虚假关联，大规模数据收集且需要 100% 准确度……（MSF）是这些在现实的不受控情境中运作的元素的复杂结合体"。[69]

从 25 年来量表的发展和对量表的效用及适用性的评价可以清楚地看出，好的 MSF 过程需要来自机构领导者的支持及承诺，需要好的沟通计划以确保参与者理解目标、意图以及对数据的使用，需要指导小组来引导并管理该项目。这些量表可以产生与低利害性目的相适应的评测措施。医生将使用数据以做出改变。而当数据有其他协助时，他们得以更好地理解数据以做出改变。在开发一个 MSF 体系时，要意识到 MSF 不是一个单一的工具，而是一套过程，这一点是很重要的，每一份调查问卷都需要根据标准进行检测，以进行高质量的评价。[64]

致谢

本章更新与修订自 Lockyer JM，Clyman SG：Multisource feedback（360-degree feedback）. In Holmboe ES，Hawkins RE（eds）：*Practical Guide to the Evaluation of Clinical Competence*. Philadelphia，Elsevier，2008．作者感谢国家医学检验委员会研究与发现高级副总裁 Clyman 博士

对本章的早期贡献和对本章的反馈。

注释书目

可在 www.expertconsult.com 在线获取推荐的
注释书目。

参考文献

1. Wenrich MD, Carline JD, Giles LM, et al. Ratings of the performances of practicing internists by hospital-based registered nurses. *Acad Med*. 1993;68:680–687.

2. Violato C, Marini A, Toews J, et al. Using peers, consulting physicians, patients, co-workers and self to assess physicians. *Acad Med*. 1997;72:57S–63S.

3. Moonen-van Loon JM, Overeem K, Govaerts MJ, et al. The reliability of multisource feedback in competency-based assessment programs: the effects of multiple occasions and assessor groups. *Acad Med*. 2015;90(8):1093–1099.

4. Lockyer JM, Violato C, Fidler H. The assessment of emergency physicians by a regulatory authority. *Acad Emerg Med*. 2006;13:1296–1303.

5. Sharma N, Cui Y, Leighton JP, et al. Team-based assessment of medical students in a clinical clerkship is feasible and acceptable. *Med Teach*. 2012;34:555–561.

6. Fornari A, Akbar S, Tyler S. *Critical Synthesis Package: Assessment of Professional Behaviors (APB)*. MedEdPORTAL Publications; 2014. Available from https://www.mededportal.org/publication/9902.

7. Wooliscroft JO, Howell JD, Patel BP. Resident-patient interactions: the humanistic qualities of internal medicine residents assessed by patients, attending physicians, program supervisors and nurses. *Acad Med*. 1993;68:680–687.

8. Archer J, Norcini J, Davies HA. Peer review of paediatricians in training using SPRAT. *BMJ*. 2005;330:1251–1253.

9. Probyn L, Lang C, Tomlinson G, et al. Multisource feedback and self-assessment of the communicator, collaborator, and professional CanMEDS roles for diagnostic radiology residents. *Can Assoc Radiol J*. 2014;65:379–384.

10. Ramsey PG, Carline JD, Inui TS, et al. Use of peer ratings to evaluate physician performance. *JAMA*. 1993;269:1655–1660.

11. Lipner RS, Blank LL, Leas BF, et al. The value of patient and peer ratings in recertification. *Acad Med*. 2002;77:64S–66S.

12. Hall W, Violato C, Lewkonia R, et al. Assessment of physician performance in Alberta: the Physician Achievement Review Project. *CMAJ*. 1999;161:52–57.

13. Griffin E, Sanders G, Craven D, et al. A computerized 3600 feedback tool for personal and organizational development in general practice. *Health Informatics J*. 2000;6:71–80.

14. Campbell JL, Richards SH, Dickens A, et al. Assessing the professional performance of UK doctors: an evaluation of the utility of the General Medical Council patient and colleague questionnaires. *Qual Safety Health Care*. 2008;17:187–193.

15. Greiner AC, Knebel E, eds. *Committee on the Health Professions Education Summit, Health Professions Education: A Bridge to Quality*. Washington, DC: National Academies of Sciences, Engineering and Medicine; 2003. Available at http://www.nap.edu/catalog/10681/health-professions-education-a-bridge-to-quality.

16. Whitehead CR, Kuper A, Hodges B, et al. Conceptual and practical challenges in the assessment of physician competencies. *Med Teach*. 2015;37(3):245–251.

17. Lockyer J. Multisource feedback: can it meet criteria for good assessment? *J Cont Educ Health Prof*. 2013;33:89–98.

18. Wright C, Richards SH, Hill JJ, et al. Multisource feedback in evaluating the performance of doctors: the example of the UK General Medical Council Patient and Colleague Questionnaires. *Acad Med*. 2012;87:1662–1678.

19. Ten Cate O, Sargeant J. Multisource feedback for residents: how high must the stakes be? *J Grad Med Educ*. 2011;3:453–455.

20. Lewkonia R, Flook N, Donoff M, et al. Family physician practice visits arising from the Alberta Physician Achievement Review. *BMC Med Educ*. 2013;13:121.

21. Davies HA, Archer JC. Multi source feedback using Sheffield Peer Review Assessment Tool (SPRAT) - development and practical aspects. *Clin Teacher*. 2005;2:77–81.

22. Archer JC, McAvoy P. Factors that might undermine the validity of patient and multi-source feedback. *Med Educ*. 2011;45:886–893.

23. Moonen-van Loon JM, Overeem K, Donkers HH, et al. Composite reliability of a workplace-based assessment toolbox for postgraduate medical education. *Adv Health Sci Educ Theory Pract*. 2013;18:1087–1102.

24. Davies H, Archer J, Southgate L, et al. Initial evaluation of the first year of the Foundation assessment Program. *Med Educ*. 2009;43:74–81.

25. Lakshminarayana I, Wall D, Bindal T, et al. A multisource feedback tool to assess ward round leadership skills of senior paediatric trainees: (1) Development of tool. *Postgrad Med J*. 2015;91(1075):262–267.

26. Goodyear HM, Lakshminarayana I, Wall D, et al. A multisource feedback tool to assess ward round leadership skills of senior paediatric trainees: (2) Testing reliability and practicability. *Postgrad Med J*. 2015;91(1075):268–273.

27. Maudsley RF. Assessment of international medical graduates and their integration into family practice: the Clinician Assessment for Practice Program. *Acad Med*. 2008;83:309–315.

28. Nestel D, Regan M, Vijayakumar P, et al. Implementation of a multi-level evaluation strategy: a case study on a program for international medical graduates. *J Educ Eval Health Prof*. 2011;8:13.

29. Archer J, Swanwick T, Smith D, et al. Developing a multisource feedback tool for postgraduate medical educational supervisors. *Med Teach*. 2013;35:145–154.

30. Chesluk BJ, Reddy S, Hess B, et al. Assessing interprofessional teamwork: pilot test of a new assessment module for practicing physicians. *J Contin Educ Health Prof*. 2015;35:3–10.

31. Fleenor JW, Taylor S, Chappelow C. *Leveraging the Impact of 360-Degree Feedback*. San Francisco: Pfeiffer; 2008.

32. Lepsinger R, Lucia A. *The Art and Science of 360° Feedback*. San Francisco: Jossey Bass; 2009.

33. Lockyer J, Sargeant J. Implementing multisource feedback. In: Boud D, Molloy E, eds. *Feedback in Higher and Professional Education*. London: Routledge; 2013:158–172.

34. O'Sullivan P, Carraccio C, Holmboe E. Portfolios. In: Holmboe ES, Hawkins RE, Durning SJ, eds. *Practical Guide to the Evaluation of Clinical Competence* 2nd ed. Philadelphia: Elsevier; 2018: 270–287.

35. Streiner DL, Norman GR, Cairney J. *Health Measurement Scales: A Practical Guide to Their Development and Use*. 5th ed. Oxford: Oxford University Press; 2015.

36. Clauser BE, Margolis MJ, Swanson DB. Issues of validity and reliability for assessments in medical education. In: Holmboe ES, Hawkins RE, Durning SJ, eds. *Practical Guide to the Evaluation of Clinical Competence* 2nd ed. Philadelphia: Elsevier; 2018:22–36.

37. Kane MT. Validating the interpretations and uses of test scores. *J Educ Measure*. 2013;50(1):1–73.

38. Cook DA, Brydges R, Ginsburg S, et al. A contemporary approach to validity arguments: a practical guide to Kane's framework. *Med Educ.* 2015;49:560–575.

39. Lockyer J, Violato C, Fidler H, et al. The assessment of pathologists/laboratory-medicine physicians through a multi source feedback tool. *Arch Pathol Lab Med.* 2009;133:1301–1308.

40. Overeem K, Wollersheim HC, Arah OA, et al. Factors predicting doctors' reporting of performance change in response to multisource feedback. *BMC Med Educ.* 2012;10(12):52.

41. Sargeant J, Macleod T, Sinclair D, et al. How do physicians assess their family physician colleagues' performance? Creating a rubric to inform assessment and feedback. *J Cont Educ Health Prof.* 2011;31:87–94.

42. Mazor KM, Canavan C, Farrell M, et al. Collecting validity evidence for an assessment of professionalism: findings from think-aloud interviews. *Acad Med.* 2008;83:9S–12S.

43. Richmond M, Canavan C, Holtman MC, et al. Feasibility of implementing a standardized multisource feedback program in the graduate medical education environment. *J Grad Med Educ.* 2011;3(4):511–516.

44. Kogan JR, Conforti LN, Bernabeo E, et al. How faculty members experience workplace-based assessment rater training: a qualitative study. *Med Educ.* 2015;49(7):692–708.

45. Hesketh EA, Anderson F, Bagnall GM, et al. Using a 360 degrees diagnostic screening tool to provide an evidence trail of junior doctor performance throughout their first postgraduate year. *Med Teach.* 2005;27:219–233.

46. Al Ansari A, Donnon T, Al Khalifa K, et al. The construct and criterion validity of the multi-source feedback process to assess physician performance: a meta-analysis. *Adv Med Educ Pract.* 2014;27(5):39–51.

47. Johnson D, Cujec B. Comparison of self, nurse and physician assessment of residents rotating through an intensive care unit. *Crit Care Med.* 1998;26:1811–1816.

48. Risucci DA, Tortolani AJ, Ward RJ. Ratings of surgical residents by self, supervisors and peers. *Surg Gynecol Obstet.* 1989;169: 519–526.

49. Violato C, Lockyer J. Self and peer assessment of pediatricians, psychiatrists and medicine specialists: implications for self-directed learning. *Adv Health Sci Educ Theory Pract.* 2006;11:235–244.

50. Roberts MJ, Campbell JL, Richards SH, et al. Self-other agreement in multisource feedback: the influence of doctor and rater group characteristics. *J Cont Educ Health Prof.* 2013;33:14–23.

51. Archer J, Norcini J, Southgate L, et al. Mini-PAT (Peer Assessment Tool): a valid component of a national assessment programme in the UK? *Adv Health Sci Educ Theory Pract.* 2008;13:181–192.

52. Violato C, Lockyer JM, Fidler H. Changes in performance: a 5-year longitudinal study of participants in a multi-source feedback programme. *Med Educ.* 2008;42:1007–1013.

53. Lockyer JM, Hodgson CS, Lee T, et al. Clinical teaching as part of continuing professional development: does teaching enhance clinical performance? *Med Teach.* 2016;38(8):815–822.

54. Overeem K, Lombarts MJ, Arah OA, et al. Three methods of multi-source feedback compared: a plea for narrative comments and coworkers' perspectives. *Med Teach.* 2010;32:141–147.

55. Alofs L, Huiskes J, Heineman MJ, et al. User reception of a simple online multisource feedback tool for residents. *Perspect Med Educ.* 2015;4:57–65.

56. Nikels SM, Guiton G, Loeb D, et al. Evaluating non-physician staff members' self-perceived ability to provide multisource evaluations of residents. *J Grad Med Educ.* 2013;5:64–69.

57. Fidler H, Lockyer JM, Toews J, et al. Changing physicians' practices: the effect of individual feedback. *Acad Med.* 1999;74:702–714.

58. Sargeant J, Mann K, Ferrier S. Exploring family physicians' reactions to multisource feedback: perceptions of credibility and usefulness. *Med Educ.* 2005;39:497–504.

59. Sargeant J, Mann K, Sinclair D, et al. Challenges in multisource feedback: intended and unintended outcomes. *Med Educ.* 2007;41:583–591.

60. Overeem K, Wollersheim H, Driessen E, et al. Doctors' perceptions of why 360-degree feedback does (not) work: a qualitative study. *Med Educ.* 2009;43:874–882.

61. Ferguson J, Wakeling J, Bowie PL. Factors influencing the effectiveness of multisource feedback in improving the professional practice of medical doctors: a systematic review. *BMC Med Educ.* 2014: 11(14):76.

62. Lockyer JM, Violato C, Fidler HM. What multisource feedback factors influence physician self-assessments? A five-year longitudinal study. *Acad Med.* 2007;82:77S–80S.

63. Donnon T, Al Ansari A, Al Alawi S, et al. The reliability, validity, and feasibility of multisource feedback physician assessment: a systematic review. *Acad Med.* 2014;89:511–516.

64. Norcini J, Anderson B, Bollela V, et al. Criteria for good assessment: consensus statement and recommendations from the Ottawa 2010 Conference. *Med Teach.* 2011;33:206–214.

65. Norcini JJ. Peer assessment of competence. *Med Educ.* 2003;37:539–543.

66. Bruce D, Sargeant J. Multi-source feedback. In: Mohanna K, Tavabie A, eds. *General Practice Specialty Training: Make It Happen: a Practical Guide for Trainers, Clinical and Educational Supervisors.* London: Royal College of General Practitioners; 2008.

67. Sargeant J, Lockyer J, Mann K, et al. Facilitated reflective performance feedback: developing an evidence and theory-based model. *Acad Med.* 2015;90(12):1698–1706.

68. Sargeant J, Holmboe E. Feedback and coaching in clinical teaching and learning. In: Holmboe ES, Hawkins RE, Durning SJ, eds. *Practical Guide to the Evaluation of Clinical Competence.* 2nd ed. Philadelphia: Elsevier; 2018:256–269.

69. Bracken DW, Timmreck CW, Church AH, eds. *The Handbook of Multisource Feedback: The Comprehensive Resource for Designing and Implementing MSF Processes.* San Francisco: Jossey-Bass; 2001.

70. Richards SH, Campbell JL, Walshaw E, et al. A multi-method analysis of free-text comments from the UK General Medical Council Colleague Questionnaires. *Med Educ.* 2009;43(8):757–766.

第*12*章

基于模拟的评价

ROSS J. SCALESE, MD

译者：万梓琪　审校者：刘继海

什么是医学模拟？为什么要用这一手段？

　　虽然有关医学教育中模拟技术应用的研究文章大约在 50 年前就出现了，[1,2] 但是在最近的 20 年间，在医学专业的教学和评价方面模拟技术的使用才有了显著增长。这代表了人们果断摒弃传统方法，放弃了沿用百年的以真实患者为中心来进行医学培训和考核的系统。多种因素共同促成这一变化。医疗服务的变化让患者住院时间和接诊时间缩短了，同时患者数量增加，疾病的紧急程度也更高了；在学术型医学中心，这降低了将患者作为学习和评价的机会，也减少了临床医生教学和评价受训者的时间。[3,4] 模拟器则不然，在任何时间都可用，可以按需构建多种多样的临床条件和环境。模拟器不像真实患者那样，当受训者或考生到达病房后开始对它们实施评价的时候，从来不会"不在病房"去做检查或治疗；模拟器既不会"太过虚弱"，也不会变得疲惫、觉得尴尬、行为举止不可预测，因此模拟器为各方都提供了一个标准化的教育经历。[5]

　　除此之外，诊断和治疗技术的进步，如新的成像方法和微创手术，需要有别于传统方法的神经运动和感知技术的发展，因此需要寻找在教学、学习、评价方面的新手段。[6] 随着模拟技术的发展，如目前越来越接近现实的虚拟现实模拟器，为新的培训方式、技能习得和评价提供了有利的条件。

　　同时，具有标志意义的多个国际报道 [7-11] 已经聚焦在医疗差错的问题上，并更关注加强患者安全的需求，这不仅需要避免个人的错误，还需要弥补医疗系统的不足。高危工作领域早已成功地将模拟技术应用到培训和评价项目中——例如，飞行员和宇航员用的飞行模拟器，核电站工作人员使用的技术操作模拟器，军事人员所参加的模拟演习和训练——模拟技术的使用不仅提高且考查了个人技能和团队有效合作，还有助于构建安全环境。[12-15] 医学教育领域某些专科已经率先使用模拟手段，如麻醉、重症医学、急诊医学，特别在教授和考核处理罕见病、重症病例所需技能时用的很多。[16,17] 在模拟环境中，受训者可以犯错并从中学习，认识到和改正错误，不用害怕被惩罚，不用担心对患者的伤害。

与上述安全问题密切相关的是，将真实（甚至是标准化）患者作为培训和评价资源是否合适是个重要的伦理问题。关于其适宜性的讨论通常聚焦于教学或评价那些敏感任务（如盆腔检查）或对患者的有创操作（如气管内插管或其他侵入性操作）。用尸体或动物来替代真实患者的方法，也有值得注意的伦理问题，还包括成本、可及性和其保持足够仿真度在内的其他挑战，这些都限制了尸体和动物组织模型在临床技能培训和评价中的应用。不过模拟器却避开了上述问题，因此已广泛应用于医学各等级的教学和评价中。

最后，由于上述原因，模拟技术的应用与日俱增，并在更广的范围内发挥作用："虽然学生学习确实是教育的目标，但我们迫切需要证据来证明其真的学会了或掌握了。"[18] 正如本书第 1 章所说，上述论述反映出，整个医疗职业的关注点全面转向结果或胜任力导向的医学教育。这种模式的转变，部分来自于学术研究机构和专业组织对自我调节和设定质量标准的尝试，但主要还是对公众要求确认医生可以胜任的回应。[19] 在结果导向的模式中，需要通过评价以明确医生是否真正获得了其要求具备的胜任力。因此，医学院校、毕业后教育培训项目、医院和医疗系统资格认证委员会、医师执照和专科委员会（包括它们高利害的资格考试），全都已经更加强调从多方面使用模拟方式来评价临床胜任力。[20-27]

那么我们所说的医学模拟是什么呢？概括地说，医学模拟旨在模拟真实患者、解剖区域或临床任务，反映现实生活中提供医疗服务的情况。从静态的解剖模型和任务训练模拟器（例如静脉穿刺手臂和插管模拟人头），到动态的对学员行为作出反应的计算机增强系统（例如全身麻醉模拟病人）；从科技含量相对低的标准化病人

（SP）问诊，到非常高科技的虚拟现实手术模拟器；从单个训练器评价单一学员表现，到医学专业团队参与的交互式、多角色情境模拟。下面的讨论会用到同一词根的两种形式：如前所述，"模拟"（stimulation）指的是广义上的任何设备或情境——包括如基于标准化病人的考试——想要如实呈现考试问题；但是"模拟器"（stimulator）指的是狭义上的模拟设备。我们所述的大部分将会用广义上的模拟，但因为本书前面章节（参见第 2 章和第 5 章）已经在一定深度上研究过标准化病人评价的相关问题，所以这一章（特别是"可用的技术"部分）会更聚集在模拟器这一概念上。

我们在继续讨论前，有必要在语义学上对下面的名词做进一步阐释。在线词典对"评价"（assessment）的定义如下："对人或物性质、质量或能力的评价或估计。"[28] 这个定义虽然简单实用，但包含了与之意思相近的名词"评估"（evaluation）。有人根据其在教育内涵方面的不同，把评估与评价区分开来，他们选择性地把评价用于描述一种通过获得数据来推断"人"（people）的特质的方法，然而"评估"（evaluation）则用以确定教学或教育**项目**的某些单元的特点。虽然在通常情况下，我们主要考虑的是对于学习、技能习得或人所实现的其他教育结果的评价，特别是针对实习或实践中的医疗专业人员，但为了继续接下来的讨论，我们将交叉着继续使用两个名词。

相比**形成性**评价，我们的分析有时会更关注将模拟用于终结性评价，但这并不是要贬低模拟在形成性评价的重要性，相反，通过模拟可以为学习者提供个性化反馈，这对于更有效地达成教学目标非常关键；[29-31] 受训者从过往表现的评价中获得指导，指明未来的提高方向。另一方面，终结性评价的常见例子包括了在临床实习结束时、住院医师培训 1 年后和专科认证前的考试。这些评价常常比以形成性评价为目的考试具有更高的利害关系；这种评价能决定通过或不通过，或是决定其临床表现是否达到专业执照所要求的医疗标准。

最后，一条作为免责声明的注释：本文作者主要基于个人教育和临床经历进行相关讨论。因

此，所引之例通常涉及的是北美医师培养教育。这并不是要刻意忽略在护理和其他相关的医疗卫生或其他文化背景和其他国家中有价值的贡献和教训；相反，这样做的目的是要阐明一点，就是其能在全球范围内广泛用于模拟医学专业培训和评价。

心理测量特性和相关考量

在我们讨论如何利用模拟评价临床胜任力前，首先应该设定好针对多种评价方法质量和效用的评估标准。[32] 一直以来，评估标准主要关注特定测试的心理测量特性，尤其关注其效度和信度，但最近评价方面的专家提出，当衡量不同方法的优缺点，以及根据特定目标决定使用哪一种方法的时候，评估标准存在其他需要考虑的因素。[33,34] 前面的章节已经讨论过"高质量评价"的标准，着重强调了信度和效度的基本概念（参见第 2 章），所以我们将在模拟评价的情境下，回顾这两个主题，并在本章末尾，我们会回过头来，探索高质量评价需要达到的其他标准，例如与教育影响力和综合决定的信度 / 可接受度相关的准则。

首先，虽然我们常说信度和效度是评价工具本身的内在性质，但重要的是，要记住这两者实际上是描述考试分数的特性——也是以此作为后续解读和基于此作出决定——在某种特定情境下或为了某个特殊的目的，使用一种评价方法获得的分数。[35] 除此之外，考虑到这些特性与模拟技术相关，评价者必须将每种模拟器本身的测量特点和整体测量特点分开，因为模拟器本身通常不能组成完整的评价体系，但可以作为一种工具，完善现有评价方法，呈现临床发现，促进标准化。例如，模拟器作为工具，常能有效地用于客观结构化临床考试（OSCE）中的简要检查站。这种评价中，考官常利用检核表或等级评价量表，来判定考生在模拟情况下的表现，而这些评价工具有着各自的测量特点。因此，对模拟本身、对评价量表、对 OSCE 整体，我们既可以将它们的心理测量特性分开讨论；也可以从相关性的角度去考虑，比如，在一个考试站中，模拟器获得的表现指标的信度，会影响整体考试得分的信度，从而影响在这些评价结果的基础上所做的决定的效度。

信度

简单地来看，评价中的信度通常指的是使用一种特定的评价方法后，所取得分数的可重复性，而在医学模拟中，更专指模拟器可靠获取表现数据的能力和（或）能在多种场合面对任一考生数量，重复而一致地得到相同的临床发现、任务或情境。如果我们考虑临床评价公式中的三个变量——患者、考官、考生——之后再来设计评价，那么测量所得分数要能真实反映了考生的临床胜任力，我们就必须控制前两个变量（最大化其信度）。[5] 考官培训和使用其他可靠的评价工具（检核表、等级量表等）是考官的标准化的前提。另一方面，模拟器可以通过编程将"患者"这一变量的许多方面标准化，为多位考生提供统一且可重复的考试过程。一般来说，高信度是通过模拟器作评价的固有优势之一，这对于高利害关系考试尤为重要。在一个特定评价情况下，用模拟器获得的分数的信度系数，能相对直接地计算出来。[36]

效度

与信度不同，我们不能直接测量效度或计算效度系数，因此，我们必须从多种分析和经验研究中积累证据，来支持（或反驳）我们对考试结果做出的解释和利用的效度。[37,38] 如果说信度和可重复性、一致性相关，它也是评价中数据收集的一种性质，那么效度指的是准确度和可辩驳性，它是我们基于数据所做的解释、使用、决定的一种特性。因此这两个概念是密切相关的：如果没有可靠的数据，就不可能得到对数据有效的解释和使用。效度并不是某个评级工具或评价方法本身的内在属性，但它极其依赖于评价发生的场景——为了一个特定的目的，在一个特定的时间，一群特定的考生参加的一场特定的考试。我们可以认为从一种评价环境中得到的分数解读是有效的，然而如果是在不同的考试条件下或针对不同人群获得的数据，即使得到相似的结果，但它们的意义也可能是无效的。[37,38]

我们可以将"效度"这一名词定义为，一场考试测量其所要测量的东西的符合程度，但这个概念过于简化，与历史上教育文献中讨论的效度概念不符。例如"构念效度"是指当我们用模拟器来做评价,如果它是有效的,就意味着有经验的内镜专家在模拟器上应该表现最好,而没有真实内镜使用经验的新手,应该表现最差,而且有一定使用经验的人,表现水平应该在专家和新手之间。此外,某种虚拟现实介入置管模拟器的"预测效度"是指相同的放射科住院医师,如果在模拟器技能测试中表现更好,那么以后在实际的介入放射(IR)操作中,由培训过的专业考官打分,他的表现也应该更好。专家组的共识意见是"内容效度"的证据:有经验的心脏病专家达成共识,认为在心脏病病人模拟器上得到的结果,可以代表在真实的心脏病患者身上的表现,或精通一特定手术的外科医生确认,在手术模拟器上评价的技能,可以反映真实手术中关键步骤的表现。

在过去的 40 ~ 50 年间,现代效度概念已经有了巨大变化,如今,教育测量领域专家倾向于避免使用那些将效度多方面拆分的术语,认为所有关于效度的观点都和**构念效度**相关。[37,38] Messick[39] 首先提出了这一统一框架——教育和心理测验组织随后采用这个框架,并成为现在的标准 [40]——描述了效度证据的五个主要来源:内容、响应过程、内部结构、与其他变量的关系、结果。[37-40] 上面一段给出了不同来源效度的实例,这些证据可能用于支持(或反对)由评价数据得到的解读:基于内镜和介入置管模拟器评价体现了与其他变量的关系(即,分别与医生的内镜经验水平和真正 IR 操作过程的评分之间的相关性),且参与评价的专家组描述为评价提供了更丰富的决策证据。在模拟评价的效度文献中,由于缺乏响应过程与结局的证据,目前报道最为广泛的是后两种效度证据的来源和内部结构证据(由数据或条目分析得到的信度支持)。[41]

Kane [42-44] 提出了一种关于效度的观点,他认为效度将多种来源的证据构建成了一个有力而全面的论据,其目的是证实根据考试结果做出的解读和利用的合理性(参见第 2 章)。他认为,当我们根据设定情境中观察到的表现,延展到根据这些观察作出决定时,我们会得到多个推论,每个推论都由不同的假设支撑。他描述了在这个"推论链"中四个主要的环节:①评分——我

们假设,在评价过程中,进行的观察和收集的数据能准确转换成分数,从而显示考生在特定方面(如兴趣建构)的表现 / 胜任力;②概化——我们假设,一场考试中的表现和所得分数,像一张"实时快照"一样,只要是为了评价相同的胜任力,它就可以准确预测所有可能的考试中的表现;③外推性——我们假设,在这样的考试环境中的表现,能准确外推至现实世界中的表现;④决策 / 解释——我们假设,根据这些得分所做的决策(例如考生通过或不通过),对在评价过程中的多个利益相关方来说,都是合理且可信的。

不同的评价方法的特点,会影响哪个元素在效度论据中最合理,也会影响哪个是推论链中最弱的一环。[45] 例如,对于基于模拟器的评价来说,那些支撑效度论据中评分元素的证据常常是简单易得的:如果模拟器中有内置感应器,能记录表现数据,后用其得到分数,那么定期检查和校准设备来确保其正常运行和抓取数据的功能,这样的记录就能强力支撑效度论据中的评分元素。对这个元素,其他具体的证据包括对特定评分准则是如何得到的描述,对评分人是怎样培训使用这些准则的叙述。另一方面,效度论据中的概化元素通常问题更多:与笔试不同,多数模拟的考试题目(即考试情境案例)数量相对小,这就限制了从一场考试到另一场结果的概化。事实上,对多数表现型评价来说,"构念效度比例不足"(会导致抽样偏倚)和相关的内容特异性问题对效度损伤最大。但是,不像基于工作场所的评价(考试观测局限在指定的一天中,临床上、医院里的真实患者、真实疾病、真实手术),模拟是可编程的,从而为按需营造和实现多种其他考试环境提供了条件(在可用资源的约束下)。在模拟考试中,强化薄弱环节(概化)的有效举措是,在考核设计时增加考试题目的数量,以及利用抽样方法,围绕教学大纲通过不同病例的组合来达到全面考量学生各方面能力。效度中的外推原则常有赖于这一假设:模拟越贴近现实,考试环境中和现实条件下的表现之间的关联性越强。当然,在我们将考试结果的最终解释以及利用这些判断做出的决定合理化之前,我们仍必须给出证据证明这个假设有效。

仿真度

其实任何关于模拟效度的讨论，最后都需要使用另一个重要名词，即仿真度，这个词描述的是临床经验的真实性，又或者说是模拟与其想要复刻的现实环境的相似度。正如前文所指，以考试为目的的模拟仿真度非常重要，主要是因为它和效度中的外推原则有关，以支持利用模拟考试结果做出的决策。（早先的评价文献，将仿真度作为"表面效度"的相关概念，但现在大多数教育测量学专家已经弃用这个概念。[38]）当然，即使技术的进步会带来更加贴近现实的系统，模拟在仿真度方面也不会完全与"真的"一样。有些原因很明显：工程学的限制，心理测量学的要求，伦理和安全考量，时间和成本的限制。[46]

再者，仿真度描述了模拟和真实临床系统中表现和行为的相似程度，但一些作者阐明了过去使用这个名词的不一致性和不准确性，强调物理（或工程）仿真度和功能（或心理）仿真度极其不同。[47]有些作者甚至建议全都弃用"仿真度"这个名词，代为使用更直观、更实用的表述，例如"物理相似度"和"功能任务一致性。"[48]后者（或心理仿真度）指的是，模拟任务重复真实工作中的技能或行为的程度。另一方面，工程或物理仿真度，指的是模拟设备或培训环境再现真实临床环境的客观特点或外在属性的程度。工程仿真度高的模拟器通常利用了高科技组件（例如，全身编码的模型或虚拟现实模拟器），因此会误导部分人将"高科技"与"高仿真"模拟等同起来。但是，模拟可以使用科技含量相对低的方法（如标准化病人场景），实现高水平的心理仿真度。反过来，使用高科技的人体模型测试人际交流技巧，比起使用标准化病人作为模拟方式来说，真实度不高，仿真度低，会削弱基于这一评价所做的决策的效度（外推原则）。因此，以教育为目的进行模拟器选择时，评价者必须将模拟的仿真度与其作为评价工具的使用目的相匹配。"没必要追求最高的仿真度，一味追求最高的仿真度，甚至可能在教学（或评价）特定技能过程中，引入不必要的复杂度，可能导致模拟贵得离谱，让这个方法成了一个无法实现的教学（或评价）工具。"[4]

可行性

接下来，讨论以评价为目的的模拟器使用时，另一需要考虑的重要概念是可行性，一般来说，其与使用特定设备作为考试工具的实用性和成本效益相关。本章后面的部分会说明并计算多种成本（设备费、培训费、人工费、维护费等）。此外，考试模拟的可行性，不仅包括我们**能否**付得起模拟器资源所需的费用，还包括我们是否**应该**为一场特定的考试购买和使用模拟器——也就是说，与传统方法相比，模拟器考试中任何可见的改善，是否值得金钱、时间等的投入呢？[4]

打分和评级工具

最后，要考虑一些重要的、与开发模拟考试的评价工具相关的因素。有些准则可用于产生考生考试过程中的表现分数，而最佳选择一般有赖于考查的胜任力是和**过程**（例如完成一次条理清晰、过程完整的"蓝色警报"复苏术）还是和**结果**[比如描述接受心肺复苏术后（模拟）病人的状态]关联更大。在一些情况下，比如终结性考试决定考生表现是否满足医疗可接受的最低水平或标准，过程标准为考试打下了更加良好的基础，此时根据一张具体步骤的检核表完成测量，成了最常使用的方法。在其他情况下，我们会认为最终结果或"最低限度"（比如，考生做出的诊断正确吗？患者还活着吗？）比得到结果的方法更重要些，在这种情况下，结果标准可能关联性就更大。表12.1、表12.2、表12.3展示了我们是怎样用模拟器评价过程和结果的。[35,49]

正如这一部分前面简要提到的，且前面的章节（参见第2、3章）也详细展开了的，基于这些标准的检核表和等级评分表与模拟器在临床表现考试中一起使用，两者有着各自的信度和效度特点，而信度和效度（在其他因素中）又取决于评分者的培训、专门的考试技能和特定考试的目的。例如，如果作为一次形成性练习举办的考试，特别是有很多的新手时，由检核表评价的过程标准就可以给出具体可行的反馈意见：在模拟病人就诊过程中，询问病史的环节时考生可以准确地看到他们没能提出的关键问题，或是在模拟器上做某一操作时，考生也可以看到他们忽略的

表 12.1	评分标准和举例
标准分类	举例
明确过程型（测量）	一份根据案例定制的核查表，记录在皮肤伤口模拟器缝合的动作步骤（参见表 12.2）
模糊过程型（判别）	等级评分量表（有明确的给分锚定点），能让评价者观察和评判在皮肤伤口模拟器上缝合的质量（参见表 12.3）
明确结果型（测量）	观察和记录患者（模拟器）在高级心脏生命支持（ACLS）"复苏警报"启动后状态的具体指征（生存状态、心率、血压）
模糊结果型（判别）	等级评分量表（有明确的给分锚定点），能让评价者观察和评判 ACLS "复苏警报"启动后患者整体状态的质量（参见表 12.3）
结合型（明确过程和结果）	使用任务定制列表进行临床心脏检查和正确鉴别的观察 / 记录，以及身体现象的解读

表 12.2	明确过程准则：缝合	
过程	没做或不正确	做法正确
执持器具正确		×
缝合宽度 3 ~ 5 mm	×	
方结打紧		×
剪断缝线至正确长度		×
皮肤对合，缝合处无过度张力	×	

改自 Kalu PU, Atkins J, Baker D, et al：How do we assess microsurgical skill? *Microsurgery* 2005；25（1）：25-29.

关键步骤，从而使他们能集中精力补习那些漏掉的东西。相反地，用等级评分量表得到的考试结果——例如，用 7 分 Likert 量表，有个人在一个

评价方面得了个"4"，特别是如果数值给分缺乏相应的具体行为锚点——看这种结果，也许不能为学习者的今后进步提供有用的反馈。另一方面，用于包括对高级受训者的终结性评价时，结果准则给出的分数如果使用的是构建好的评分表且由专业考官评判，那么会比检核表更为可靠，得到的决定更为有效（例如，关于进入下一阶段的培训或专家认证）。[50]

优点和最佳应用

早先，我们强调，模拟的信度是模拟作为评价用途的主要优点之一：因其可编程性，模拟器是高度标准化的，因此将实际临床情境中固有的可变度降到最低。以相同的方式给每位考生提供考试问题时，可重复性和一致性极为重要，尤其是高利害决策有赖于这些评价时。我们在前面也提到了模拟器作为评价工具的另外一个好处：也就是，一些设备能模拟的病人和临床问题的范围广泛，并且可以按需决定。考试样本中观察数量的提高，以及因而导致的考试结果的概化的提高，这两者将评价计划从机会性过程（依赖于找到特定条件的患者）转变成了积极主动的体系，评价人员对此拥有很大灵活度。除这些优点外，显而易见的是避免了在实际临床环境中进行考试时与患者的疾病严重程度、温和度、安全性相关的问题，且模拟考试的多个优势也可显示出来。

现在，想得到以评价为目的的模拟技术（或任一形式）的最佳应用，我们应该检查评价系统的多个维度，寻找考试方法的最佳排列方式。正如第 1 章所说，评价框架的核心维度包括：①需

表 12.3	模糊过程标准：缝合				
时间和动作					
1	2	3		4	5
无用或重复动作多		时间 / 动作效率一般，仍有无用或重复动作		动作明确精简，效率最大化	
仪器使用					
1	2	3		4	5
反复做出不确定或不灵活的动作，不能适当使用仪器		仪器使用连贯，偶见僵硬或不灵活		仪器使用动作流畅	

改编自 Kal PU, Atkins J, BakerD, et al：How do we assess mirrosurgical skill? *Microsurgery* 2005；25（1）：25-29.

要评价的结果；②最恰当的评价等级；③正在进行的评价的发展阶段。其他值得仔细考量的维度，包含了总体的内容，尤其是评价的目的（图12.1）。[51]

我们讨论的考试结果，用的是由美国毕业后医学教育认证委员会（ACGME）构建的框架，这个框架描述了组成临床核心胜任力的六大领域，美国所有毕业后教育受训者都必须具备：①患者照护和操作技能；②医学知识；③基于实践的学习和改进；④人际与沟通技巧；⑤职业素养；⑥基于系统的实践。[52]（其他国际认证组织已经列出了类似的医生的核心角色和类似的实践标准。[53,54]）评价者可能用模拟来评价这六大领域里的多种知识、技能和态度。例如，在内科住院医师病房轮转时，上级可以考查受训者的多方面能力：**患者照护**（用心脏病患者模拟器就能考查这方面能力，让受训者进行重点心脏检查，并判别表现呼吸困难的"患者"第三心音的有无）；**医学知识**（在心脏猝死模拟病例中用全身模拟器，受训者应条理清晰地表述并执行正确步骤，治疗心室纤颤）；或是**人际与沟通技巧和职业素养**（在标准化病人模拟中用塑料模型手臂，受训者应能进行抽血操作并向病人解释此项操作的适应证）。最后的这个例子强调了真实临床情境常需要医生同时展现多方面的能力。正式评价以前

关注于单独的临床技能（比如，在 OSCE 的一站中，在模拟器上进行某项操作，而在另一站，询问标准化病人的病史或告知坏消息）。最近，新的工作认为，评价应更多地使用模拟方式来体现真实临床实践——例如，受训者在手术单覆盖的模拟器上插膀胱导管时，必须与一名腰部以下手术单覆盖的男性标准化病人互动（采集病史、取得知情同意、解释操作）——同时评价技术性和非技术性（沟通）技能。[55]

ACGME 推广六大临床胜任力（也包括每个领域的某些"必需技能"）时，同时提供了"评价方法工具包"，帮助我们根据评价框架的结果维度将"建议的最佳评价方法"同胜任力对应起来。例如，在**患者照护**方面，工具包将模拟方法排在评价医学操作能力的"最可取的"方法中，也位列能有效说明如何形成和实行患者管理计划的"第二好的"方法中；在**医学知识**的胜任力领域，评价者可以设计模拟，评价受训者的调查/分析性思维能力或基础科学的知识/应用能力；模拟作为一种"潜在应用方法"，能评价医师是如何分析自我实践，获得所需进步的（**基于实践的学习和改进**领域）；在**职业素养**领域，模拟位于适合评价符合伦理操作的方法列表之中。[56]（ACGME会根据报道更新他们的工具包，[57] 类似的国际组织已经发布了类似的结果框架指南。[58]）

评价体系下一个需要考虑的维度和要求的评价水平相关。在早前描述的胜任力的所有领域，据 Miller 提出的金字塔模型，我们能在四个不同水平评价学习者：[59]

1. **知道**（知识）——基本事实、原理、理论的回忆
2. **知道怎样做**（知识应用）——解决问题、做出决定并描述过程的能力
3. **展示如何做**（表现）——可控条件下展示技能
4. **做出**（行动）——真实实践中的行为

多种评价方法适用于不同水平胜任力的评价。例如，类似含有多项选择题（MCQ）的笔试，是有效评价学生"知道"什么的工具。类似地，其他类型的书面形式（例如，主观题）是评价解决问题能力的有效方法；又或是，口头考试站点可以要求受训者口述静脉内（IV）插管的步

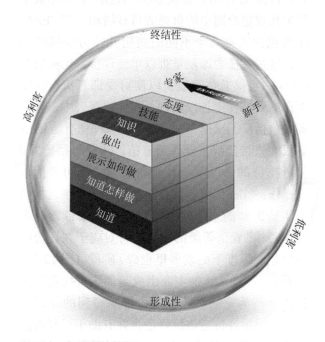

图 12.1　多维评价框架

骤，评价他是否"知道怎样"进行这项操作。但是，对同一名受训者来说，"展示如何"置入 IV 导管又是完全另外一回事了，所以这个水平的评价要求的是基于表现 / 观察型的方法，要么是在模拟环境中（例如 OSCE 站点），要么是在真实工作环境。金字塔模型的最高水平应该更具挑战性：一般来说，模拟并不是评价医务专业人员在实际操作中所"做出"操作的最理想方法，这是因为医生在意识到这次临床情境实际上是一次模拟时，可能改变他们的行为。但是，在有些有趣的研究中，采用了未事先通知或"化装标准化病人"，这有望作为模拟技术手段来评价现实条件中医生的态度和行为。[60-62]

因此目前，我们已经分开考虑评价系统的各维度，并试图找到各种评价方法与其所评价的胜任力或是评价水平的最佳对应关系。显而易见的是，这两个维度的交叉领域将最适合特定目的的评价工具限制在更小的范围内：从预测性分析中，我们知道模拟方法最好是用于对技术性技能（即临床或操作）和非技术性技能（即行为或情感）胜任力，评价其 Miller 模型中"展示如何做"的等级。[51]

回到 ACGME 胜任力框架中，毫无意外，评价方法工具包将模拟评为最适于评价这样的操作表现的结果。我们拓宽这个比喻，可以形象地描述这个"工具包"：多种评价方法像是存在多个"抽屉"里的工具，纵向上整齐排列，与结果相对应——从所有框架中提炼出核心胜任力，得到了囊括所有认知（"知识"）、精神运动（"技能"）和情感（"态度"）领域在内的三类胜任力——并且横向上根据评价等级排列。由此，图 12.2 说明了放置（使用）模拟工具的最佳位置（评价场景）。[51]

后面可用技术部分会介绍，在工具包的每个指定部分都有多少可用模拟供选择。在手头上的多种模拟方法中进行选择时，我们接下来应该考虑，在学习者的不同发展阶段，哪种工具最适合用于他们的评价。这样的话，模拟仿真度的水平就变得重要了。例如，中低等物理和心理仿真度设备（例如简单的解剖模型和部分任务训练器）对初学者更合适，能测试个人单方面的胜任力，否则初学者可能会被茫茫模拟环境中的全面基于

团队的情境淹没。他们可能会觉得这个等级上的认知和心理负荷太重而不能承受，并且这可能会给学习结果带来负面影响，尤其当评价是为形成性目的开展的时候。另一方面，专家应该可以处理真实临床实践中面对的许多压力源，所以可能要求高度贴近现实的模拟——通常含有多个参与者和电脑控制的模型或虚拟现实设备——复刻现实临床环境，从而同时考核几项胜任力。若不如此，在模拟评价中缺乏仿真度，可能会弱化其外推原则，损害专家基于上述评价作出决定的效度。

在任一评价体系中，下一个我们必须提起注意的方面就是实行评价的发展阶段。这些阶段可以用多种方法描述：前面用的名词（初学者和专家）代表了技能获取的五阶段连续进程的两极——中间有几个阶段（高级初学者 - 胜任者 - 熟练者）——这一模型由 Dreyfus 兄弟提出。[63] 在 ACGME 结果框架中，相似概念（五阶段模型也提到了）已根据专业差异发展"里程碑"细化，这样一来，就可评价住院医师在 ACGME 六大核心领域要求的所有技能的进步，为无监督操作做好准备。[64] 但是，因为一些通用胜任力（比如基于实践的学习和改进，以及基于系统的实践）相对来说比较抽象（还常常非常宽泛），从而难以理解（和评价）。[65]（同时参见第 10 章。）为了应对挑战，教育工作者最近已经将目光转向置信职业行为（EPAs），也就是这些技能和行为形成了医生在规定准则中的重要的每日活动。[66-67] EPAs 通常包括来自几个不同的通用胜任力领域的元素，这些胜任力即便是难以单独评价，也可以在 EPAs 中直接总体观察，以便对受训者执行临床工作的置信程度加以判别。在此评级表中，置信等级包括：①操作完全不能置信（即便有监督）；②仅在直接监督下操作可置信；③有间接监督 / 邻近支持的情况下操作也可置信；④可置信独立操作；⑤操作可置信且在被期望的水平（相当于主治医师的水平，可信赖地监督或带教他人操作）。[68] 置信等级的决定平行对应于在评价体系中相同维度下的发展里程碑 / 阶段（图 12.2）。乍看，因为 EPAs 的主要组成是那些直接观察的技能和行为——对比仅能由推断得到的知识结果——模拟评价应该恰好适合并有助于得到置信等级的决策。但是，由于 EPAs（根据定义）捕

捉到的是专业人员在日常实践中所**做**的要点，所以这里的评价等级根据 Miller 金字塔应该在最高级。然而，模拟仍在评价 EPAs 中发挥着作用：出于患者安全考虑和对于初学者置信程度低的伦理上的担心，模拟评价可以为受训者提供一个安全的环境，来**展示**他们已经获得的某些胜任力，并能帮助决定他们是否 / 何时能准备好接受更大的临床责任。

继续研究这个话题：从模拟教室或精心设计的考试中心，到受训者或医生工作的真实临床环境（也称原位模拟），为了评价 EPAs，这样移动练习位置也能提高考试场景的真实性，[69] 从而通过对评价环境中的表现可以预测现实中的表现这一推论的有力支持，进一步合理化置信决策。物理位置和考试环境仅仅是众多相关情境维度中的两个，而在所有评价框架中，所有这些维度都值得考虑；其他包括资源的可及性和他们所处的当地环境的社会文化规范。实际评价模拟场景时，保持对这些因素的敏感性，对在过程中从利益相关方那里赢得支持来说非常重要。

围绕着任一评价，最重要的情境元素当然还是其目的：我们是在试着做出终结性的决定，还是在向个人 / 团队提供形成性反馈，又或是在获得项目评估的信息？如果评价会得到高利害结论，那么根据这种评价，我们倾向于是为什么人做出决定呢？是个体考生 / 医生，还是教师 / 训练项目，或是患者 / 社会？教育者必须对一件事实保持清醒，那就是无论其目的如何（不管是终结性的还是形成性的），考试都会对考生产生某种教育影响——"评价驱动学习"——并且评价者必须通过发展考试项目试着去用好这种现象，充分发挥其优势，指导学习者向着积极方向努力。[70] 不仅如此，Messick[37-40] 和 Kane[42-44] 两人的框架都发现，为一具体目标使用一种特定评价的这种做法是有效的——不管利害是高是低，考试结果都是一种重要（而有时被忽视 [41]）的证据来源。

模拟评价工具的最佳应用，应该是那些根据评价体系的不同轴向，与考试方法相对应的应用：分析必须包括结果、评价等级、学习者发展阶段的详细说明，同时也要考虑评价的整体目标，以及其他情境层面上的东西，因其围绕在并影响着评价体系核心的维度（图 12.2）。

缺点和挑战

模拟在胜任力评价这一背景下，成了一种宝贵的资产，在造成这种现象的模拟特点中，某些相同的特点也可能让模拟变成一种累赘。例如，在上一部分（模拟方法的优势），我们是从讨论模拟感应器数据的信度、展示情境的可重复性开始的，而这二者一般情况下都是相当高的。但是如果设备功能障碍呢？如果标准化病人不按剧本扮演呢？这对打分阶段的效度假设是一种损害，不利于为模拟评价结果的使用进行辩护。

我们也高度强调多样性（也就是，有些模拟器有能力按需重现广泛的临床问题或环境），这是用模拟方法来考核多学科、多专业交叉胜任力的另一个优势。然而，即便是可用的技术种类日益增多（详见下一部分），有些学科领域中现实模拟鲜少可见，特别是在基本临床技能的评价领域上，几乎没有解剖模型能真实还原人体腹部的外形、触感和声响，从而考查进行体格检查的相关部分能力。类似地，即使某些计算机增强模拟器具备了瞳孔对光反应的特点，但目前还没有模型能还原神经检查中的运动、感觉和深度腱反射。虽然演员可能可以佯装腹部压痛或是病灶处

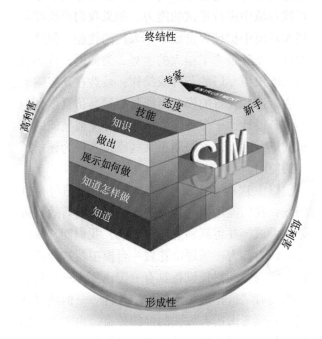

图 12.2　多维度评价框架内模拟的使用
SIM，模拟

虚弱，但是对于许多其他的体格检查异常（例如器官肿大、某种脑神经异常等），标准化病人如果不是恰巧带有这种病理表现，简单假装是模仿不出来的。

模拟器技术评价手术技能的另一大缺陷是：虽然微创技术的发展刺激发明了众多虚拟现实系统，以特异地评价"腔镜"类手术的胜任力，但实际上还是没有能很好地还原开放性手术操作的模拟。目前，大体标本 / 新鲜冷冻的人体组织和动物模型已用于训练和评价手术操作技能，但这在现实和伦理方面面临着很大的挑战（同时也有尤其受到广大公众监督的动物伦理问题）。但是，像这样的困难——有关在某些领域和学科中模拟的不可靠性——并不是不可克服。现在，教育工作者创造性地将医学外领域（例如，材料科学和工程学，甚至是电视和电影修复）的技术和专业知识运用于发展新的模拟，以期今后能满足训练和评价所需。[71-73]

另一方面，与心理测量和可行性方面的挑战被证实更加难以攻克。正如前面稍提及的那样，在开展模拟项目过程中，不管是为教学目的还是为评价目的，成本通常都是最重要的绊脚石。模拟器——尤其是使用复杂技术的那些，比如计算机增强模型和虚拟现实系统——可能非常贵：除了初始购买价，我们还必须考虑持续存在的运行、存放、维护和更新设备的成本因素。例如，高仿真病人模拟器价格范围在约 $30 000 至超过 $250 000，最全配置模型的额外合约服务费可能超过每年 $10 000。除了这些明显而直接的经济支出，评价设计者不能忽略的是所有评价项目中所需的人力资源（以及相关间接花销），使用了模拟方法的项目也不例外。即便是科技含量相对低的形式（例如用标准化病人评价沟通技能），也有招募、训练、多人参与角色扮演、监督、评价的费用（参见第 5 章）。但这并不是说，模拟训练和评价项目总是产生投资负回报，相反，尤其如果模拟干预能带来下游患者治疗的提升的话，正收益预期应该很容易就为所求资金正名了，这些资金可用于开发、执行和维持项目。考虑到在复杂临床环境中，太多的因素混杂在一起，最终导致了患者的就医结果，所以困难在于说明上述的因果关联。尽管有这么多挑战，仍有

（有限的）研究结果显示，模拟训练和评价项目可以有成本效益。[74,75]

模拟技术通常被吹捧的优点就是，作为一个教育工具，它能节约教师时间（例如，受训者能用其进行自主学习的时候）。但模拟方法用于考试时，通常这个优点就没有了。虽然某些模拟器含有内部测量 / 记录功能，可以提供评价数据，但我们早前注意到，多数考试使用模拟器的同时，会联合使用像检核表、等级评分表一类的其他评价工具，而这些工具需要打分。因此，我们可能无法节约教师的时间；但实际上，为了让那些评价可信，考官必须接受充足的培训，甚至评价领域的专业打分者——这些人需要的培训时间，大概率少于为了一场考试雇佣的非医学人员的时间——也需要时间熟悉一种测量工具并将打分标准化。他们的时间是有价值的财富。开发模拟考试所用的情境，所需的时间和资源也很紧张。理想情况下，这些评价体系应该接受预测试，这个测试关联的花销甚至在评价最后执行前就开始累积了。所有这些因素向大规模（如国家性的）考试项目和高利害（如专业执照）考试提出了更大的挑战。

评价用模拟器的另一大缺点是便携性差：这些机器可能很笨重，其计算机或其他硬件组分可能脆弱易碎，这些都限制了模拟器在专用中心和可控环境中进行考试的能力。如果我们想要评价现实环境中护理人员或军务人员的技能，便携性差这一点就带来了很大的劣势。类似地，许多设备只能模拟专门的条件或操作；虽然在其有限范围内，这些设备的模型可能具有很高仿真度，但不具备设计适于多种多样的临床环境或技能的考试的灵活性，这就限制了某些模拟器作为评价工具的使用。

以上这些考虑又会带来前面提过的可行性问题：我们能用一台特定的设备设计出有效且可靠的考试，并得到满意的结果吗？我们能（或应该）认为，为一场评价花费一台模拟器这样的事情合理吗？高科技设备具有一定诱惑力——我们都想拥有"最先进和最好的"器件——但项目计划者必须考虑所有方法的经济效益，也需要考虑最后基于此评价做出的决定，是否能更好地去定义医疗人员对患者实施安全操作的胜任力。为评

价项目合理分配资源——无论是医学院校、住院医师培训项目、认证机构还是认证委员会——都是需要**证据**证明投资会得到有价值的结果。

在这方面，针对现有的医学模拟研究的系统综述，[29,30,76,77] 已经点明了一些明显的缺点：①此领域中的多数发表的文章（尤其是早期的报告）都是性质描述型的，而没有实验设计；②多数研究主要衡量的是与传统培训或是非模拟方法（并非模拟与模拟的直接对比）相比模拟的效果，[78] ③多数研究具有学科专业性，局限于单一机构，数据不够有力——以上三点导致其科学严谨性不足，难以支持有意义的分析。[79] 除此之外，包括早先关于利用标准化病人进行评价的较好的研究工作在内，[80,81] 大多关于模拟评价本身的研究主要关注心理测量特性和打分方面。虽然像考试效度的这类问题缺失很重要，但大多研究提供证据证明了（使用早一点的术语）表面效度、结果效度或内容效度，但没有强调也许更重要的预测效度（即一次评价中的表现，能预测未来实际实践中的表现吗？）的问题。直至近期，才有更新的考试模拟设备的报道（比如微创手术中的虚拟现实系统）提到了这个重要的因素。[82]（我们将在这一章的下一部分讨论特定模拟技术时，继续研究这个话题。）但是，像这些转化效度研究，都各自处于困境中：想要收集证据去支持效度外推元素的推论，让一次模拟练习中表现欠佳的人，后续对真实患者完成任务，尤其是侵入性操作，这合乎伦理吗？

可用的技术

前面已经提过几次，如今有大量医学模拟器用作商用，协同科技和工程学的巨大进步，从而产生了仿真度更高的设备，且数量正急剧增长。因此这一章并不会给出一张囊括所有教育者和评价者可用技术的全面列表；几乎所有这样的总录都会很快过时。因此，我们将给出的是目前可用的模拟器范围和类型的概述，也会为想要获得关于一些系统更细节的信息人给出一些参考（参见本章最后的附录 12.1 和利益冲突声明）。为了梳理大量可用的模拟器，我们会将多种医学学科中现有的技术分成三类（这里对每类都仅进行简要介绍，在后面的部分详细展开）进行讨论：部分任务训练器、计算机增强模型（computer-enhanced mannequin，CEM）模拟器和虚拟现实（virtual reality，VR）设备。[83]

部分任务训练器由身体部分 / 局部组成，并具有功能性解剖结构，可用于教学和评价特定技能，例如用于静脉穿刺或缝合的假臂、用于中心静脉穿刺置管或气管内插管的头 / 颈 / 躯干模型。多数情况下，是被动式地与用户交互；也就是，（典型地是单一）操作者在模型上进行某些检查和操作，模拟器没有（或仅有初等）反应。这些任务训练器一般工程仿真度低，通常不涉及复杂的技术组件，导致它们没那么贵，但却能还原任务，在中或高等心理仿真度下进行评价。

计算机增强模型由真实大小（通常全身）模拟器组成，模拟器连接计算机并由其控制，不仅能还原解剖结构，还能带有正常和病理功能。用户界面是主动的，甚至能进行交互。前面的一个例子中，模拟器使用预先编写好的程序，对用户行为做出反应（如果发生室颤，只要用户电击模型，心律就会变成窦性心律）。如果是交互性编程，模拟器的反应会根据用户行为发生变化（在上面的例子中，只有用适合的能量级别除颤，心律才会回到窦性心律；再举个例子，根据静脉内注射特定药物的特定药量，心搏和血压会做出相应的改变）。因为它们装有高科技（常为计算机化）组件——导致比简单解剖模型花销更大——"高仿真模拟器"这个词（有时不正确）就等同于这类技术。但是，CEM 在物理仿真度上变化极大，而且更重要的是，功能性任务与真实患者和真实临床职责的对应度变化也很大。用 CEM 进行评价，可以主要考查个人技能（比如护理人员插管的能力），或是团队效率（比如急救部门复苏的场景）。CEM 的发明，一开始在麻醉科获得成功，后来带来了模拟技术在医学教育领域的大范围使用。

虚拟现实模拟是更新一些的发明创造，计算机生成的画面能模拟客观世界，用户在模拟（虚拟）世界中，同计算机进行交互（或相关扩展）。现有技术可以支持高度贴近现实的模拟，从桌面电脑环境（很像视频游戏中那样）到沉浸式 VR 系统 [如 CAVE 模拟中，用户可使用类似立体护目镜和手持追踪器一样的新可视化和交互设备，在特殊设计的三维（3D）图像完成交互]。[84] 这些模拟的声音和视觉反馈非常真实，最近在触觉（触感和压力反馈）技术上的进展，也提高了触感体验；VR 系统的成本（常较高）和技术复杂度相对应。像 CEM 评价一样，我们可以用 VR 模拟来评价个人和合作技能。不仅如此，在虚拟环境中评价的潜在优势，特别是对那些远程或资源有限的项目，即考生不需要和团队成员或考官在一起：就像是通过互联网传送的在线教育项目一样，[85-89]"远程考试"也可能在逼真的（虚拟）临床环境中通过"远程模拟"实现了。[90,91]

部分任务训练器

现有可用的模拟器能还原几乎每个解剖区域或重现每种临床任务，可用于评价横跨多种医学专业和不同医疗职业的多种胜任力。[92] 这之中最简单的由泡沫板组成，模拟软组织和上层皮肤，用以学习和评价静脉穿刺或注射技术。稍复杂一些的模型，包括注满假性血液的血管，可用来培训和评价置管技术；模拟多个解剖区域，能考查从外周到中心静脉穿刺置管的技能，[93,94] 也能考查动脉导管插入。在某些任务训练器中，模拟的组织 / 结构甚至可以兼容超声，得到了现实的超声图像，帮助评价原本在超声引导下实施操作的技能。

有许多模拟器可以评价整体检查技能。比如，眼科检查模拟器包含了一个头部模型，眼睛有各种瞳孔大小可调，用于测试检眼镜检查技术，让考生用一台真实的检眼镜诊断正常眼底和多种常见病的病理视网膜状态（通过变化的检眼镜图片呈现）。[95] 耳部检查模拟器以相似的方式，用真实耳镜和逼真而变化的假耳郭来考核受训者，要求辨认正常和病理状态下的中耳特征，同时能考查异物清理的操作。[96] 乳房训练器解剖结构模拟逼真，能评价检查操作和病理表现（囊肿、脂肪瘤、纤维腺瘤、上皮细胞癌）诊断能力；有些甚至能评价操作技能，比如囊肿穿刺术。[97]

评价手术技能的设备有评价缝合技术用的多层练习垫，有些甚至带有充满的静脉用于进行切开术。多种训练器可用于微小皮肤和其他操作，包括局部麻醉剂注射、刮取活组织检查、直线和斜线切口 / 闭合、囊肿和脂肪瘤清除、皮下缝合和嵌甲清除。还有其他模型能测试更多先进的手术技能，比如腹壁切开 / 闭合、肠管或血管吻合术。其他模拟器能呈现下腹和腹膜的解剖结构，进行诊断性腹腔灌洗术。

麻醉、急诊、重症医学或其他专科还有许多呼吸道训练器，有头部和颈部的模型（有或无全身 / 肺部连接）来评价呼吸道管理技能，[98] 很多任务训练器能模拟舌、牙以及上呼吸道解剖结构的变化，还能改变考生进行多种操作的条件，例如面罩式通气、放置口咽通气道或喉罩通气道、鼻腔或口腔气管内插管和环甲膜穿刺术。

对于相关技能，挪度医疗（Laerdal Medical）制造的复苏安妮 [99] 是现代最早的医疗模拟器之一，[100] 可用于教学和培训心肺复苏术（CPR），仍广泛用做评价重症抢救技术。虽然模拟的是正常大小的成人而非身体某部分或局部，但它核心上仍然只是一个任务训练器，带有功能解剖结构，可进行通气和胸部按压，并没有（至少在早先的模型上）交互特点或是（病理）生理功能。儿童、婴儿甚至早产新生儿的模型现在可用于对应的儿科技能评价。

评价一般检查技能和更专业的整形外科、运动医学或风湿病学检查和手术技能时，部分任务训练器精准模拟几乎每个关节区域（比如肩关节、肘关节、手部和腕关节、膝关节）的解剖结构和标志，从而可以评价检查技术和关节、软组织注射技术；尤其是这些手术的导引针，可以帮助指引正确放置位置。

对内科、儿科、神经科和麻醉科技能评价，也有部分任务训练器可模拟成人和婴儿尺寸，并评价腰部穿刺和多种硬膜外 / 脊髓注射技术。[101,102]

在产科技能测试方面，有几种分娩模拟器可评价阴道娩出技术。有些极其简单的训练器，就直接绑在操作者身上，操作者扮演母亲的角色，手动控制这一情境中的分娩进程。[103] 这些训练器不贵，所需培训相对少就能有效使用——适用于在资源缺乏的国家，教学和评价助产护士和接生助手的技能——尽管如此，还是创造了令人惊叹的分娩场景模拟，无论是正常还是复杂的：比如，充满人工血液的单位储备血袋，可以模拟母体分娩后出血。相关的任务训练器，可以评价外阴切开缝合或是脐静脉插管／脐带血样本检测技术。[104] 其他分娩模拟器在外形上稍逼真些，带有部分（盆腔／会阴／大腿）母体解剖结构，也有连着脐带／胎盘的新生儿模型，就能还原多种情境，包括多种母体体位的正常分娩、肩难产、臀先露以及产钳和负压辅助分娩。[105]

　　评价泌尿外科和妇科技能时，有的训练器能模拟男性和女性患者的盆腔／会阴。它们还能评价肛门指诊和直肠镜插入技术，以及辨别不正常表现，像直肠息肉或直肠癌和多种前列腺或阴囊／睾丸病理现象。[106] 有些训练器模拟像膀胱导管插入术一样的解剖结构，而其余则关注在评价女性盆腔检查技术，可以进行双合诊和内镜检查，并要求其分辨正常和非正常子宫／卵巢表现。[107]

　　有些模型除了能考查检查和触诊，还带有内在"影像"，其具有组织性质，能逼真模拟器官、血管和其他结构的超声外形，跟真实的超声仪器成像一样。[108,109] 最近超声技能教学和评价有增加的趋势——从医学院开始，延续到多个专科的毕业后教育培训[110-115]——促进了具有像超声兼容性这种外加特点的模拟的发展和增长，帮助评价医务人员在超声引导下，进行多种诊断和治疗操作的能力。[116-119]

　　其他增强模拟可能利用部分任务训练器，提高了其整体逼真度。我们已经简要提过混合式模拟是如何将简单的解剖模型和标准化病人结合起来的，从而能显著提高评价环境的真实性，发挥每种模拟的最佳优势：[55] 在手术单下放一个女性盆腔模型，让考生进行敏感甚至侵入性操作（对患者不造成尴尬、生理伤害和文化道德侵犯的可能），并能辨别病理表现（模拟病人并不能模仿），如果把任务训练器放在铺好手术单的女性标准化病人身上，可以评价与人交流／沟通技能和专业行为，但仅有一个假模型（或至少高度不真实地）就无法评价。

　　我们还能找到其他增强简单解剖模型的例子，它们更加复杂，还带有科技性能：举个例子，临床医生教育者已经给泌尿外科模拟器增加了触觉感受器，来记录（操作者）检查女性盆腔检查中的表现指标，包括检查完成用时、重要位置触诊次数、使用的最大压力、检查过程中触及这些区域的频率。[120-122] 像这样的任务训练器已经利

用计算机抓取数据，从中得到的表现质量指标可以帮助评价。在其他例子中，其他呼吸道训练器测量在快速序贯诱导麻醉术中环状软骨的压力数值，[123] 下一代复苏安妮（Resusci Anne）和相似的挪度（Laerdal）训练器带有可选的内在评价系统，提供 CPR 中通气频率／容积、胸部按压频率／深度和手部放置位置的反馈。[124] 这些模拟器虽然带有计算机组分，但因为设备 - 用户交互本质上仍然是被动的，所以在分类上仍是部分任务训练器。不止如此，虽然这些技术增强可能会为考生表现提供更具体的分析，但在众多模拟器可提供的评价数据中，决定哪一结果衡量最有意义，仍是后续研究的挑战和重点。[30,121,125,126]

　　Harvey 是一种心肺疾病模拟人，[127] 可能是一类最复杂的计算机任务训练器：它作为最早的 CEM 模拟器之一，[128] 经过几"代"的发展和精细设计仍在生产（使用）中，是医学教育领域中存在时间最久的高仿真模拟项目。但是，不像下面一部分描述的其他实际大小的计算机增强模型那样，Harvey 不是交互型的，不能进行类似除颤、插管、CPR 之类的干预手段。但是，它可以设计用于教学和评价床旁物理诊断技能。Harvey 的指征有血压、动静脉脉搏、心前区运动以及心音和肺音——所有指征切实同步，从而模拟 50 种不同的心脏条件。模型便携，操作者可以通过无线耳机跟 Harvey 说话；另一方面，无需外部人员和编程，因为机器内自带计算机，一旦在控制面板上输入特定疾病代码，计算机就能数字化同步所有相关现象。因为床旁心肺检查是不分学科的基础技能，所以教育工作者已经将 Harvey 应用于许多医学专科[129,130] 和医疗专业[131,132] 的评价，还适用于从轮转末期医学生[133] 到每学年开始和结束的住院医师，[134] 再到高利害资格认证考试的员工[27] 的多个等级的训练。众多研究已经证实 Harvey 可作为评价工具来使用。[3,135,136]

计算机增强模型模拟器

　　前面提过的静态模型，还原的是特定解剖结构或是特定临床任务，因此和一些细化的学科关系最密切，而其他设备用配有编程的计算机技术，让模拟器能呈现多种多样的（病理）生理，并能对用户动作做出动态反应。CEMs 可以适应大

量的模拟情境，因此对多个临床领域来说应用能力更高。正如前面提到的，具有高危操作环境的专科（特别是麻醉科）将这些技术融入他们的培训和评价项目中，这拓展了医学模拟的应用：依照商业航空中飞行模拟器的例子，那么重点就是急救或危症管理技能——个人和团队的——多数这个部分提到的模拟器都能用来评价上面的胜任力。多亏 CEM 灵活性高，能模拟多种多变的所需条件，其他医学专科和多种护理及相应的医学专业教育项目，也已经采用这些方法来培训和考试。CEMs 在多种类型的模拟器中，可能有最严谨的效度证据来支持其在评价中的应用。[100,137-139]

Sim One 是最早的 CEM：于 1967 年创造出来（仅比 Harvey 早 1 年），为一正常大小模型，由计算机控制，和麻醉机交互，能模拟血液动力、心脏和呼吸道问题。[2] 这个模拟器的原型已不复存在，但是——虽然计算机和其他技术的进步，让后续系统有了极大的提高——Sim One 的整体概念和设计仍然是现在人体病人模拟器的模板。

现在高仿真麻醉模拟器的"后代"可以说是 CEM 中最复杂的，首先由人类病人模拟器（human patient simulator，HPS）[140] 计划制造，由医学教育科技公司（METI）上市，又被 CAE 医疗后续得到应用，现在得以传播。成人大小的模型不仅能模拟血压、多处外周动脉搏动、呼吸音和心音，还能模拟由神经模仿引起的肌肉抽动、瞳孔反射、分泌唾液、流泪和排尿。含有模拟器的系统（或传统的外部监护仪）能显示生命体征、心电图、氧饱和度和实时的其他生理参数，这些记录在 HPS 用于评价时极其实用。其他不同的特点有真实的气体交换，这样用户可以通入多种麻醉剂和医学气体，并操作真实的二氧化碳浓度监测仪和脉搏血氧仪；伴有药物识别系统的复杂模型，可以下达超过 50 种的静脉内和吸入药物医嘱，并能得到自动 / 恰当的病人对药物的反应；逼真的肺部机械构造，能模拟复杂的手术、麻醉和重症情境。除此之外，模拟器对大量的操作都能做出正确反应，包括置管和通气、胸部按压、除颤 / 心脏复苏 / 起搏、胸腔闭式穿刺或引流以及动脉和静脉插管。HPS 包括多种预先编入的患者档案，能模拟涉及这些患者的许多场景；教育工作者和评价者已经开展了更多的用

于特定场景的个性化项目，并且这些项目通常可以免费在线获得，或是来自于模拟用户群体。[141,142] 儿科版 PediaSIM HPS[140] 模拟的是 6 岁（17 kg）孩子的大小规格和生理状态，提供了高仿真模拟的能力。

全面和逼真的模拟可能包括 HPS，让这个系统比较贵。不止如此，配有的硬件限制了其便携性和在外部可控环境中模型的使用（例如模拟这个领域里的军事或急救医疗服务）。出于这个原因，CAE 制造了其他无线 / 无绳的模拟器，[143,144] 因而也更便携，让考官能在笔记本电脑或平板电脑上远程操作。更加坚硬的元件（包括金属"骨架"）也让这些设备更能适应模拟或现实条件，比如适合评价军事或院前医疗人员。例如，有种 CEM[144] 是为模拟外伤患者特别设计的，有多处出血点，四肢可取 / 可换，能模拟多种伤口，比如弹片伤口和膝下截肢，止血带感应器受失血控制，能帮助评价受训者 / 医生处理外伤情况的技术质量。有一类模拟器"家族"，[145] 硬件和软件都不太复杂——包括能准确模拟对应的儿科生理的儿童 [146] 和婴儿 [147] 模型——预先编入的患者情况少，仅对小范围内的治疗措施能产生自动反应。这些系统也相应地不如配置完全的 HPS 那么贵，实际上在评价除麻醉科外的医学专业上，可能功能任务的对应性更好。

挪度医疗在之前的任务训练器的基础上，发展了一批类似的 CEM 模拟器，配有多种仿真度，主要用于教学和评价呼吸道、复苏和其他抢救技能。[148]SimMan 系列 [149-153] 包含完全大小的成人模型，以多变的解剖结构、逼真的呼吸道为特点，能还原不同条件，用以评价通气、声门上设备放置和插管技术。这个系列都有完整的体格检查指征（如心、肺和肠鸣音；发绀、出血、流泪和出汗；血压和外周动脉脉搏），以及氧饱和度、心电图和其他监测能力，能评价多种患者病情评估和治疗技能，特别是与先进的心脏和创伤生命支持相关的技能。SimMan 除了插管、胸部按压和除颤之外，还能测试其他侵入性操作，从外周静脉穿刺和（胫骨 / 胸骨）骨内输液技术，到胸腔闭式穿刺或引流和环甲膜切开术。模型中的特殊感受器能精确记录用户干预的用时（如氧气吸入或 CPR 起始），这种数据非常有用，能提供形

成性反馈和（或）支持终结性评价的决定。

原（"经典"）版 SimMan[149] 已不再生产，它要求实际接通一台电脑（运行控制模拟器的程序）和一台外部空气压缩机（驱动呼吸运动，并造成在困难的通气／插管情况下引起不同的呼吸道结构的肿胀现象）。下一代（"3G"）模型[150,151]具有相同的能力，但无需连接：微型压缩机安装在模型自身内部，模拟器依靠可充电电池运行数小时。这些无线单元能通过计算机、平板电脑或手持控制板远程控制，通过自身局部 Wi-Fi 网络和模型实现交流；使用网络摄像机和其他安全视听传输系统（已用于临床远程医疗）来对考生表现和复盘进行观察和评价，评价者可以通过 CEM 的无线连接，实现对模拟器本身的远程控制，并能进一步通过远程模拟辅助评价。[154,155]

SimMan 虽然可能不像 CAE 的 HPS 系统那样全面，但至少在生理／药理模型方面，以及通入吸入性麻醉剂和医学气体方面——功能性相当局限于麻醉科实践领域上——不那么贵，且还配备一套系统，能识别多种不同给药途径，能引发模拟器的自动且逼真的反应，反映生命体征和其他病人状态指标。SimMan 也许是因为它和简单款挪度模型（比如复苏安妮）的相似性（因为它像是很好地平衡了功能多样性和可负担性），常是新模拟或临床技能中心最初购入的高仿真 CEM 系统，结果导致在世界很多机构中广泛使用。

SimMom[156] 既有分娩任务训练器的特点，上一部分提过——多种解剖变化，正常或复杂的分娩情境，多种胎儿体位和母体并发症——又结合了 SimMan 计算机增强的能力，例如无线操作、全面的呼吸和血流动态监护，以及进行多种临床干预和抢救操作的能力，并伴有模拟器恰当的生理反应。伴随的新生儿模型可以手动娩出，或是由插入母体模拟器的可选模块，以全自动方式完成；婴儿外形逼真，但是一个静态的任务训练器，没有计算机化的元素。然而，"Sim 家族"之外的是限于（6 岁）儿童、[157] 婴儿、[158] 新生儿、[159] 甚至现在有"早产"新生儿[160] 大小的其他 CEMs，它们虽然仍需有限连接来完成计算机控制、供电等，但其所具有的整体功能性与对应的成人大小的模型相同——还增加了模拟这个年龄阶段患者特有表现和特定任务的能力，比如前

囟门凸起和脐搏动／血管通路——可以评价儿科急诊技能。

Gaumard[161] 是另一家生产一系列儿科 CEM 的公司，但其儿童模型大小范围（1 岁和 5 岁）有所不同，除了生产新生儿和早产儿模型之外，完全无绳／无线特点鲜明。[162-164] 这个特点在涉及新生儿复苏术的场景中（从待产室和产房到新生儿重症监护室，特别是在真实临床或工作地点完成的原位模拟中）是一种优势。实际上，随着 HAL 模拟器家族[165]（与 SimMan 系列多种模型具有相似的功能性能力）的加入，Gaumard 实现了在全面无线技术上的真正领先，也通过无线平板／监视系统实现长距离模拟器控制（最长 300 m 远）；这些模拟器也能外加真正的脉搏血氧仪探头、心电图（ECG）导联和除颤板。但 Gaumard 最有名的可能是它的 NOELLE[166] 系列模拟器：包括真实大小的成人女性和新生儿模型，不像之前描述的产科医疗模拟器一样，它在母亲和儿童模型中，配有计算机增强元件，因此能模拟很多场景，包括急救医疗和妊娠、生产中并发症的治疗。用户能通过两个独立的监护仪，评价母体和胎儿／新生儿生命体征和氧合状态、子宫活动等；为母亲和孩子执行类似插管、CPR 或除颤／心脏复律急救操作；（外周或脐带）静脉内或骨内途径给药；进行范围广泛的分娩操作。最先进的模型还有额外的特点，包括逼真的骨盆标志，确定胎儿体位时羊膜囊的真实感；生产全程可触宫缩的实时起落；为了增加真实性，用两个不同体位的胎儿，模拟顶位和臀位以及相应的设备辅助分娩；可选单独任务训练器（比如硬膜外操作和外阴切开修复术）插入母体模型；以及一个高度逼真、精准控制的自动分娩系统，还原产程中胎儿的移动。后者的功能性——加上内在感受器，可以追踪用户行为，记录参数，比如胎儿在分娩中承受的压力——帮助提供形成性反馈，也能收集终结性评价的表现数据。

还有多种混合式模拟，将 CEMs 和其他形式的模拟组合起来。我们刚提过，有种 NOELLE 模型，可以外插任务训练器到母体模型，用以评价产科医疗相关的特殊胜任力（例如硬膜外麻醉药注射，或是会阴撕裂修复术）。或者某些模拟在病人模型中融入标准化病人（例如在部分任务

训练器部分引用的那个例子），来评价技术性和非技术性技能。许多人类病人模拟器都有内置的麦克风，能让操作者向模型远程讲话——提供主诉中最重要的细节，呼唤医护人员"救我"，频繁地咳嗽或干呕，或只是喊疼——来测试受训者采集病史 / 沟通交流能力或同情心。这个方法的改进，包括让标准化病人（通常在模型旁边坐着 / 躺着）和考生在同一间房间里，为了在评价非技术性技能时采用更加逼真的"真人元素"，还包括可以在模拟器上进行体格检查动作或侵入性操作，来评价技术能力。还有其他的组合方式，是将虚拟现实模拟和 CEMs 组合起来：例如，某些病人模拟器包括在模型皮肤下的技术元件，可以进行（虚拟）超声检查并显示与给定测试环境下对应的现象。[167] 相同的技术可以和标准化病人结合，模拟演员不能模拟的内在病理。[168]（更多详细讨论参见下面 VR 模拟的部分。）

前面的讨论主要关注在评价个人胜任力上，包括技术性技能（比如精神运动技能）和非技术性技能（比如态度或行为）两个领域，后面的讨论主要强调的是伦理 / 职业素养、同情心和与患者的人际沟通。医疗专业教育（和后续的胜任力评价）的非技术性技能的另一大关注领域，就是**团队技能**。包括计算机增强模型在内的模拟，最常见的是形成了胜任力评价的基础，比如沟通、领导力、情境监测和团队内的相互帮助。[169,170] 因为 CEMs 能模拟大量的病人条件，能进行包括侵入性操作、复苏术和其他重要操作在内的多种干预措施，所以这些模拟器最常用于提供情境（在实验室或原位环境进行）内容，这些设计的场景可以评价医护人员不同学科间和不同专业间的团队合作技能，在培训 [171] 和实践 [172,173] 中都适用。

虚拟现实模拟器

不同于考生在简单的任务训练器或是更加复杂的病人模型模拟器上展现技能，现在可以在"虚拟"病人身上进行要求的技术操作。VR 系统一段时间前就能购买到——最早是计算机屏幕上的模拟，仅由键盘或初级"操纵杆"控制——其他许多还在发展中，想要用逐渐精巧高级的交互界面来模拟多种操作，从相对简单的非手术性技术（如静脉内插管 [174]）到更加复杂的手术（如

腹腔镜胆囊切除术 [175]），以及从经皮导管入路（如颈动脉支架置入术 [176]）到内镜方法（可屈性乙状结肠镜检查 [177]）。不仅如此，VR 模拟除了应用于评价操作性技能之外，还能辅助评价其他患者管理和沟通技能，对个人和团队都适用：在"虚拟急救室"中的外伤复苏情境，[87] 或是"虚拟产房"中的新生儿检查，[88] 我们能远程并同步评价多位参与者，因为他们将在一个计算机生成环境中合力治疗虚拟病人。

尽管如此，VR 模拟器为测试所用时，最常见的用处还是评价进行操作时的胜任力，包括医学检查、非手术型侵入性技术和手术。在后两类中，经皮导管法和内镜介入，以及微创或有限途径的手术操作具有相同的特点，不仅能让他们难以学会，还让其和 VR 模拟特别契合。[178] 这些技术要求的精神运动技能和知觉运动技能与传统的开放性手术方法大相径庭，因为医师必须：①基于间接和有限视野的二维图像呈现 3D 任务，进行复杂的侵入性操作；②克服深度感知减弱、有时图像质量差的问题，特别是在有些操作中使用的荧光灰度成像；③从操作地点远程操作精密仪器，并克服由此导致的触觉反馈和移动程度上的局限性；④弥补以这种方式操作设备产生的"支轴效应"，因为本体感受和视觉反馈常相互矛盾。[179] 相同的局限性也给这些真实操作的学习者提出了挑战，但真正简化的模拟任务模型，例如，使用内镜时，局限性视野和限制性移动程度要求在相应的虚拟操作中不那么全面的视觉和触感模拟。

这并不是说现有 VR 技术不能完成相当逼真的模拟；实际上，最近的进步——由视频游戏产业带来——在于计算机处理速度、3D 成像和其他技术显著提高了这些模拟的仿真度。除了其仿真度逐渐提高的视 - 听内容，评价操作技能的最复杂的 VR 系统也有触觉（触觉和本体感觉反馈）技术来传递操作、设备或检查时解剖结构的"感觉"。3D 系统虚像和其他触觉设备 [180] 作为这类技术的例子，能让用户通过机械连接臂触摸并操作虚拟物体，并在多达 6 个自由度上提供压力反馈：将套管、触控笔或真正手术用具附在装置末端，能模拟操作中涉及的触摸感觉（压力、阻力、轮廓等），比如触摸内在器官，或做切口和缝合。触觉机械装置和计算机交互产生过程中

的视觉元素；为了最逼真的效果，有时需要 3D 眼镜，但值得关注的是，现代系统具有敏锐而准确的动作检测，能做到在触觉设备的实际运动和监护仪上显示的可见反应之间基本上无延迟。像这样的 VR 触觉模拟器，已经在多个医学学科上有所应用，[181-186] 在像是牙医 [187-189] 和兽医 [190-193] 等其他医疗专业也有应用。

除了触觉技术，VR 模拟开发者已经创造了头戴式和其他可穿戴的追踪设备，[194] 并带有探测位置和跟随使用者头部和（或）手部运动的感应器。[195] 这些创新不仅提高了用户和虚拟世界交互的现实感，还（伴随着某些模拟器的内置记录作用）能测量特定的参数，比如移动和设备使用的经济性，这在手术技能的技术性评价中比较重要。[196,197]

所以，就像 20 年前首先预测的那样，[198] 几乎所有外科分支现在已经利用多种 VR 技术形式来进行教学、学习和评价多种胜任力。比如在神经外科，应用 VR 方法模拟脑室分流管置入术，就包括了简单的基于网络的虚拟模型，[199] 也融入了带有触觉反馈的更加复杂的设备。[195,200-202] 已有 VR 模拟评价其他重要的神经外科技能（比如肿瘤切除）。[203-207] 一段时间前，我们看到了这个领域的快速进步，[208] 相关领域中，更多系统可能会延续发展这个趋势。例如，虚拟颞骨分割模拟，不仅神经外科医生能用来评价他们的受训者的技术，耳鼻喉科医生也可以使用。[183,209-213] VR 触觉设备可以模拟一系列额外的耳部、鼻部和咽喉操作，[214] 从非侵入性检查，例如头部和颈部肿大触诊，[182] 到内镜鼻窦手术、[215-218] 鼓膜切开术 [219,220]——后者中的一种模拟器甚至融入了眼部追踪系统，来追踪用户轨迹和真实手术刀的目标。[221]

整形和重建外科医生已经利用虚拟病人一段时间了，[222-224] 但大多是用来计划手术方案和模拟想要的整形结果，并不是用来评价，比如初学者第一次在真实患者身上进行操作之前的技能。但在这个方面，也确实有些 VR 应用于考试：触觉系统可以生成模拟裂唇修复过程中的用户技术分数。[225] 其他 VR 工具在评价多个专科中的多种切骨术和融合术操作时也是有用的，不仅包括整形外科，还有口腔颌面外科和骨科。[226-228]

骨科手术中的类似微创的手术，就是关节内镜检查。因此，VR 平台可以模拟诊断性和治疗性关节内镜技术；[229] 一些模拟器已经用作商用，[230-232] 包括膝关节、[185,233,234] 肩关节 [235-237] 和较低程度上的髋关节 [238] 内镜操作模块。这些系统可以追踪表现评价的数据，包括完成任务的时间、设备移动的效率、与所有组织碰撞的次数，以及在关节组织上用的力量。[239,240] 还有其他 VR 系统模拟多种开放性骨科（尤其是髋关节）操作，包括关节成形术、骨折复位和截肢术。[241-243]

20 年以前，眼科医生开发了一个带有触觉反馈装置和立体操作视野的 VR 设备——眼部手术最重要的部分——来模拟白内障摘除操作，系统设计包括手术回放能力、多角度（包括从眼睛内部）手术技术分析能力。[244] VR 技术进一步的工作已经创造了其他眼科模拟器，能帮助评价多种技能，从简单的眼部检查 [245] 到更加复杂的手术，比如超声乳化白内障摘除术、[246-248] 晶状体撕囊术、[249-251] 视网膜光凝术 [252] 和玻璃体视网膜手术。[253,254] 在如今几种商业用眼科 VR 模拟器中，[255,256] 几乎所有发表的有效研究都使用 Eyesi 外科模拟器开展实验：这个系统带有一个改良过的模型头部，具有人工眼，具有逼真脚踏板来控制设备，多种手持设备能有线追踪位置，而且还能自由移动，还配有一台手术显微镜，计算机会给其传输合适的手术视野立体图像。几个不同的操作模块能评价大量的眼内手术技能。例如，这个平台可以模拟眼前节操作（尤其是白内障手术的关键步骤），用玻璃体视网膜眼交互界面和工具设定（包括玻璃体切除术机器和眼内激光），它也能还原眼后段手术。系统记录多种参数（比如，显微镜和设备操控、手术效率以及组织治疗），帮助反馈和客观评价技能。

对于普通外科，VR 系统能模拟手术操作，难度从简单的缝合 [257] 到诊断性腹膜灌洗，[258] 从其他创伤评估 / 治疗 [259-261] 到包括胆囊切除术在内的腹腔镜手术。[262] Procedicus 微创模拟训练器（minimally invasive simulation trainer, MIST）是较早（也可能是研究最多）的系统之一。这个模拟器一开始由 Mentice[263] 上市（现在已经被淘汰了——参见附录 12.1），包括一个结构框架来支撑两个机械臂，从而承托标准腹腔镜设备，并且和计算机连接，其监视器就能实时显示这些设备的运动。虽然图像是 3D 的，但某些基本训练模块利用的是简单的几何图形，而不是更逼真的解剖或相关组织的图像。尽管如此，用户可以进行复杂度逐级增加的任务，展示在腹腔镜手术中所用的关键技能，包括工具设备的撤出和插入、软组织的牵拉和剪断、透热疗法的使用、体内打结、操控针头、连续或间断缝合。系统记录了能评价表现的数据，包括完成任务所需时间、失误次数、设备运动效率和透热疗法的使用效益这些得分；计算机还能单独分析右手和左手的操作，来评价左右手灵巧性的技能。MIST 上任务完成度的得分，和在活体动物上完成的腹腔镜胆囊切除术的专家评级相一致。[197] 而且，使用这个系统并设计完善（称为 VR 到 OR）的研究，首先说明模拟任务的技能可以转化到患者身上的实际操作，为这种虚拟现实模拟器提供了重要的预测效度的证据。[262,264] 如今其他几个用于评价内镜技能的 VR 平台也已用作商用。[265-267] 这些训练器具有和 MIST 相似的设计和功能（带或不带触觉硬件），但是能模拟和评价更大范围的手术，包括阑尾切除术、乙状结肠切除术、[268] 腹股沟/切口疝气修复术，以及像胃旁路手术一样的减重手术。[269] 效度研究同样也说明了，在模拟结肠切除术和胆囊切除术中，基于 VR 系统所得测量数据的评价，可以外推至实际手术中的表现，不仅是活体动物实验条件的手术，[270] 也可以是在 OR 里给真正患者做手术。[271]

外科医生利用这里许多相同的技能，来进行微创手术而非腹腔内手术。相同（相似）的模拟器并不意外地——用（可选）额外的软件模块和（或）可换的设备操纵杆——已经应用于展现多种其他技术时的胜任力评价，包括电视辅助胸腔镜手术中的肺叶切除术、肾切除术和一系列妇科手术，如输卵管堵塞、[272] 异位妊娠、[273,274] 输卵管卵巢切除术和子宫切除术。还有其他的 VR 设备，创造了逼真的模拟，能评价像子宫切除术的妇科中不同的操作性技能。[275] 针对后者，商用平台 [276,277] 提供的模块不仅能评价通用技能（比如子宫颈管、子宫可视化和输液），[278] 还能评价专科手术表现，包括输卵管结扎植入物放置、[279,280] 息肉切除术和子宫肌瘤切除术。[281] 这些模拟器可以追踪完成精神运动任务的时间和精准度，生

成测量数据，辅助表现评价。

其他 VR 设备 [282-284] 能准确模拟泌尿生殖相关操作，从前列腺检查 [181] 到膀胱镜检查和输尿管镜检查，[285-287] 再到经尿道前列腺切除术（TURP）。[288] URO Mentor—— 由 Simbionix [289] 开发的"Mentor"系列 VR 模拟器之一（现在是 3D 系统的一部分）——可能支持其作为评价工具，在这个方面使用的效度证据最多，[290] 包括一个大型的 VR 到 OR 的研究表明，模拟条件下技能评价，和实际泌尿外科操作中的表现评分具有关联性。[291] 所有这些系统，它们所能还原的诊断性和治疗性腔内泌尿外科手术相当丰富，包括膀胱镜膀胱组织活检和肿瘤切除；良性前列腺增生的 TURP 和激光治疗；通过球囊扩张术、放置导管或支架，在输尿管镜下治疗狭窄/阻塞；以及结石取出或体内碎石。[292] 这些模拟器支持使用现实中可弯曲或硬管内镜，已经插入原有工具的工作管道；用户可以用真实的操纵杆控制这些器具（比如导管、导丝、篮子、镊子、碎石机、电极、支架、球囊），而计算机会显示这些设备操作终端的虚拟图像，以及泌尿生殖结构的具有照片真实感的图形，二者交互影响。触觉技术能给出腔镜插入和器具操纵时的现实感。考生可以通过直接可视化和病理损伤处的治疗来展示自己的内镜技能，或是完成正确摆放 C 形臂的位置和对比剂的模拟注射，来展示操作实时荧光显微镜的能力。内置系统可以追踪多个参数，辅助表现评价，包括完成操作中关键步骤的用时、X 线暴露时长和失误次数（比如穿透或激光误燃）。

PERC Mentor [293]——一开始作为独立系统使用，但现在专门和 URO Mentor 组合使用（一个单元里有两个设备）——模拟了行经皮肾入路手术相关的技术。[294,295] 这个平台包括一个专门的部分模型，展示患者的背部和两侧腰部；分层的软片，可以模拟皮肤、皮下组织和肋骨的感觉——操作时，在正常或肥胖患者之间可换——能让用户用多样的实际的针头，进行真实的经皮穿刺，同时操纵虚拟 C 形臂，跟随荧光显微图像绕过导丝，入到正确的肾盂处。并且，模拟器内含记录用户考试练习中的数据的能力，比如进行操作中重要步骤的用时、总 X 线暴露时长、对比剂用量、对收集系统尝试进行穿刺的次数，以

及并发症数量（例如，渗血、漏斗撕裂和血管损伤）。虽然效度研究已经积累了一些证据来支持用这种测量集评价胜任力，但是关于这个 VR 模拟的仿真度和"整体真实感"，专家几次评级都比在活体动物模型上要低；与此同时，他们了解到虚拟系统在可行性上的优势，以及在模拟器上重复进行操作的能力，他们还发现 PERC Mentor 的"整体实用性"等同于训练经皮肾入路手术时的猪模型。[294,296] 相同的硬件平台可以容许开发外加软件模块来模拟相关操作，比如经皮经肝胆道造影术，[297,298] 但是因为不同的诊断性 / 治疗性方法，需要独特的评价环境，接下来需要研究并评判在每种环境下，用这个技术作为评价工具的效度。

显而易见的是，完成像这样的图形引导的经皮技术所要求的技能评价，不仅与泌尿外科医生关系密切，也与血管外科医生和其他进行介入操作的专科医生密切相关，比如放射科、肾内科、神经科 / 神经外科和心内科医生。在这之中，VR 模拟器可以帮助评价进行血管造影术和血管内操作的胜任力。[299-301] 例如，ANGIO Mentor[299]——另一个 Simbionix 设备——代表了这个领域中多数 VR 系统的能力：它能模拟的范围拓宽了，如颈动脉 / 颅内、冠状动脉 / 心脏、主动脉、肾、下肢动脉的诊断性和治疗性干预，包括影像和数字减影血管造影、血管形成和支架置入术，以及动脉瘤修复。[184,302,303] 高端触觉装置逼真地模拟导丝、导管、球囊、支架、移植物和其他器具的使用。更加高级的这些特点能帮助在进行真正手术之前的预演，根据扫描到系统上的真实图片，创造患者特定解剖 3D 模型。这种模拟包含了患者状态的动态指标（比如，生命体征，ECG，氧气饱和度，动脉内压力梯度，甚至是虚拟神经检查现象），这些指标可以随着给药和手术进程恰当地改变，因此能评价受训者的医学决策力和处理并发症的能力。这种模拟器跟踪了许多参数，并能生成个人或团队的表现统计报告，来辅助评价。

血管介入模拟训练器（Vascular Intervention Simulation Trainer，VIST）[301] 是另一个能评价血管内操作技能的系统。像前面提过的 VR 平台一样，VIST 不仅能模拟一系列的主动脉、肾动脉和外周动脉技术，还能模拟许多心脏介入手术，包括伴有冠状动脉显影、血管成形术和支架

植入的心脏导管插入术，起搏器置入术，电生理研究，以及心率管理，房间隔穿刺和房间隔缺损 / 左心耳闭塞术，经导管主动脉瓣置入 / 置换术（TAVI/TAVR）。[304] 对于所有这些模拟操作来说，用户经模拟器中的导引器，操控真实工具和设备，触觉装置能还原触觉反馈，以及模拟荧光显微图像可以实时显示解剖和介入效果。研究已经证明了这个系统作为一种测试方法的信度[179] 和效度[305-309]，考查进行多种血管内技术操作的能力，导致美国食品和药品管理局（FDA）作出了下面一个重要决定，它批准了一项颈动脉支架系统，并要求那些将要成为医师的人，在参与带有 VR 模拟的培训 / 评价项目时，完成这个高利害的操作，并（在此期间）记录足够的熟练度。[176] 一个代表能进行这些血管内手术医生的专业协会发表了一份共同声明，支持 VR 模拟在这个领域作为培训和评价临床胜任力的工具使用。[310]

其他非手术性（但还是具有侵入性）操作，也可以用 VR 模拟，例如多种内镜技术。这些操作主要是外科医生和介入医学专科医生使用，比如肺科医生和胃肠科医生，包括支气管镜检、食管胃十二指肠镜检（EGD）、乙状结肠镜检和结肠镜检。[311-314] 能模拟全部内镜操作的触觉 VR 设备现在也作商用：有些包括了一体化系统，[315] 而其他包括的是单独的支气管镜[316] 和胃肠道（GI）内镜[317] 模拟器，并且可以选择是作为独立单元配置还是组合在一个平台使用。在所有这些模拟中，用户使用仿真（改良）的内镜，多种真实器具可以从其入口进入，触觉技术仿造了腔镜插入和操纵的触觉体验。逼真的 3D 图形显示可以还原病人解剖和组织对干预做出的反应（如出血）的变化。支气管镜模块可以评价基本的支气管内镜和检视技能，[318] 也能评价多种样本采集技术（支气管内采样，经支气管针吸活检术，支气管肺泡灌洗）；另外的一个项目模拟了更为困难的小儿呼吸道导航系统。类似地，上下 GI 模块可以评价基本的胃肠道内镜技能（器具操纵、导航和损伤黏膜检查），[319,320] 也能评价更加复杂技术的表现，从组织活检和息肉切除，到经内镜逆行性胰胆管造影术（ERCP）。[321,322] 最近，这些 VR 模拟系统已经增加了教学和评价技能的程序，在关于支气管内和 GI 内镜操作中，利用

超声引导进行诊断性 / 治疗性介入。[311,323-325]

　　进行经食管超声心动图（TEE）技术和那些使用其他内镜超声方法明显非常相似，所以开发者就创造了 VR 模拟 [326-328] 来贴近真实地教学和评价进行这项操作的熟练度。[329] 相同的系统可以用于评价经胸超声心动图所要求的技能。[330] 有些超声模拟器仅关注心血管成像技术，[326] 而其他 [327,328] 还能还原许多经胸腔的、经腹腔的，以及——单独的男性和女性模型，外加额外的模拟超声探头——经阴道的超声检查，从而能评价多种创伤和急救医学中的操作技能，[112,331] 还有产科和妇科技能。[332-334]

　　我们前面已经讨论了最近临床上床旁超声检查在增加，从而导致了教学和评价相关技能的超声模拟器的开发和利用。但是，不像是早先提过的设备那样——含有部分任务训练器，带有内置的组织影像和充满液体的血管，能用真实超声仪器真正地扫描出来——这里的 VR 系统的组成有计算机化（典型真实大小）的模型，代表了患者的头部、颈部和躯干，还有追踪仿真（手持的或内镜）超声探头位置和方向的感应器，以及展示相应真实大小的超声图像的计算机程序（通常从真实患者的多种病理改变中获取）。像这些模拟——结合了物理元件（模型和超声探头）和计算机生成 / 虚拟元素（超声图像）——有时会划分在"增强现实"系统中。[335] 因为它们不是单纯的虚拟（也就是说，不是完全基于计算机屏幕的）模拟，所以多数提及的触觉设备在技术上远低于增强现实的标准。但是因为这些模拟器的物理交互界面是通过和真实身体部分或患者相似度低的有形元件完成的（比如，带有内镜 / 器具插入开口的"黑箱子"），我们常使用更加笼统的词语"虚拟现实"，将"增强现实"还是留给包含虚拟元素的模拟，其与人体体格图像交互（或附加于其上）。

　　SonoSim 超声培训解决方案 [336] 就是一个增强现实模拟器，其独特的特点不仅提供了教学优势，还具有评价超声技能的优势：虽然其他平台要求有专门的模型，且带有能追踪模拟超声探头位置和方向的内置感应器，SonoSim LiveScan[168] 利用一种特殊探头，并带有射频识别（radiofrequency identification，RFID）标识，可以放置在所有人体模型上（包括部分任务训练器

和 CEMs）或活体动物身上，能即刻将健康标准化病人转成评价案例，也就是说受训者能正确辨别多种病理现象（从真实患者上获取的真实超声扫描图扩展库中调取）的能力。RFID 标识对人低敏且是一次性设计，而人体模型标识是循环利用的，甚至能预先安装在某些 CEM 模拟器的皮肤下。[167] 虽然这个系统仅能使用外部（不是内镜）超声检查，但是 SonoSim 技术和人体模型或真人的整合，是增强现实作为另一种混合式模拟形式的应用，能开发仿真度相当高的测试情境：比如，一名标准化病人现病史为高脂肪餐后突发右上腹绞痛，疑似 Murphy 征阳性，虚拟超声图像显示相应的急性胆囊炎超声现象。一个可选系统能进行表现测量集的即时或纵向追踪，能辅助终结性评价或形成性评价项目。

　　还有一个适于使用虚拟现实设备进行模拟的领域，就是机器人手术，近年来在多个外科专业的使用已经显著增加。机器人手术要求的精神运动技能不同于开放性手术技能和腹腔镜方法，对于新手医师习得这种技能来说，也是尤其具有挑战性的。但是，像腔镜手术一样，机器人手术的多个特点让其难以学会，也让他们重复用 VR 技术相对容易。da Vinci（达芬奇）系统 [337] 是目前唯一的商用机器人手术平台；同一公司生产了一款专业模拟器，用于培训未来的机器人外科医生，[338] 而且这是效度研究证明的唯一系统，从这个模拟设定环境中展示的技能，能转换成在真实患者身上进行操作（子宫切除术）的技能。[339] 有些现有的其他 VR 模拟器可用于评价相关技能，[340-343] 提供效度证据的研究在增加，支持在机器人手术领域使用这些设备评价胜任力。[344]

　　正如在这个部分开头提过的，在这里我们只是提供了众多现用或还在开发中的模拟设备中的一小部分样例。这个技术会持续稳步前进，未来的发展和应用可能只受限于成像技术。

现阶段应用和未来方向的实用建议

　　对评价项目计划者来说，实施模拟评价方法的任务可能非常惊人：面对仿真度、特点和成本范围这么大的模拟器，并在其中作出选择，对于一次指定的评价，我们该如何决定是使用 CEMs、

任务训练器还是 VR 模拟器呢？使用模拟进行考试的决定，最终取决于当地环境、特定考试的需要和目的、正在评价的胜任力。我们已经尽可能在所有地方使用广泛应用的术语来表述前面的讨论，而不涉及特定的医疗专科或是培训水平。然而，很明显现有的许多模拟器与具体专科关系更大，与毕业后教育和继续职业发展水平教育或评价关系更大。在本章最后部分，我们将提出几个重要的观点，这是考虑到项目负责人希望在他们的现有课程内实施模拟方法。并且，我们还对关于模拟评价的未来发展提出了自己的想法，并且给这个领域中接下来的研究提供一些建议。

首先，为了契合课程安排的原则，明确的学习结果应该会驱动评价模拟器的使用，而不是其他形式。所有优质课程计划书**始于**胜任力或学习目标的详细列举，**然后**需要决定最佳的教学策略来实现这些目标，决定最好的评价工具来记录所获得的成果。但是有时，项目未经仔细的前期使用计划就购入了模拟器——如前所述，高科技极具诱惑力——然后课程负责人最后需要寻找合适的方式，让这些机器融入他们的教育和评价体系中。拥有一台**能**用于评价某种胜任力的模拟器，并不意味着我们就**应该**这样用，因为这些结果可能超出了特定课程的范围，或是不适合我们受训者的水平。

根据相似的方法，评价者必须将模拟器的特点和仿真度与考试的胜任力匹配起来。例如，膀胱导管插入就是一项可以在人类病人模拟器（HPS）上评价的技能；但如果能评价的胜任力就**只有**膀胱导尿术，而在一个花费远没有那么多的解剖（盆腔）模型上足以达到相同的目标，那么买这么贵的 HPS 就没什么意义了。另一方面，购入一个像 HPS 这样的全功能的设备来评价气管内插管、静脉给药和药理学、麻醉诱导，如果所有这些都是需要评价的结果的话，相较于买多个单一任务训练器，那么前者更经济划算。其他需要平衡的因素包括：维护设备的花费（HPS 通常需要一份年度服务协议，而塑料模型不怎么需要保养）；使用多功能模拟器，仿真度（真实感）更高，所呈现 / 评价的临床条件或情境的范围更广；如果人体模型具备内置记录功能来捕捉客观评价数据的话，就可以节约评价时间。

如前所述，其他可行性问题相似的考虑因素包括培训人员和开发模拟情境所花的时间和金钱。一种克服这些挑战的方法就是避免"炒冷饭"。模拟协会和其他用户团体发表了指南，主持了在线讨论，并且召开了会议来分享想法、"学到的经验教训"和真正资源，这些都能节省大量的人力和财力。比如，医疗模拟协会（Society for Simulation in Healthcare，SSH）[141]成员，能联通一个邮件列表，促进与其他模拟教育者互联互通；分享使用（调试）特定模拟器的经验；探索包括用于模拟评价、情境脚本等的评价工具（比如检核表和评级表）在内的资源库。[345]SSH 成员也可以在直播学习中心[346]参加线上研讨会，还能观看国际模拟会议记录的展示和课程。SSH 期刊 *Simulation in Healthcare*（《医疗模拟》）[347]会发表在医学教育这个领域的同行评议的研究和评论，也会发表最佳实践建议，这份建议经证实，对利用模拟模块的新项目的负责人来说非常实用。国际大会能特别追踪一些人，他们对建立和运行模拟中心感兴趣，并且能处理从建筑和空间规划到员工招募和资源采购的各类问题。

这种"特殊兴趣"的会议在增多，因为全世界众多机构现在正在创建专门的临床技能或模拟中心，但这种设备是一个成功的模拟项目所需的，不管是为了培训还是评价，这对那些资源有限的人来说有时就很惊人。然而，我们能给出一个具有说服力的观点，反对在人工或体外环境下展开测试：想要临床胜任力评价更真实，也因此可能更有效，这可能需要在医生真实工作环境中进行评价（你也可以说是原位模拟评价：手术室、急诊科或临床检查室）。如前所论，利用混合式模拟在这样的环境下进行评价（如一台部分任务训练器，像是一个皮肤缝合板，铺在标准化病人手臂上），可能是我们对于真实患者接诊的最大程度的接近，[69]因为原位混合模拟能帮助在真实环境中同时评价操作性技能和非操作性技能胜任力，所以这些可能就变成了将来临床评价方法的首选。[348]除此之外，因为现在已经有了"考试中心"（受训者和医生工作的医院和诊所），并且其中有些任务训练器相对来说不贵，所以资源有限的项目也许仍可进入模拟评价这个舞台。早前提过，这样的原位观察将来可能变成蓬勃发展的项目中重要的组成部分，来评价和记录里程碑式结果的实现，以及认证组织所要求的 EPA 的掌握。

其他创新性的模拟模块整合方式已经崭露头角。除了前面说过的与人类相伴的任务训练器，我们已经讨论过将 VR 系统和标准化病人或是人体模型结合起来的方法。其他像是增强现实技术有应用前景的，能让模拟设计者去自定义并改变所需的模拟病人的外观：他们可以根据特定的情境去改变性别，或让它看起来年老点，又或是表现出发绀等。虽然仍然需要操纵一个物理模型或是检查真人，但是用户的虚拟体验可以通过特殊的立体（3D）成像头盔介导完成。不仅如此，VR 技术通过对真实患者数据（放射图像、生理参数等）进行编程，可以在对真实患者实施手术之前预演（和评价）复杂或罕见的手术。[349-351]

评价用的这些技术其未来应用趋势很可能是在高利害考试中（如资格证考试、专科委员会认证和认证的维护）。[352] 有些模拟评价已经在这种条件下接受度很高了：例如，在国家考试中使用标准化病人[353,354] 的长久经验，以及支持这些模拟方法的心理测量性质的机器人研究，已经建立了在这种评价中运用标准化病人的效度。[355,356] 相似的有基于计算机（单纯地指屏幕）的病例模拟，也是国家级考试的组成部分。[357-359] 这些在美国构成了高利害情境，因为入选毕业后教育培训和考取医师资格证都需要在这些评价中表现优秀。然而，基于人体模型的模拟或是虚拟现实模拟，在国家级组织的评价中，尤其是医学专科医生的初级认证使用中就相对有限了。确有一些来自于美国外的国家的例外：加拿大皇家内科及外科医师学院十多年来都在使用一种 CEM 心脏病病人模拟器[127]（除 SP 和基于计算机的视听模拟之外），作为他们的国家内科认证考试的口试（OSCE 大纲）部分。[27] 在以色列，这个国家的医学模拟中心[360] 和国家考试评价研究所的专家与以色列麻醉学委员会合作，将几种不同的 CEM 模拟器（和 SPs）纳入其专科认证考试中。[361,362] 最后，巴西肾内科协会要求寻求这个专科资格认证的考生进行评价，并自 2011 年起，这项评价已经包括了一个利用人体模型模拟器来评价手术技能的操作成分。[363,364]

现在有几种模拟评价，虽然还没被美国多

种考试本身利用，但确实是专科认证的**必备条件**——例如，美国外科医学委员会（ABS）[365]：申请者必须有成功完成高级心血管生命支持（ACLS）和高级创伤生命支持（ATLS）项目的记录，这两个项目通常利用 CEM 模拟器来进行技能评价。除此之外，还需要经由腹腔镜外科学基础（FLS）[366] 考试正式的评价，这其中包括了精神运动技能部分，通过测量手指的效率和精准度来考查手的灵活度。只有指定的考试中心和认证过的监考人可以负责组织这种考试，但有趣的是，在技能评价中使用的模拟模块，其实就是一台相对简单的任务训练器，并不带有复杂计算机、虚拟现实或是触觉技术元素。[367] 这样一个系统，有便携、相对简单以及生产和扩大成本低的优势。在限时评价中，考生通过 FLS 训练器箱上被遮住的开口插入多种器具，并且必须展示五种基本的精神运动技能——传递堆在训练器里腿上的小物体（实际的，不是虚拟的）、精准裁剪、圈套器结扎和两种缝合任务——在通过电视摄像机观看"手术视野"的同时。这个模块的设计目的，就是测试可用于广泛的腹腔镜手术的基本技能，而不是专业手术技能，并且主要基于任务完成的速度和准确度进行评价。[366,368] 在 ABS 认证正式启用这个必备条件之前，一个稳健的核验过程必不可少。[369] 类似地，对那些在 2017—2018 学年及之后结束外科住院医师培训并想要拿到 ABS 认证的申请者来说，他们现在也需要成功完成内镜手术基础（FES）[370] 项目。[365] 跟腹腔镜手术项目很相似，FES 认证同样需要考生进行评价考试，包括一个基于模拟器的手控技能部分，但这次的模拟模块采用了虚拟现实和触觉技术。[317] 这个技能考试同样由 5 个限时任务组成，要求的精神运动技能并不是手术特定的，而是开展一系列基本内镜手术操作必要的技术。[368,370] 效度研究在这里也已经提供了足够的证据，来支持对考生在这个领域中模拟评价的胜任力的判定。[371] 临床医学教育者最近甚至创建了腔内血管外科基础（FEVS）模型，来评价与基于导管的技术类似的技术：[368] 他们依据一个严格的开发过程，制作了一个硅制任务训练器，这是一个分支"血管"的非解剖图像，具有多种结果特点，通过一系列 8 项任务，专为测试基本血管内技能设计。初级效度研究已经说明了用这种模拟的评价能区分不同水平经验的介入技师。这个研究团队和公司合作，在商用 VR- 触觉平台上，[299] 后续又复制了这种模拟的一个相同（但是虚拟）版本；他们计划开展进一步实验，为这种虚拟模型建立将来在可能的高利害评价条件下应用的效度。[368]

当然，构建一个效度论证来支持他们提出的在模拟评价中获得的数据的使用方法，这不仅需要收集关于模拟器本身的证据，还需要在评价过程中使用过的所有额外的工具的证据。如前所述，虽然有些模拟器具备内置功能，可以测量和记录客观表现数据，但是几乎所有临床检查都会包括由人评判的评分（通常是兴趣领域的专家），并且评分工具的使用和评分人也必须进行核验。例如，在 FLS 和 FES 评价项目中，对模拟器本身的研究进行核验之前，先前在模拟情境外的研究（通常是在活体动物或患者身上真实手术的情境）需要证实使用多种评价工具的信度和效度 [如分别使用全面腹腔镜技能操作评价（GOALS）[372] 和全面消化道内镜技能评价（GAGES）[373,374] 工具]，培训过的观察者就可以在之后的模拟评价中使用这些工具了。一种类似的工具名为全面血管内技能评分评价设备（GRADES），已经开展了其在 FEVS 模型中使用的研究。[368]

除了用这种工具、由培训过的观察者获得的分数信度的合理证据之外，这些评分的固有主观性总是会促使评价者去寻找更加客观的表现测量方法，特别是依靠这些评价作出重要决策时。许多新近的高科技模拟器，能在操作者进行多种技术时抓取大量的数据，这其中的挑战就是决定什么样的测量集与操作性"技能"的关联是有意义的。正如在可用技术部分一直提到的，VR 模拟器，尤其是那些具有触觉元素特点的，能测量很多参数（比如，在一个手术中多个步骤的完成时间和工具使用的效率），其可能显示熟练水平。特别是"手部灵活度"由运动分析测得（即由模拟器内部的感应器追踪器具 / 内镜 / 导管 / 导丝等的运动轨迹），已经受到了充分关注，并且这里讨论的大多数微创手术案例已经显示出与操作者经验的阶段进展水平具有相关性。[375,376] 令人惊讶的是，其他觉得对决定技能水平有用的参数，

根据评价的具体手术，展示出不同的心理测量特点：比如，完成任务的时间在开展血管内技术时和专业水平的提高并不相关（应该负相关），但在腹腔镜手术中确实相关。[368] 这就凸显出早先也强调过的，理解效度高度依赖于情境这句话的重要性："研究人员也必须认识到，根据评价目的和组织条件，支持多种评分工具的使用的证据可能对测量的队列是特异的。因此，仅仅基于之前的效度研究就认为一特定的评分工具的使用是正确的，这几乎是不合适的。"[377] 即使这种研究确实支持一种特定的基于模拟器的测试集的使用，但这个方面的分数解读会根据这个评价想要区分出来的考生水平而有所不同（如，"胜任者" vs. "熟练者" vs. "专家"）。最后，使用所有的模拟器评价都必须保证真的是在测量那些感兴趣的构念（例如某些临床技能），而不是某些像是特定技术或硬件的熟练度一样的混淆变量：例如，利用了 VR 系统的一项研究，说明了有经验的腹腔镜医师中，达到"最低熟练度"所需的任务重复数（由计算机自动记录的分数所决定）显著高于那些少经验或无经验的人。[378] 显然，这代表了对使用这种分数做出的所有关于临床胜任力的判断的效度是一个根本性威胁，并且这还强调了一个持续存在的挑战，以决定对于模拟评价有意义的测量结果。几次共识会议已经声明了这种状况，并且列出了在结果测量领域中进一步研究的需要，围绕它们给以后的模拟评价研究推荐了重点。[125,126]

一旦能明确规定有意义的表现测量集，住院医师项目负责人就可以更加依赖模拟方法，来评价里程碑式的成果，并记录作出置信决策的熟练度。他们如果想做到这些，就必须将模拟融入其他工具包中的评价工具中，来构建一个必需而有周期性的评价系统，并将持续贯穿于整个毕业后教育项目。事实上，现有一些甚至在专科医师培训的早期阶段就使用基于模拟的测试的建议，例如，学生申请住院医师名额的时候：根据人体运动学理论，对于某种精神运动技能来说，个人学习曲线呈指数性增长，由此开展指定技术的一些尝试（如在一台 VR 手术模拟器上），可以外推到"人本身的发展任务特异性技能的能力的定量"。[379] 项目负责人可能会使用这个方法来筛选学生中具有进行某项技能天赋的候选人，并且

可以指导未来的培训选拔决定，尤其是在竞争性很大的专科。[380-382] 想象一下未来有模拟技能测试面试的一天！这个想法——实际上是实践——并非没有先例：以色列医学模拟中心取代传统的面试，已经开展模拟（基于标准化病人）情境多年，来评价本国医学院入选的申请人的个人能力和人际沟通技能。[383]

鉴于模拟方法的众多优势，许多专家感觉已经有足够数量的证据证实监管机构所要求的模拟模块在评价过程中扩大使用的合理性。[352] 模拟的可编程性和后续的可重复性让它们能完美适合于作出高利害决策的考试环境，以及需要信度很高的环境；因为越来越多的研究也说明了这些评价方法的效度（尤其是和感兴趣的现实变量的相关性，比如患者的结果），所以它们也得到了认证委员会和资格认证机构更广泛的接受。正因为麻醉科医师是将模拟方法用于培训的早期采用者，所以他们像是蓄势待发一般，成为美国首个将含有模拟情境的表现为基础（OSCE）的组成成分融入他们的**初级**认证考试中的专科委员会。[384] 美国麻醉学委员会（ABA）从 2018 年 3 月开始，在位于北卡罗莱纳州罗利市的 ABA 考试中心组织这种考试，虽然这种 OSCE 还在发展中，但是一篇发表的内容大纲显示，多种模拟（包括 SPs、CEMs，以及可能是超声模拟器）可能构成了在情境设计中的重要元素，用以评价沟通能力、职业素养和技术性技能。[385]

手术科室（外科、内科介入二级专科和放射科等）主要出于对患者安全的考虑，可能会效仿：如果不是作为他们初级资格认证过程实施的一部分，他们可能——正如前面所述的颈动脉支架的例子[176]——需要模拟评价来认证用户使用新医学设备以及医生进行高风险操作的熟练度。相似的患者安全问题，也促进了重症医学和手术专科组织开发模拟模块，其主要用于继续职业发展（CPD）和维持认证（MOC）活动。毫无疑问，ABA 再次成为了这项运动的先头部队，这次是通过为有资格证书的医师提供机会，在模拟活动中赚取分数（在全国官方批准的培训和评价中心中开展），这就能满足麻醉学认证维护（Maintenance of Certification in Anesthesia，MOCA）项目中医学操作提高（Improvements in Medical

Practice，IMP）部分的要求。[386] 另一个模拟培训方法的早期采用者——美国急诊医学委员会（American Board of Emergency Medicine，ABEM）也开发了类似的 MOC 过程，[387] 能让模拟课程满足其说明参与 IMP 活动的要求。迄今为止，仅有一个 ABEM 批准的、能获得学分的模拟课程提供者，[388] 但是正在计划开发一套标准化课程，在官方批准的区域模拟中心中实施，这样会为 CPD 提供这些机会。美国内科学委员会（ABIM）利用了仅有 6 个教育中心的网络来安置虚拟现实 SimSuites，这台机器能复制真实的心导管室，在这里，心脏介入医生如果能完成多达 5 种病例情境，测试他们在面对临床实践时处理常见问题的能力，可以此获得 MOC 分数。[389]

最后，模拟评价方法也可以使用在确认医生疑似丧失胜任力的项目中，提供与同行评议标准相对的表现评价，还提供了通过模拟进行补习和重考的机会。这样的项目在司法和立法条例中得到的支持在增加。[390,391]

总结

在我们的评价工具中，模拟逐渐占有一席之地。科技的进步已经为医学教育的多个领域带来了能辅助测试的多种模拟器。一般来说，模拟器在评价开展临床技能或手术的胜任力方面是最合适的，能展示人际关系、沟通能力和团队技能，能展示其职业素养。模拟器提供了在临床检查中患者变量的标准化，还为这些领域中更加可靠的表现评价做出了贡献。模拟器完善了像 OSCE 的其他考试方法，以及能让我们测试和评判在临床培训中遇到的大多数过程和结果。

对一个评价系统的多个维度的考量，不仅能了解整体评价政策的选择（比如，是使用基于表现的考试还是笔试），能得知在特定种类中专门方法的使用情况（如模拟考试对临床技能的直接观察），还能在多个可用的模块中选择一种具体的模拟技术。显然这些不同的维度是相互关联的，并且思考它们交叉的领域可以帮助确认其支持的最佳应用，以及抵消潜在的挑战。在现有的结果导向的教育模式中，第一步是列出需要评价的胜任力。然后必须考虑其所要求的评价等级、考生的发展阶段和评价的整体目标。罗列这么多的因素，可能更能满足多个利益相关方更多的质量标准，包括进行评价的个人、教师和学校、认证机构以及最终的患者，他们信任我们作为医学专业人士，将其健康管理交予我们。

致谢

作者想要向他在迈阿密大学戈登医学教育研究中心的几位同事表达他的感谢，感谢他们在本书第 2 版中本章的更新上提供的帮助。特别要感谢 S. Barry Issenberg 博士，感谢他共同编写了第 1 版中的本章，感谢他为本次修订提供的宝贵指导意见，还要特别感谢 Diego A. Waisman，感谢他娴熟的图表设计能力，为本章创作的图形充分体现了我陈述的概念。

利益冲突声明

作者（RJS）与本章引用的所有商业制造商和产品都没有任何经济关系。特别指出，虽然作者在迈阿密大学米勒医学院担任教职，这里制造心肺疾病模拟人 Harvey，但是他没有收到任何和 Harvey 在本章占比相关的经济补偿。本章提过的具体模拟系统，不构成作者、编辑或出版商的赞许态度。这里作者选择引用的具体的公司和模拟器，它们或具有历史重要性，或代表了如今在医学教育领域中通用或典型的模型。这里引用的有些公司/模拟器名称，因产品/商业公司从引用文章的发表日期起这么多年的发展，可能会发生改变，每次提交本章文稿时，我们都尽可能引用当时的名称。

注释书目

可在 www.expertconsult.com 在线获取推荐的注释书目。

参考文献

1. Barrows HS, Abrahamson S. The programmed patient: a technique for appraising student performance in clinical neurology. *J Med Educ*. 1964;39:802–805.

2. Abrahamson S, Denson JS, Wolf RM. Effectiveness of a simulator in training anesthesiology residents. *J Med Educ*. 1969;44(6):515–519.

3. Issenberg SB, McGaghie WC, Hart IR, et al. Simulation technology for health care professional skills training and assessment. *JAMA*. 1999;282(9):861–866.

4. Fincher RME, Lewis LA. Simulations used to teach clinical skills. In: Norman GR, van der Vleuten C, Newble DI, eds. *International Handbook of Research in Medical Education*. New York: Springer; 2002:499–535.

5. Collins JP, Harden RM. AMEE Medical Education Guide No. 13: Real patients, simulated patients and simulators in clinical examinations. *Med Teach*. 1998;20(6):508–521.

6. Haluck RS, Marshall RL, Drummel TM, Melkonian MG. Are surgery training programs ready for virtual reality? A survey of program directors in general surgery. *J Am Coll Surg*. 2001;193(6):660–665.

7. Institute of Medicine Committee on Quality of Health Care in America; Kohn LT. In: Corrigan JM, Donaldson MS, eds. *To Err Is Human: Building a Safer Health System*. Washington, DC: National Academies Press; 2000.

8. Department of Health. *An Organisation With a Memory: Report of an Expert Group on Learning From Adverse Events in the NHS Chaired by the Chief Medical Officer*. London: The Stationery Office; 2000.

9. Institute of Medicine. *Crossing the Quality Chasm: A New Health System for the 21st Century*. Washington, DC: National Academies Press; 2001.

10. Department of Health. *Building a Safer NHS for Patients: Implementing an Organisation With a Memory*. London: The Stationery Office; 2001.

11. Baker GR, Norton PG. Adverse events and patient safety in Canadian health care. *CMAJ*. 2004;170(3):353–354.

12. Goodman W. The world of civil simulators. *Flight Int Mag*. 1978;18:435.

13. Wachtel J, Walton DG. The future of nuclear power plant simulation in the United States. In: Walton DG, ed. *Simulation for Nuclear Reactor Technology*. Cambridge: Cambridge University Press; 1985.

14. Ressler EK, Armstrong JE, Forsythe GB. Military mission rehearsal: from sandtable to virtual reality. In: Tekian A, McGuire CH, McGaghie WC, eds. *Innovative Simulations for Assessing Professional Competence*. Chicago: Department of Medical Education, University of Illinois at Chicago; 1999:157–174.

15. Kanki B, Helmreich R, Anca J. *Crew Resource Management*. 2nd ed. San Diego: Elsevier; 2010.

16. Gaba DM. Improving anesthesiologists' performance by simulating reality. *Anesthesiology*. 1992;76:491–494.

17. Gaba DM, Howard SK, Fish KJ, et al. Simulation-based training in anesthesia crisis resource management (ACRM): a decade of experience. *Simul Gaming*. 2001;32(2):175–193.

18. Kochevar DT. The critical role of outcomes assessment in veterinary medical accreditation. *J Vet Med Educ*. 2004;31(2):116–119.

19. Scalese RJ, Issenberg SB. Effective use of simulations for the teaching and acquisition of veterinary professional and clinical skills. *J Vet Med Educ*. 2005;32(4):461–467.

20. Langsley DG. Medical competence and performance assessment: a new era. *JAMA*. 1991;266(7):977–980.

21. Norcini J. Computer-based testing will soon be a reality. *Perspectives*. 1999;3:57.

22. Kassebaum DG, Eaglen RH. Shortcomings in the evaluation of students' clinical skills and behaviors in medical school. *Acad Med*. 1999;74(7):842–849.

23. Edelstein RA, Reid HM, Usatine R, Wilkes MS. A comparative study of measures to evaluate medical students' performance. *Acad Med*. 2000;75(8):825–833.

24. Swing SR. Assessing the ACGME general competencies: General considerations and assessment methods. *Acad Emerg Med.* 2002;9(11):1278–1288.

25. Medical Council of Canada. *Medical Council of Canada Qualifying Examination Part II, Information Pamphlet.* Ottawa: Medical Council of Canada; 2002.

26. Ben-David MF, Klass DJ, Boulet J, et al. The performance of foreign medical graduates on the National Board of Medical Examiners (NBME) standardized patient examination prototype: a collaborative study of the NBME and the Education Commission for Foreign Medical Graduates (ECFMG). *Med Educ.* 1999;33(6):439–446.

27. Hatala R, Kassen BO, Nishikawa J, et al. Incorporating simulation technology in a Canadian internal medicine specialty examination: a descriptive report. *Acad Med.* 2005;80(6):554–556.

28. Stevenson A, Lindberg CA, eds. *New Oxford American Dictionary.* New York: Oxford University Press; 2010.

29. Issenberg SB, McGaghie WC, Petrusa ER, et al. Features and uses of high-fidelity medical simulations that lead to effective learning: a BEME systematic review. *Med Teach.* 2005;27(1):10–28.

30. McGaghie WC, Issenberg SB, Petrusa ER, Scalese RJ. A critical review of simulation-based medical education research: 2003-2009. *Med Educ.* 2010;44(1):50–63.

31. Motola I, Devine LA, Chung HS, et al. Simulation in healthcare education: a best evidence practical guide. AMEE Guide No. 82. *Med Teach.* 2013;35(10):e1511–e1530.

32. Van der Vleuten CP. The assessment of professional competence: developments, research and practical implications. *Adv Health Sci Educ Theory Pract.* 1996;1(1):41–67.

33. Van Der Vleuten CP. Schuwirth LW: Assessing professional competence: from methods to programmes. *Med Educ.* 2005;39(3):309–317.

34. Norcini J, Anderson B, Bollela V, et al. Criteria for good assessment: consensus statement and recommendations from the Ottawa 2010 Conference. *Med Teach.* 2011;33(3):206–214.

35. Boulet JR, Swanson DB. Psychometric challenges of using simulations for high-stakes testing. In: Dunn WF, ed. *Simulators in Critical Care and Beyond.* Des Plaines, IL: Society of Critical Care Medicine; 2004:119–130.

36. Streiner DL, Norman GR, Cairney J. Reliability. In: Streiner DL, Norman GR, Cairney J, eds. *Health Measurement Scales: A Practical Guide to Their Development and Use.* 5th ed. Oxford: Oxford University Press; 2015:159–199.

37. Downing SM. Validity: on the meaningful interpretation of assessment data. *Med Educ.* 2003;37(9):830–837.

38. Downing SM, Haladyna TM. Validity and its threats. In: Downing SM, Yudkowsky R, eds. *Assessment in Health Professions Education.* New York: Routledge; 2009:21–56.

39. Messick S, Validity. In: Linn RL, ed. *Educational Measurement.* New York: American Council on Education/Macmillan; 1989:13–103.

40. American Educational Research Association. *American Psychological Association, National Council on Measurement in Education: Standards for Educational and Psychological Testing.* Washington, DC: American Educational Research Association; 2014.

41. Cook DA, Zendejas B, Hamstra SJ, et al. What counts as validity evidence? Examples and prevalence in a systematic review of simulation-based assessment. *Adv Health Sci Educ Theory Pract.* 2014;19(2):233–250.

42. Kane MT. An argument-based approach to validity. *Psych Bull.* 1992;112(3):527–535.

43. Kane MT. Validation. In: Brennan RL, ed. *Educational Measurement.* Westport, CT: Praeger; 2006:17–64.

44. Kane MT. Validating the interpretations and uses of test scores. *J Educ Meas.* 2013;50(1):1–73.

45. Kane MT. The assessment of professional competence. *Eval Health Prof.* 1992;15(2):163–182.

46. McGaghie WC. Simulation in professional competence assessment: basic considerations. In: Tekian A, McGuire CH, McGaghie WC, eds. *Innovative Simulations for Assessing Professional Competence.* Chicago: Department of Medical Education, University of Illinois at Chicago; 1999:7–22.

47. Maran NJ, Glavin RJ. Low- to high-fidelity simulation - a continuum of medical education? *Med Educ.* 2003;37(suppl 1):22–28.

48. Hamstra SJ, Brydges R, Hatala R, et al. Reconsidering fidelity in simulation-based training. *Acad Med.* 2014;89(3):387–392.

49. Kalu PU, Atkins J, Baker D, et al. How do we assess microsurgical skill? *Microsurgery.* 2005;25(1):25–29.

50. Regehr G, MacRae H, Reznick RK, Szalay D. Comparing the psychometric properties of checklists and global rating scales for assessing performance on an OSCE-format examination. *Acad Med.* 1998;73(9):993–997.

51. Scalese RJ, Hatala R. Competency assessment. In: Levine AI, DeMaria S, Schwartz AD, Sim A, eds. *The Comprehensive Textbook of Healthcare Simulation.* New York: Springer; 2013:135–160.

52. Accreditation Council for Graduate Medical Education (ACGME): *ACGME Common Program Requirements.* 2016. Available at http://www.acgme.org/Portals/0/PFAssets/ProgramRequirements/CPRs_07012016.pdf.

53. Frank JR, Snell L, Sherbino J, eds. *CanMEDS 2015 Physician Competency Framework.* Ottawa: Royal College of Physicians and Surgeons of Canada; 2015.

54. General Medical Council. *Good Medical Practice.* London, United Kingdom: General Medical Council; 2014.

55. Kneebone R, Kidd J, Nestel D, et al. An innovative model for teaching and learning clinical procedures. *Med Educ.* 2002;36(7):628–634.

56. Accreditation Council for Graduate Medical Education/ American Board of Medical Specialties: *Toolbox of Assessment Methods* [Table]. September 2000. Available at: http://www.partners.org/Assets/Documents/Graduate-Medical-Education/ToolTable.pdf.

57. Holmboe ES. Personal communication. *Accreditation Council for Graduate Medical Education.* 2016.

58. Bandiera G, Sherbino J, Frank JR, eds. *The CanMEDS Assessment Tools Handbook. An Introductory Guide to Assessment Methods for the CanMEDS Competencies.* Ottawa: The Royal College of Physicians and Surgeons of Canada; 2006.

59. Miller GE. The assessment of clinical skills/competence/performance. *Acad Med.* 1990;65(suppl 9):S63–S67.

60. Gorter S, Rethans JJ, van der Heijde D, et al. Reproducibility of clinical performance assessment in practice using incognito standardized patients. *Med Educ.* 2002;36(9):827–832.

61. Maiburg BH, Rethans JJ, van Erk IM, et al. Fielding incognito standardised patients as "known" patients in a controlled trial in general practice. *Med Educ.* 2004;38(12):1229–1235.

62. Borrell-Carrió F, Poveda BF, Seco EM, et al. Family physicians' ability to detect a physical sign (hepatomegaly) from an unannounced standardized patient (incognito SP). *Eur J Gen Pract.* 2011;17(2):95–102.

63. Dreyfus SE. The five-stage model of adult skill acquisition. *Bull Sci Technol Soc.* 2004;24(3):177–181.

64. Holmboe ES, Edgar L, Hamstra S. *The Milestones Guidebook.* Chicago: Accreditation Council for Graduate Medical Education; 2016.

65. Duffy FD, Holmboe ES. Competence in improving systems of care through practice-based learning and improvement. In: Holmboe ES, Hawkins RE, eds. *Practical Guide to the Evaluation of Clinical Competence.* Philadelphia: Elsevier; 2008: 149–178.

66. ten Cate O. Trust, competence, and the supervisor's role in postgraduate training. *BMJ.* 2006;333(7571):748–751.

67. ten Cate O, Scheele F. Competency-based postgraduate training: can we bridge the gap between theory and clinical practice? *Acad Med.* 2007;82(6):542–547.

68. Warm EJ, Mathis BR, Held JD, et al. Entrustment and mapping of observable practice activities for resident assessment. *J Gen Intern Med.* 2014;29(8):1177–1182.

69. Kneebone RL, Kidd J, Nestel D, et al. Blurring the boundaries: scenario-based simulation in a clinical setting. *Med Educ.* 2005;39(6):580–587.

70. Schuwirth LW, van der Vleuten CP. Changing education, changing assessment, changing research? *Med Educ.* 2004;38(8):805–812.

71. Mahaboob S, Lim LK, Ng CL, et al. Developing the "NUS Tummy Dummy", a low-cost simulator to teach medical students to perform the abdominal examination. *Ann Acad Med Singapore.* 2010;39(2):150–151.

72. Advanced Curricular Design and Educational Technology (ACDET): Abdominal Medical Skills Simulator (AbSim). 2016. Available at: http://absim.businesscatalyst.com.

73. Kneebone R. Simulation, safety and surgery. *Qual Saf Health Care.* 2010;19(suppl 3):i47–i52.

74. Cohen ER, Feinglass J, Barsuk JH, et al. Cost savings from reduced catheter-related bloodstream infection after simulation-based education for residents in a medical intensive care unit. *Simul Healthc.* 2010;5(2):98–102.

75. Barsuk JH, Cohen ER, Feinglass J, et al. Cost savings of performing paracentesis procedures at the bedside after simulation-based education. *Simul Healthc.* 2014;9(5):312–318.

76. Cook DA, Hatala R, Brydges R, et al. Technology-enhanced simulation for health professions education: a systematic review and meta-analysis. *JAMA.* 2011;306(9):978–988.

77. Cook DA, Brydges R, Zendejas B, et al. Technology-enhanced simulation to assess health professionals: a systematic review of validity evidence, research methods, and reporting quality. *Acad Med.* 2013;88(6):872–883.

78. Cook DA. One drop at a time: research to advance the science of simulation. *Simul Healthc.* 2010;5(1):1–4.

79. McGaghie WC, Issenberg SB, Petrusa ER, Scalese RJ. Effect of practice on standardised learning outcomes in simulation-based medical education. *Med Educ.* 2006;40(8):792–797.

80. Swanson DB. A measurement framework for performance-based tests. In: Hart I, Harden R, eds. *Further Developments in Assessing Clinical Competence.* Montreal: Can-Heal Publications; 1987:13–45.

81. Whelan GP, Boulet JR, McKinley DW, et al. Scoring standardized patient examinations: lessons learned from the development and administration of the ECFMG Clinical Skills Assessment (CSA). *Med Teach.* 2005;27(3):200–206.

82. McGaghie WC, Draycott TJ, Dunn WF, et al. Evaluating the impact of simulation on translational patient outcomes. *Simul Healthc.* 2011;(suppl 6):S42–S47.

83. Reznek MA. Current status of simulation in education and research. In: Lloyd GE, Lake CL, Greenberg RB, eds. *Practical Health Care Simulations.* Philadelphia: Mosby; 2004: 27–47.

84. Demiralp C, Jackson CD, Karelitz DB, et al. CAVE and fishtank virtual-reality displays: a qualitative and quantitative comparison. *IEEE Trans Vis Comput Graph.* 2006;12(3): 323–330.

85. Okrainec A, Henao O, Azzie G. Telesimulation: an effective method for teaching the fundamentals of laparoscopic surgery in resource-restricted countries. *Surg Endosc.* 2010;24(2):417–422.

86. Henao O, Escallón J, Green J, et al. [Fundamentals of laparoscopic surgery in Colombia using telesimulation: an effective educational tool for distance learning]. *Biomedica.* 2013;33(1):107–114.

87. Halvorsrud R, Hagen S, Fagernes S, et al. Trauma team training in a distributed virtual emergency room. *Stud Health Technol Inform.* 2003;94:100–102.

88. Korocsec D, Holobar A, Divjak M, Zazula D. Building interactive virtual environments for simulated training in medicine using VRML and Java/JavaScript. *Comput Methods Programs Biomed.* 2005;80(suppl 1):S61–S70.

89. Mikrogianakis A, Kam A, Silver S, et al. Telesimulation: an innovative and effective tool for teaching novel intraosseous insertion techniques in developing countries. *Acad Emerg Med.* 2011;18(4):420–427.

90. Choy I, Fecso A, Kwong J, et al. Remote evaluation of laparoscopic performance using the global operative assessment of laparoscopic skills. *Surg Endosc.* 2013;27(2):378–383.

91. Okrainec A, Vassiliou M, Kapoor A, et al. Feasibility of remote administration of the Fundamentals of Laparoscopic Surgery (FLS) skills test. *Surg Endosc.* 2013;27(11):4033–4037.

92. Limbs & Things: Our products [website], 2016. Available at: https://www.limbsandthings.com/us/our-products/.

93. Limbs & Things: Our products—venipuncture, arm [website search], 2016. Available at: https://www.limbsandthings.com/us/our-products/category/venipuncture.

94. Kyoto Kagaku Co, Ltd: CVC Insertion Simulator II [website]. Available at: http://kyotokagaku.com/products/detail01/m93u.html.

95. Kyoto Kagaku Co, Ltd: EYE Examination Simulator [website]. Available at: http://kyotokagaku.com/products/detail01/m82.html.

96. Kyoto Kagaku Co, Ltd: EAR Examination Simulator II [website]. Available at: http://kyotokagaku.com/products/detail01/mw12.html.

97. Limbs & Things: Our products—breast examination trainers [website search]. Available at: https://www.limbsandthings.com/us/our-products/category/female-examination-breast.

98. Limbs & Things: Procedural skills—AirSim Advance [website]. Available at: https://www.limbsandthings.com/us/our-products/details/trucorp-airsim-advance.

99. Laerdal Medical: Products—Resusci Anne® Simulator [website]. Available at: http://www.laerdal.com/us/doc/2670/Resusci-Anne-Simulator.

100. Cooper JB, Taqueti VR. A brief history of the development of mannequin simulators for clinical education and training. *Qual Saf Health Care.* 2004;13(suppl 1):i11–i18.

101. Limbs & Things: Procedural skills—ultrasound compatible lumbar puncture/epidural simulator [website]. Available at: https://www.limbsandthings.com/us/our-products/details/ultrasound-compatible-lumbar-puncture-epidural-simulator.

102. Limbs & Things: Specialist skills—pediatric lumbar puncture simulator II [website]. Available at: https://www.limbsandthings.com/us/our-products/details/pediatric-lumbar-puncture-simulator2.

103. Laerdal Medical: Products—MamaNatalie® Birthing Simulator [website]. Available at: http://www.laerdal.com/us/mama Natalie.

104. Limbs & Things: Our Products—obstetrics/midwifery trainers [website search]. Available at: https://www.limbsandthings.com/us/our-products/category/specialty-obstetrics-midwifery/P9.

105. Limbs & Things: Specialist skills—PROMPT Flex – standard [website]. Available at: https://www.limbsandthings.com/us/our-

products/details/prompt-flex-standard.

106. Limbs & Things: Physical examination skills—rectal examination trainer Mk 2 [website]. Available at: https://www.limbsandthings.com/us/our-products/details/rectal-examination-trainer-mk-2.

107. Limbs & Things: Physical examination skills—clinical female pelvic trainer Mk 3 (CFPT) – advanced [website]. Available at: https://www.limbsandthings.com/us/our-products/details/clinical-female-pelvic-trainer-mk-3-advanced.

108. CAE Healthcare: CAE Blue Phantom™ [website]. Available at: http://caebluephantom.com.

109. Simulab Corporation: Simulab ultrasound phantoms [website search]. Available at: https://www.simulab.com/products?f%5B0%5D=field_specialty%3A209.

110. Angtuaco TL, Hopkins RH, DuBose TJ, et al. Sonographic physical diagnosis 101: teaching senior medical students basic ultrasound scanning skills using a compact ultrasound system. *Ultrasound Q.* 2007;23(2):157–160.

111. Webb EM, Cotton JB, Kane K, et al. Teaching point of care ultrasound skills in medical school: keeping radiology in the driver's seat. *Acad Radiol.* 2014;21(7):893–901.

112. Knudson MM, Sisley AC. Training residents using simulation technology: experience with ultrasound for trauma. *J Trauma.* 2000;48(4):659–665.

113. Terkamp C, Kirchner G, Wedemeyer J, et al. Simulation of abdomen sonography. Evaluation of a new ultrasound simulator. *Ultraschall Med.* 2003;24(4). 239–234.

114. Counselman FL, Sanders A, Slovis CM, et al. The status of bedside ultrasonography training in emergency medicine residency programs. *Acad Emerg Med.* 2003;10(1):37–42.

115. Maul H, Scharf A, Baier P, et al. Ultrasound simulators: experience with the SonoTrainer and comparative review of other training systems. *Ultrasound Obstet Gynecol.* 2004;24(5):581–585.

116. Wayne DB, Barsuk JH, O'Leary KJ, et al. Mastery learning of thoracentesis skills by internal medicine residents using simulation technology and deliberate practice. *J Hosp Med.* 2008;3(1):48–54.

117. Barsuk JH, McGaghie WC, Cohen ER, et al. Use of simulation-based mastery learning to improve the quality of central venous catheter placement in a medical intensive care unit. *J Hosp Med.* 2009;4(7):397–403.

118. Barsuk JH, Cohen ER, Vozenilek JA, et al. Simulation-based education with mastery learning improves paracentesis skills. *J Grad Med Educ.* 2012;4(1):23–27.

119. McQuillan RF, Clark E, Zahirieh A, et al. Performance of temporary hemodialysis catheter insertion by nephrology fellows and attending nephrologists. *Clin J Am Soc Nephrol.* 2015;10(10):1767–1772.

120. Pugh CM, Heinrichs WL, Dev P, et al. Use of a mechanical simulator to assess pelvic examination skills. *JAMA.* 2001;286(9):1021–1023.

121. Pugh CM, Youngblood P. Development and validation of assessment measures for a newly developed physical examination simulator. *J Am Med Inform Assoc.* 2002;9(5):448–460.

122. Medical Education Technologies (METI): METI Pelvic ExamSIM [brochure], 2004. Available at: http://baes.com.ar/catalogos/PelvicExamSim.pdf.

123. Ashurst N, Rout CC, Rocke DA, Gouws E. Use of a mechanical simulator for training in applying cricoid pressure. *Br J Anaesth.* 1996;77(4):468–472.

124. Laerdal Medical: Products—Resusci Anne® QCPR [website]. Available at: http://www.laerdal.com/us/ResusciAnne.

125. Issenberg SB, Ringsted C, Ostergaard D, Dieckmann P. Setting a research agenda for simulation-based healthcare education: a synthesis of the outcome from an Utstein style meeting. *Simul*

Healthc. 2011;6(3):155–167.

126. Dieckmann P, Phero JC, Issenberg SB, et al. The first Research Consensus Summit of the Society for Simulation in Healthcare: conduction and a synthesis of the results. *Simul Healthc.* 2011;6(suppl):S1–S9.

127. Michael S. Gordon Center for Research in Medical Education (GCRME): Features–"Harvey®" the cardiopulmonary patient simulator [website]. University of Miami. Available at: http://gcrme.med.miami.edu/harvey_features.php.

128. Gordon MS. Cardiology patient simulator. Development of an animated manikin to teach cardiovascular disease. *Am J Cardiol.* 1974;34(3):350–355.

129. Gordon MS, Ewy GA, Felner JM, et al. A cardiology patient simulator for continuing education of family physicians. *J Fam Pract.* 1981;13(3):353–356.

130. Jones JS, Hunt SJ, Carlson SA, Seamon JP. Assessing bedside cardiologic examination skills using "Harvey," a cardiology patient simulator. *Acad Emerg Med.* 1997;4(10):980–985.

131. Jeffries PR, Beach M, Decker SI, et al. Multi-center development and testing of a simulation-based cardiovascular assessment curriculum for advanced practice nurses. *Nurs Educ Perspect.* 2011;32(5):316–322.

132. Multak N, Newell K, Spear S, et al. A multi-institutional study using simulation to teach cardiopulmonary physical examination and diagnosis skills to physician assistant students. *J Physician Assist Educ.* 2015;26(2):70–76.

133. Ewy GA, Felner JM, Juul D, et al. Test of a cardiology patient simulator with students in fourth-year electives. *J Med Educ.* 1987;62(9):738–743.

134. St Clair EW, Oddone EZ, Waugh RA, et al. Assessing housestaff diagnostic skills using a cardiology patient simulator. *Ann Intern Med.* 1992;117(9):751–756.

135. Hatala R, Issenberg SB, Kassen B, et al. Assessing cardiac physical examination skills using simulation technology and real patients: a comparison study. *Med Educ.* 2008;42(6):628–636.

136. Hatala R, Scalese RJ, Cole G, et al. Development and validation of a cardiac findings checklist for use with simulator-based assessments of cardiac physical examination competence. *Simul Healthc.* 2009;4(1):17–21.

137. Devitt JH, Kurrek MM, Cohen MM, et al. Testing the raters: inter-rater reliability of standardized anaesthesia simulator performance. *Can J Anaesth.* 1997;44(9):924–928.

138. Devitt JH, Kurrek MM, Cohen MM, et al. Testing internal consistency and construct validity during evaluation of performance in a patient simulator. *Anesth Analg.* 1998;86(6):1160–1164.

139. Devitt JH, Kurrek MM, Cohen MM, Cleave-Hogg D. The validity of performance assessments using simulation. *Anesthesiology.* 2001;95(1):36–42.

140. CAE Healthcare: CAE HPS [website]. Available at: http://caehealthcare.com/patient-simulation/hps.

141. Society for Simulation in Healthcare (SSH) [website]. Available at: http://www.ssih.org.

142. CAE Healthcare: Human Patient Simulation Network (HPSN) [website]. Available at: http://www.hpsn.com.

143. CAE Healthcare: CAE iStan [website]. Available at: http://caehealthcare.com/patient-simulation/istan.

144. CAE Healthcare: CAE Caesar [website]. Available at: http://caehealthcare.com/patient-simulation/caesar.

145. CAE Healthcare: Patient Simulation [website]. Available at: http://caehealthcare.com/patient-simulation.

146. CAE Healthcare: CAE PediaSIM [website]. Available at: http://caehealthcare.com/patient-simulation/pediasim.

147. CAE Healthcare: CAE BabySIM [website]. Available at: http://caehealthcare.com/patient-simulation/babysim.

148. Laerdal Medical: Products–patient simulators, manikins & more [website]. Available at: http://www.laerdal.com/us/nav/3 6/Patient-Simulators-Manikins-More#Patient_Simulators.

149. Laerdal Medical: Products—SimMan® [website]. Available at: http://www.laerdal.com/us/doc/86/SimMan.

150. Laerdal Medical: Products—SimMan® 3G [website]. Available at: http://www.laerdal.com/us/SimMan3G.

151. Laerdal Medical: Products—SimMan® 3G Trauma [website]. Available at: http://www.laerdal.com/us/SimMan3GTrauma.

152. Laerdal Medical: Products—SimMan® ALS [website]. Available at: http://www.laerdal.com/us/SimManALS.

153. Laerdal Medical: Products—SimMan® Essential [website]. Available at: http://www.laerdal.com/us/essential.

154. Torgeirsen K, Lutnaes DE, Heimvik L, et al. Telemedicine: A new but useful multi-tool in simulation. In: *Proceedings of the 21st Annual Meeting of the Society in Europe for Simulation Applied to Medicine (SESAM) 2015*. Belfast: SESAM; 2015.

155. Torgeirsen K, Lutnaes DE, Heimvik L, et al. Telemedicine and CRM/human factors challenges. In: *Proceedings of the 21st Annual Meeting of the Society in Europe for Simulation Applied to Medicine (SESAM) 2015*. Belfast: SESAM; 2015.

156. Laerdal Medical: Products—SimMom® [website]. Available at: http://www.laerdal.com/us/SimMom.

157. Laerdal Medical: Products—SimJunior® [website]. Available at: http://www.laerdal.com/us/SimJunior.

158. Laerdal Medical: Products—SimBaby™ [website]. Available at: http://www.laerdal.com/us/SimBaby.

159. Laerdal Medical: Products—SimNewB® [website]. Available at: http://www.laerdal.com/us/doc/88/SimNewB.

160. Laerdal Medical: Products—Premature Anne™ [website]. Available at: http://www.laerdal.com/us/PrematureAnne.

161. Gaumard Scientific [website]. Available at: http://www.gaumard.com.

162. Gaumard Scientific: Pediatric simulators [website]. Available at: http://www.gaumard.com/products/pediatric-neonatal/pediatric.

163. Gaumard Scientific: Newborn simulators [website]. Available at: http://www.gaumard.com/products/pediatric-neonatal/newborn.

164. Gaumard Scientific: Premie simulators [website]. Available at: http://www.gaumard.com/products/pediatric-neonatal/premie.

165. Gaumard Scientific: HAL® S3201 Advanced Multipurpose Patient Simulator [website]. Available at: http://www.gaumard.com/s3201.

166. Gaumard Scientific: NOELLE® S575.100 Advanced Maternal and Neonatal Birthing Simulator [website]. Available at: http://www.gaumard.com/s575-100.

167. Laerdal Medical: Products—Laerdal-SonoSim Ultrasound Solution [website]. Available at: http://www.laerdal.com/us/UltrasoundSolution.

168. SonoSim: SonoSim LiveScan® [website]. Available at: http://sonosim.com/livescan/.

169. Agency for Healthcare Research and Quality: *TeamSTEPPS® 2.0 Pocket Guide: Team Strategies & Tools to Enhance Performance and Patient Safety*. July 1, 2016; Available at: http://www.ahrq.gov/sites/default/files/wysiwyg/professionals/education/curriculum-tools/teamstepps/instructor/essentials/pocketguide.pdf.

170. Agency for Healthcare Research and Quality. Training Guide: Using Simulation in TeamSTEPPS® Training—Facilitator's Notes [website]. Available at: http://www.ahrq.gov/professionals/education/curriculum-tools/teamstepps/simulation/traininggd.html.

171. Baker VO, Cuzzola R, Knox C, et al. Teamwork education improves trauma team performance in undergraduate health professional students. *J Educ Eval Health Prof*. 2015;12:36.

172. Capella J, Smith S, Philp A, et al. Teamwork training improves the clinical care of trauma patients. *J Surg Educ*. 2010;67(6):439–443.

173. Steinemann S, Berg B, Skinner A, et al. In situ, multidisciplinary, simulation-based teamwork training improves early trauma care. *J Surg Educ*. 2011;68(6):472–477.

174. Ursino M, Tasto JL, Nguyen BH, et al. CathSim: an intravascular catheterization simulator on a PC. *Stud Health Technol Inform*. 1999;62:360–366.

175. Tseng CS, Lee YY, Chan YP, et al. A PC-based surgical simulator for laparoscopic surgery. *Stud Health Technol Inform*. 1998;50:155–160.

176. Gallagher AG, Cates CU. Approval of virtual reality training for carotid stenting: what this means for procedural-based medicine. *JAMA*. 2004;292(24):3024–3026.

177. Tuggy ML. Virtual reality flexible sigmoidoscopy simulator training: impact on resident performance. *J Am Board Fam Pract*. 1998;11(6):426–433.

178. Gallagher AG, Cates CU. Virtual reality training for the operating room and cardiac catheterisation laboratory. *Lancet*. 2004;364(9444):1538–1540.

179. Patel AD, Gallagher AG, Nicholson WJ, Cates CU. Learning curves and reliability measures for virtual reality simulation in the performance assessment of carotid angiography. *J Am Coll Cardiol*. 2006;47(9):1796–1802.

180. Geomagic: Geomagic® Haptic Devices [website]. Available at: http://www.geomagic.com/en/products-landing-pages/haptic.

181. Burdea G, Patounakis G, Popescu V, Weiss RE. Virtual reality-based training for the diagnosis of prostate cancer. *IEEE Trans Biomed Eng*. 1999;46(10):1253–1260.

182. Stalfors J, Kling-Petersen T, Rydmark M, Westin T. Haptic palpation of head and neck cancer patients–implication for education and telemedicine. *Stud Health Technol Inform*. 2001;81:471–474.

183. Linke R, Leichtle A, Sheikh F, et al. Assessment of skills using a virtual reality temporal bone surgery simulator. *Acta Otorhinolaryngol Ital*. 2013;33(4):273–281.

184. Weisz G, Smilowitz NR, Parise H, et al. Objective simulator-based evaluation of carotid artery stenting proficiency (from Assessment of Operator Performance by the Carotid Stenting Simulator Study [ASSESS]). *Am J Cardiol*. 2013;112(2):299–306.

185. Jacobsen ME, Andersen MJ, Hansen CO, Konge L. Testing basic competency in knee arthroscopy using a virtual reality simulator: exploring validity and reliability. *J Bone Joint Surg Am*. 2015;97(9):775–781.

186. Mueller CL, Kaneva P, Fried GM, et al. Validity evidence for a new portable, lower-cost platform for the fundamentals of endoscopic surgery skills test. *Surg Endosc*. 2016;30(3):1107–1112.

187. Luciano C, Banerjee P, DeFanti T. Haptics-based virtual reality periodontal training simulator. *Virtual Reality*. 2009;13(2):69–85.

188. Pohlenz P, Gröbe A, Petersik A, et al. Virtual dental surgery as a new educational tool in dental school. *J Craniomaxillofac Surg*. 2010;38(8):560–564.

189. Yoshida Y, Yamaguchi S, Wakabayashi K, et al. Virtual reality simulation training for dental surgery. *Stud Health Technol Inform*. 2009;142:435–437.

190. Crossan A, Brewster S, Reid S, Mellor D. Comparison of simulated ovary training over different skill levels. *Proc EuroHaptics*. 2001:17–21.

191. Baillie S, Crossan A, Brewster S, et al. Validation of a bovine rectal palpation simulator for training veterinary students. *Stud Health Technol Inform*. 2005;111:33–36.

192. Parkes R, Forrest N, Baillie S. A mixed reality simulator for feline abdominal palpation training in veterinary medicine. *Stud Health Technol Inform*. 2009;142:244–246.

193. Baillie S, Crossan A, Brewster SA, et al. Evaluating an automated haptic simulator designed for veterinary students to learn bovine rectal palpation. *Simul Healthc*. 2010;5(5): 261–266.

194. CyberGlove Systems [website]. Available at: http://www.cyberglovesystems.com.

195. Banerjee PP, Luciano CJ, Lemole Jr GM, et al. Accuracy of ventriculostomy catheter placement using a head- and hand-tracked high-resolution virtual reality simulator with haptic feedback. *J Neurosurg*. 2007;107(3):515–521.

196. Gallagher AG, Richie K, McClure N, McGuigan J. Objective psychomotor skills assessment of experienced, junior, and novice laparoscopists with virtual reality. *World J Surg*. 2001;25(11):1478–1483.

197. Grantcharov TP, Rosenberg J, Pahle E, Funch-Jensen P. Virtual reality computer simulation: an objective method for the evaluation of laparoscopic surgical skills. *Surg Endosc*. 2001;15(3):242–244.

198. Satava RM. Virtual reality surgical simulator. The first steps. *Surg Endosc*. 1993;7(3):203–205.

199. Phillips NI, John NW. Web-based surgical simulation for ventricular catheterization. *Neurosurgery*. 2000;46(4):933–936. discussion 936-937.

200. Larsen OV, Haase J, Østergaard LR, et al. The Virtual Brain Project–development of a neurosurgical simulator. *Stud Health Technol Inform*. 2001;81:256–262.

201. Goncharenko I, Emotob H, Matsumoto S, et al. Realistic virtual endoscopy of the ventricle system and haptic-based surgical simulator of hydrocephalus treatment. *Stud Health Technol Inform*. 2003;94:93–95.

202. Lemole M, Banerjee PP, Luciano C, et al. Virtual ventriculostomy with "shifted ventricle": neurosurgery resident surgical skill assessment using a high-fidelity haptic/graphic virtual reality simulator. *Neurol Res*. 2009;31(4):430–431.

203. CAE Healthcare: CAE NeuroVR [website]. Available at: http://caehealthcare.com/surgical-simulation/neurovr.

204. Larsen O, Haase J, Hansen KV, et al. Training brain retraction in a virtual reality environment. *Stud Health Technol Inform*. 2003;94:174–180.

205. Alotaibi FE, AlZhrani GA, Mullah MA, et al. Assessing bimanual performance in brain tumor resection with NeuroTouch, a virtual reality simulator. *Neurosurgery*. 2015;11(suppl 2):89–98. discussion 98.

206. Alotaibi FE, AlZhrani GA, Sabbagh AJ, et al. Neurosurgical assessment of metrics including judgment and dexterity using the virtual reality simulator NeuroTouch (NAJD Metrics). *Surg Innov*. 2015;22(6):636–642.

207. AlZhrani G, Alotaibi F, Azarnoush H, et al. Proficiency performance benchmarks for removal of simulated brain tumors using a virtual reality simulator NeuroTouch. *J Surg Educ*. 2015;72(4):685–696.

208. Spicer MA, Apuzzo ML. Virtual reality surgery: neurosurgery and the contemporary landscape. *Neurosurgery*. 2003;52(3):489–497. discussion 496-497.

209. Arora A, Khemani S, Tolley N, et al. Face and content validation of a virtual reality temporal bone simulator. *Otolaryngol Head Neck Surg*. 2012;146(3):497–503.

210. Khemani S, Arora A, Singh A, et al. Objective skills assessment and construct validation of a virtual reality temporal bone simulator. *Otol Neurotol*. 2012;33(7):1225–1231.

211. Nash R, Sykes R, Majithia A, et al. Objective assessment of learning curves for the Voxel-Man TempoSurg temporal bone surgery computer simulator. *J Laryngol Otol*. 2012;126(7):663–669.

212. Zhao YC, Kennedy G, Hall R, O'Leary S. Differentiating levels of surgical experience on a virtual reality temporal bone simulator. *Otolaryngol Head Neck Surg*. 2010;143(5 Suppl 3): S30–S35.

213. Wiet GJ, Stredney D, Kerwin T, et al. Virtual temporal bone dissection system: OSU virtual temporal bone system: development and testing. *Laryngoscope*. 2012;122(suppl 1):S1–12.

214. Arora A, Lau LY, Awad Z, et al. Virtual reality simulation training in otolaryngology. *Int J Surg*. 2014;12(2):87–94.

215. Satava RM, Fried MP. A methodology for objective assessment of errors: an example using an endoscopic sinus surgery simulator. *Otolaryngol Clin North Am*. 2002;35(6):1289–1301.

216. Arora H, Uribe J, Ralph W, et al. Assessment of construct validity of the endoscopic sinus surgery simulator. *Arch Otolaryngol Head Neck Surg*. 2005;131(3):217–221.

217. Fried MP, Sadoughi B, Gibber MJ, et al. From virtual reality to the operating room: the endoscopic sinus surgery simulator experiment. *Otolaryngol Head Neck Surg*. 2010;142(2): 202–207.

218. Fried MP, Kaye RJ, Gibber MJ, et al. Criterion-based (proficiency) training to improve surgical performance. *Arch Otolaryngol Head Neck Surg*. 2012;138(11):1024–1029.

219. Sowerby LJ, Rehal G, Husein M, et al. Development and face validity testing of a three-dimensional myringotomy simulator with haptic feedback. *J Otolaryngol Head Neck Surg*. 2010;39(2):122–129.

220. Ho AK, Alsaffar H, Doyle PC, et al. Virtual reality myringotomy simulation with real-time deformation: development and validity testing. *Laryngoscope*. 2012;122(8):1844–1851.

221. Wheeler B, Doyle PC, Chandarana S, et al. Interactive computer-based simulator for training in blade navigation and targeting in myringotomy. *Comput Methods Programs Biomed*. 2010;98(2):130–139.

222. Grunwald T, Krummel T, Sherman R. Advanced technologies in plastic surgery: how new innovations can improve our training and practice. *Plast Reconstr Surg*. 2004;114(6): 1556–1567.

223. Smith DM, Aston SJ, Cutting CB, Oliker A. Applications of virtual reality in aesthetic surgery. *Plast Reconstr Surg*. 2005;116(3):898–904. discussion 905-906.

224. Pfaff MJ, Steinbacher DM. Plastic surgery resident understanding and education using virtual surgical planning. *Plast Reconstr Surg*. 2016;137(1):258e–259e.

225. Montgomery K, Sorokin A, Lionetti G, Schendel S. A surgical simulator for cleft lip planning and repair. *Stud Health Technol Inform*. 2003;94:204–209.

226. Hsieh MS, Tsai MD, Chang WC. Virtual reality simulator for osteotomy and fusion involving the musculoskeletal system. *Comput Med Imaging Graph*. 2002;26(2):91–101.

227. Sohmura T, Hojo H, Nakajima M, et al. Prototype of simulation of orthognathic surgery using a virtual reality haptic device. *Int J Oral Maxillofac Surg*. 2004;33(8):740–750.

228. Kusumoto N, Sohmura T, Yamada S, et al. Application of virtual reality force feedback haptic device for oral implant surgery. *Clin Oral Implants Res*. 2006;17(6):708–713.

229. Tay C, Khajuria A, Gupte C. Simulation training: a systematic review of simulation in arthroscopy and proposal of a new competency-based training framework. *Int J Surg*. 2014;12(6):626–633.

230. 3D Systems (formerly Simbionix): Simulators—ARTHRO Mentor™ [website]. Available at: http://simbionix.com/simulators/arthro-mentor/.

231. VirtaMed AG: Medical training simulators—VirtaMed ArthroS™ [website]. Available at: http://www.virtamed.com/en/medical-training-simulators/arthros/.

232. Pacific Research Laboratories: Sawbones® arthroscopy skills training [website search]. Available at: http://www.sawbones.com/Catalog/Skills%20Training/Arthroscopy.

233. Howells NR, Gill HS, Carr AJ, et al. Transferring simulated arthroscopic skills to the operating theatre: a randomised blinded study. *J Bone Joint Surg Br.* 2008;90(4):494–499.

234. Alvand A, Logishetty K, Middleton R, et al. Validating a global rating scale to monitor individual resident learning curves during arthroscopic knee meniscal repair. *Arthroscopy.* 2013;29(5): 906–912.

235. Henn 3rd RF, Shah N, Warner JJ, Gomoll AH. Shoulder arthroscopy simulator training improves shoulder arthroscopy performance in a cadaveric model. *Arthroscopy.* 2013;29(6):982–985.

236. Rahm S, Germann M, Hingsammer A, et al. Validation of a virtual reality-based simulator for shoulder arthroscopy. *Knee Surg Sports Traumatol Arthrosc.* 2016;24(5):1730–1737.

237. Waterman BR, Martin KD, Cameron KL, et al. Simulation training improves surgical proficiency and safety during diagnostic shoulder arthroscopy performed by residents. *Orthopedics.* 2016;39(3):e479–e485.

238. Pollard TC, Khan T, Price AJ, et al. Simulated hip arthroscopy skills: learning curves with the lateral and supine patient positions: a randomized trial. *J Bone Joint Surg Am.* 2012;94(10):e68.

239. Smith S, Wan A, Taffinder N, et al. Early experience and validation work with Procedicus VA–the Prosolvia virtual reality shoulder arthroscopy trainer. *Stud Health Technol Inform.* 1999;62:337–343.

240. Tashiro Y, Miura H, Nakanishi Y, et al. Evaluation of skills in arthroscopic training based on trajectory and force data. *Clin Orthop Relat Res.* 2009;467(2):546–552.

241. Tsai MD, Hsieh MS, Jou SB. Virtual reality orthopedic surgery simulator. *Comput Biol Med.* 2001;31(5):333–351.

242. Pedersen P, Palm H, Ringsted C, Konge L. Virtual-reality simulation to assess performance in hip fracture surgery. *Acta Orthop.* 2014;85(4):403–407.

243. Akhtar K, Sugand K, Sperrin M, et al. Training safer orthopedic surgeons. Construct validation of a virtual-reality simulator for hip fracture surgery. *Acta Orthop.* 2015;86(5):616–621.

244. Sinclair MJ, Peifer JW, Haleblian R, et al. Computer-simulated eye surgery. A novel teaching method for residents and practitioners. *Ophthalmology.* 1995;102(3):517–521.

245. Kaufman DM, Bell W. Teaching and assessing clinical skills using virtual reality. *Stud Health Technol Inform.* 1997;39:467–472.

246. Belyea DA, Brown SE, Rajjoub LZ. Influence of surgery simulator training on ophthalmology resident phacoemulsification performance. *J Cataract Refract Surg.* 2011;37(10):1756–1761.

247. Lam CK, Sundaraj K, Sulaiman MN. A systematic review of phacoemulsification cataract surgery in virtual reality simulators. *Medicina (Kaunas).* 2013;49(1):1–8.

248. Lam CK, Sundaraj K, Sulaiman MN, Qamarruddin FA. Virtual phacoemulsification surgical simulation using visual guidance and performance parameters as a feasible proficiency assessment tool. *BMC Ophthalmol.* 2016;16:88.

249. Privett B, Greenlee E, Rogers G, Oetting TA. Construct validity of a surgical simulator as a valid model for capsulorhexis training. *J Cataract Refract Surg.* 2010;36(11):1835–1838.

250. Daly MK, Gonzalez E, Siracuse-Lee D, Legutko PA. Efficacy of surgical simulator training versus traditional wet-lab training on operating room performance of ophthalmology residents during the capsulorhexis in cataract surgery. *J Cataract Refract Surg.* 2013;39(11):1734–1741.

251. McCannel CA, Reed DC, Goldman DR. Ophthalmic surgery simulator training improves resident performance of capsulorhexis in the operating room. *Ophthalmology.* 2013;120(12):2456–2461.

252. Dubois P, Rouland JF, Meseure P, et al. Simulator for laser photocoagulation in ophthalmology. *IEEE Trans Biomed Eng.* 1995;42(7):688–693.

253. Rossi JV, Verma D, Fujii GY, et al. Virtual vitreoretinal surgical simulator as a training tool. *Retina.* 2004;24(2):231–236.

254. Kozak I, Banerjee P, Luo J, Luciano C. Virtual reality simulator for vitreoretinal surgery using integrated OCT data. *Clin Ophthalmol.* 2014;8:669–672.

255. VRmagic: Eyesi by VRmagic [website]. Available at: https:// www.vrmagic.com/simulators/eyesi-surgical-simulator/.

256. Melerit Medical: Melerit PhacoVision® [brochure]. Available at: http://www.melerit.se/html/pdf/new/MeleritPhacoVision.pdf.

257. Webster RW, Zimmerman DI, Mohler BJ, et al. A prototype haptic suturing simulator. *Stud Health Technol Inform.* 2001;81:567–569.

258. Liu A, Kaufmann C, Ritchie T. A computer-based simulator for diagnostic peritoneal lavage. *Stud Health Technol Inform.* 2001;81:279–285.

259. Kaufmann C, Liu A. Trauma training: virtual reality applications. *Stud Health Technol Inform.* 2001;81:236–241.

260. Tillander B, Ledin T, Nordqvist P, et al. A virtual reality trauma simulator. *Med Teach.* 2004;26(2):189–191.

261. Vergara VM, Panaiotis Kingsley D, et al. The use of virtual reality simulation of head trauma in a surgical boot camp. *Stud Health Technol Inform.* 2009;142:395–397.

262. Grantcharov TP, Kristiansen VB, Bendix J, et al. Randomized clinical trial of virtual reality simulation for laparoscopic skills training. *Br J Surg.* 2004;91(2):146–150.

263. Mentice AB: Mentice History [website]. Available at: http://www.mentice.com/about-us.

264. Seymour NE, Gallagher AG, Roman SA, et al. Virtual reality training improves operating room performance: results of a randomized, double-blinded study. *Ann Surg.* 2002;236(4):458–463. discussion 463-464.

265. Surgical Science: LapSim®: the proven training system [website]. Available at: http://www.surgical-science.com/lapsim-the-proven-training-system/.

266. CAE Healthcare: CAE LapVR [website]. Available at: http://caehealthcare.com/surgical-simulation/lapvr.

267. 3D Systems (formerly Simbionix): Simulators—LAP Mentor™ [website]. Available at: http://simbionix.com/simulators/lap-mentor/.

268. Shanmugan S, Leblanc F, Senagore AJ, et al. Virtual reality simulator training for laparoscopic colectomy: what metrics have construct validity? *Dis Colon Rectum.* 2014;57(2): 210–214.

269. Giannotti D, Patrizi G, Casella G, et al. Can virtual reality simulators be a certification tool for bariatric surgeons? *Surg Endosc.* 2014;28(1):242–248.

270. Araujo SE, Delaney CP, Seid VE, et al. Short-duration virtual reality simulation training positively impacts performance during laparoscopic colectomy in animal model: results of a single-blinded randomized trial: VR warm-up for laparoscopic colectomy. *Surg Endosc.* 2014;28(9):2547–2554.

271. Ahlberg G, Enochsson L, Gallagher AG, et al. Proficiency-based virtual reality training significantly reduces the error rate for residents during their first 10 laparoscopic cholecystectomies. *Am J Surg.* 2007;193(6):797–804.

272. Akdemir A, Sendag F, Oztekin MK. Laparoscopic virtual reality simulator and box trainer in gynecology. *Int J Gynaecol Obstet.* 2014;125(2):181–185.

273. Larsen CR, Grantcharov T, Aggarwal R, et al. Objective assessment of gynecologic laparoscopic skills using the LapSimGyn virtual reality simulator. *Surg Endosc.* 2006;20(9): 1460–1466.

274. Bharathan R, Vali S, Setchell T, et al. Psychomotor skills and cognitive load training on a virtual reality laparoscopic simulator for tubal surgery is effective. *Eur J Obstet Gynecol Reprod*

Biol. 2013;169(2):347–352.

275. Harders M, Bajka M, Spaelter U, et al. Highly-realistic, immersive training environment for hysteroscopy. *Stud Health Technol Inform.* 2005;119:176–181.

276. 3D Systems (formerly Simbionix): Simulators—HYST Mentor [website]. Available at: http://simbionix.com/simulators/hyst-mentor/.

277. VirtaMed AG: Medical training simulators—VirtaMed Hyst-Sim™ [website]. Available at: http://www.virtamed.com/en/medical-training-simulators/hystsim/.

278. Bajka M, Tuchschmid S, Fink D, et al. Establishing construct validity of a virtual-reality training simulator for hysteroscopy via a multimetric scoring system. *Surg Endosc.* 2010;24(1):79–88.

279. Panel P, Bajka M, Le Tohic A, et al. Hysteroscopic placement of tubal sterilization implants: virtual reality simulator training. *Surg Endosc.* 2012;26(7):1986–1996.

280. Janse JA, Goedegebuure RS, Veersema S, et al. Hysteroscopic sterilization using a virtual reality simulator: assessment of learning curve. *J Minim Invasive Gynecol.* 2013;20(6):775–782.

281. Neis F, Brucker S, Henes M, et al. Evaluation of the HystSim-virtual reality trainer: an essential additional tool to train hysteroscopic skills outside the operation theater. *Surg Endosc.* 2016;30(11):4954–4961.

282. 3D Systems (formerly Simbionix): Simulators—URO Mentor™ [website]. Available at: http://simbionix.com/simulators/uro-mentor/.

283. VirtaMed AG: Medical training simulators—VirtaMed Uro-Sim™ [website]. Available at: http://www.virtamed.com/en/medical-training-simulators/urosim/.

284. 3D Systems (formerly Simbionix): Simulators—TURP Mentor: The most advanced training simulator for TURP, TURB and laser BPH treatment [website]. Available at: http://simbionix.com/simulators/turp-mentor/.

285. Schout BM, Muijtjens AM, Hendrikx AJ, et al. Acquisition of flexible cystoscopy skills on a virtual reality simulator by experts and novices. *BJU Int.* 2010;105(2):234–239.

286. Zhang Y, Liu JS, Wang G, et al. Effectiveness of the UroMentor virtual reality simulator in the skill acquisition of flexible cystoscopy. *Chin Med J (Engl).* 2013;126(11):2079–2082.

287. Matsumoto ED, Pace KT, D'A Honey RJ. Virtual reality ureteroscopy simulator as a valid tool for assessing endourological skills. *Int J Urol.* 2006;13(7):896–901.

288. Bright E, Vine SJ, Dutton T, et al. Visual control strategies of surgeons: a novel method of establishing the construct validity of a transurethral resection of the prostate surgical simulator. *J Surg Educ.* 2014;71(3):434–439.

289. 3D Systems (formerly Simbionix) [website]. Available at: http://simbionix.com.

290. Brunckhorst O, Aydin A, Abboudi H, et al. Simulation-based ureteroscopy training: a systematic review. *J Surg Educ.* 2015;72(1):135–143.

291. Schout BM, Ananias HJ, Bemelmans BL, et al. Transfer of cysto-urethroscopy skills from a virtual-reality simulator to the operating room: a randomized controlled trial. *BJU Int.* 2010;106(2):226–231. discussion 231.

292. Michel MS, Knoll T, Köhrmann KU, Alken P. The URO Mentor: development and evaluation of a new computer-based interactive training system for virtual life-like simulation of diagnostic and therapeutic endourological procedures. *BJU Int.* 2002;89(3):174–177.

293. 3D Systems (formerly Simbionix): Simulators—PERC Mentor™ [website]. Available at: http://simbionix.com/simulators/perc-mentor/.

294. Mishra S, Kurien A, Patel R, et al. Validation of virtual reality simulation for percutaneous renal access training. *J Endourol.*

2010;24(4):635–640.

295. Noureldin YA, Elkoushy MA, Andonian S. Assessment of percutaneous renal access skills during Urology Objective Structured Clinical Examinations (OSCE). *Can Urol Assoc J.* 2015;9(3-4):E104–E108.

296. Mishra S, Kurien A, Ganpule A, et al. Percutaneous renal access training: content validation comparison between a live porcine and a virtual reality (VR) simulation model. *BJU Int.* 2010;106(11):1753–1756.

297. Villard PF, Vidal FP, Hunt C, et al. A prototype percutaneous transhepatic cholangiography training simulator with real-time breathing motion. *Int J Comput Assist Radiol Surg.* 2009;4(6):571–578.

298. Fortmeier D, Mastmeyer A, Schröder J, Handels H. A virtual reality system for PTCD simulation using direct visuo-haptic rendering of partially segmented image data. *IEEE J Biomed Health Inform.* 2016;20(1):355–366.

299. 3D Systems (formerly Simbionix): Simulators—ANGIO Mentor™ [website]. Available at: http://simbionix.com/simulators/angio-mentor/.

300. CAE Healthcare CAE CathLabVR [website]. Available at: http://caehealthcare.com/surgical-simulation/cathlabvr.

301. Mentice AB: Simulators [website]. Available at: http://www.mentice.com/simulators-and-procedures#simulators.

302. Nguyen N, Eagleson R, Boulton M, de Ribaupierre S. Realism, criterion validity, and training capability of simulated diagnostic cerebral angiography. *Stud Health Technol Inform.* 2014;196:297–303.

303. Kim AH, Kendrick DE, Moorehead PA, et al. Endovascular aneurysm repair simulation can lead to decreased fluoroscopy time and accurately delineate the proximal seal zone. *J Vasc Surg.* 2016;64(1):251–258.

304. Cates CU, Gallagher AG. The future of simulation technologies for complex cardiovascular procedures. *Eur Heart J.* 2012;33(17):2127–2134.

305. Hsu JH, Younan D, Pandalai S, et al. Use of computer simulation for determining endovascular skill levels in a carotid stenting model. *J Vasc Surg.* 2004;40(6):1118–1125.

306. Winder J, Zheng H, Hughes S, et al. Increasing face validity of a vascular interventional training system. *Stud Health Technol Inform.* 2004;98:410–415.

307. Jensen UJ, Jensen J, Olivecrona GK, et al. Technical skills assessment in a coronary angiography simulator for construct validation. *Simul Healthc.* 2013;8(5):324–328.

308. Rudarakanchana N, Van Herzeele I, Bicknell CD, et al. Endovascular repair of ruptured abdominal aortic aneurysm: technical and team training in an immersive virtual reality environment. *Cardiovasc Intervent Radiol.* 2014;37(4):920–927.

309. Jensen UJ, Jensen J, Ahlberg G, Tornvall P. Virtual reality training in coronary angiography and its transfer effect to real-life catheterisation lab. *EuroIntervention.* 2016;11(13):1503–1510.

310. Rosenfield K, Babb JD, Cates CU, et al. Clinical competence statement on carotid stenting: training and credentialing for carotid stenting–multispecialty consensus recommendations: a report of the SCAI/SVMB/SVS Writing Committee to develop a clinical competence statement on carotid interventions. *J Am Coll Cardiol.* 2005;45(1):165–174.

311. Stather DR, Lamb CR, Tremblay A. Simulation in flexible bronchoscopy and endobronchial ultrasound: a review. *J Bronchology Interv Pulmonol.* 2011;18(3):247–256.

312. Kennedy CC, Maldonado F, Cook DA. Simulation-based bronchoscopy training: systematic review and meta-analysis. *Chest.* 2013;144(1):183–192.

313. Triantafyllou K, Lazaridis LD, Dimitriadis GD. Virtual reality simulators for gastrointestinal endoscopy training. *World J Gas-*

trointest Endosc. 2014;6(1):6–12.

314. Singh S, Sedlack RE, Cook DA. Effects of simulation-based training in gastrointestinal endoscopy: a systematic review and meta-analysis. *Clin Gastroenterol Hepatol.* 2014;12(10):1611–1623. e4.

315. CAE Healthcare: CAE EndoVR [website]. Available at: http://caehealthcare.com/surgical-simulation/endovr.

316. 3D Systems (formerly Simbionix): Simulators—BRONCH Mentor™ [website]. Available at: http://simbionix.com/simulators/bronch-mentor/.

317. 3D Systems (formerly Simbionix): Simulators—GI Mentor™ [website]. Available at: http://simbionix.com/simulators/gi-mentor/.

318. Colella S, Søndergaard Svendsen MB, Konge L, et al. Assessment of competence in simulated flexible bronchoscopy using motion analysis. *Respiration.* 2015;89(2):155–161.

319. Grantcharov TP, Carstensen L, Schulze S. Objective assessment of gastrointestinal endoscopy skills using a virtual reality simulator. *JSLS.* 2005;9(2):130–133.

320. Gomez PP, Willis RE, Van Sickle K. Evaluation of two flexible colonoscopy simulators and transfer of skills into clinical practice. *J Surg Educ.* 2015;72(2):220–227.

321. Ansell J, Mason J, Warren N, et al. Systematic review of validity testing in colonoscopy simulation. *Surg Endosc.* 2012;26(11):3040–3052.

322. Bittner 4th JG, Mellinger JD, Imam T, et al. Face and construct validity of a computer-based virtual reality simulator for ERCP. *Gastrointest Endosc.* 2010;71(2):357–364.

323. Stather DR, Maceachern P, Rimmer K, et al. Validation of an endobronchial ultrasound simulator: differentiating operator skill level. *Respiration.* 2011;81(4):325–332.

324. Kefalides PT, Gress F. Simulator training for endoscopic ultrasound. *Gastrointest Endosc Clin N Am.* 2006;16(3):543–552. viii.

325. Barthet M. Endoscopic ultrasound teaching and learning. *Minerva Med.* 2007;98(4):247–251.

326. IML Inventive Medical: Practical application—HeartWorks simulators [website]. Available at: http://www.inventivemedical.com/practical-application/.

327. 3D Systems (formerly Simbionix): Simulators–U/S Mentor™ [website]. Available at: http://simbionix.com/simulators/us-mentor/.

328. CAE Healthcare: CAE Vimedix [website]. Available at: http://caehealthcare.com/ultrasound-simulation/vimedix.

329. Jelacic S, Bowdle A, Togashi K, VonHomeyer P. The use of TEE simulation in teaching basic echocardiography skills to senior anesthesiology residents. *J Cardiothorac Vasc Anesth.* 2013;27(4):670–675.

330. Nanda NC, Kapur KK, Kapoor PM. Simulation for transthoracic echocardiography of aortic valve. *Ann Card Anaesth.* 2016;19(3):498–504.

331. Paddock MT, Bailitz J, Horowitz R, et al. Disaster response team FAST skills training with a portable ultrasound simulator compared to traditional training: pilot study. *West J Emerg Med.* 2015;16(2):325–330.

332. Staboulidou I, Wüstemann M, Vaske B, et al. Quality assured ultrasound simulator training for the detection of fetal malformations. *Acta Obstet Gynecol Scand.* 2010;89(3):350–354.

333. Madsen ME, Konge L, Nørgaard LN, et al. Assessment of performance measures and learning curves for use of a virtual-reality ultrasound simulator in transvaginal ultrasound examination. *Ultrasound Obstet Gynecol.* 2014;44(6):693–699.

334. Chao C, Chalouhi GE, Bouhanna P, et al. Randomized clinical trial of virtual reality simulation training for transvaginal gynecologic ultrasound skills. *J Ultrasound Med.* 2015;34(9):1663–

1667.

335. Magee D, Zhu Y, Ratnalingam R, et al. An augmented reality simulator for ultrasound guided needle placement training. *Med Biol Eng Comput.* 2007;45(10):957–967.

336. SonoSim [website]. Available at: http://sonosim.com.

337. Intuitive Surgical: The da Vinci® Surgical System [website]. Available at: http://www.intuitivesurgical.com/products/davinci_surgical_system/.

338. Intuitive Surgical: da Vinci Skills Simulator [website]. Available at: http://intuitivesurgical.com/products/skills_simulator/.

339. Culligan P, Gurshumov E, Lewis C, et al. Predictive validity of a training protocol using a robotic surgery simulator. *Female Pelvic Med Reconstr Surg.* 2014;20(1):48–51.

340. Simulated Surgical Systems: RoSS™ II Robotic Surgery Simulator [website]. Available at: http://www.simulatedsurgicals.com/ross2.html.

341. Mimic Technologies: dV-Trainer® [website]. Available at: http://www.mimicsimulation.com/products/dv-trainer/.

342. SimSurgery AS: SEP Robot [website]. Available at: http://www.simsurgery.com/robot.html.

343. 3D Systems (formerly Simbionix): Simulators—RobotiX Mentor™ [website]. Available at: http://simbionix.com/simulators/robotix-mentor/.

344. Bric JD, Lumbard DC, Frelich MJ, Gould JC. Current state of virtual reality simulation in robotic surgery training: a review. *Surg Endosc.* 2016;30(6):2169–2178.

345. Society for Simulation in Healthcare: SimConnect [website]. Available at: http://www.ssih.org/simconnect.

346. Society for Simulation in Healthcare: Live Learning Center [website]. Available at: http://www.ssih.org/Membership/Live-Learning-Center.

347. Wolters Kluwer: Simulation in Healthcare: Journal of the Society for Simulation in Healthcare [website]. Available at: http://journals.lww.com/simulationinhealthcare/pages/default.aspx.

348. Amiel I, Simon D, Merin O, Ziv A. Mobile in situ simulation as a tool for evaluation and improvement of trauma treatment in the emergency department. *J Surg Educ.* 2016;73(1):121–128.

349. Cates CU, Patel AD, Nicholson WJ. Use of virtual reality simulation for mission rehearsal for carotid stenting. *JAMA.* 2007;297(3):265–266.

350. Clarke DB, D'Arcy RC, Delorme S, et al. Virtual reality simulator: demonstrated use in neurosurgical oncology. *Surg Innov.* 2013;20(2):190–197.

351. Arora A, Swords C, Khemani S, et al. Virtual reality case-specific rehearsal in temporal bone surgery: a preliminary evaluation. *Int J Surg.* 2014;12(2):141–145.

352. Holmboe E, Rizzolo MA, Sachdeva AK, et al. Simulation-based assessment and the regulation of healthcare professionals. *Simul Healthc.* 2011;(6 suppl):S58–S62.

353. Medical Council of Canada: Medical Council of Canada Qualifying Examination Part II [website]. Available at: http://mcc.ca/examinations/mccqe-part-ii/.

354. United States Medical Licensing Examination: USMLE® Step 2 CS [website]. Available at: http://www.usmle.org/step-2-cs/.

355. Ziv A, Ben-David MF, Sutnick AI, Gary NE. Lessons learned from six years of international administrations of the ECFMG's SP-based clinical skills assessment. *Acad Med.* 1998;73(1):84–91.

356. Papadakis MA. The Step 2 clinical-skills examination. *N Engl J Med.* 2004;350(17):1703–1705.

357. United States Medical Licensing Examination: USMLE® Step 3 [website]. Available at: http://www.usmle.org/step-3/.

358. Dillon GF, Clyman SG, Clauser BE, Margolis MJ. The introduction of computer-based case simulations into the United States medical licensing examination. *Acad Med.* 2002;77(suppl 10):S94–S96.

359. Clauser BE, Margolis MJ, Swanson DB. An examination of the contribution of computer-based case simulations to the USMLE step 3 examination. *Acad Med.* 2002;77(suppl 10):S80–S82.

360. Ziv A, Erez D, Munz Y, et al. The Israel Center for Medical Simulation: a paradigm for cultural change in medical education. *Acad Med.* 2006;81(12):1091–1097.

361. Berkenstadt H, Ziv A, Gafni N, Sidi A. Incorporating simulation-based objective structured clinical examination into the Israeli National Board Examination in Anesthesiology. *Anesth Analg.* 2006;102(3):853–858.

362. Ziv A, Berkenstadt H, Eisenberg O. Simulation for licensure and certification. In: Levine AI, DeMaria S, Schwartz AD, et al., eds. *The Comprehensive Textbook of Healthcare Simulation.* New York: Springer; 2013:161–170.

363. Brazilian Society of Nephrology: [Nephrologists take exam to obtain specialist title.] SBN Informa 18:8–9, 2011.

364. Pecoits Filho RFS: Personal communication. Brazilian Society of Nephrology, 2016.

365. American Board of Surgery: Training and Certification [website]. Available at: http://www.absurgery.org/default.jsp?certgsqe_training.

366. Society of American Gastrointestinal and Endoscopic Surgeons: Fundamentals of Laparoscopic Surgery (FLS) Program [website]. Available at: http://www.flsprogram.org/index/fls-program-description/.

367. Limbs & Things: Specialist Skills—FLS – Fundamentals of Laparoscopic Surgery Trainer System [website]. Available at: https://www.limbsandthings.com/us/our-products/details/f-l-s-funidmentals-of-laparascopic-surgery-trainer-system.

368. Duran C, Estrada S, O'Malley M, et al. The model for Fundamentals of Endovascular Surgery (FEVS) successfully defines the competent endovascular surgeon. *J Vasc Surg.* 2015;62(6):1660–1666. e3.

369. Peters JH, Fried GM, Swanstrom LL, et al. Development and validation of a comprehensive program of education and assessment of the basic fundamentals of laparoscopic surgery. *Surgery.* 2004;135(1):21–27.

370. Fundamentals of Endoscopic Surgery (FES): Program description [website]. Available at: http://www.fesprogram.org/about/program-description-2/.

371. Vassiliou MC, Dunkin BJ, Fried GM, et al. Fundamentals of endoscopic surgery: creation and validation of the hands-on test. *Surg Endosc.* 2014;28(3):704–711.

372. Vassiliou MC, Feldman LS, Andrew CG, et al. A global assessment tool for evaluation of intraoperative laparoscopic skills. *Am J Surg.* 2005;190(1):107–113.

373. Vassiliou MC, Kaneva PA, Poulose BK, et al. Global Assessment of Gastrointestinal Endoscopic Skills (GAGES): a valid measurement tool for technical skills in flexible endoscopy. *Surg Endosc.* 2010;24(8):1834–1841.

374. Fried GM, Marks JM, Mellinger JD, et al. ASGE's assessment of competency in endoscopy evaluation tools for colonoscopy and EGD. *Gastrointest Endosc.* 2014;80(2):366–367.

375. Rosen J, Brown JD, Barreca M, et al. The Blue DRAGON—a system for monitoring the kinematics and the dynamics of endoscopic tools in minimally invasive surgery for objective laparoscopic skill assessment. *Stud Health Technol Inform.* 2002;85:412–418.

376. Hofstad EF, Våpenstad C, Chmarra MK, et al. A study of psychomotor skills in minimally invasive surgery: what differentiates expert and nonexpert performance. *Surg Endosc.* 2013;27(3):854–863.

377. Boulet JR, Jeffries PR, Hatala RA, et al. Research regarding methods of assessing learning outcomes. *Simul Healthc.* 2011;(6 suppl):S48–S51.

378. Moore AK, Grow DR, Bush RW, Seymour NE. Novices outperform experienced laparoscopists on virtual reality laparoscopy simulator. *JSLS.* 2008;12(4):358–362.

379. Rosenthal R, Gantert WA, Scheidegger D, Oertli D. Can skills assessment on a virtual reality trainer predict a surgical trainee's talent in laparoscopic surgery? *Surg Endosc.* 2006;20(8):1286–1290.

380. Roitberg B, Banerjee P, Luciano C, et al. Sensory and motor skill testing in neurosurgery applicants: a pilot study using a virtual reality haptic neurosurgical simulator. *Neurosurgery.* 2013;73(suppl 1):116–121.

381. Roitberg BZ, Kania P, Luciano C, et al. Evaluation of sensory and motor skills in neurosurgery applicants using a virtual reality neurosurgical simulator: the sensory-motor quotient. *J Surg Educ.* 2015;72(6):1165–1171.

382. Winkler-Schwartz A, Bajunaid K, Mullah MA, et al. Bimanual psychomotor performance in neurosurgical resident applicants assessed using Neuro Touch, a virtual reality simulator. *J Surg Educ.* 2016;73(6):942–953.

383. Ziv A, Rubin O, Moshinsky A, et al. MOR: a simulation-based assessment centre for evaluating the personal and interpersonal qualities of medical school candidates. *Med Educ.* 2008;42(10):991–998.

384. American Board of Anesthesiology: APPLIED (Staged Exams) [website]. Available at: http://www.theaba.org/Exams/APPLIED-(Staged-Exam)/about-applied-(staged-exam).

385. American Board of Anesthesiology: *APPLIED Examination: Objective Structured Clinical Examination—Content Outline.* Available at: http://www.theaba.org/PDFs/APPLIED-Exam/APPLIED-OSCE-ContentOutline.

386. American Board of Anesthesiology: [MOCA 2.0] Part 4 Requirements [website]. Available at: http://www.theaba.org/PDFs/MOCA/MOCA-2-0-Part-4-Requirements.

387. American Board of Emergency Medicine: ABEM MOC [website]. Available at: https://www.abem.org/public/abem-maintenance-of-certification-(moc)/moc-overview.

388. American College of Emergency Physicians: ACEP SIM Training Course [website]. Available at: https://www.acep.org/simContent.aspx?id=89642.

389. American Board of Internal Medicine: ABIM to use medical simulation technology to evaluate physician competence. January 29, 2008. Available at: http://www.abim.org/news/medical-simulation-technology-evaluate-physician-competence.aspx.

390. Cregan P, Watterson L. High stakes assessment using simulation – an Australian experience. *Stud Health Technol Inform.* 2005;111:99–104.

391. Levine AI, Schwartz AD, Bryson EO, Demaria Jr S. Role of simulation in U.S. physician licensure and certification. *Mt Sinai J Med.* 2012;79(1):140–153.

392. Tekian A, McGuire CH, McGaghie WC. *Innovative Simulations for Assessing Professional Competence.* Chicago: Dept. of Medical Education, University of Illinois at Chicago; 1999.

393. Gaba DM. The future vision of simulation in health care. *Qual Saf Health Care.* 2004;13(suppl 11):i2–i10.

394. Lloyd GE, Lake CL, Greenberg RB. *Practical Health Care Simulations.* Philadelphia: Mosby; 2004.

395. Amin Z, Boulet JR, Cook DA, et al. Technology-enabled assessment of health professions education: consensus statement and recommendations from the Ottawa 2010 conference. *Med Teach.* 2011;33(5):364–369.

396. Levine AI, DeMaria Jr S, Schwartz AD, Sim AJ. *The Comprehensive Textbook of Healthcare Simulation.* New York: Springer; 2013.

模拟器及其特点列表

部分任务训练器	模拟器	特点	适用专科	花费*	评论
	静脉穿刺臂 www.limbsandthings.com	成人手臂大小，具有上肢静脉功能性解剖，充满仿造血液，评价静脉内入路技能	外科 急救医学科 重症医学科 内科/家庭医学科 妇产科	$	不贵，但能提供上百种评价的可能
	CVC置管模拟器 II www.kyotokagaku.com	不完整的成人大小任务训练器，具有颈部和上胸部的功能性（和超声兼容性）解剖，具备锁骨上静脉和颈内静脉置管标志	外科 内科 重症医学科	$$	较新，能评价在有或无超声引导下的中心静脉置管技术（并发症：气胸、刺入动脉）
	眼部检查模拟器 www.kyotokagaku.com	不完整的成人大小任务训练器，具有眼睛外部和内部的功能性解剖，以及视网膜正常和非正常现象	内科/家庭医学 眼科	$$	不贵，可以评价检眼镜检查的技术，以及鉴别视网膜正常和常见疾病现象
	耳部检查模拟器 www.kyotokagaku.com	不完整的成人大小任务训练器，具有外耳和中耳的功能性解剖及其正常和非正常现象	内科/家庭医学 耳鼻喉科	$$	不贵，可以评价耳镜检查的技术，以及鉴别中耳正常和非正常的现象
	乳房检查训练器 www.limbsandthings.com	不完整的成人大小任务训练器，具有女性上胸部和乳房的功能性解剖及其正常和非正常现象	妇产科 内科/家庭医学	$$	简单的外挂任务训练器，能提供评价乳房检查技术，鉴别病理现象的机会
	进阶级 AirSim www.limbsandthings.com	成人大小头部和颈部训练器，能模拟多种上呼吸道解剖变异和疾病	麻醉科 重症医学科 急诊科 内科	$$	有些研究为呼吸道人体模型作为评价多种呼吸道管理技能的工具提供了效度证据。最好用于评价复杂呼吸道情境中
	复苏安妮 www.laerdal.com	成人大小，仿真度中等，便携式任务训练器，具有完整重症抢救技能的功能性解剖，可选的内置评价系统，以及评价胸部按压和通气的充分性	重症医学科 急诊科 内科/家庭医学	$$	不贵，能评价重症抢救技能。众多研究都提供了其作为评价工具的可靠性，效度和可行性

续表

模拟器	特点	适用专科	花费*	评价
腰部穿刺/硬膜外模拟器 www.limbsandthings.com	不完整的成人大小，兼容超声，具备腰穿和多个脊髓注射位置的标志和功能性解剖	神经科 内科 麻醉科	$$	相对来说不贵，评价在有或无超声引导下的腰穿和硬膜外注射技术。加水可以模拟脑脊液（CSF），可以测量 CSF 压力，并提供正确人针位置的反馈
儿科腰部穿刺模拟器 II www.limbsandthings.com	婴儿大小，具备进行腰穿技术操作的标志和功能性解剖	儿科 神经科	$$	不贵，能评价确认解剖标志的能力和腰穿技术。加水可以模拟脑脊液（CSF），可以测量 CSF 压力，并提供正确人针位置的反馈
Keele & Staffs 会阴修复训练器 www.limbsandthings.com	不完整的成人大小任务训练器，具备不同撕裂程度的阴道和会阴处的功能性解剖	妇产科	$$	相对来说不贵，能评价外阴切开和会阴修复技术（包括表浅、表皮下和深层肌肉）
直肠检查训练器 Mk 2 www.limbsandthings.com	不完整的成人大小任务训练器，具有男性臀部、肛门、直肠和前列腺的功能性解剖	外科 泌尿外科 内科/家庭医学	$$	相对来说不贵，能评价检查技术，以及鉴别直肠和前列腺的正常和病理现象的能力
临床女性骨盆训练器 Mk 3——进阶版 www.limbsandthings.com	不完整的成人大小，提供女性下腹部、会阴、阴道和直肠的功能性解剖	妇产科 内科/家庭医学	$$	评价共识别正确标志、阴道双合诊检查、阴道涂片以及直肠指诊能力。评价其鉴别子宫和卵巢病理的能力
计算机化任务训练器 METI 骨盆 ExamSIM www.caehealthcare.com	不完整的成人大小，高仿真女性骨盆模拟器，功能上模拟多种妇科现象，并能自动目容观地追踪用户检查技术	妇科 内科/家庭医学	$$$	几项研究已经为支持其作为评价工具使用提供了效度证据
Harvey，心肺疾病模拟人 www.gcrme.miami.edu	成人大小，高仿真人体模型，模拟心脏和肺部体格检查现象	内科/家庭医学 儿科 重症医学科 急诊医学科 外科	$$$ ~ $$$$	最长连续高仿真模拟器，有许多研究为支持其作为评价工具使用提供了效度证据，已用于高利害国家资格认证考试
计算机增强 人类病人模拟器（HPS）/计算机增强模型（CEM）模拟器 www.limbsandthings.com	成人大小，高仿真人体模型，功能上模拟真人生理上所有器官系统，对手术和给药做出生理的反应	麻醉科 重症医学科 急诊医学科 内科/家庭医学	$$$$$$	许多研究已经为支持其作为评价工具使用提供了效度证据。很适于评价包括团队技能在内的多种胜任力，常用于"危险"情境下

续表

模拟器	特点	适用专科	花费*	评价
Caesar www.caehealthcare.com	成人大小, 高仿真人体模型, 比 HPS 更加便捷, 可以编程更多的急救 (尤其是足外伤) 情境, 对于预做出的生理反应不那么复杂	重症医学科 急诊科 创伤外科	$$$$	较新, 使用的技术大部分和 HPS 相同, 但是设计更加坚固便携, 所以能用于多种环境中
PediaSIM HPS PediaSIM www.caehealthcare.com	小儿大小, 高仿真人体模型, 功能上模拟 6 岁 (17 kg) 儿童的解剖和生理, 并对于预手段做出正确的反应	儿科 急诊医学科	$$$$$	较新, 使用的技术大部分和 HPS 相同, 但是设计的功能和反应不同于 "成人"。非 HPS 版本对于预做出的生理反应不那么复杂
BabySIM www.caehealthcare.com	婴儿大小, 高仿真人体模型, 功能上模拟 3 ~ 6 个月 (7.3 kg) 婴儿的解剖和生理, 对于预做出正确反应	儿科 急诊科 内科	$$$	较新, 使用的技术大部分和 HPS 相同, 但是设计的功能是模拟婴儿做出的正常的生理反应
SimMan 3G www.laerdal.com	所有大小, 无线便携式高仿真人体模型, 提供功能上极其丰富的解剖, 可以开展多种急救技术和其他临床操作	麻醉科 重症医学科 急救医学科 内科 / 家庭医学科 外科	$$$$ ~ $$$$$	多种研究提供了模拟器作为评价工具的效度和可行性证据。是应用最广的高仿真模拟器之一, 可以在多个临床技能和情境中评价个人和团队
SimMom www.laerdal.com	成人女性所有大小, 高仿真人体模型, 能模拟一系列正常和复杂的分娩情境; 新生儿模型简单却外形通真, 不具备计算机化元素	妇产科 儿科	$$$$	较新, 辅助评价进行多种与妊娠及生产相关的重要干预手段和抢救操作的能力
SimNewB www.laerdal.com	新生儿大小, 计算机化人体模型, 对许多照料新生儿所需的重要干预手段能提供功能性解剖和生理反应	儿科	$$$	较新, 能评价开展一般抢救操作的能力 (比如呼吸道管理), 也能评价专门针对新生儿的医疗 (比如通过脐静脉 / 动脉血管入路)
HAL 高级多目标病人模拟器 www.gaumard.com	所有大小, 无线便携式高仿真人体模型, 可编程急救情境, 具有以无线平板电脑形式存在的操作和监护组成部分	急诊科 重症医学科 内科	$$$$	非常便携和耐用的高仿真模拟器, 适用于广泛的急救情境, 从院前环境到急诊科, 再到重症监护室
NOELLE 高级母体和新生儿分娩模拟器 www.gaumard.com	成人和新生儿大小, 高仿真模拟器, 对包括完整分娩过程和生后照料在内的多种情境能提供功能性解剖和生理反应	妇产科 儿科	$$$$	较新, 为更加复杂的妊娠分娩情境提供了交互式和自动化特点; 内置感应器能追踪在分娩操作中的用户行为

续表

	模拟器	特点	适用专科	花费*	评价
虚拟现实（VR）模拟器	ARTHRO Mentor www.simbionix.com	带有触觉元件的虚拟现实（VR）模拟器，结合多种关节（肩，膝，髋关节）的解剖模型，能模拟多种关节镜操作	骨科	$$$$$	用户可以通过培训，解决定位和工具操纵的问题，以及克服手 - 眼协调的困难。这个系统可以追踪表现评价数据，包括定位结构的时间，内镜移动的效率和失误
	外科 Eyesi www.vrmagic.com	人体头部模型，具备人工眼，通真的设备控制脚踏板，位置追踪工具和接受虚拟立体图像的外科显微镜	眼科	$$$$$$	有可选的客观评价和几种不同的操作模块，能评价一系列眼内手术技能
	最小侵入性模拟训练器（MIST） www.mentice.com	VR 模拟器，组成有支撑两个机械臂的结构性框架，能放置连接设计算小仪的标准的腹腔镜器具；提供基本腹腔镜技能的培训和评价	普通外科 创伤外科 妇科 泌尿外科	N/A†	研究最透彻的 VR 模拟器之一。这个系统能记录表现评价的多个参数。数个研究已经证实了从模拟器获得的技能转换运用到真实患者身上
	HYST Mentor www.simbionix.com	VR 训练器，使用压力 - 反馈触觉技术，来模拟用户通过子宫颈和子宫时遇到的给当阻力，影像呈现了宫腔实操作，并发症和工具 / 组织接触的数字化模拟	妇产科	$$$$$	这个系统能追踪完成精神运动任务的时间和精准度，并产生能帮助表现评价的测试集
	URO Mentor www.simbionix.com	组合型 VR 任务训练器，支持使用可屈度内和硬膜内镜，带有插入工具的工作通道；用户在模拟影像上观看操作的虚拟图像的同时，可以用真实运转的真实手控制设备	泌尿外科	$$$$$（和 PERC Mentor 的组合单元）	一台多用模拟器，能提供多种诊断性和治疗性腔内手术。这个系统能追踪多个参数，帮助表现评价，包括完成任务的时间，X 线暴露时间，失误次数，不再作为独立系统售实，但是在相同的平台上，有和 PERC Mentor 的二合一模拟器
	PERC Mentor www.simbionix.com	结合型 VR 任务训练器，组成了一个部分人体模型，模拟病人的背部和侧腰，外加虚拟荧光显微成像，能进行经皮肾人路肾手术的练习	介入放射科 泌尿外科 肾内科	$$$$$（和 PERC Mentor 的组合单元）	这种模拟器具有内置的记录练习使用时的数据的能力，包括进行任务的用时，穿刺的尝试次数和并发症；不再作为独立系统售实，但是在相同的平台上，有和 URO Mentor 的二合一模拟器
	ANGIO Mentor www.simbionix.com	VR 训练器，使用触觉组件，模拟在大量血管内手术中导丝、球囊、支架和其他器具的使用，包括动态病人状态的指标，随着给药和手术进程而变化	心内科 介入放射科 血管外科 神经外科 神经内科 肾内科	$$$$ ~ $$$$$$	内置追踪系统，能评价用户的医学决策和管理技能。模拟器能追踪一系列参数，并生成个人或团队的表现统计报告

续表

模拟器	特点	适用专科	花费*	评价
血管介入模拟训练器 (VIST) www.mentice.com	VR 模拟器，在开展多种血管内技术时，能让用户经一引导器一引导管器操纵真正的工具和设备，触觉设备用显示在监视器上的模拟荧光显微图像还原触觉反馈	心内科 介入放射科 血管外科 神经科 神经外科 肾内科	$$$$ ~ $$$$$	这个系统除了肾动脉、髂动脉、主动脉和颈动脉血管内技术之外，还能模拟许多心脏介入手术、管造影，血管成形和支架置入术，起搏器植入术，电生理研究和经导管主动脉瓣置入术。它在美国食品药品管理局首个批准使用的颈动脉支架前，是培训和评价临床医生的首选模拟器。它包括了一个复杂的追踪系统，测量完成任务的时间，移动效率和失误
BRONCH Mentor www.simbionix.com	VR 触觉系统，能让用户操控改良后的内镜，带有通过真实器具的人口，模拟一系列支气管镜诊断性和治疗性操作，具备真实的触觉体验和虚拟显影成像	呼吸科 耳鼻喉科 重症医学科	$$$$ ~ $$$$$ (和 GI Mentor 的组合单元：相同价格区间的最高点)	这个系统能评价基本技能，例如呼吸道导航和视诊，还有多种样本采集技术，内置系统能提供自我胜任力的评价。在对真实患者进行操作之前，可以作为独立系统使用，也可以和相同平台上的 GI Mentor 一起使用
GI Mentor www.simbionix.com	VR 触觉系统，能让用户操控改良后的内镜，带有通过真实器具的人口，模拟一系列上下 GI 内镜诊断性和治疗性技术，具备真实的触觉体验感和虚拟显影成像	消化科 外科 耳鼻喉科	$$$$ ~ $$$$$ (和 BRONCH Mentor 的组合单元：相同价格区间同的最高点)	这个系统可以评价基本技能，例如导航，视诊器具操作，还有包括活检和息肉切除在内的许多操作；内置系统能提供表现指标，在对真实患者进行操作之前，完成自我胜任力的评价，可以作为独立系统使用，也可以和相同平台上的 BRONCH Mentor 一起使用
增强现实训练器 SonoSim 和 LiveScan 超声培训解决方案 www.sonosim.com	增强 VR 系统，利用放在真人人或人体模型上的一特殊模拟超声探头和专门的传感器标志，创建逼真的混合式模拟，借助一连接的电脑屏幕呈现正常和病理人体内部解剖的逼真的虚拟超声图像	几乎所有专科 使用超声进行检查或操作，尤其在：放射科和急诊科 创伤外科 重症医学科 妇产科 内科/家庭医学 心内科	$$$ ~ $$$$	可以还原大量的临床情境，结合标准化病人评价技术性（超声检查或超声引导性操作）和非技术性（沟通）技能，可选系统能追踪表现指标

* 估价 (2016 年 8 月)：$, <$1000; $$, $1000 ~ $5000; $$$, $5000 ~ $35,000; $$$$, $35,000 ~ $75,000; $$$$$, $75,000 ~ $150,000; $$$$$$, >$150,000
† 被 Mentice 淘汰，MIST 已不再生产制造，但现有用户还能得到部分的组件和支持

第 *13* 章

临床教学与学习中的反馈及教练式辅导

JOAN M. SARGEANT, PHD, AND ERIC S. HOLMBOE, MD, MACP, FRCP
译者：冯芸颖　审校者：张　晖

奠定基础

　　为何要在一本评价临床胜任力（clinical competence）的书中设置有关反馈及教练式辅导的章节？因为对于学习而言，收到关于个人表现的常规评价数据和建设性反馈是至关重要的。我们对反馈的理解正逐渐深入，目前我们将其视为辅导者与学习者之间关于个人表现评价数据的反思性对话，旨在帮助学习者取得进步。我们也将教练式辅导视为一种策略，从而根据数据及相应讨论来共同制订下一步发展的行动计划。

　　在教育中，教练式辅导（coaching）被定义为"侧重于通过增强自我意识和个人责任感来促进学习和发展的一对一对话，其中教练式辅导者在支持和鼓励的氛围中通过提问、积极倾听和适时提出问题来促进被辅导者的自主学习"。[1] 教育中的教练式辅导与传统的教练指导模式（即告诉学习者要做什么）明显不同，因为教练式辅导者使学习者积极参与反思、自我指导和策划改变的过程。但是，两者使学习者能够成为最好的自己的目标是相同的。就评价数据与学习者进行反馈对话（feedback conversation）并指导他们，是能够让医学生、住院医师、专科医师和实习医生们（即前文学习者的指代对象）从其临床表现中学习、发展他们的胜任力并胜出的宝贵举措（框13.1）。

　　将反馈纳入本章还有另外两个原因。其一是从历史回顾的角度而言，大量研究确认了临床中给予和接收反馈的多重挑战。学习者反映收到的表现及反馈数据不频繁且不充分。学习者可能由于种种原因在收到反馈时没有认真对待它或认为它无用，例如缺乏及时、具体的数据和反馈，缺少指明改进方法的反馈，缺少督导者的参与和观察，临床表现的标准和里程碑不明确。督导者也表示了担忧。他们担心没有能力以学习者认为有用的方式来讨论反馈，并且担心反馈对他们与学习者之间的关系有潜在的负面影响。他们还认为，需要获得提升的学习者及其督导者在获得学习资源、制订及监督补习计划、为学习者寻求专业帮助等方面缺乏教育系统的支持，这些是不利于提供建设性反馈的。[2,3]

纳入本章的原因之二是从前瞻的角度而言，考虑到新出现的一些方法正在转变我们对评价、学习、胜任力发展以及反馈在上述活动中的关键作用的看法。现在，反馈被认为是一种协作性对话，学习者可以在这种对话中反思性地获得他们的表现数据并以此来获得提升。[4,5]在医学教育中，胜任力导向的医学教育（competency-based medical education，CBME）和程序性评价所体现的思想和价值观显示了看待临床评价及反馈的新方式。美国毕业后医学教育认证委员会（Accreditation Council for Graduate Medical Education，ACGME）、[6]加拿大皇家内科与外科医师学院（Royal College of Physicians and Surgeons of Canada，RCPSC）[7]和加拿大家庭医生学会（the College of Family Physicians of Canada，CFPC）[8]均已采用CBME的多条原则（详见第1章）。CBME的基本原则强调了有效的观察、评价和反馈对话的重要性。例如，在美国毕业后医学教育项目里，学习者需要获得定期且频繁的表现数据和反馈活动，以使他们能够有效地完成一个阶段目标后进入下一个，发展在多种实践领域中的胜任力。

CBME属于一种更加全面的评价方法，称为程序性评价（programmatic assessment）。[9]程序性评价的总体目标是在提供"对"学习的评价之外，也提供"促进"学习和发展的评价（例如学习与进步的严格评价）。在考虑促进学习的反馈时，CBME和程序性评价均将教练式辅导视为反馈的扩展。与体育运动的辅导相似，临床教育中的教练式辅导基于学习者的表现并旨在改善其表现。CBME、程序性评价及教练式辅导将在本章之后的内容中进行详细讨论。

在这些基础上，本章希望增强内容的实用性。开头介绍了指导反馈应用的概念和证据，然后提供具体方法、教学辅助及案例，实现反馈和教练式辅导的实践应用和技能建构。它既适用于繁忙临床环境中的非正式即时反馈，也适用于在学习者的培训方案中定期举行的总结评价会。本章的目标为：

1. 提供将反馈定位于教学、学习和评价的核心活动中的框架。
2. 简要评述当前影响有效表现数据共享及反馈对话参与度的因素。
3. 探讨影响临床教学中评价及反馈作用不断发展的观点和策略。
4. 为有效参与反馈对话及教练式辅导提供实用策略。

提供将反馈定位于教学、学习和评价的核心活动中的框架

在临床评价中，反馈的目的是分享关于学习者表现的有用信息，以得到提高。高效的学习和发展离不开表现数据、反馈对话和改进指导。然而在医学教育中，人们经常在是否分享反馈信息以帮助学习者尽可能高效进步时犹豫不决。部分原因是根植于文化中的。建设性的反馈普遍被认为是负面的、批判性的，而不是有用的、发展性的。

那么问题是我们如何才能更积极地看待反馈的作用？我们又如何才能开始把反馈当作教练式辅导，以使学习者胜任工作并做到最好？[4,5]

基于最近新兴的研究，我们提出了一个指导反馈过程的框架。它由6个相互关联的部分组成（图13.1）：

1. 观察学习者，即收集表现数据。
2. 参照公认的标准或里程碑（milestone）评价表现。
3. 将学习者纳入反思性反馈对话，分享其表现数据。

框 13.1　反馈的定义

反馈（feedback）是与学习者就其表现的评价数据进行的反思性对话，而教练式辅导是一种指导学习者并根据其数据共同制订下一步发展计划的策略。

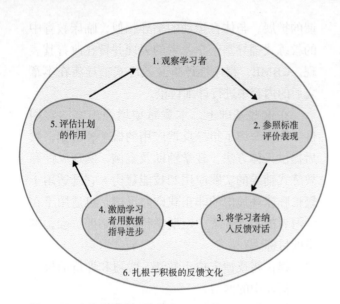

图 13.1　考虑反馈的一个框架

4．通过教练式辅导和协作式规划，激励学习者将数据和反馈用于学习及提高。

5．评估计划的作用。

6．营造积极的反馈文化。

1．观察学习者（即收集表现数据）。观察和收集表现数据是提供有效反馈的切入点。观察学习者的表现能够收集到准确且客观的数据。优质的数据是基于表现的，是具体的、相关的。它为讨论学习者的表现（即进行反馈对话）提供了客观基础。观察可以有很多种形式，例如直接观察患者就诊或通过病历审查来观察。

2．参照公认的标准、里程碑或置信职业行为（entrustable professional activity，EPA）对表现进行评价。获得表现数据后，通过将其与公认的标准（如恰当的里程碑）进行比较，可以为学习者进行表现评价。例如，在美国，各培养方案计划对 ACGME/ 美国医学专业委员会（American Board of Medical Specialties，ABMS）六大核心胜任力（详见第 1 章）相应的里程碑的表现数据进行考核。对学习者要达到的标准或里程碑保持清晰、透明是至关重要的。学习者需要知道他们追求的是什么，评价的标准是什么，以及评价是如何作出的。胜任力导向的医学教育（CBME）和里程碑在标准层面对评价和评价的反馈共享尤其有效。里程碑确定学习者逐级的目标表现水平，并为评判所观察的表现提供透明化、公认的标准。[10]

观察所得的表现数据与透明化的标准的结合消除了对学习者表现的猜测和主观性。它们为学习者提供了所观察内容以及标准或期望的清晰描述。二者结合可以确定是否存在表现上的差距以及差距的性质。

一致认同的标准还可使学习者了解他们学习的期望、以他们的水平所能达到的"优秀"表现以及他们的表现目标都是什么。这样他们能够为达到目标做准备，而且在他们未达标时也不会措手不及。[11]

3．将学习者纳入反思性反馈对话，分享其表现数据。反馈对话的目的是让学习者能够积极参与对话并接触他自己的表现数据。进行反馈对话与单纯地"提供"反馈有几处不同。后者让人联想到督导者直接告诉学习者他做得怎么样以及怎么做才能提高。这种方式是单向的长篇大论，希望学习者接受这些并参照执行。与此相反，在反馈对话中，督导者会让学习者参与到关于他们的表现、表现的具体数据以及他们对这些数据看法的反思性讨论中。

"在学习方面，反思是个体为寻求新的理解和认识而追索其经历的智力与情感活动的通称。"[12] 促进学习者进行深入且聚焦的反思是有效的，因为它使学习者能够在可靠和鼓励性的互动中批判性地审视自己的表现，获取进一步了解。反思是为了增强自我意识并从过往经历中学习。反思性、开放性的问题可以引导学习者反省他们对自己表现的认识、影响他们表现水平的因素以及他们的表现数据所呈现的机遇。反思也旨在培养一种认识，即盲目的自我评价往往是有缺陷的，个体需要外部的评价表现的数据和反馈来帮助自己形成对自身表现的看法。[13]

在对话中，督导者通过询问学习者对所展示的数据的看法以及他们对自己表现的自我评价与评价理由，让学习者接触自己的表现数据（例如对刚刚展现的能力的观察或多来源反馈报告这一类的书面评价报告）。如果学习者的看法与督导者或数据显示结果相左，督导者会邀请学习者讨论为什么两者的评价结果相异。这样的讨论能够达到几个目的：通过将他们的评价与督导者的评价对比来增强学习者的自我评价能力；增进学习者对达到标准或里程碑所需要求的理解。

4. 通过教练式辅导和协作式规划，激励学习者将数据和反馈用于学习及提高。 让学习者参与反馈对话、接触到他们的表现数据，是为激励他们应用这些数据做的准备。学习者会如何利用这些数据在特定方面进行自我提升呢？即使学习者做得不错，对表现数据进行探讨与对表现本身进行反思也可能发现新的挑战。督导者成为学习者的教练，指导他们的进步，以达到更高的水平或里程碑，或在相关领域取得卓越成就。督导者和学习者共同制订改进计划。通过教练式辅导，督导者能够将表现数据作为学习者成长与发展的一个机遇，促进他们参与计划的制订。反馈对话因而成为一个积极的合作机会。[14]

然而，要制订一个最好的应用表现数据进行改进的计划，并不总是那么直接和容易。如果一份计划模板明确了改进目标、实现目标所需的资源及可能出现的阻碍、时间表和成功指标，那么它可能有所帮助。有关示例请参阅 MedEd Portal 反馈促进材料中的学习 / 改进计划（the Learning/Change Plan）模板。[15]

5. 共同评估计划的作用。 与任何提高质量或表现的活动相同，我们需要与学习者一起回顾计划，看他们是否达到了目标。为评价进步他们都收集了哪些表现数据？他们遇到了哪些无法预见的阻碍？共同对话有助于确认取得的成就、找出影响成功的因素，也影响下一步目标的确定。这样，督导者可以辅导学习者利用表现数据来规划进步，并在持续进步的过程中评价其计划的效果。

与学习者就他们的表现数据和利用数据取得进步的方式进行反馈对话也能产生长期的积极影响。学习者处在培养有意识的自我评价（informed self-assessment）和自我监督能力的过程中，而这些能力会使他们的整个职业生涯获益。[16-17]上述能力包括主动收集个人表现数据、反思性地用数据来评价管理个人表现和制订进步计划这一持续过程。外部的表现数据对于理解与调节个人的自我评价至关重要。收集、批判性解读及恰当地应对表现数据，是终身自我监督和学习的基本能力。

6. 营造积极的反馈文化。 观察、评价和反馈不能脱离实际情况，它们要在现有的文化环境下进行。文化无处不在，它裹挟并影响着我们所做的一切。因此，我们反而察觉不到它，且常常意识不到它的存在及影响。在思考临床教学、评价和反馈时，所在单位的文化、医疗和医学教育的文化以及社会文化通常都会对我们视为重要和宝贵的事物、决策的方式及与学习者沟通的方式内容产生影响。

从事某种职业，意味着要承担该行业的职业道德和价值观并沉浸于职业文化中，以至于察觉不到该文化的存在。通过职业社会化过程，医疗行业向其从事者灌输"行善"和被认为有胜任力的观念。这些价值取向非常积极。胜任力被高度重视。[18]然而，对胜任力的高度看重也导致了另一种观念，即需要反馈来进步与具备胜任力的概念可能是背道而驰的；事实上，寻求反馈的人会被视为没有胜任力。一直以来，人们往往对自己不知道这一事实保持沉默。相似地，人们也不愿意告诉包括学习者在内的其他人，他们可能尚不符合标准。最近，Watling 等[19]研究了反馈在医学、音乐和教育这三种职业教育中的提供情况，并发现另两个领域中并无这种医学教育中对反馈的观念。尽管在教育和音乐领域，反馈作为文化的一部分被明确而频繁地提供，医学教育中学习者还是表示收到的反馈不够频繁，且医学院似乎不愿意提供纠正性反馈。[2,16,19-21]最近，更加普遍的社会观念似乎反映了这样的价值观，即不愿意提供批判性反馈，并且相信所有人都应该达标，即使有相反的数据存在。

医学教育同样有涉及其教学、学习与评价的独特文化。这种文化的一个具体产物，就是在临床环境中逐步形成的教育与评价的提供和管理系统。虽然医学教育起始于一对一的学徒制模式，基于以已执业的医师作为顾问和导师的纵向关系，但它已经发展为一个由日程计划、学习安排、轮转、督导者、表格、数据库、评价方案、认证要求、潜在的法律干预等组成的复杂系统。这些举措是在不同时间独立开始实行以改进医学教育的，但从整体上看，我们可以发现其中的许多种实际上阻碍了提供一种学习、评价和反馈的环境。这种环境能促进以学习与发展为目的的评价。例如，目前我们得知，学习者和督导者观察到，短期的学习安排、有限的临床学习时间、竞争性需求导致的学习者与教师的日程冲突这些因素，实际上会导致督导者与学习者没有足够的时间发展联系、了解能力、观察、进行有意义的反馈对话和教练式辅导。我们的教育系统旨在支持良好的教育，却在无意间对有效的学习、评价和反馈造成了明显阻碍。

当前影响有效表现数据共享及反馈对话参与度的因素

理解什么是阻碍良好的反馈实践、学习者对反馈的接受度及应用的因素，能够帮助我们更有效地进行反馈对话。除了文化之外，研究也发现了许多其他影响因素，[2,22] 并总结于表 13.1 中，将在后面进行讨论：

1. 督导者对其提供反馈意见的表现的直接观察程度
2. 表现的数据及反馈的特点
3. 督导者 - 学习者关系

4. 参与反馈互动的教师技能
5. 反馈的性质或标志——确认性的还是纠正性的？
6. 学习者对表现的自我评价或自我认知
7. 学习者对反馈的情绪化反应
8. 体系与文化

1. 督导者的观察程度。如果督导者未直接观察学习者的具体行为表现，学习者在接受他们对此的反馈时会犹豫不决。学习者认为对未经观察的表现所做的反馈不可靠且没有根据，因而实际上往往不完全相信它。因此，花时间观察学习者在照护患者时所表现的具体技能并通过观察收集具体的表现数据是至关重要的。[23]（关于观察的深入讨论详见第 4 章。）

2. 表现数据及反馈的特点。数据及反馈的特点取决于反馈的提供者（即观察相关表现的督导者），并且它们会影响学习者对数据和反馈的接受度和应用。特点包括它们的具体性、精确性、及时性、客观性、可靠性和相关性。[16] 然而，影响学习者是否会接受并应用这些数据及反馈的

表 13.1	影响学习者对反馈的接受度及应用的因素
因素	**注解**
1. 督导者对学习者表现的观察程度	只有通过观察表现，反馈和表现数据才能符合下面第 2 条列出的特征
2. 反馈的特点	提高接受度与使用度的反馈的特征： 具体性 客观性 准确性 可靠性 相关性 及时性
3. 督导者与学习者的关系	体现对住院医师进步与发展过程的参与，并通过反馈、接受和使用提高参与度的相互尊重且信赖的关系
4. 反馈分享与教练式辅导的督导者技能	分享反馈、让学习者参与反馈对话、教练式辅导等是需要发展和实践的技能
5. 反馈的性质	那些否定学习者对其表现看法的反馈可能对督导者的有效分享反馈及学习者接受反馈更具有挑战性
6. 学习者对其表现的自我评价	否定学习者对其表现的自我评价的表现数据和反馈会令学习者意外和失落
7. 学习者对表现数据的情绪化反应	意外和失落会激发负面的情绪化反应（愤怒、伤心、沮丧），成为接受与应用反馈的阻碍。督导者在分享否定性反馈时也会有情绪化反应（焦虑、犹豫）
8. 教育与工作场所的体系与文化	明确重视学习及发展且培养并促进共享、接受和应用反馈的文化与体系

是他们对这些特点的看法。例如，如果他们认为反馈不准确（例如督导者其实没有观察他们的技能表现）或是基于督导者错误的推论（例如学习者对被评价的技能感到不自在时督导者却将其描述为无动于衷），那么他们更不可能听取这样的反馈。

3. 学习者 - 督导者关系。督导者 - 学习者关系是整体层面上学习以及就学习者表现和反馈进行有意义对话的能力的关键。[24,25] 学习者对该种关系的感知，尤其是督导者的真实性、利益相关性和对学习者的真诚度，会极大地影响学习者参与与其表现有关的有意义的交谈的意愿以及对反馈的接受与使用。如果提供的反馈与接受反馈者个人设定的有意义的目标相关，那么反馈的接受度及影响力就会更高。[26,27]

同医患关系会影响患者的满意度和医疗结局相似，督导者 - 学习者关系会影响学习者的满意度和教育成果。现已认识到在督导者和学习者之间建立教育上的统一战线以明确追求学习者最大利益，可带来积极的影响。[25] 同样值得注意的是，与医患关系类似，长期的积极关系虽然常常难以实现，但确实是最有益的。而最为重要的可能是这种关系的质量。例如，督导者与短期学习者能够通过沟通和反馈技巧以非常有效且真诚专注的方式建立有效的关系。例如：

- 在学习者开始临床任务之前进行简短的对话，以表达你对他们及其学习的兴趣，简述鉴于他们的学习水平，你及你的科室能够提供什么，特别询问他们需要学习什么、希望被观察什么。
- 如果有需要且可行，为学习者协调安排以达到他们的学习目标（例如特殊的患者任务或是观察或实践技能的机会）。
- 安排定期的简短时间来观察学习者并就这些观察结果及他们的学习目标进行反馈和辅导讨论。
- 更多有关建立积极学习关系的实用建议请参考表 13.2。

4. 参与反馈互动的教师技能。同样重要的是，我们要认识到观察、评价学习者的表现并利用这些数据使学习者参与到关于提高他们表现的反思性对话中，都是专业化的技能。[28] 许多忙碌的临床督导者并没有接受过相关的培训或没有机会实践这些技能。这会导致分享反馈时出现尴尬。有关资料显示，临床教学中教师能力的提升仍是一项重大的挑战，尤其是那些被认为是"非医学的专业技能"的技能，也即加拿大专科医学教育指南（Canadian Medical Education Directions for Specialists，CanMEDS）中的"内在技能"：医患沟通、与医疗团队其他成员的沟通与协作、职业素养。以上每种都有其独立的知识、技能、胜任力体系，而目前大多执业医师没有接受过有关这些体系具体内容的指导。因此，他们对于好的业务水平及表现标准在这些领域的具体构成的熟悉程度有限。这又反过来限制了他们在这些领域教学、评价及分享具体的反馈的能力。

5. 反馈的性质。无论数据和反馈是正面肯定的还是负面否定的，学习者的表现都会影响学习者如何看待与接受它。值得注意的是，在很多情况下它还会影响督导者是否以及如何分享这些反馈。[20]

6. 学习者对其表现的自我评价或自我认知。反馈接受者的第一反应通常是关注数据和反馈是否肯定了其对自己表现的自我认知。与自我认知相悖的表现数据和反馈可能令人吃惊，并会引起失落、愤怒等情绪反应。我们可能都收到过类似的与对自己行为的自我认知不符的表现数据或反馈，导致我们感到失落、愤怒或被误解；并且我们可能也都向学习者提供过这种否定性的反馈意见，导致他们因反馈意见与自我认知和自我评价相反而出现情绪化反应。情绪化反应源自职业表现对一个人的核心作用以及对相应评价的高度敏感性。[29] 因此，对于否定性反馈的情绪化反应是可理解的，甚至在有些情况下是可预料的。

7. 对反馈的情绪化反应。重要的是，对反馈的情绪化反应会阻碍学习者接受并利用这些反馈。同样地，督导者也可能在分享纠正性反馈意见时出现一定程度的情绪化反应。不提供否定性反馈的常见原因是害怕引发这种情绪化反应而又不能做出适当回应。[20] 因此，这种情况可能会导致学习者和督导者双方分别对收到和提供这种否定性反馈感到担心害怕，从而为进行建设性、发展性的对话制造了不甚理想的氛围。从这个角度来看，这种对话就类似于告知坏消息的谈话。督

表 13.2	对教师与学习者"培养有效反馈文化"的提示

教师	学习者
建立有效反馈文化	**建立有效反馈文化**
当学习者开始与你一起工作时：	当开始新的轮转时：
● 询问他们的目标以及他们有哪里需要帮助（关注的具体方面）	● 与你的督导者会面，明确你的学习目标、你有哪里需要帮助（关注的具体方面）
● 与他们分享你对他们的目标以及具体你会如何提供帮助	● 询问这种情况是否与他的计划相符
● 向学习者描述你会何时、如何进行反馈对话	● 询问你会在何时、以什么方式得到反馈
● 要求学习者给你反馈	● 在需要的时候请求反馈
● 与同事一起率先示范如何寻找和提供有效反馈	
在提供反馈前观察	**被观察**
● 与学习者一起安排你要观察什么（例如有时不需要全程观察）	● 与督导你的主治医师一起计划你的目标，以及你是需要在整个操作中还是仅阶段性被观察
● 询问他们的目标和关注点（即了解你和他们在注意什么）	● 清楚时间、地点和患者
● 确认时间，列入你的日程安排	● 将相关信息提供给督导的主治医师
● 透露你将如何观察、干预及提供反馈	● 询问他会如何观察、干预及提供反馈
参与并分享反馈	**参与并接受反馈**
● 为反馈安排定期的时间	● 寻找一个私密的地方
● 寻找一个私密的地方	● 客观地自我评价（即对自己的表现进行反思）
● 首先询问他们的自我评价	● 提供你的自我评价及依据
● 若反馈是否定的，为情绪化反应做好准备；探究这种回应	● 认识到否定性反馈可能是情绪化的，而这是正常的
● 确保反馈是及时、具体、客观的，并且是针对所观察的表现的	● 讨论并反思情绪以及反馈内容
● 让学习者参与并确保反馈的可接受性和可理解性	● 要求进一步的阐明
● 进行教练式辅导，并共同计划学习与改进	● 在制订行动计划时寻求帮助与合作
支持寻求反馈	**寻求反馈**
● 询问学习者对于这段经历的目标	● 确认这段经历的目标
● 要求学习者明确关注的具体方面	● 确认关注的具体方面
● 使你对这段经历的期望与上述相符	● 与督导者分享上述内容
● 预先安排好计划、观察及讨论反馈的日程	● 为所有投入 / 反馈做好准备
● 对学习者进行教练式辅导，并积极参与制订计划以应用反馈	● 明确细节
	● 积极参与制订计划以应用反馈

来自 Driessen E, Scheele F：What is wrong with assessment in postgraduate training? Lessons from clinical practice and education research. *Med Teach* 2013；35（7）：569-574.

导者面临的挑战是如何在以建设性的方式进行干预和反馈对话的同时适当地辨别、融入对给予和接受反馈的情绪化反应。本章后面还会对此进行更多介绍，也可参考表 13.3，特别是其中的阶段 2"探究对数据 / 报告的反应及看法"。

　　8. 体系与文化。我们在前文讨论过医疗及医学教育文化对学习者接受并利用表现数据及反馈的意愿的影响。一个看上去有胜任力的人通常会受到高度重视，而我们默认收到反馈可能提示不具备胜任力。在这种情况下，反馈被视为一种批评或失败，而不是进一步发展、改进、超越的机会。对于学习者，不同的看法使对通过反馈来

	表 13.3　R2C2 的阶段、目标及建议用语	
阶段	目标	建议用语
阶段 1：建立融洽的人际关系	让住院医师参与进来，建立关系，建立尊重与信任，了解他们的情况	● 你迄今为止的轮转情况如何？告诉我你在这之中有哪些开心的事，又遇到了哪些挑战 ● 和我谈谈你的评价与反馈经历。哪些是有帮助的？哪些没有？ ● 你认为你现在表现得怎么样？你的优势和需要改进的方面分别是什么？ ● 在这个阶段你希望得到什么收获？
阶段 2：探究对数据 / 报告的反应及看法	让住院医师感到被理解、感到他们的观点被听见并得到尊重	● 你一开始的反应是什么？有任何引起你注意的吗？ ● 报告中有没有任何出乎你意料的地方？多和我说说 ● 这些数据与你对自己表现的看法相比如何？有什么出乎你的意料的吗？ ● 得知与我们对自己的看法不符的反馈确实令人难以接受
阶段 3：探究对内容的理解	让住院医师清楚评价数据对他们的实践有什么意义，且清楚改变与发展的机会	● 在报告中是否有任何地方是你不理解的？ ● 还有哪里是你不清楚的吗？ ● 我们一部分一部分地来看 ● 有什么令你惊讶引起、你注意的地方吗？
阶段 4：为改进表现进行教练式辅导	让住院医师参与制订可行的学习及改进计划	● 这份评价数据让你想到改进过程中哪个或者哪两项要优先考虑的事？ ● 你的目标将是什么？ ● 你必须采取什么行动？ ● 你需要什么资源？ ● 你会遇到哪些阻碍？ ● 你认为这是可实现的吗？

进步的期望和对请求、接受及利用反馈的沉默之间产生了矛盾。[3,16,18,30,31] 营造一种明确重视、分享和利用反馈的可靠的学习文化是使反馈的积极价值最大化的一种方法。

除了文化之外，在医学教育和医疗行为方面建立的体系也会影响对学习者的观察和评价，并且影响着评价和反馈数据的提供方式使其更好地被接受使用。缩短的临床轮转时间、限制督导者充分观察学习者表现并提供反馈的其他因素以及一些资格认证和评价体系所强加的降低反馈真实性的要求，都对反馈讨论的频率和质量有负面影响。

在西方社会中，以更宽广的角度来看，多年以来一代又一代的学习者和工作者对待学习、评价和接受反馈的方式不尽相同。他们对其作用的看法和理解也不同。这些差异在双方的理解上都造成了代沟差距，并使代沟成为又一影响反馈共享的因素。为所有团队提供跨代培训可以帮助解决这些差异（框 13.2）。

影响我们看待临床教学中评价、反馈和学习的作用不断发展的观点和整体策略

正如在引言中所述，为了改善教育、评价和反馈，两种关于教育和评价的整体观点正被整合到医学教育中，即 CBME 和程序性评价。二者均以理论原理和有效教学证据为基础。尽管最近住院医师教育更多地讨论与采纳 CBME，但实际上程序性评价是 CBME 的基础。教练式辅导以及督导者与学习者共同制订学习发展计划的概念是影响该领域的第三项整体革新。

框 13.2	阻碍提供有效反馈的体系因素

- 短期的住院医师轮转
- 教师的短期临床轮转
- 有限的观察机会
- 有限的纵向观察机会
- 对提高教师临床产出及成果的要求
- 法定缩短的住院医师工作时长
- 鼓励固定格式的反馈评价 / 观察的表格及方案，而不是天马行空的开放式评价
- 有碍及时反馈对话的结构死板的评价数据库
- 阻止与后续轮转督导者沟通住院医师的进步提升的法律或其他方面的挑战

程序性评价

程序性评价（详见第 16 章）是一种系统的评价方法，它主要关注两个总体目标：充分进行促进学习的评价，使高利害决策与学习者的进步之间的相关稳定性达到最大化。[9] 传统上对学习者的评价主要关注的是"对"学习的评价，而较少关注评价对他们学习的"促进作用"。胜任力导向的医学教育的提出为将评价的关注点转到促进学习的评价及学习本身提供了机会（即转为提供丰富信息和反馈的评价体系，使学习者能够实现具体的胜任力或里程碑并得到提升）。CBME 是程序性评价的一个范例。

尽管"促进学习的评价"并不是一个新的概念，但现在它被明确地整合进了医学教育。作为一种文化上的转变，我们需要转变对评价和反馈作用的看法，并思考如何让反馈成为利用评价数据来学习的一种方式。换句话说，我们如何利用评价数据和反馈对话来指导及提升学习、发展和表现进步。

为了确保这种评价模式对学习的促进作用，我们需要重新考虑反馈在学习和评价活动中的作用。反馈是联系评价与学习的活动。每次评价时，督导者的作用是提供尽可能丰富且具体的信息来指导学习和发展。反馈对话被认为在帮助学习者学习并进步的过程中有多种作用（例如，鼓励他们基于手头数据对表现进行自我评价、促进他们对表现和相应目标的反思、促进自主学习、教练式辅导）。因此，反馈对话具有传递信息之外更广泛的作用。当然，并不是所有上述活动都

能在忙碌的临床环境里以非正式而"实时"的反馈互动形式实现。但是，反馈的作用是促进学习，以及为与学习者在指定的轮转过程中进行更充分反馈讨论安排时间，而持有这一观念可能是为促进学习开展更广泛的讨论的一种方式。

胜任力导向的医学教育

胜任力导向的医学教育（CBME）被定义为一种关注那些能够展现毕业生能力的表现成果的教育方法（CBME 的具体讨论参见第 1 章）。[7,28,32,33] 它关注那些学习者预计能够做到的事情（即获得具体的能力和成就）。在 CBME 中，教育项目旨在确保学习者在他们的训练中获得预设的表现成果。在美国，所有住院医师培训项目近来都进行了课程的重新设计，以定义具体的表现结果。[6] 在加拿大，加拿大家庭医生学会在约 10 年前开始实施其 CBME 住院医师培训项目。[8] 其他专业也正在进行向 CBME 的转变。[7]CBME 的核心是对术语"胜任力"和"里程碑"的理解。胜任力被定义为专业医护人员的一种可被观察的能力，该能力在从新手到大师级临床专家的不同专业技能阶段中不断发展。[7] 里程碑被定义为在具体发展阶段 [8] 或发展的重要节点处的预期能力。[6] 里程碑是基于胜任力的发展成果（例如，知识、技能、态度和表现），在住院医师及其同僚们从受教育开始，经历毕业，直到在相应专科进行独立行医的过程中逐步展现 [33]（参见第 1 章）。

在 CBME 中，给学习者持续的评价与反馈对他们从特定胜任力中的新手一直进步到成为大师或专家的过程是至关重要的。反馈是学习者能够有效地向更高的水平或里程碑进步的核心。我们可将反馈视为帮助学习者继续进步、提升水平的教练式辅导。

加拿大家庭医生学会（College of Family Physicians of Canada's, CFPC）的住院医师培训项目是 CBME 的最早采用者之一，并已根据程序性评价的原则建立了设计完备的评价体系。[8] 提案解决了对经常性观察及反馈对话的需求。为了能够进行对每日具体表现的观察和反馈，CFPC 已在全国范围内实施每日现场记录的机制，即督导者记录其对学习者特定实践领域表现的观察并每日就此与学习者讨论。现场记录会被汇总到定

期进行讨论的终结性评价中，也使按需进行临时的进步总结讨论、制订学习计划成为可能。

在美国，里程碑框架和临床胜任力委员会的引入也推动了将个性化学习计划作为教育的一部分。住院医师培训项目及专科医师培训项目需要每年对住院医师及专科医师的表现进行至少两次评价，判断学习者在 5 个里程碑等级中的发展情况。一些培养方案还会要求住院医师和专科医师完成对其专业领域的里程碑达成度的自我评价。督导者与学习者会在反馈对话中讨论这些结果，并将其整合到学习计划中。

教练式辅导与发展计划的共同制订

CBME 和程序性评价都是从文化上转变我们对学习、评价和反馈的看法。另一种文化上的转变是将"教练式辅导"整合进反馈与发展活动中这一观念。教练式辅导这一概念虽然最初出自体育运动，但在教育中已成为获得胜任力和专业技能并促进刻意练习的核心。[33] 这种教学实践是指观察学习者或同事的表现并就其表现与其进行反思性反馈对话，旨在制订出进步计划。[34,35] 同样，在组织机构中也推行了"运营管理的"教练式辅导，以观察表现和评价为基础，来增强领导者与管理者的特定技能。最近在医学实践中，观察实践并教导如何改善表现也备受推荐。[34]

教练式辅导本质上是以胜任力为基础的。它利用表现评价得出的数据来影响发展和改进。因此，在提供评价数据并就如何利用该数据指导进步进行对话时，它可以是一种有效方法。实际上，我们甚至可能希望将"反馈"这个术语替换为"教练式辅导"。例如，有人提出，"反馈"一词会让人联想到被告知自己所处的位置、如何被评价，因此会使人感觉被恐吓并产生负面情绪。另一方面，"教练式辅导"帮助人认清如何改进、如何不断变得更好。[35] 它以学习者为中心，以结果为导向，为成功铺路，并指导胜任力水平的进步。总之，教练式辅导是一种思考如何能够使我们的学习者做到最好的方式。

教练式辅导也意味着临床教师从传统的指导角色中转变。医学教育中的教练式辅导指的是不直接告诉学习者他们该做什么，但更多地在他们巩固并发展临床技能时密切联系、激励和支持

他们。它也指应用表现数据共同制订计划，来改进、调整他们的表现。[36] 与体育教练相似，基本的任务包括观察表现、让学习者参与与表现数据相关的反馈对话、给予反思机会、为进一步改进制订计划并付诸实践。这是观察、反馈、反思和实践的不断循环。教练式辅导作为培养胜任力和专业技能的一种方式，与逐步提升胜任力与专业技能[37] 和刻意练习这一概念相符。[38] 刻意练习是一种周期性活动，包括被观察、接受相应表现的数据和反馈、对反馈进行反思、吸收反馈结果再次练习并且再次被观察。

参与反馈对话和教练式辅导的实用策略

R2C2 循证反馈模型

（注：对 R2C2 模型的进一步解释与教学辅助参见 MedEd Portal 上的一组材料。[15] 四个 R2C2 阶段的概述与每个阶段的建议用语可参考表 13.3 和表 13.4；运用该模型的临床情景练习参见练习 2。）

为了应对增强"促进"学习式评价和支持教练式辅导的需求，我们的研究团队通过多中心定性研究构建了一个基于充分证据和理论的反馈模型，以推动针对表现进行反馈对话，从而提高接受度和实践改善情况。[14] 该模型包括四个阶段：①建立关系（relationship building）；②探究对反馈的反应（exploring reactions to the feedback）；③探究对反馈内容的理解（exploring understanding of feedback content）；④为改进表现进行教练式辅导（coaching for performance change）。它被称为 R2C2 反馈模型（图 13.2）。

R2C2 模型已通过对医师和学习者们的测试，并被发现有多种用处。它为辅助者和督导者提供了促进学习者参与反馈对话、接触到他们表现数据的框架，并提高了他们对反馈的理解、接受度和应用度。学习者和督导者反映，当一个人希望从一种水平提升到另一种水平时，该模型在 CBME 环境中是很有价值的，而教练式辅导是实现这一进步的尤为有益的方式。

R2C2 反馈模型受三种基于理论和证据的方

R2C2 模型阶段	用语示例 （请加入你自己的用语，并询问你的同事他们遇到这种学习者表现时发现了哪些有帮助的用语）

表 13.4 **Chris 的案例：R2C2 模型各阶段的反馈问题及用语示例**

R2C2 模型阶段	用语示例
1. 关系	● 时间有限，但我很想知道你目前的轮转情况如何 ● 我们只在周一刚见过并且一直没时间聊一聊，告诉我一些你的情况吧 ● 这是个很忙的科室，有时候事情太多，甚至我也会感觉撑不住
2. 反应	● 我注意到有几天早上你迟到了。不知道你能否告诉我你迟到的原因？ ● 你对于这些表现记录上的评语有什么看法？这些评价让你意外吗？ ● 是的，在这儿当班的工作团队确实很庞大，但我想知道你是否考虑过你的迟到对你的同事／学生／患者的影响 ● 我能想象到必须熬夜，还在晚上被宝宝打断睡眠的难处
3. 内容	● 这里说的问题似乎是你不能按时到岗且有时早退。你这么认为吗？或者你还有什么其他看法？ ● 我有些好奇，迟到／早退是否有可能影响了你的书面记录材料？ ● 通过我们的谈话和查房，你现在的知识水平似乎不错。你是否也认为你正在进步？
4. 教练式辅导	● 既然我们已经讨论了这个问题，那么关于按时到岗和不早退，你的目标是什么？ ● 你会怎样达成这些目标（例如，目前无需熬夜太晚、目前宝宝的睡眠变得更好）？ ● 会有哪些阻碍（例如，配偶压力过大而不得不承担更多照顾宝宝的责任）？ ● 你会做哪些具体的事情？以及你会在什么时候做出改变？ ● 我能帮你做些什么？

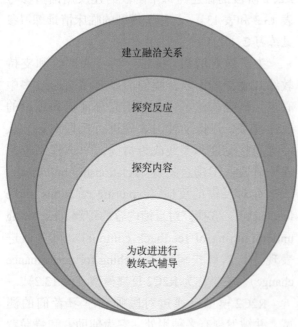

图 13.2 R2C2 模型

1. 建立关系：使学习者充分参与、形成联系、建立尊重和信任、了解其情况。
2. 探究对反馈的反应：让学习者感觉自己得到了理解，其观点会被听取和尊重。
3. 探究对反馈内容的理解：让学习者清楚评价数据对他们的实践意味着什么，找到改变与提升的机会。
4. 为改进表现进行教练式辅导：让学习者参与制订可行的学习与改进计划。

已发现特定的用语对 R2C2 模型的不同阶段最有助益。有帮助的用语和提问范例参见表 13.3，更多的用语请见 MedEd Portal 文件。[14,15]另外，尽管各阶段是串联进展的，但是此模型是可反复的，可以根据对话进行的情况按需重复先前的阶段。

本模型的总体目标是促进各阶段的反思。促进反思是这个模型成功的核心。需要注意的是，这些用语是开放式问题，旨在促进学习者反思表现数据、收到的反馈、他们对反馈的反应、临床学习和他们应用反馈的目标。

当外界数据和反馈与个人自我评价不相符时，人们通常很难接受并承担它们。在第 2 阶段

法的影响，它们旨在提高评价数据的接受度并促进其应用：①人文主义与以人为本；②知情或在指导下的自我评价；③行为变化和影响变化的因素。[14] 在上述理论观点的指导下，四个阶段分别有特定的目标：

（探究反应），促使学习者对为什么外界数据会与他们的自我评价不同、得到不一致的反馈对个人有何影响进行反思。探究反应能够提升对这类反馈的接受度，以免出现抵触反应。在第 3 阶段（探究内容），鼓励对表现的数据可能提供的改变和进步机会进行详细反思，可以帮助学习者认清数据对于改进的积极价值及实用性。最后，在第 4 阶段（教练式辅导），反思可以引导学习者确立可实现的表现目标以弥补差距，并确定实现该目标的具体计划。从更广的角度而言，促进反思的目标是培养学习者批判性自查与有意识的自我评价的技能，将其作为终身自主学习的方法。

在第 4 阶段（为改进而进行教练式辅导），这种技能对许多督导者而言是新兴的，因此他们也不清楚应如何开始。如前所述，使用固定模板或表格来与学习者共同制订学习 / 改进计划可能会有帮助。讨论计划中的每一步，并写下对策，使计划具体而明确。MedEd Portal 文件中就有一个这种计划模板的实例。[15] 步骤里包括确定目标、时间表、阻碍与推动力、衡量进步的方式等。制订计划时需要确定每个具体步骤，包括有助于实现目标的因素及可能阻碍目标实现的因素。同样重要的是定期回溯计划，并与学习者确认其是否成功完成任务，以及下一步要怎么做。这样，它就类似于质量改进的循环，其目标是持续改进。这也与体育训练有相似之处，体育训练的目标也是让运动员持续进步，最终达到自己的最好水平。

借鉴心理学的术语，R2C2 模型的总体目标是将体现学习者表现的数据的控制点从"外部"转变到"内部"。这意味着学习者不会再认为自己没有控制权，也不会再认为外界的数据和反馈是被强加到他们身上的；相反，他们能够掌握自己的表现数据，主动寻求数据，并利用这些数据来帮助他们发展与改善表现。

鼓励寻求反馈

鼓励学习者们寻求反馈作为一种能够使他们承担更多学习责任、获得更多具体指导和教练式辅导的方式，正受到越来越多的重视。它意味着学习与教学文化中的另一种转变，从由专家指导的层级式模型转变为期望学习者在其中积极主动、自我引导的模型。要实现有效的反馈交流，需要学习者积极接受和寻求反馈。[31] 寻求反馈与程序性评价的宗旨一致，即学习者为促进学习寻求反馈；与 CBME 的宗旨也一致，即学习者对接受能帮助他们提升水平的评价数据和反馈感兴趣。[26,30,31]

关于寻求反馈的研究发现了一些会影响学习者寻求反馈与否的因素。其中最重要的，是学习者将寻求反馈视为有风险行为的这种看法。他们通过平衡反馈的成本（例如，显得无能）和收益（例如，获得所需的指导）来代解这种风险。[3,31,39] 对反馈的寻求被认为可能取决于多种因素：①学习 / 工作文化；②人际关系；③反馈的宗旨 / 质量；④对反馈的情绪化反应。学习者和教师都提出了支持与阻碍寻求反馈的因素。支持因素包括：通过纵向体验、反馈表格的运用和对学习者寻求反馈的明确期望来加强工作环境的学习文化；为观察和反馈讨论提供安全感和充裕的时间。阻碍因素包括：教师与学习者间关于寻求反馈并担忧由此被发现缺点的对立看法；纠正性反馈的情感成本；认为完成临床工作比学习更有价值的看法。[3,31,40]

采取积极措施改善反馈文化

意识到并理解前面各部分讨论的文化影响，是处理这些影响的第一步。这意味着，虽然文化围绕着我们且无处不在，但是对于文化中我们想做出改变的方面，我们也可以提高应对它的技能，从而能够有效地提供、利用反馈来学习和发展。从这个角度来看，文化是教育领域的重要参与者，督导者可以采取积极措施来对抗一些潜在的负面影响，营造更加积极的文化。例如，若提供建设性的反馈并未受到重视，那么督导者可以率先示范以有效的方式提出反馈，并要求同事和学习者向自己提供反馈，来促进学习和改进（参见表 13.2）。

实际运用：付诸实践

本节包括 2 个练习，用来理解如何在实际情况下应用本章所分享的一些内容。

练习 1: 个人或所扮演角色在特定情境中提供反馈

思考处在住院医师培训第 2 年的 Chris 的案例 (参见框 13.3,包括了督导者和学习者的双方视角)。该案例提供了两个场景下的表现数据和背景,一个是非正式的日常反馈对话,另一个是正式的中期反馈对话 (框 13.4)。思考在每个场景中作为督导者或学习者你分别会怎么说。如果你在应用 R2C2 反馈模型的四个阶段时想用一些

框 13.3 第 2 年住院医师 Chris 的案例:基于观察的非正式反馈

关注点:职业素养——守时与负责

督导者角度:你是这一周临床科室里负责的带教主治医师。今天是周四,明天是你负责的最后一天,直到 10 天之后你才轮到下一班。这项临床工作很费心,因此跟进所有学生和住院医师并了解他们不同的教育水平是具有挑战性的,对于所有患者更是如此。然而,由于你很求求守时,你已注意到一名叫 Chris 的第 2 年住院医师在本周的四天查房中有两个早上都迟到了。此外,几名已与你共事很久的护士也和你提到 Chris 早退了,并且他似乎会在一天工作结束时为未能完成任务找借口。

你在考虑是否就这些问题给予他反馈。你知道自己在准时到岗、直到所有工作都做完再结束等事情上比某些同事更加苛刻,有时这种苛刻会让你觉得自己迂腐。同时,因为这是你与 Chris 共事的第一周,你不想反应过度,与他建立负面的关系。你可以在下一次轮班到来前放任它,看看这期间是否有其他人提出这个问题。另一方面,你知道迟到早退会发展成不专业的工作模式而令人讨厌。你决定用专业的方式,从你已经排满的日程中挤出 5 分钟时间,给 Chris 提供一些反馈。

你会怎么说?

住院医师角度:你是一名第 2 年住院医师。你曾收到反馈,提醒你需要阅读、了解更多你的患者的临床情况,因此在过去的 3 个月中,你一直非常努力,经常为学习熬夜到很晚。你希望你的带教老师注意到你的努力、你的进步。但是连续数周熬夜的代价是你上班迟到了好几次。你认为这没什么大不了,毕竟还有不少住院医师和医学生在,也有很多人会照顾患者。

你很难接受这样的反馈。你认为在漫长的一天中迟到几分钟不是什么大事。

你会对这种反馈做出什么反应?

可能有助益的用语,表 13.4 提供了一些用语范例。本案例也可用作角色扮演。

练习 2: 营造积极的反馈文化: 教练式辅导

美国毕业后医学教育认证委员会 (ACGME) 和加拿大皇家内科及外科医师学院 (RCPSC) 都有与专业领域相关的胜任力要求。在加拿大皇家内科及外科医师学院,这些胜任力在新出版的 CanMEDS 2015 胜任力框架 (http://canmeds.royalcollege.ca/uploads/en/framework/CanMEDS%202015%20Framework_EN_Reduced.pdf) 中有相应描述。对于美国毕业后医学教育认证委员会,你可以访问如下链接,获取专业制订的所有里程碑:http://222.acgme.org/What-We-Do/Accreditation/Milestones/Overview。可以看一看加

框 13.4 第 2 年住院医师 Chris 的案例:进展会议对话式反馈

关注点:职业素养——守时与负责

督导者角度:你是负责住院医师轮转中期和结束时的评价总结/进程报告的带教主治医师。在轮转中期回顾住院医师日常表现记录时,你注意到有几条关于该住院医师迟到、似乎没有为当天工作做好准备的评论。此外,几名护士向你提到过这名住院医师经常早退或是在一天结束时为自己没能完成任务找借口。他没有坚持总结对患者所做的处理,使得护士与其他住院医师常常不清楚具体诊疗计划。书面记录并不完整。你需要将这些整合到他的轮转中期进展报告中,并就此给予他反馈。

你会怎么说?

住院医师角度:你是一名第 2 年住院医师。你曾收到反馈,提醒你需要阅读、了解更多你的患者的临床情况,因此在过去的 4 个月中,你一直非常努力,经常为学习熬夜到很晚。你希望你的带教老师注意到你的努力、你的进步。但是连续数周熬夜的代价是你上班迟到了数次。你知道你在日常表现记录上收到了一些评论,反映你没能及时到岗准备查房。你认为这没什么大不了,毕竟还有不少住院医师和医学生在,还有很多人会照顾患者。由于你一直熬夜到很晚且家中有一个新生儿,早晨起床对你而言是非常艰难的。

你很难接受这样的反馈。你认为在漫长的一天中迟到几分钟不是什么大事,并且很失望没有人注意到你为提高知识水平所付出的努力。

你会对这种总结性反馈做出什么反应?

拿大皇家内科及外科医师学院框架中的核心胜任力和有效胜任力（enabling competencies）与美国毕业后医学教育认证委员会框架中的子胜任力 / 里程碑。本练习的目的是让你透过为学习营造的积极反馈文化，思考胜任力以及住院医师和专科医师在胜任力方面的进步。

供反思和讨论的一些问题：

1. 你会如何观察、收集表现数据、评价各项胜任力，尤其是那些针对专科医师的（CanMEDS）或患者照护与医学知识（ACGME）之外的其他计划？
2. 你会如何发起针对每项内容的反馈对话？
3. 为指导学习者获得相应的胜任力，你会如何做 / 说？
4. 你会怎样鼓励学习者在每项胜任力中树立目标并寻求反馈？
5. 如果有的话，能使你在为提升每项胜任力进行评价、提供反馈、教练式辅导时感到舒服的学习需求是什么？

致谢

我们要特别感谢两个研究团队的成员，他们为 R2C2 模型的开发、考量及各种与应用和教授该模型相关的方法作出了贡献：

1. *Performance Feedback to Inform Self-Assessment and Guide Practice Improvement：Developing and Testing a Feedback Facilitation Model*. Sargeant J，Lockyer J，Mann K，Holmboe E，Silver I，Armson H，Driessen E，MacLeod T，Yen W，Ross K，Power M. Funded by the Society for Academic CME，Philip Manning Award，2011-2013.
2. Testing an Evidence-Based Model for Facilitating Performance Feedback and Improvement in Residency Education：What Works and Why? Sargeant J，Mann K，Warren A，Shearer C，Silver I，Soklaridis S，Armson H，Lockyer J，Zetkulic MG，Driessen E，Konings K，Ross K，Lynn L，Holmboe E. NBME Stemmler Award，2014-2016.

注释书目

可在 www.expertconsult.com 在线获取推荐的注释书目。

参考文献

1. Van Niewerburgh C. *Coaching in Education: Getting Better Results for Students, Educators and Parents*. London: Karnac Books; 2012:19.
2. Driessen E, Scheele F. What is wrong with assessment in post-graduate training? Lessons from clinical practice and education research. *Med Teach*. 2013;35:569–574.
3. Delva D, Sargeant J, Miller S, et al. Encouraging residents to seek feedback. *Med Teach*. 2013;35:e12625–e12631.
4. Boud D, Malloy E. What is the problem with feedback?In: Boud D, Molloy E, eds. *Feedback in Higher and Professional Education: Understanding It and Doing It Well*. New York: Routledge; 2013:1–10.
5. Malloy E, Boud D. Changing conceptions of feedback. In: Boud D, Molloy E, eds. *Feedback in Higher and Professional Education: Understanding It and Doing It Well*. New York: Routledge; 2013:11–33.
6. The Accreditation Council for Graduate Medical Education in the United States – website. https://www.acgme.org/acgmeweb/.
7. Royal College of Physicians and Surgeons of Canada – website. http://www.royalcollege.ca/portal/page/portal/rc/canmeds/canmeds2015/.
8. College of Family Physicians of Canada – website. http://cfpc.ca/Triple_C/.
9. Van der Vleuten CP, Schuwirth LW, Driessen EW, et al. A model for programmatic assessment. *Med Teach*. 2012;34:205–214.
10. Epstein RM, Hundert EM. Defining and assessing professional competence assessing competence. *JAMA*. 2002;287:226–235.
11. Boud D. Reframing assessment as if learning were important. In: Boud D, Falchikov N, eds. *Rethinking Assessment in Higher Education: Learning for the Longer Term*. London: Routledge; 2007:14–26.
12. Boud D, Keogh R, Walker D. Promoting reflection in learning: a model. In: Boud D, Keogh RD, Walker D, eds. *Reflection: Turning Experience into Learning*. London: Routledge Falmer; 1985:19–40.
13. Sargeant J, Mann K, van der Vleuten C, et al. Reflection: a link between receiving and using assessment feedback. *Adv Health Sci Educ Theory Pract*. 2009;3:399–410.
14. Sargeant J, Lockyer J, Mann K, et al. Facilitated reflective performance feedback: developing an evidence- and theory-based model that builds relationship, explores reactions and content, and coaches for performance change (R2C2). *Acad Med*. 2015;90:1698–1706.
15. Sargeant J, Armson H, Driessen E, et al. Evidence-informed facilitated feedback: the R2C2 feedback model. *MedEdPORTAL Publications*. 2016;12:10387. Accessible at http://dx.doi.org/10.15766/mep_2374-8265.10387.
16. Sargeant J, Armson H, Chesluk B, et al. Processes and dimensions of informed self-assessment: a conceptual model. *Acad Med*. 2010;85:1212–1220.
17. Bridges R, Butler D. A reflective analysis of medical education research on self-regulation in learning and practice. *Med Educ*. 2012;46:71–79.

18. Friedson E. *Professionalism Reborn: Theory, Prophecy and Policy*. Cambridge: Cambridge Policy Press; 1994.

19. Watling C, Driessen EW, Van der Vleuten CPM, et al. Beyond individualism: professional culture and its influence on feedback. *Med Educ*. 2013;47:585–594.

20. Dudek NL, Marks MB, Regehr G. Failure to fail: the perspectives of clinical supervisors. *Acad Med*. 2005;80(suppl 10):S84–S87.

21. Wilson M, Gerber LE. How generational theory can improve teaching: strategies for working with the "Millennials". *Curr Teach Learn*. 2008;1(1):29–44.

22. Miller A, Archer J. Impact of workplace based assessment on doctors' education and performance: a systematic review. *BMJ*. 2010;341:c5064.

23. Holmboe ES, Sherbino J, Long DM, et al. The role of assessment in competency-based medical education. *Med Teach*. 2010;32:676–682.

24. Sargeant J, Eva KW, Armson H, et al. Features of assessment learners use to make informed self-assessments of clinical performance. *Med Educ*. 2011;45:636–647.

25. Telio S, Ajjawi R, Regehr G. The "educational alliance" as a framework for reconceptualizing feedback in medical education. *Acad Med*. 2015;90:609–614.

26. Goldman S. The Educational Kkanban: promoting effective self-directed adult learning in medical education. *Acad Med*. 2009;84:927–934.

27. Archer JC. State of the science in health professional education: effective feedback. *Med Educ*. 2010;44:101–108.

28. Holmboe ES, Ward DS, Reznick RK, et al. Faculty development in assessment: the missing link in competency-based medical education. *Acad Med*. 2011;86:460–467.

29. DeNisi AS, Kluger AN. Feedback effectiveness: can 360-degree appraisals be improved? *Acad Manage Perspect*. 2000;14:129–139.

30. Mann K, van der Vleuten C, Eva K, et al. Tensions in informed self-assessment: how the desire for feedback and reticence to collect/use it create conflict. *Acad Med*. 2011;86(9):1120–1127.

31. Teunissen PW, Stapel DA, van der Vleuten C, et al. Who wants feedback? An investigation of the variables influencing residents' feedback-seeking behavior in relation to night shifts. *Acad Med*. 2009;84:910–917.

32. Frank JR, Snell LS, ten Cate O, et al. Competency-based medical education: theory to practice. *Med Teach*. 2010;32:638–645.

33. Accreditation Council for Graduate Medical Education. Milestones. Available from https://www.acgme.org/acgmeweb/tabid/430/ProgramandInstitutionalAccreditation/NextAccreditationSystem/Milestones.aspx.

34. Gawande A. Personal best: top athletes and singers have coaches - should you? The New Yorker. October 2, 2011. Available at http://www.newyorker.com/reporting/2011/10/03/111003fa_fact_gawande.

35. Heen S, Stone D. Managing yourself – finding the coaching in criticism: the right way to receive feedback. *Harvard Bus Rev*. 2014; Jan-Feb:108–111.

36. Holmboe ES, Batalden P. Achieving the desired transformation: thoughts on next steps for outcomes-based medical education. *Acad Med*. 2015;90:1215–1223.

37. Dreyfus S. The five-stage model of adult skill acquisition. *Bull Sci Tech Soc*. 2004;24:177–181.

38. Ericsson Anders K. Deliberate practice and acquisition of expert performance: a general overview. *Acad Emer Med*. 2008;15:988–994.

39. VandeWalle D, Ganesan S, Challagalla GN, et al. An integrated model of feedback-seeking behavior: disposition, context, and cognition. *J Appl Psychol*. 2000;85:996–1003.

40. Crommelinck M, Anseel F. Understanding and encouraging feedback-seeking behaviour: a literature review. *Med Educ*. 2013;47:232–241.

第14章

学习档案集

PATRICIA S. O'SULLIVAN, EDD, CAROL CARRACCIO, MD, AND
ERIC S. HOLMBOE, MD, MACP, FRCP
译者：冯芸颖　审校者：张　晖

章节纲要

背景

在这个注重成果的时代，作为一种在临床

胜任力与自主学习方面评价表现和职业发展的可靠方法，学习档案集（portofolio）受到了持续的关注。出现这种一致性的一个关键原因是，学习档案集背后的许多原则也是构成胜任力导向医学教育与持续职业发展的基础（图 14.1）。我们需要在本章开头声明，目前学习档案集的应用并非没有遇到挑战。[1]我们意识到学习档案集评价并不快速简单，而需要在开发和评价上付出一定努力。而本章列出了学习档案集作为一种重要评价方法所需的条件，并对阻碍其顺利实施的挑战因素提出了深刻见解。

学习档案集评价在各阶段教育中已应用了很多年。[2-11]其范围从自愿性到强制性都有，涵盖了发展与学习的目标以及其他选择性目的。[6]医疗卫生行业的学习档案集评价会包括一系列评价活动，由预实习（preclerkship）到单个学生的临床实习阶段（clerkship），再到涵盖整个临床培训时期。[11-14]学习档案集的定义方式多样，以至于其含义、使用方式及目的可能存在混淆。框 14.1提供了从医学生水平到执业医师水平的医学教育中使用的四种学习档案集定义。

综合以上几种定义及其他定义来看，学习档案集通常是逐步收集到的学习者工作、评价、成果等的集合，为职业发展提供证明，并注明学习者对学习成果的反思。[2,3,14,17-21]这种反思是学习档案集和日志（或仅仅是"文档"）的关键区别。目的决定着学习档案集的内容、构建与以评价为目的对学习档案集中"证明材料"的解读和判断。[1]无论最终目的是什么，学习者在创建和管

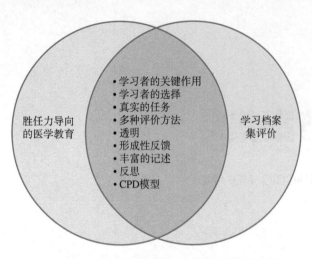

图 14.1　基于胜任力的医学教育与学习档案集间的关系
CPD：continuous professional development，持续职业发展

框 14.1　学习档案集的定义

Reckase（1995）[15]

学习档案集是有意收集的学生成果的集合，它向学生[和（或）其他人]展示学生在特定领域里的努力、进步与成就。该集合必须有学生对内容选择、选择标准、评判标准以及学生反思证明材料的参与。

Gisselle（2000）[16]

学习档案集是学生成果的集合，它展示学生在某一个或更多领域里的努力、进步与成就……该集合代表了学生的个人投入——通过学生对内容选择的参与、选择的标准、评判所收集资料的标准以及学生的自我反思来清晰呈现。

Davis 等（2001）[14]

学习档案集是论文及其他能够证明学习的材料集合，并注明学生对学习收获的反思。

Wilkinson（2002）[17]

学习档案集是逐步收集的证明材料汇编，展示了医师的教育与实践成果。

理学习档案集时都应积极主动地承担责任。把学习档案集视为"动词"（行动）而非"名词"（事物或物品）是有所裨益的。某些情况下，绝大部分甚至全部的学习档案集的内容会由学习者自己决定。然而，当目标需要对胜任力和表现做出有效决策时，学习档案集评价就需要教育者和学习者的共同参与。这种情况在医学教育中很典型。

　　我们不能低估了明确运用学习档案集评价的目的的重要性。例如，反思性学习档案集的主要

目的是通过反思来促进学习。由于反思与学习之间的合理联系，这一概念已被普遍接受。然而，Driessen[1] 对仅含反思的学习档案集提出质疑，因为多次实践表明，如果目的只是反思的话，就很难发现其价值。尽管一些研究已发现反思性学习档案集的价值，[19,20,22-24] 学生们还常常会在过程中对其价值产生疑问。[22,23,25] Driessen [1] 提醒，除非有直接的学习收获，否则学习档案集取得成功的可能性会降低。

　　综合性学习档案集在医学教育中更常用，这与将学习档案集用于严格的胜任力评价的努力是相符的。综合性学习档案集的主要目的（目标）是连续性地展示学习者的成就和渐进式职业发展。在这种情况下，对学习者而言，综合性学习档案集的价值比仅以反思为主的学习档案集更加明确。并且我们开始看到一些综合性学习档案集的成功案例。[1,11,18-20] 因此本章将包括成功实践与应用综合性学习档案集的必要特征。与其他所有评价方法一样，学习档案集的成功依赖于有效的执行。在讨论如何实践综合性学习档案集以用于评价之前，让我们首先认识学习档案集评价法的一些重要优势。

学习档案集的优势

　　学习档案集作为一个可靠评价体系的一部分，具有很多潜在优势。Freidman Ben-David 的系统综述对这些优势中的许多种进行了详细阐述，列在框 14.2 中。其中有几点需要强调。首先，根据定义，学习档案集要求受训者积极参与对自己的教育。在学习档案集中，这种参与可以体现在对学习档案集里证明材料（evidence）的贡献中，体现在反思、制订学习计划和与导师沟通相关材料中。这种对学习档案集的共同责任与胜任力导向的医学教育的理念高度一致，在胜任力导向的医学教育中，教师充当的也是自主学习者的引导者与推动者。基于表现的反思是一项必要的终身学习技能。医师职业的绝大部分时间将花费在"独立"（无监督）实践上，而不是在成体系的教育环境中。鉴于有证据表明医师的表现可能会随着时间的推移而有所退步，培训时的学习档案集经历可能会让他们对终身职业发展与胜

1. 能够评价关键的学习能力，如自我评价、反思、自主学习、批判性思维、解决问题和职业素养。

2. 能够随时间纵向收集与发展有关的材料。

3. 教育者能够评价受训者以所需学习成果与目标为目的的进展度。

4. 学习档案集能提供多个形成性评价点，以朝向终结性评价阶段努力。

5. 学习档案集为受训者提供持续的反馈并记录他们对该反馈的反应及后续计划，以保证其持续的职业发展。

6. 受训者拥有自主选择证据以供综合评价过程的宝贵机会。

7. 学习档案集能促进教育者与受训者之间的沟通。

8. 学习档案集有助于提醒和鼓励受训者，学习与评价是他们和教育者之间的双向交互过程。

9. 学习档案集可能能激励反思能力的培养，这对所有医师的终身学习与评价至关重要。

10. 学习档案集为促进个人评价与实际医疗实践提供了更整合的方法。

改编自 Friedman Ben David M，Davis MH，Harden RM，et al：AAME Educational Guide No.24：Portfolios as a method of student assessment. *Med Teach* 2001；23（6）：535-551.

任力的保持做好更充分的准备。[26] 学习档案集为这些提供了框架，而一些继续教育项目也已接受了这一理念。[27-29]

其次，学习档案集能应用在难以用其他形式进行的评价。通常来讲，由于人们认为它们更适合用来评价批判性思维、问题处理等能力。自主与反思能力也可能属于这一系列难以用其他形式衡量的能力。再者，学习档案集被认为是"真实的"，即学习档案集内容中的记录证明综合反映了受训者实际做了什么，而不仅仅是他能够做什么。另外，当受训者对他们的学习档案集有贡献时，他们就能够参与解读相关证据、增强真实性并使评价有意义。这种真实性增强了学习档案集的外延作用，即目前受训者的表现与他们在之后实际临床实践中的能力之间的联系。Archibald 和 Newmann 将真实性定义为"衡量得到的结果对适当、有意义、重要且有价值的人类成就形式的代表程度"。[30] 最后，与其他评价方法不同的是，学习档案集能够随着时间的推移纵向收集相关证明材料，也因此能够展现职业发展与进步。

Friedman Ben-David 等也为描述学习档案集在评价方面有意义的关键特点提供了一个良好框架：[2]

1. 既有形成性评价也有终结性评价成分。

2. 学习档案集结合定性与定量的（心理测量）评价。定性部分是学习档案集的独特之处，其与定量部分结合后使受训者能够得到更加全面的评价。

3. 学习档案集是个性化的。如何平衡这种个性化的评价与评价标准化需求是一项挑战，特别是学习档案集的个性化部分会更难以使用心理测量方法进行评价时。

4. 在用于评价时，学习档案集是结构化的。当学习档案集评价的开发者未提供诸如内容目录、证明材料的选择标准和其价值的评判标准等具体内容时，学习档案集就会失败。[15] 结构化给予了合理的标准化。通过结构化的方式，学习档案集的一些部分能够在所有受训者中得到标准化。通过内容与评价方法标准的标准化，评价者能在学习档案集中更好地为教育者和受训者确定依据，并为应用于此高利害目的的学习档案集预先设定通过 - 不通过的标准。

学习档案集的目的

在医学教育中，学习档案集法可用于形成性及（或）终结性评价。每个教育项目都必须明确确定其应用学习档案集的主要目的。通过让学习者收集他们的"最佳"成果并辅以叙述性反思，教育者可以用传统的形成性评价的方式来应用学习档案集。学习者可在加入学习档案集的材料类型的相关指导下，拥有内容的大部分控制权。这些内容可以包括他们对患者复杂病情诊断"正确"的特别出色的病历书写、对标准化病人问诊的视频记录、研究报告、文献报告会的书面记录等，需注明选择的理由及从该项材料中学习到什么，以展现具体的技能或胜任力。以学习者主导的学习档案集的可贵的一点是，它有助于教育工作者深入了解受训者认为自己什么做得好（由此也提供了潜在的了解他们洞察力的窗口），并获得评价他们反思能力的方法。这种学习档案集可用于评价一些难以衡量的技能。

当档案记录的主要目的是培养自我评价和反思能力时，也可认为是一种学习档案集。学习档案集评价方法的困难在于许多学习者可能不愿意承担构建建立学习档案集涉及的大量工作，除非它很重要，即它是终结性的。如果他们没有收到反馈、获得导师的支持且学习档案集的价值并不明确，他们当然会不愿意做这些。另一方面，如果学习档案集为终结性评价提供了证明材料（例如，职业进步或提升），那么学习者会发现学习档案集有可靠的学习上的收获。

关于形成性评价与终结性评价的利弊讨论凸显出掌握"形成性"与"终结性"含义的重要性。Lau[31] 介绍了该术语的发展历史，一般来说，在医学教育中我们似乎将形成性评价视为一种提供信息以朝向终结性评价阶段发展，从而促进之后的学习（促进学习的评价）和技能培养的手段。实际上，形成性和终结性不是完全分开的。相反，评价的利害程度或结果是在一定范围内的。正如第 1、2 章所述，单凭任何一项评价都不足以作出具有高利害决策。然而，通过多次评价收集的多个数据点可以提供一段时间内胜任力的总体情况。因此，学习档案集能够在形成性评价和终结性评价可能的风险结果的范围内发挥重要作用。

若学习档案集是用来确定胜任力的（例如，终结性加形成性评价），教师应考虑其他注意事项。最需考虑的是确定学习者的学习档案集通过或不通过的标准。传统上，教育工作者根据心理测量标准检查评价方法或工具的质量。但是，使用传统心理测量原则来评价学习档案集这样综合、全面的方法，尚存在一些特别的挑战。而一些研究表明，严格应用定性方法同样可以得出高质量的合理评价。本章后面会探讨如何将定量（心理测量）和定性原则同时纳入现有评价框架中以评判学习档案集。

学习档案集的构建

通常人们都认为学习档案集需要许多说明来提供指导，以便学习者们能够提交符合期望的材料。图 14.2 展示了能够从形成性构建向终结性决策过渡的学习档案集过程简化图。让我们回顾一下这个过程中的步骤。首先，培养项目通过给出明确目的及它如何适用于评价项目来确定学习档案集的架构。根据学习档案集的内容选择标准及内容评价的标准（评价准则）会明确规定一份内容清单。基准示例（benchmark examples）对学习者有帮助。学习档案集的重心应该放在胜任力的证明材料的类型上，因为这是现有的项目指标难以衡量的。例如，尽管医学知识能够体现在测试成绩上，学习者可能还有很多其他方式能证明他们对于内容的掌握度。其中可能包括记录学生在临床中遇到的问题的循证医学日志（见第 9 章）、研究论文、学习大纲、认知图、对他人的指导等。接着学习者会思考这些额外的证明材料是否符合标准并能够被评价，以增进他人及其自身对自己掌握医学知识的程度的了解。如前所述，学习档案集的责任与管理既属于个人也属于培养项目。培养项目方面的代表通常是一位顾问或导师。简言之，培养项目确定了学习档案集的框架，学习者积极参与选择、汇编、反思那些要呈现给顾问和（或）导师的学习档案集内容，顾问或导师再提供针对学习计划的反馈。这个循环会不断重复直到学习档案集被提交至终结性审核（如果这是培养项目的一部分）。

学习档案集评价中存在的挑战

传统上，我们应用心理测量中信度（reliability）与效度（validity）原理来评估评价工具的质量。一直以来，定量数据构成了所有心理测量学分析的基础。因此，将心理测量方法应用于学习档案集可能是有局限的。因为学习档案集过程的一些主要优势是定性的，例如**描述性**评价材料集合、**书面形式**的学习者自我评价与反思及学习档案集的**全面性与综合性**。然而，已出现几种方法来阐明定性数据的效度。我们将分享一种基于定性研究指导的方法 [32] 及一种源自对当前评价框架的调查的方法。[33] 两个范例都使用了严格的评价方法，以确保用定性数据进行合理决策。

马斯特里赫特大学（Maastricht University）的 Driessen 与他的团队制订了一套评价程序，使用可信性（例如内部效度）及可依赖性（例如信度）的定性研究标准 [32] 来评判一年级医学生的

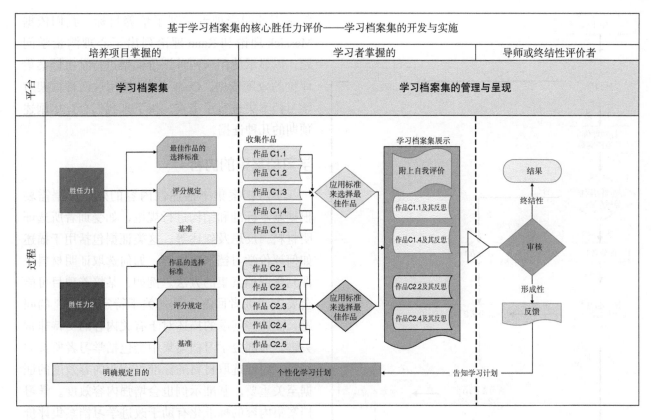

图 14.2 基于学习档案集的核心胜任力评价
基于 Patricia O'Sullivan 教育学博士所开发的学习档案集过程

学习档案集。表 14.1 列出了他们在评价学习档案集时用来确保可信性与可依赖性的定性方法论据及描述、相关评价策略。

　　Driessen 设计的评价规程参见图 14.3。使用该规程，96% 的学习档案集等级评定不需要全体委员会委员进行审查。这项早期研究表明互补的定性方法有望应用于学习档案集评价，显然这项研究的结果在更高年级的受训者中能否复现还需要其他人来完成。

　　这种方法提供了一种可能性，即让教育者能持续取样直到获得稳定一致的判断为止，以规避偏见和评价者间差异。取样的重要性再怎么强

表 14.1	定性方法与评价策略		
建立信任的策略	**标准**	**描述**	**可能的评价策略**
可信性	长期参与	与教育者或其他人充分长期的互动	对检查者的培训
	三角互证	同一概念的不同信源的使用	基于信息确定性的特定专家调节量
	同伴互查	不同检查者达成相似决策的能力	在回顾与反馈过程中对检查者做基准测试
	成员检查	用团体成员（如受训者）"检验"数据	纳入学习者的看法
	结构一致性	一致的评判依据	对委员会内矛盾的仔细审查
可迁移性	时间取样	大量数据样本的跨时间可用性	基于大量数据点样本的评判
	深度描述	叙述性细节的深度	给出决策的证据
可依赖性	逐步重复	外部评价	使用多个具备可信性的评价者
可证实性	审查	过程记录	给学习者对评价决策的申诉机会

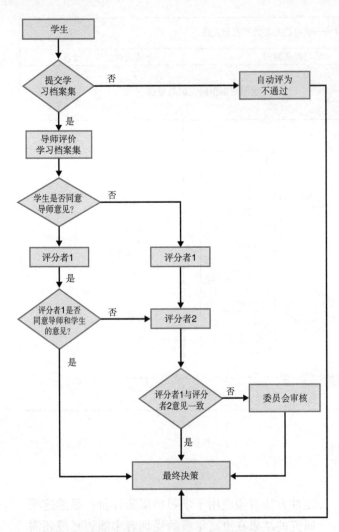

图 14.3   学习档案集评价的 Driessen 定性法

调都不过分。很多评价也受评价发生的背景的影响。取样越多，培养项目方越能更全面地了解受训者在多个领域和背景下的胜任力。这是学习档案集评价的主要潜在优势之一。

我们也在此强调 Cook 及其团队提倡的方法，它可丰富我们当前评价框架下学习档案集的评价方式。[33] 他们遵循 Messick 的五个效度证据来源 [34] 和 Kane 的四个效度论据，[35] 对如何进行定性证据效度评价进行建模。根据 Messick 理论，我们应从以下五类中得到效度证据：内容、处理过程、内部架构、与其他变量的关系、结果。另一方面，Kane 强调的是推论。他主要基于与评分、概化、外推和可能影响有关的推论来论证效度。

学习档案集的效度证据取决于所提供证明材料的质量和评价过程（正如 Driessen 策略中所强调的）。评价者必须能够确定整份学习档案集是否证明受训者达到了培养目标。我们依据 Messick 理论和 Kane 理论列出了心理测量学问题，以显示使用这两种评价框架进行学习档案集评价的效度依据。Cook 等 [33] 使用这两种框架对学习档案集进行了审查。接下来我们会详尽阐述预期的几种证据。

学习档案集的内容

学习档案集中描述性内容的效度证据需要根据基本标准和结构进行规范，如受训者所选证明材料、反思及叙述等。这类证据包括用于描述如何评价学习档案集内容、如何选取证明材料来评判学习档案集的方法。例如，某培养项目可能会要求受训者回答一系列关于特定经历 [36] 的问题，而这些问题的描述对于有关内容的支持非常关键。大部分学习档案集中会包括学习者所选的材料，因此选取材料的标准可作为内容效度的证据至关重要。基准示例也会增强内容效度。学习档案集内容的标准化有助于改进学习档案集评价程序。作为阐明学习档案集定义及目的的一部分，培养项目中清单形式的明确规定可促进标准化。这种标准化覆盖了定性及定量数据。框 14.3 是 Ben Friedman 等对标准化提供的一些指导。

处理过程

处理过程对于许多人来说是个新名词，它反映了纳入学习档案集的内容及评价者解读它的过程。一份学习档案集应包含用以证明评价者是遵照说明进行评价的，且信息传递的形式是完整的相关证明材料。想象一下电子学习档案集的一个挑战，这个工具（例如具有多种类型输入字段的）不足以包含受训者提交的所有叙述性证明材料。还需要考虑评价者的数量和资格。学习档案集的独特之处在于学习者也可能成为（自己的，也可能是伙伴的）评价者，因此作为处理过程的效度证据的一部分，学习者必须做好准备。另外，了解评价者在评价学习档案集时带入的偏见和观点也很重要。在所有评价中，经常出现的失误就是没有对负责评级和评判的全体教育者进行充分培训。在学习档案集的评价中，对教育者的培训至关重要。Cook 等 [33] 还注意到，对于学习档案集，处理过程的效度与记录的安全存放有

1. 将学习档案集的一些评价或模块分配给所有受训者。

2. 学习档案集可包含具有已知信度与效度的标准评价方法及活动（例如，客观结构化临床考试或迷你临床评估练习）。

3. 评价的标准和过程有明确定义，并对受训者公开透明。

4. 所有学习档案集应为受训者和教育者提供明确的准则与说明。

5. 学习档案集的评价，尤其是定性部分，必须遵照标准和审查者商定的准则。特别需要对评价者进行培训，包括表现的维度规则和运用参照框架培训等技术的使用（详见第 4 章关于直接观察的内容）。

6. 学习档案集的口头展示（如该培养项目包括此环节）也必须遵循标准规程，并在展示之前做好准备。

7. 终结性决策遵照预先商定的方针和规程进行，其中包括处理评价者内部意见不一的方法。

改编自 Friedman Ben David M，Davis MH，Harden RM，et al：AMEE Educational Guide No. 24：Portfolios as a method of student assessment. *Med Teach* 2001；23（6）：535-551.

关。大部分处理过程与使用传统定性方法时发现的效度问题相对应。

内部架构

评价工具［例如，病历自我审核、客观结构化临床考试（OSCE）、在培考试］可以是学习档案集中定量自我评价内容的一部分。[36] 每种评价工具也须具有效度证据，而常见的一种指标是信度。对于定性数据，评价者可能会在定量及定性证据、叙述性分析和反思中寻找三角互证（triangulation），将其作为内部架构的效度证据。这种证据应配有评价者的书面描述。我们会在之后讨论包含口头展示的学习档案集的评价策略，但是想要实现对内部架构的效度证据的优化，通常需要严格的培训。这与三角互证和深度描述（thick description）都是相似的。

与其他变量的关系

在所有效度框架下，学习档案集的评价如何与其他变量相关联都很重要。我们应该检验学习档案集评价的结论与可能在学习档案集之外或学习档案集内部定量部分的其他证据有何关联。由

于获取效度证据是一项持续的活动，可能需要一定时间来研究其与其他变量的关系。正如需严格构建学习档案集来提供有意义的评分一样，关系检验中使用的其他评价也需如此。这种分析可能会构成定性数据的不同来源间的三角互证。

结果

在 Messick 框架中，最后一种收集证明材料的策略与结果有关。这包括所有利益相关者对于评价结果以及为开发、评价学习档案集付出的努力的满意度。学习档案集作为一种评价形式，对它的研究需要同时检验预期和非预期结果。Cook 等 [33] 指出很多研究已评估了有利和不利结果。

Kane 框架

我们在前面描述了如何处理 Messick 框架中的效度，尤其强调了如何收集定性数据的证明材料。现在我们想强调 Kane 框架中的要点。Kane 框架要求在设计评价工具时就要努力确保目的、预期用途与决策，以及支持这些决策的必要证明材料，在这些方面均有明确规定。而我们已指出这些在学习档案集中有非常明确的规定。学习档案集的构建需要将上述所有要素在档案整合之前提供给学习者们。第一，根据这个框架，我们应该检验评价者们都提供了哪些种类的证明材料来支持他们的评分。在这里的情况中，有关定性数据的决策可能会用叙述性记录来辅助证明。第二，综合了胜任力或整个学习档案集（如果这是进行评价决策的形式）所有部分的资料，应使评价者能够对受训者的胜任力有一个总体印象。同样，如果有多个评价者，他们由学习档案集数据得出的解读应是一致的。第三，Kane 认为人们应该能从当前的档案资料外推到新的情形。以学习档案集来讲，档案中的数据与活动是否反映了实际情况或未来的实践情形？我们希望学习档案集的构建者依据的是真实情况，而非以学习档案集为唯一目的的刻意人为制造的资料。由学习档案集评价得到的结果能否适用于其他情况？学习档案集评价与其他定量和定性数据有何种程度的相关性？正如 Cook 等 [33] 所指出的那样，目前几乎没有关于学习档案集定性评判与其他评定方法间关系的数据。Kane 的最后一个效度论据是可能的

影响，这个论据与上段所述的结果是相似的。关于应用学习档案集来评价表现的可能影响，我们有哪些证据呢？Cook 等 [33] 指出，这种应用对学习习惯、成长跟踪调查和长期目标的设定都有积极影响。而负面影响与构建学习档案集造成的受训者的负担相关。O'Brien 等 [11] 指出，学习档案集评价的重要影响是它提供了一种无法从其他来源得到的深刻见解力。

反思这两种评价框架结合学习档案集的应用，显然可以发现综合定量与定性方法可以提供效度证据。这些框架确保我们有严谨的流程来认定需作为证明材料的数据种类。来自马斯特里赫特大学的 Driessen 团队的框架同样要求对许多细节给予类似的关注，以确保严谨的评价过程，进而得到具有效度证据的决策。

实施运用

Cook 等的报告 [33] 强调了他们对学习档案集的担忧。这些担忧提醒我们，学习档案集评价法必须运用恰当。很多文章重点强调了运用过程中的不足，而这些不足会导致对学习档案集评价的不满。[22,37] 框 14.4 总结了促进学习档案集成功实施的建议。这些建议基于在加州大学旧金山分校进行的一次地方性文献回顾，基于经验丰富的荷兰使用者 [38] 所著的及电子学习档案集的实施相关的文献。[37,39] 人们很容易意识到其中许多步骤会增强评价的效度证据。

决策一致性与评价者间一致性

学习档案集需要教育者进行评定。因此，教育者中的评价者成为威胁受训者表现具备"概化"（generalizability）的一个错误根源。教育者评价的具体问题包括他们的评价随时间上的变化是否稳定、不同评价者间评价是否稳定一致以及通过 / 不通过决策是否可重复。[2] 将学习档案集应用于医学教育中进行终结性评价的一大担忧是：多项研究表明其缺乏合理的信度，包括评分者间及评分者自身的一致性。[40-43]

与其他任何评估方法一样，信度可以通过使用多个评价者这一举措来提高。但是这会非常耗时耗力。标准的规范化是重要的第一步。Koretz

认为，高度一致性有赖于明确的标准、向学生充分地传达解释标准、可靠的学生指导材料、教育者对评价目的的共识以及充分的评价者培训。[7]

值得注意的是，在一些表明医学教育学习档案集可靠性较差的早期研究中，几乎没有研究提到了教育者的培训信息。[40-42] 证明学习档案集评价方法具有良好信度和一些效度证据的研究很少，而其中有一项研究在项目开始时对评价者进行了一整天的培训，并在对学习档案集实际审核前对评分规则进行了再次培训。[44,45] O'Sullivan 等将这种教育者培训的方式应用在精神科住院医师的学习档案集评价中，发现他们仅使用两名评价者即可实现具有足够信度的相关决策，而再多加一名评价者就能达到 0.7 的概化系数。[44] Gadbury-Amyot 等 [46] 运用多元概化理论发现，学习档案集至少需要两名评分者。此外，他们还发现学习档案集的一个要素中的三条证明材料就足够得到一个可靠的分数。

邓迪大学（University of Dundee）的医学生学习档案集包含学生工作内容和成果的全面的样本，包括多种患者和照护报告、操作日志、专门的学习模块、临床轮转评价、学习契约及结构化反思报告。邓迪大学的评价系统为学者提供了多种有明确标准和期望的学习档案集流程的架构。[14] 邓迪大学的结果与 O'Sullivan 团队的相似，使用两名评价者的组合在通过 / 不通过决策上达到了 98％ 的一致率。邓迪大学的项目像 O'Sullivan 的一样包含了大量的评价者培训。[14] O'Brien 等 [11] 最近也发表文章报告了使用两名评分者组合所获得的成功。

学习档案集评价与其他评价的关系

学习档案集评价的效度证据越来越多。[33] 我们在此呈现一些介绍了涉及相关其他变量的证据的研究。Gadbury-Amyot 等在回顾了口腔卫生学应用学习档案集评价的 15 年后，发现档案记录的表现与学分绩点和执业资格考试间存在关联。[47] O'Sullivan 等在对他们的精神科学习档案集进行效度分析时发现，在培训考试成绩与表现随培训时长而增长的学习档案集评分的一些证据之间存在一定相关性。[44] 建构学习档案集这一过程的一个主要目标，也是一项主要优势就是促进

框 14.4	促进学习档案集评价方法实施运行的建议

教育标准

对学习档案集的期望和定义均要有明确说明。

学习档案集的目标与其内容和结构要相匹配。

采用灵活的教育架构而不是传统的教师指导式教育，以支持学习档案集驱动型评价项目。

教育者对教育创新/架构的支持要确保学习档案集作为适宜的评价方法得到支持，而不仅是创新的"表面"。

学习环境应适于激发学生成为自主学习者，使他们在真实的复杂任务情境中学习，使学习机会与学习档案集评价要求相符。

学习者清楚构建学习档案集的理由。

学习者保有学习档案集的知识所有权，根据证明材料管理他们自己的学习并提供评价信息以满足大学的期望。

学习者有权构建有所创新的学习档案集，但同时要尊重相关机构对学习档案集需体现其职业发展情况的期望。

学习者必须接受有关学习档案集的反馈从而意识到它的价值，否则他们会认为对此的时间投入是不值得的。

顾问（通常不是评价者）充当拥护者与引导者的角色，促进学习，并就哪些材料能最好地体现发展进程提供咨询建议。

机构管理者需要求学习档案集是学习与评价过程的一部分，因为它与学习方法相匹配。

机构管理者要支持学习档案集在医学教育全过程中的持续应用。

机构管理者通过投入课程时间，提供给教育者、学习者、员工的发展以及教育方面适宜的技术与资金，来显示对学习档案集的保障。

大学或赞助机构要设有包括教育者与学习者的学习档案集监督委员会。

进行有关学习档案集的学术研究以改进其作用并获得效度证据。

技术

用户可获取足够多的资源，例如硬件、软件及人力，以分别在学习档案集的实施和维护阶段进行培训和提供持续帮助。

有特定软件可供教育者和学习者使用以进行收集、存储和组织，并有允许或拒绝学习档案集的所有者（学生）共享内容的能力。

电子学习档案集系统可以供学生随时随地按需使用，并提供支持最新网络浏览器与技术的平台。

系统维护和停机时间要与学习者的低频使用时间一致。

电子学习档案集系统要与用于管理医学教育的其他关键应用程序进行理想的结合，如支持学生学习活动的医学院校技术平台和住院医师管理系统，为在不同系统间切换的用户提供无缝衔接的体验。

电子学习档案集系统能够从其他学习档案集、机构或应用程序（例如本科院校）中导入现有学生的信息，并且也能在结束本阶段时导出学习者的学习档案集到其他学习档案集系统［例如，住院医师培训、专科医师培训项目和认证维护项目（maintenance-of-certificate program）］。

电子学习档案集是可靠且可扩展的，能够支持众多的学习者。

学习者使用电子学习档案集来收集和展示取得进步的多媒体证明材料。

电子学习档案集具有对用户友好的前端，只需极少的培训即可操作，同时在后台终端它需要支持对多元数据处理的标注及证明材料组织。

数据来自 Electronic Portfolio Implementation Committee, University of California, San Francisco；以及 Willmarth-Stec M，Beery T：Operationalizing the student electronic portfolio for doctoral nursing education. *Nurse Educ* 2015；40（5）：263-265；Van Tartwijk J，Driessen E，van der Vlezuten C，et al：Factors influencing the successful introduction of portfolios. *Qual Higher Educ* 2007；13：69-79.

自主学习与反思。O'Sullivan 采访了住院医师们对此的相关经历，了解到许多但不是所有住院医师发现该过程对自己有帮助。而其他住院医师仅仅将学习档案集评价视为一个研究项目。学习档案集评价这一方法是否是自主终身学习的可靠促进因素这一问题亟待研究确定。[44]

学习档案集的口头展示

如果一个项目将学习者对学习档案集的口头展示纳入其中，那么该项目需要仔细考虑如何处理一些潜在的影响因素。这些因素包括评价者的主观性（通过培训可规避）、缺乏进行展示的规范化标准、评价者间对学习者回答问题或学习档案集内容的理解差异、评价者间期望的差异。[48] 学习者更多地被期望"展示"自己的学习档案集，而非为其辩解。而对展示的期望应对学习者公开透明，例如应包括所有工作成果的最新完成情况和对所有评价的审核。对学习档案集的口头展示应该让评价者能够确认或否定对学生工作成果（学习档案集）的预判。

学习者对学习档案集证明材料的反思

本章中我们一直在论证，只有包含大量证明材料、表明受训者对所需及所选内容进行了反思的学习档案集才是真正的学习档案集。这个核心要求存在两个关键问题：①受训者的反思能力如何？②学习档案集架构所需要的证明材料是否足够有效地促进受训者反思？学习者认为他们在对表现的自我监督方面有所进步，[24,49] 但与自我评价能力相关的文献表明个人认知往往不准确，表现最差的人通常是自我评价最高的人。[50-53] 学习档案集是以"有意识的自我评价"为重点的理想形式，个体需要对从多种来源获得的自己的数据进行反思。[54,55] 从自我评价的观点来看，学习档案集很可能促进产生有价值的反思，而这些反思在学习档案集中非常关键。

真正的自我评价也应包括在指导下进行的自我审查（self-audit）。自我审查是指受训者对自己的胜任力水平进行个人评价的活动。与临床考试或解决临床问题（行动后反思）这种可能更被动的自我表现评价过程相反，自我审查是一个系统审视个人工作成果（如病历审查）或临床判断（如回答多项选择题）的主动过程。因此，学习档案集会是一种通过结合行动中反思（reflection-in-action）与行动后反思（reflection-on-action）来促进更有效自我评价的理想方法。[56] 由于学习档案集也是一个协作过程，它会是**有指导的**自我评价与反思的强大工具。然而，要做到这一点，很有可能需要与导师相互配合，在其帮助下培养这些技能。

发现知识或临床表现上的差距会调动自我导向型专业人员的积极性，让他们采取行动以缩小差距。当这种差距是通过自我评价或自我审查发现时，似乎会比由别人揭露更明显，在职业表现上也更有益处。在住院医师或医师参照规范有效的医护质量标准完成病历自我审查以确定个人表现情况方面，我们在两项独立的研究中的个人经验验证了有指导的自我审查的价值[29,57]（详见第10章）。当医师们收到他们的自我审查结果作为结构化反馈时，他们常常会感到惊讶或顿悟。这种经历在与信任的伙伴一起反思表现数据时更加强烈。[55]

当受训者与医师收到关于他们真实表现的可信反馈时，他们可能体会到所谓的"知识-表现"矛盾。具体的情况是受训者对正确做法有很高的知识水平并相信他们正在这么做，而当他们收到关于实际表现的反馈时，他们会对实际情况有更准确的评估。这种矛盾使他们在情绪上出现一定不适感。如果给予支持，它就会转化为必要的动力，促进改变以使实际表现与期望相符。因此，精心设计后包含进行有指导的自我审查与评价这一原则的学习档案集过程是变革的有力工具。

为什么学习者不善于认识并弥补他们的不足？其中的一个原因是他们经常混淆自信与胜任力。[58] 对于特定表现的自信心的自我评价是一个值得关注的领域。自信是自我效能感的一种性质，经实证研究发现有与面对阻碍和取得更高成就时的坚持能力有关联的倾向。[59] 自信度评级能为向初学者提供的反馈打下指导结构的基准。然而，初学者的过度自信（"天使裹足不前，愚人蜂拥而至"）与那些拥有胜任力却缺乏自信的人（"一朝被蛇咬，十年怕井绳"）之间的矛盾，使得在医疗中未经指导就使用自信度评价的行为尤为有风险。"看一次，做一次，教一次"的医学文化过分强调了自信心，不仅不利于获得真正的胜任力，还可能导致错误的结论——除非自信心受到威胁，否则不需要实际的表现数据。[60]

然而，在进行自我评价时，自行决定可接受的表现的标准是有风险且不可取的。就已知情况而言尤其如此——根据可靠的外部标准评判的最不具备胜任力的医师反而往往会高估自己的能力。我们只是不善于了解我们不了解的事情或评价我们的表现如何。我们对于 Davis、Eva 及其他人的经验与观察证实了这样一种观念，即如果没有标准方法且不基于可信数据，就无法对表现作出准确评判。[50,53] 没有可信数据的自我评价是不可能有太大价值的。自我评价应在作为基本专业技能纳入医学培训的初始阶段。因此，关于自我评价的研究佐证了一定程度的标准化、在导师指导下而非独自进行的反思和明确的学习档案集评价标准的重要性。表14.2和表14.3提供了对本科生及毕业后教育受训者的反思能力的评价方法总结。教师和导师可能会考虑在学习周期或学习档案集记录的开始及过程中对他们的受训者使

表 14.2　医学院校本科生的反思能力

评价工具	PDRA*	脚本一致性测试†	RP‡	RCV§	结构化工作表‖	LEaP¥
	反思能力的职业发展	脚本一致性测试	反思性学习档案集	引发反思的病例片段	结构化工作表	作为专业人士的学习经历
机构	邓迪大学	魁北克拉瓦尔大学 医学院	诺丁汉大学	阿姆斯特丹自由大学	伦敦大学	加州大学旧金山分校
课程	职业发展与个人发展	外科实习	交流能力	临床伦理	临床经历	多样的机会
年级	第 4、5 年	医学生	第 2 年	第 4 年	口腔专业学生	第 1～3 年
评价类别	终结性	形成性	终结性	终结性	形成性	形成性
内容	12 个结果汇总表	4 种医疗主题下的 38 个临床片段：胸部肿块，胃肠出血，急性腹痛，甲状腺肿	800 字反思性评论 6 次实践的实践证据 6 份个人反思表 3 份同伴观察表 3 份教师观察表	含 4 个病例片段的半结构化问卷：你的感受如何？在相关病例中恰当的专业行为是怎样的？	描述你经历的：发生了什么？你为何认为这值得反思？这显示了你的什么临床实践优势？这展现了哪些学习方面？你要首先处理哪个学习需求？明确你想达成的目标 完成"目标检验"	对职业和临床活动经历的批判性 书面反思 按照 SOAP 格式
结构	半结构化	结构化	灵活	半结构化	结构化	半结构化
评价标准	标准化规则；基于识别、评价及监管个人进展的能力	标准化规则	标准化规则	标准化规则 总体反思：10 分制量表 系列观点：0～2 分制量表	定性评价 Johns 的问题 Hatton 和 Smith 的标准	标准化规则 0～6 分制量表（用于研究时）；描述性反馈（用于形成性评价时）
心理测量	支持构念效度	支持构念效度及评价者间信度	支持构念效度及预测效度	支持构念效度及同信度	良好的评审者间一致性，尤其是对 Hatton 和 Smith 的标准	需要 2 个评价者以使评价者间信度＞0.80；已进行反思以无关变量的评估，提高反思的质量
评估	可接受的预测效度 中等的信度	0.8 的评价者间信度	0.8 的评价者间信度	未提及		
学生态度	积极的	中立的	中立的	未提及	积极的	中立的，一些人喜欢而另一些 觉格格式所限制

This table was prepared by Dr. Gominda Ponnamperuma, University of Dundee, Dundee, Scotland, in 2007; updated 2016.

* Ker JS, Friedman Ben-David M, Pippard MJ et al: Determining the construct validity of a tool to assess the reflective ability of final year medical students using portfolio evidence. *Members' Abstracts, Association for the Study of Medical Education (ASME)*, Annual Scientific Meeting, 2003, pp 20-21.

† Brailovsky C, Charlin B, Beausoleil S, et al: Measurement of clinical reflective capacity early in training as a predictor of clinical reasoning performance at the end of residency: an experimental study on the script concordance test. *Med Educ* 2001; 35: 430-436.

‡ Rees C, Sheard C: Undergraduate medical students' views about a reflective portfolio assessment of their communications skills learning. *Med Educ* 2004; 38: 125-128.

§ Boenink AD, Oderwald AK, De Jonge P, et al: Assessing students' reflection in medical practice. The development of an observer-rated instrument: reliability, validity and initial experiences. *Med Educ* 2004; 38: 368-377.

‖ Pee B, Woodman T, Fry H, et al: Appraising and assessing reflection in students' writing on a structured worksheet. *Med Educ* 2002; 36: 575-585.

¥ Aronson L, Niehaus B, Hill-Sakurai L, et al: A comparison of two teaching methods to promote reflective ability in third year medical students. *Med Educ* 2012; 46: 807-814.

表 14.3   评价毕业后教育性的反思能力

评价工具	反思性个人发展计划（PDP）[*]	儿科 SpR 学习档案集评价[†]	行动后反思[‡]
机构	英国区域性研究生院校	英国皇家儿科与儿童健康学院（RCPCH）	加州大学旧金山分校
课程	全科诊疗	儿科学	产科学与妇科学
年级	持续性职业发展	毕业后教育的第 1～5 年	毕业后教育的第 1～4 年
评价类型	前期形成性、后期终结性	终结性	终结性的半年期评述
内容	以患者为中心的关键事件、审查、批判性阅读、患者及同伴的反馈	临床信函及报告、演示文稿、伦理提交报告及告家长书、反馈教育会议、感谢信、课程出席证明、MSc/MMedSci 工作报告、团队成果	对有关交流和人际交往胜任力的具体经历的反思、职业素养、基于实践的学习及提高、基于体系的实践
结构	半结构化	非结构化	非结构化
评价标准	对学习需求的确认、学习计划、评价计划、理解力、表现	用"不满意 - 一般 - 好 - 很好"评级量表进行全面及特定领域评价。领域：临床、交流、伦理观念、自主学习 - 教学、证据的评估 - 创新、管理	对行动后反思量表的评价
心理测量评估	可接受的内容与构念效度；7 个评分者的信度为 0.8，3～4 个评分者信度为 0.7	4 个评分者的信度为 0.8	2 个评分者的信度为 0.8；与其他变量有关联的证据

This table was prepared by Dr. Gominda Ponnamperuma, University of Dundee, Dundee, Scotland, 2007；updated 2016. *SpR*, Specialist registrar.

[*] Roberts C，Cromarty I，Crossley J，et al：The reliability and validity of a matrix to assess the completed reflective personal development plans of general practitioners. *Med Educ* 2006；40：363-370.

[†] Melville C，Rees M，Brookfield D，et al：Portfolio for assessment of paediatric specialist registrars. *Med Educ* 2004；38：1117-1125.

[‡] Learman LA，Autry AM，O'Sullivan P：Reliability and validity of reflection exercises for obstetrics and gynecology residents. *Am J Obstet Gynecol* 2008；198(4)：461-468；discussion 461.e8.

用这些方法。

"综合性学习档案集"

你可能已经注意到，目前医学教育者使用的大部分学习档案集比传统的学习档案集拥有更多结构。这有几个重要原因。其一，如前所述，若要将学习档案集评价用于更多终结性决策，就需要对其进行合理程度的标准化以确保效度水平可接受。其二，医学教育者被要求用文件证明受训者是否在具体知识、技能和态度上真正获得了胜任力。有关学习档案集的文献经常忽略的一个方面是终结性评价的公共问责。用于终结性评价的学习档案集不只要满足严格的评价与研究标准，还要有公信力和合理性。我们由此建议使用"综合性学习档案集"这个术语来表示由培训项目和受训者共同确定的内容，从而充分利用基于结果的评价。在此背景下，学习档案集须包含受训者对当前现有方法难以评价的领域进行的评价。它也可能含有被认为是学习档案集"成绩册"的部分，使学习者能够对项目要求的现有数据进行反思。那么，被评价的学习档案集就是学习者的证明材料与学习者反思的结合。

基于美国毕业后医学教育认证委员会提出的核心胜任力，表 14.4 举例列出了住院医师或专科医师培训项目可能会希望纳入综合性学习档案集的潜在评价工具，以向培训项目和受训者提供数据。我们也鼓励读者回顾本书关于具体评价方法与工具的章节。在一份学习档案集中，这些方法会提供现有数据，供学习者反思以制订学习计划。但是，学习档案集的关键要素还是学习者对他们展示在学习档案集中的证明材料的选取。因此，虽然可以选择已被评分的 / 现有的数据作为证据材料，但如果这是唯一的数据来源，它就会成为一种被动的未能使学习者主动参与评价的方法。因此，我们希望强调，学习档案集的一大优势在于学习者对过程的融入以及对材料的选择。如果学习档案集只包含培养项目所提供的数据，那么除了对这些结果进行反思之外，根本就不需要学习档案集。正如 Driessen[1] 所提到的那样，这类型的学习档案集还未能大获成功。

综合性学习档案集的特征

仪表板（dashboards）越来越受欢迎，而我们认识到学习档案集与仪表板两者的概念之间可能有混淆。在一些项目中，学习者有一个仪表板，他们被要求在其上监测来自外部的数据，来帮助他们纵向发展和改进外部标准衡量下的表现。从本质上讲，仪表板仅代表一种依赖于所选评价方法的有条理的表现总结。仪表板是机械、被动的展示形式，不需要使用者直接导入或进行其他操作。很多项目使用嵌入了仪表板的电子学习管理系统。这些仪表板会反映个人数据或是个人数据与本地区或国家同类群体的比较。然而，正如我们在本章中一直强调的，学习档案集需要导入、操作和学习者（使用者）的参与。仪表板可以是学习档案集的组成部分，但其自身并不是学习档案集。学习者参与监测和评估数据这一概念要求有一个可靠的反馈系统，并且正如本书通篇指出的那样，还要求有经过严格构建的评价方式。

表 14.4	对住院医师培训的 ACGME 胜任力领域的评价工具示例
胜任力领域	**评价工具**
患者照护	● 针对轮转的评价表（检核表、整体评级量表） ● 直接观察记录、体验、交流 ● 危机事件 ● 患者及操作日志 ● 受训者选取的"最佳"检查与患者互动的病例记录
医学知识	● 临床实习考试（shelf examinations）（医学院）或专科在培考试 ● 关键的评估主题 ● 基于证据的医学日志 ● 临床问题记录（由受训者完成） ● 病例诱导回顾（chart-stimulated recall）
人际与沟通能力	● 直接观察记录及与患者的交流 ● 多来源评价及调查 ● 受训者对同伴和患者反馈的反思 ● 对同伴或护理人员访谈的叙述
职业素养	● 多来源评价及调查 ● 危机事件及表扬信
基于实践的学习与改进	● 个性化学习计划 ● 包括实践自我审查的质量改进项目 ● 临床问题记录 ● 自我评价与反思 ● 与顾问的网络日志对话及反馈
基于体系的临床实践	● 从患者视角引导医疗体系的项目 ● 关于系统错误的项目，包括对危机事件的分析 ● 重新设计微体系的项目 ● 团队协作能力的评价

ACGME，美国毕业后医学教育认证委员会

所以，当创建一个包括学习者选择的材料和项目选择的材料的综合性学习档案集时，我们有一些关于证明材料的建议。这类学习档案集的特点包括以下几点：

1. 该过程使用多层面的方法进行评价。研究一再表明，仅使用全体教育者评价的评价系统会高估住院医师的胜任力。[60-62] 要准确地确定受训者胜任力水平需要多种评价方式相结合，[60,63,64] 并且一般来说，每个胜任力领域都需要多于一种的方法来进行评价。这些评价的对象可包括受训者提供的证明材料，其可以被定性和（或）按标准规则评判。

2. 评价者利用"三角互证"原则。我们指的是三角互证的两方面。其一是评价，在有效且正确的使用下，它能被用来评价一个以上的胜任力领域。例如，迷你临床评估练习能够评价患者照护和人际沟通这两方面的技能。[65] 其二，基于 Davis、Driessen 及其他人的成果，对学习档案集本身的评价不应限于单个评价者的观点。[11,14,32]

3. 综合性学习档案集的范围应为有纵深且全面的，能正确显示学习者胜任力与表现的总和，且能允许学习者选取证明材料来证明其胜任力。学习者与导师在一段时间内应定期互动。这种方法能增强过程的效度。这对如里程碑、置信职业行为（详见第 1 章）、多来源反馈（详见第 11 章）等终结性的、整体的评价十分重要。尤为特别的是，这些评价常常代表多种评价的综合，需要互动性对话来帮助学习者理解数据以改进（详见第 13 章关于反馈的内容）。

4. 过程中必须包含受训者自我评价与反思的证明材料。没有自我评价与反思，学习档案集就不复存在，而沦为一个成绩册。学习档案集必须在某些方面包括由受训者确定的自我评价工具和内容。Pitts 等告诫不要进行过度标准化，否则会威胁到学习档案集推动自主学习的作用。[41,42] 让受训者确定自我评价中的某些内容及使用的评价工具会有助于避免学习档案集成为"美化的"成绩单。如前所述，定性方法在评判学习档案集的"描述性"方面的应用很有潜力。[32,33]

5. 学习者还必须向结构化的学习档案集提供他人或自我评价之外的有意义的工作成果，以展示其职业发展与表现的证据。[6,66,67] 例如，学习者可以把研究项目、志愿活动等作为学习档案集的重要部分。Snaden 和 Thomas 列出了很多学习者可以提供的条目，如重要的患者事件、反思备忘录或记事簿、典型临床经历的书面记录、患者照护沟通与经历的视频记录、临床工作审核表、采用循证医学原则进行批判性评述的文章、学习者认为可显示其熟练度的自选材料以及学习者希望留作后续学习资源的任何材料。[66]

6. 学习档案集的构建过程必须对受训者公开透明，并且他们要能够接触到尽可能多的学习档案集内容。实际上，学习者与课程负责人之间应根据评价的需要就后者所能接触到的学习档案集必要部分达成一致。在此基础上，学习者应该"拥有"学习档案集。这是我们作为教育者的一部分义务，这与对医学职业素养中诚信及透明性部分的建设是一致的。[68] 我们还应确保为准备与提交学习档案集所付出的努力是有价值的。

在美国有几种可能的学习档案集组织框架，比如 ACGME 胜任力和进入住院医师阶段的美国医学院校协会（Association of American Medical Colleges，AAMC）的核心置信职业行为。[69] 而其他教育体系中，加拿大及英国分别有加拿大专科医学教育指南（CanMEDS）与优质医疗实践胜任力，可以指导学习档案集的组织。[70,71]

学习者的贡献

那么学习者有什么作用呢？正如其他人提到的，学习者须对学习档案集作出有意义的贡献。这可以以多种方式实现。首先，学习者应该纳入一些证明其胜任力的证据。这种证据不是指他们所做的每一件事情，而是被选出来的凸显胜任力发展的剧情。这些例子包括回答有关患者照护的临床问题并反思所学的结果；通过病历审查或患者调查进行的临床实践自我评价的结果；研究与质量改进项目。另一个例子是对于来自导师的反馈的书面回应（反思），以及随之出现在学习档案集中的"改变承诺"记录（参见下一段）。如研究摘要、会议论文壁报或会议报告等任何成果都应被纳入学习档案集，[66] 供学习者使用。然而，为了获得最大效用，学习者必须从一系列可用证明材料中审慎选择，仅纳入那些对他们的发展有巨大影响和价值的证明材料。因此，学习档案集需要学习者的参与，需要他们谨慎考虑他们是如何学习与发展的。

用以反思与行动的一种可行有效的方法是"改变承诺"（commitment to change, CTC）声明。[72,73] CTC 法中，学习者在对其表现或教育经历进行审查后写下他们的计划或"承诺"。这一简单的过程已被证实增加了个体从实际上改变行为的可能性。其中一个例子是美国儿科学会为医师提供的在线资源——PediaLink，它能记录临床实践中出现的问题、寻找答案和记录基于新的学习在实践中实现改变的 CTC 声明。[74]

该方法已成功应用于一项内科住院医师质量改进课程。[36] 记录"承诺"也使后续得以查看受训者是否成功做出了改变。图 14.4 和图 14.5 展示了质量改进研究中使用的 CTC 的基准及后续追踪表格。CTC 声明可成为学习档案集的一部分。第二种方法是只使用开放式书面总结。在同一质量改进研究中，住院医师被要求在每 4 周结束时写一页关于以下问题的反思：

1．这次经历让我学到了关于我自己的什么内容？
2．我学到了关于我接诊患者、照护患者的医疗体系的什么内容？
3．你对轮转与诊所有什么改进建议？

CTC 法的另一种途径是受训者制订的个性化学习计划（individualized learning plan, ILP）。在美国，实施里程碑这一举措后，学习者需要至少每 6 个月创建并修改一份 ILP 来指导职业发展。第 13 章提供了一些相关指导及一个 ILP 示例的链接。

其次，学习者应提供他们对评价结果的反应的记录，附于他们的行动计划或"下一步"。最终，学习者需要承认评价结果。这可以放在评价表格纸质版的底部或在线评价条目的结尾。这种方法的优势在于，它要求教育者完成评价且学习

请确定最多5种你参与这个<插入名称>轮转后在临床实践中会持续进行的具体、可衡量的改变。改变的对象可包含你的个人实际工作中的习惯或<插入实践地点>中的体系问题。

改变	改变的积极性水平					改变可能会遇到的困难				
	一点也不积极				非常积极	一点也不困难				非常困难
1.	1	2	3	4	5	1	2	3	4	5
2.	1	2	3	4	5	1	2	3	4	5
3.	1	2	3	4	5	1	2	3	4	5
4.	1	2	3	4	5	1	2	3	4	5
5.	1	2	3	4	5	1	2	3	4	5

图 14.4 改变承诺表

姓名：_____

在这段时间（　/　/　到　/　/　）你的<插入名称>轮转结束时，你作出如下"改变承诺"。请标明你是否在临床实践中充分/部分/根本改变。对于你没有完全进行的改变，标明你遇到的首要障碍。

1. 实践改变：_____

哪项体现了你采取的行动？（请勾选一项）	完全改变	部分改变	没有改变
若仅部分或根本没有改变，那么你遇到的首要阻碍是什么？（请勾选一项）	□ "我没有足够的时间去改变" □ "我需要在能够做出改变前提升我的知识 / 能力" □ "实践中体系或后勤方面的障碍阻碍了我" □ "这项改变对我的临床实践没那么重要" □ 其他：_____		

2. 实践改变：_____

哪项体现了你采取的行动？（请勾选一项）	完全改变	部分改变	没有改变
若仅部分或根本没有改变，那么你遇到的首要阻碍足什么？（请勾选一项）	□ "我没有足够的时间去改变" □ "我需要在能够做出改变前提升我的知识/能力" □ "实践中的体系或后勤方面的障碍阻碍了我" □ "这项改变对我的临床实践没那么重要" □ 其他：_____		

图 14.5　改变承诺追踪表

者对此进行回顾并作出反应。

当那些做决策的人考量由项目及受训者导入到学习档案集中产生的数据时，特别是对于难以衡量的胜任力，他们必须要能确定学习者是否至少在培训结束时获得了目标领域的胜任力。同样重要的是，学习者也必须通过对学习档案集的反思性导入显示他们已为其表现和持续职业发展承担了责任与义务。

学习档案集评价已在医学教育领域开始适用，但常常由于实施过程的失败而未能实现预期效果。医学院层面存在着一些成功实例。[2,3,11,14,49] Dannefer 与 Henson 构建的学习档案集在评价一项旨在培训医师研究员（physician investigator）的独特医学生项目时非常成功。它在教育者引导及学生的积极推动下，作为形成性与终结性评价体系发挥了很大作用。[75] 学习档案集评价在住院医师阶段的应用正在增多。[4,21,24,44,45,67-69,76-80] 尽管学习档案集的各个部分均基于经验教学和评估科学，但仍需要进一步研究以确定在住院医师培训项目层面实施与操作基于学习档案集的评价体系的最佳方法。

一个重要的问题是如何从各种评价工具中、住院医师与其学习档案集的交互中进行最优数据收集。基于网络的技术令这个过程成为可能。[18,81-89] 教育者需要掌握数字化技能，并要特别注意其所在国的隐私法规，如美国的《健康保险便携和责任法案》（Health Insurance Portability and Accountability Act，HIPAA）。[47,90] 此外，技术的发展会导致剽窃更加容易，而学校已借助项目来确保学习档案集成果的独创性。[47]

当前基于网络应用软件的评价产品已允许项目自定义其使用的评价方法、生成报告的类型以及在用户间共享信息的方式。可对这些现有的体系进一步修改以允许更多的住院医师互动和电子化评价体系内的导入。无论如何，学习档案集评价法极有希望改进全球本科教育与毕业后医学教育评价系统。

致献

谨以本章纪念 Elaine Dannefer 博士。她是在教育方面有远见卓识的学者。她极大地促进了学习档案集在医学教育中的应用。我们将永远铭记她。

注释书目

可在 www.expertconsult.com 在线获取推荐的注释书目。

参考文献

1. Driessen E. Do portfolios have a future?. *Adv Health Sci Educ Theory Pract*. 2016. [Epub ahead of print].
2. Friedman Ben David M, Davis MH, Harden RM, et al. AAME Educational Guide No. 24: Portfolios as a method of student assessment. *Med Teach*. 2001;23:535–551.
3. Challis M. AMEE medical education guide no. 11 (revised): portfolio-based learning and assessment in medical education. *Med Teach*. 1999;4:370–386.
4. Carraccio C, Englander R. Evaluating competence using a portfolio: a literature review and web-based application to the ACGME competencies. *Teach Learn Med*. 2004;16:381–387.
5. McMullan M, Endacott R, Gray MA, et al. Portfolios and assessment of competence: a review of the literature. *J Adv Nurs*. 2003;41(3):283–294.
6. Smith K, Tillema H. Clarifying different types of portfolio use. *Assess Eval Higher Educ*. 2003;28(6):625–648.
7. Koretz D. Large-scale portfolio assessment in the US: evidence pertaining to the quality of measurement. *Assess Educ*. 1998;5(3):309–334.
8. Borgstrom E, Cohn S, Barclay S. Medical professionalism: conflicting values for tomorrow. *J Gen Intern Med*. 2010;25(12):1330–1336.
9. Gordon JA, Campbell CM. The role of ePortfolios in supporting continuing professional development in practice. *Med Teach*. 2013;35(4):287–294.
10. Chertoff J, Wright A, Novak M, et al. Status of portfolios in undergraduate medical education in the LCME accredited US medical school. *Med Teach*. 2015;10:1–11.
11. O'Brien CL, Sanguino SM, Thomas JX, et al. Feasibility and outcomes of implementing a portfolio assessment system alongside a traditional grading system. *Acad Med*. 2016;91(11):1554–1560.
12. Duque G, Finkelstein A, Roberts A, et al. Learning while evaluating: the use of an electronic evaluation portfolio in a geriatric medicine clerkship. *BMC Med Educ*. 2006;6:4.
13. Duque G. Web-based evaluation of medical clerkships: new approach to immediacy and efficacy of feedback and assessment. *Med Teach*. 2003;25:510–514.
14. Davis MH, Friedman Ben-David M, Harden RM, et al. Portfolio assessment in medical students' final examinations. *Med Teach*. 2001;23:357–366.
15. Reckase MD. Portfolio assessment: a theoretical estimate of score reliability. *Educ Measure*. 1995;14:12–31.
16. Martin-Kneip GO. *Becoming a Better Teacher: Eight Innovations That Work*. Alexandria, VA: ASCD; 2000.
17. Wilkinson TJ, Challis M, Hobma SO, et al. The use of portfolios for assessment of the competence and performance of doctors in practice. *Med Educ*. 2002;36(10):918–924.
18. Van Tartwijk J, Driessen EW. Portfolios for assessment and learning: AMEE Guide No. 45. *Med Teach*. 2009;31(9):790–801.
19. Tochel C, Haig A, Hesketh A, et al. The effectiveness of portfolios for post-graduate assessment and education: BEME Guide No 12. *Med Teach*. 2009;31(4):299–318.
20. Buckley S, Coleman J, Khan K. Best evidence on the educational effects of undergraduate portfolios. *The Clinical Teacher*. 2010;7(3):187–191.
21. McEwen LA, Griffiths J, Schultz K. Developing and successfully implementing a competency-based portfolio assessment system in a postgraduate family medicine residency program. *Acad Med*. 2015;90(11):1515–1526.
22. Driessen E, van Tartwijk J, van der Vleuten C, et al. Portfolios in medical education: why do they meet with mixed success? A systematic review. *Med Educ*. 2007;41(12):1224–1233.
23. Perlman RL, Ross PT, Christner J, et al. Faculty reflections on the implementation of socio-cultural eportfolio assessment tool. *Reflective Pract*. 2011;12(3):375–388.
24. Webb TP, Merkley TR, Wade TJ, et al. Assessing competency in practice-based learning: a foundation for milestones in learning portfolio entries. *J Surg Educ*. 2014;71(4):472–479.
25. Arntfield S, Parlett B, Meston CN, et al. A model of engagement in reflective writing-based portfolios: interactions between points of vulnerability and acts of adaptability. *Med Teach*. 2016;38(2):196–205.
26. Choudry N, Fletcher R, Soumerai S. Systematic review: the relationship between clinical experience and quality of health care. *Ann Intern Med*. 2005;142:260–273.
27. Campbell C, Parboosingh J, Gondocz T, et al. Study of the factors influencing the stimulus to learning recorded by physicians keeping a learning portfolio. *J Contin Educ Health Prof*. 1999;19(1):16–24.
28. Campbell CM, Parboosingh JT, Gondocz ST, et al. Study of physicians' use of a software program to create a portfolio of their self-directed learning. *Acad Med*. 1996;71:S49–S51.
29. Holmboe ES, Meehan TP, Lynn L, et al. The ABIM diabetes practice improvement module: a new method for self assessment. *J Cont Educ Health Prof*. 2006;26:109–119.
30. Archibald DA, Newmann FM. *Beyond Standardized Testing: Assessing Authentic Academic Achievement in the Secondary School*. Reston, VA: National Association of Secondary School Princi-

pals; 1988.

31. Lau AMS. "Formative good, summative bad?" – A review of the dichotomy in assessment literature. *J Further Higher Educ.* 2016;49(4):509–525.

32. Driessen E, van der Vleuten CPM, Schuwirth L, et al. The use of qualitative research criteria for portfolio assessment as an alternative to reliability evaluation: a case study. *Med Educ.* 2005;39:214–220.

33. Cook DA, Kuper A, Hatala R, et al. When assessment data are words: validity evidence for qualitative educational assessments. *Acad Med.* 2016;91(10):1359–1369.

34. Messick S, Validity. In: Linn RL, ed. *Educational Measurement.* 3rd ed. New York: American Council on Education and Macmillan; 1989:13–103.

35. Kane MT. Validation. In: Brennan RL, ed. *Educational Measurement.* 4th ed. Westport, CT: Praeger; 2006:17–64.

36. Holmboe ES, Prince L, Green ML. Teaching and improving quality of care in a residency clinic. *Acad Med.* 2005;80:571–577.

37. Sowter J, Cortis J, Clarke DJ. The development of evidence based guidelines for clinical practice portfolios. *Nurse Educ Today.* 2011;31(8):872–876.

38. Van Tartwijk J, Driessen E, van der Vleuten C, et al. Factors influencing the successful introduction of portfolios. *Qual Higher Educ.* 2007;13:69–79.

39. Willmarth-Stec M, Beery T. Operationalizing the student electronic portfolio for doctoral nursing education. *Nurse Educ.* 2015;40(5):263–265.

40. Pitts J, Coles C, Thomas P. Educational portfolios in the assessment of general practice trainers: reliability of assessors. *Med Educ.* 1999;33:515–520.

41. Pitts J, Coles C, Thomas P. Enhancing reliability in portfolio assessment: "shaping" the portfolio. *Med Teach.* 2001;23(4):351–356.

42. Pitts J, Coles C, Thomas P, et al. Enhancing reliability in portfolio assessment: discussion between assessors. *Med Teach.* 2002;24(2):197–201.

43. McMullan M, Endacott R, Gray MA, et al. Portfolios and assessment of competence: a review of the literature. *J Adv Nurs.* 2003;41:283–294.

44. O'Sullivan PS, Reckase MD, McClain T, et al. Demonstration of portfolios to assess competency of residents. *Adv Health Sci Educ.* 2004;9:309–323.

45. O'Sullivan PS, Cogbill K, McClain T, et al. Portfolios as a novel approach for residency evaluations. *Acad Psych.* 2002;26:173–179.

46. Gadbury-Amyot C, McCracken MS, Woldt JL, et al. Validity and reliability of portfolio assessment of student competence in two dental school populations: a four-year study. *J Dent Educ.* 2014;78(5):657–667.

47. Gadbury-Amyot CC, Bray KK, Austin KJ. Fifteen years of portfolio assessment of dental hygiene student competency: lessons learned. *J Dent Hyg.* 2014;88(5):267–274.

48. Munger BS. Oral examinations. In: Mancall EL, Bashook PG, eds. *Recertification: New Evaluation Methods and Strategies.* Evanston, IL: American Board of Medical Specialties; 1995: 39–42.

49. Dannefer EF, Prayson RA. Supporting students in self-regulation: use of formative feedback and portfolios in a problem-based learning setting. *Med Teach.* 2013;35(8):655–660.

50. Davis DA, Mazmanian PE, Fordis M, et al. Accuracy of physician self-assessment compared to observed measures of competence: a systematic review. *JAMA.* 2006;296(9):1094–1102.

51. Kruger J, Dunning D. Unskilled and unaware of it: how difficulties in recognizing one's own incompetence leads to inflated self-assessments. *J Pers Soc Psychol.* 1999;77:1121–1134.

52. Kruger J, Dunning D. Unskilled and unaware – but why? A reply to Krueger and Mueller. *J Pers Soc Psychol.* 2002;82:182–192.

53. Eva KW, Regehr G. Self-assessments in the health professions: a reformulation and research agenda. *Acad Med.* 2005;80: S46–S54.

54. Sargeant J, Armson H, Chesluk B, et al. The processes and dimensions of informed self-assessment: a conceptual model. *Acad Med.* 2010;85(7):1212–1220.

55. Sargeant J, Eva KW, Armson H, et al. Features of assessment learners use to make informed self-assessments of clinical performance. *Med Educ.* 2011;45(6):636–647.

56. Schon DA. *The Reflective Practitioner: How Professionals Think in Action.* New York: Basic Books; 1983.

57. Holmboe ES, Prince L, Green ML. Teaching and improving quality of care in a residency clinic. *Acad Med.* 2005;80:571–577.

58. Barnsley L, Lyon LM, Ralston SJ, et al. Clinical skill in junior medical officers: a comparison of self-reported confidence and observed competence. *Med Educ.* 2004;38:358–367.

59. Turnbull J, Gray J, MacFayden J. Improving in-training evaluation programs. *J Gen Intern Med.* 1998;13:317–323.

60. Debowski S, Wood RE, Bandura A. Impact of guided exploration and enactive exploration on self-regulatory mechanisms and information acquisition through electronic search. *J Appl Psychol.* 2001;86:1129–1141.

61. Silber CG, Nasca TJ, Paskin DL, et al. Do global rating forms enable program directors to assess the ACGME competencies? *Acad Med.* 2004;79:549–556.

62. Schwind CJ, Williams RG, Boehler ML, et al. Do individual attendings' post-rotation performance ratings detect residents' clinical performance deficiencies? *Acad Med.* 2004;79:453–457.

63. Holmboe ES, Hawkins RE. Evaluating the clinical competence of residents: a review. *Ann Intern Med.* 1998;129:42–48.

64. Gray JD. Global rating scales in residency education. *Acad Med.* 1996;71:S55.

65. Norcini JJ, Blank LL, Duffy FD, et al. The mini-CEX: A method for assessing clinical skills. *Ann Intern Med.* 2003;138:476–481.

66. Snadden D, Thomas M. The use of portfolio learning in medical education. *Med Teach.* 1998;20(3):192–199.

67. Webb C, Endacott R, Gray M, et al. Models of portfolios. *Med Educ.* 2002;36:897–898.

68. Foundation ABIM. American College of Physicians and European Federation of Internal Medicine: Medical professionalism in the millennium: a physician charter. *Ann Intern Med.* 2002;136:243–246.

69. Englander R, Flynn T, Call S, et al. Toward defining the foundation of the MD degree: core entrustable professional activities for entering residency. *Acad Med.* 2016;91(10):1352–1358.

70. Frank JR, Jabbour M, Tugwell P, et al. Skills for the new millennium: report of the societal needs working group, CanMEDS 2000 Project. *Ann Royal Coll Phys Surg Can.* 1996;29:206–216.

71. General Medical Council. *Good Medical Practice.* London: General Medical Council; 2001.

72. Mazmanian PE, Mazmanian PM. Commitment to change: theoretical foundations, methods, and outcomes. *J Cont Educ Health Prof.* 1999;19:200–207.

73. Jones DL. Viability of the commitment-for-change evaluation strategy in continuing medical education. *Acad Med.* 1990;65:S37–S38.

74. PediaLink Learning Center. Available at https://www.pedialink. org/index.cfm.

75. Dannefer EF, Henson LC. The portfolio approach to competency-based assessment at the Cleveland Clinic Learner College of Medicine. *Acad Med.* 2007;82:493–502.

76. Melville C, Rees M, Brookfield D, et al. Portfolios for assessment

of paediatric specialist registrars. *Med Educ.* 2004;38:1117–1125.

77. Fung MFK, Walker M, Fung KFK, et al. An internet-based learning portfolio in resident education: the KOALA multicentre programme. *Med Educ.* 2000;34:474–479.

78. O'Sullivan P, Greene C. Portfolios: possibilities for addressing emergency medicine resident competencies. *Acad Emerg Med.* 2002;9(11):1305–1309.

79. Shaughnessy AF, Duggan AP. Family medicine residents' reactions to introducing a reflective exercise into training. *Educ Health.* 2013;26(3):141–146.

80. Moonen-van Loon JM, Overeem K, Donkers HH, et al. Composite reliability of a workplace-based assessment toolbox for postgraduate medical education. *Adv Health Sci Educ.* 2013;18(5):1087–1102.

81. Pereles L, Gondocz T, Lockyer JM, et al. Effectiveness of commitment contracts in facilitating change in continuing medical education intervention. *J Contin Educ Health Prof.* 1997;17:27–31.

82. Supiano MA, Fantone JC, Grum C. A web-based geriatrics portfolio to document medical student's learning outcomes. *Acad Med.* 2002;77(9). 937–398.

83. Sandars J. Commentary: electronic portfolios for general practitioners: the beginning of an exciting future. *Educ Primary Care.* 2005;16:535–539.

84. Dornan T, Lee C, Stopford A. SkillsBase: a web-based electronic learning portfolio for clinical skills. *Acad Med.* 2001;76:542–543.

85. Dornan T, Carroll C, Parboosingh J. An electronic learning portfolio for reflective continuing professional development. *Med Educ.* 2002;36:767–769.

86. Dornan T, Meredia N, Hosie L, et al. A web-based presentation of an undergraduate clinical skills curriculum. *Med Educ.* 2003;37:500–508.

87. Dornan T, Lee C, Stopford A, et al. Rapid application design of an electronic clinical skills portfolio for undergraduate medical students. *Comput Methods Programs Biomed.* 2005;78:25–33.

88. Schmitz C, Whitson BA, Van Heest A, et al. Establishing a usable electronic portfolio for surgical residents: trying to keep it simple. *J Surg Educ.* 2010;67(1):14–18.

89. Moores A, Parks M. Twelve tips for introducing E-Portfolios with undergraduate students. *Med Teach.* 2010;32(1):46–49.

90. Nagler A, Andolsek K, Padmore JS. The unintended consequences of portfolios in graduate medical education. *Acad Med.* 2009;84(11):1522–1526.

第 15 章

有问题的学习者或问题学习者？针对胜任力不佳的学习者

WILLIAM IOBST, MD, AND ERIC S. HOLMBOE, MD, MACP, FRCP
译者：赵　清　审校者：张　舒

章节纲要

背景：设置阶段和定义
问题范围：胜任力不佳的学习者
　问题识别
　问题调查与分类
　问题的定义与确定
　次要原因和影响因素
　　倦怠
　　缺陷
确定适当的干预措施
干预评价
　职业素养
　法律准则
　法律问题：一般准则
未来的挑战
注释书目
参考文献

"如果你不知道要去哪里，那么任何道路都将通往目的地。" [1]

——Lewis Carroll

背景：设置阶段和定义

　　本章标题中的短语"问题学习者或有问题的学习者"并不是单纯的文字游戏，它强调了在学习者偏离预期的发展轨迹时进行准确评估和培训项目层面干预的重要性。记录此类偏差并确定适当的干预措施需要对学习者进行准确的评估，并且需要有明确的系统来进行问题识别、调查、分类、干预和判定。在任何一个胜任力领域都可能出现表现不佳。对于毕业后医学教育和继续职业教育而言，美国毕业后医学教育认证委员会（ACGME）/美国医学专业委员会（ABMS）的六大核心胜任力是美国使用最广泛的胜任力框架（见第 1 章）。[2]

　　"问题学习者"有多种定义：

　　"由于特定的情感、认知、结构或人际交往困难而导致学术表现显著低于其表现潜力的学习者" [3]

　　"由于知识、技能或态度方面的重大问题而未能达到培训项目预期的学习者" [4]

　　"存在需要权威人士干预的重大问题的受训者" [5]

　　但是，"问题学习者"这个标签并不是非常有用，而且还可能具有误导性。Lucien Leape 将任何胜任力领域的缺陷都定义为"胜任力不佳"。[6] 当与"问题学习者"打交道时，胜任力不佳是一个很有用的概念，因为它可以将这个问题更好地描述为有问题的学习者。胜任力不佳可能涉及特定或有限的胜任力不足，也可能涉及多个跨领域胜任力。术语"胜任力不佳"表明很少有人完全不能胜任，并且表明不是所有的胜任力都能以相同的速度获得。某些胜任力可以更快地获得，而其他胜任力则获得得更慢。但是，即使胜任力获得的速度较慢，也不意味没有成功达到在培训项目中的预期提升。

扰乱性医师，包括受训医师（即学习者），被定义为"表现出干扰患者照护的不当行为或预计其可能干扰提供优质医疗照护的医师"，通常被归为有限的（如职业素养）胜任力不佳。[6] 多项胜任力不佳的医师可能用"全方面胜任力低下"或"全方面胜任力不佳"描述更加合理。在本章中，我们将有问题的学习者称为"胜任力不佳"，是因为它更好地表现了教育领导者在医生培训项目中面临的大多数问题。

为应对胜任力不佳学习者的挑战，需要制订清晰的学习者表现要求，定义明确的评价体系，以及形成良好的学习文化，认可评价作为专业培训必不可少的重要部分。诸如 ACGME / ABMS 的里程碑框架 [7] 和包括使用置信职业行为（EPA）在内的评价策略（见第 1 章）可以提供清晰的培训要求。除了定义表现要求和评价策略，项目领导者必须推动形成鼓励持续反馈和评价的教学文化，以促进学习者的发展。教育过程中负责评价的关键人员必须理解评价过程的目的和结果。医学生、住院医师、专科培训医师、实习医生和其他人员（取决于教育体系）必须理解本科和毕业后医学教育是一个渐进性提高胜任力水平的发展过程。

参与这个连续过程的学习者必须认识到反馈将是肯定性（加强性）和纠正性的。实际上，为实现独立执业的最终目标，他们应该主动要求纠正性反馈。完成评价的教师还必须认识到评价的预期结果应该是坦率的、形成性的、标准参照的反馈。教师应该理解，他们进行的每项评价并不总是对全面或总体胜任力的最终评价，而是为学习者的培训综合评价提供重要的数据点。教师能够帮助确定学习者在特定背景和特定时间内是否能够胜任。

总体胜任力的确定由整个培训项目给出，在某些国家，例如美国、新加坡、卡塔尔和阿拉伯联合酋长国，最终评价结果由临床胜任力委员会集体决策。[8] 所有医学教育项目和行业自律的一项根本功能就是证明学习者可以安全地进行下一级别的培训或进行独立执业。公众当然期望医学界能够识别、补救并在必要时惩戒胜任力不佳的

学习者以及执业医师。对于大多数教育体系而言，总体评价框架以第 1 章所介绍的胜任力为基础。

能有效应对胜任力不佳学习者的评价体系的核心属性应包括以下内容：

1. 清晰定义胜任力发展的框架（如胜任力、里程碑和置信职业行为，取决于当地的教育背景和需求）
2. 评价体系：可以准确有效地生成数据来定义学习者的发展阶段和轨迹，以及合理判定学习者的胜任力情况
3. 健全的项目结构和流程（如胜任力委员会）：可以解读并综合评价数据
4. 安稳的学习环境：认可学习者进步的速度不同，而且达到期望胜任力是一个发展的过程
5. 强大的教育组织文化和培训项目文化：支持并授权进行反馈和补救措施
6. 明确的标准：评估个人发展何时明显偏离预期并且需要干预
7. 对教育和评价过程中所有关键的利益相关者（包括教育者、学习者和患者）的角色和职责有明确的预期
8. 勇气：因为尽管很少见，但所有项目在某个时刻都将面临这样一个艰难但却正确的决定——解雇胜任力不佳的受训者

当这些核心属性之一的定义不确切或发生缺失时，该项目就可能无法有效处理胜任力不佳的学习者。除了这些关键属性之外，项目还必须形成和维持确保实现预期结果所需的结构和流程（表 15.1）。这种使用结构、流程和结果来设计评价体系的系统方法可以帮助培训项目有效地开发适当的系统以识别胜任力不佳的学习者并进行补救。

在描述针对胜任力不佳的学习者的系统方法之前，有必要给出一些其他的定义。补救是指"解决或纠正问题的一种方法或过程"（Merrian-Webster 字典。https：//www.me rrianwebster.com/dictionary/remediation）。补救不能被视为贬义；许多学习者在职业生涯中的某些时候会需要对某些胜任力进行补救。有关补救和结果的主要问题与缺陷的范围和严重性有关。考察期是指"在某种情形下或一段时间内犯了严重错误或做过

表 15.1	应对胜任力不佳学习者的有效体系的属性	
结构	**流程**	**结果**
项目管理	明确定义和标准参照的流程用于：	补救成功
项目教师	● 定义学习成果	补救失败
员工健康服务	● 问题识别	考察
胜任力委员会	● 问题验证	解雇
法律顾问	● 学习者评价	持续质量改进
信息技术系统	● 干预措施	
	● 干预评价	
	● 数据整合	

'坏'事的人必须接受监督，并表现良好以免受到严重惩罚"。在大多数体系中，考察通常代表可能会带来严重后果的处罚。

最后，我们还建议复习一下第 1 章中涉及的有关胜任力、里程碑和置信职业行为的定义。

问题范围：胜任力不佳的学习者

医学教育中胜任力不佳的学习者既不新鲜，也不罕见。在确定胜任力领域的许多全球性举措出现之前，[9-14] 在对胜任力不佳的学习者进行分类的过程中，通常认为患者照护或医学知识方面是问题的主要来源。在 2000 年，Yao 和 Wright[15] 发现，大约 94% 的内科住院医师培训项目都发现了至少一名住院医师学习中存在困难，并特别指出他们担心这样的住院医师数目存在漏报的情况。在他们的研究中，被认为有问题的内容领域包括医学知识不足（48%）、临床判断能力差（44%）、效率低下（44%）、互动不当（39%）和技能差（36%）。Hauer 等[16] 回顾了 13 项描述了旨在补救问题学习者的单一机构项目的研究，并且发现这些干预措施几乎只针对医学知识和临床技能的不足。今后，培训项目必须确保医学教育的核心利益相关者对学习者的预期以及如何评价这些预期（即共享心理模型）能够达成共识。

正如第 1 章所强调的那样，最近的开发发展性里程碑的工作，以及在重要性逐渐受到认可的置信职业行为引导下的基于工作场所的评价有助于应对这一挑战。但是，当前 ACGME 专业里程碑的发布以及为传统医学教育定义置信职业行为（EPA）的早期工作并不能保证学习者会达到所要求的胜任力水平。评估现有毕业后医学教育（GME）培养出的毕业生能否成功进行独立执业的文献指出，毕业生存在巨大的胜任力不足。为了强调这一点，在 ACGME "结果计划" 启动后的整整十年中，Crosson 等[17] 发现在加州凯撒永久医疗保健系统内开始独立执业的医师胜任力存在巨大不足（框 15.1）。同样，Mattar 等[18] 发现，进入专业医师培训项目的普通外科住院医师的表现也存在巨大不足（表 15.2）。

这些研究突显了完成准确而有意义的评价所面临的挑战，并强调需要尽量明确定义和严格审查各个阶段的医学教育的结果。为了真正满足社会的医疗服务需求，医学教育需要达到的结果不仅应包括为学习者定义各个发展阶段预期的发展轨迹，还必须确保最终毕业生能够在当前的医疗服务系统中安全有效地发挥作用。在理解问题的范围并认识到一些学习者将会在某些领域胜任力不佳之后，必须进行系统性的补救，甚至有时需要给予考察这样的惩罚性措施。

Hauer 等[16] 提出了一种分阶段的干预方法，旨在解决这些学习者的问题。尽管这篇综述也强调了缺乏足够的证据指导针对这类学习者应对的最佳方法，但是其方法（见框 15.2 中的总结）提供了很有帮助的总体流程。虽然此流程为有问题的学习者提供了标准化的方法，但单纯定义流程中涉及的步骤是不够的，而是应该与下面四个关键内容整合在一起：问题识别，问题调查和分类，确定适当的干预措施以及最后评价干预

框 15.1　开始独立执业的医师胜任力差距

基于办公室的执业胜任力

　专业团队间合作能力

　临床信息技术（IT）使用技能

　群体管理技能

　反思性实践和持续质量改进技能

照护协调

照护连续性

领导力和管理技能

系统性思维

操作性技能

表 15.2　进入专科医师培训的普通外科医师的胜任力差距

胜任力差距	缺乏该胜任力的医师比例（%）
手术室了解不足	21%
对患者的主管职责不足	38%
在大型手术中无法进行 30 min 的独立操作	66%
无法胜任缝合工作	56%
无法识别并发症的早期迹象	24%
无法独立进行腹腔镜胆囊切除术	30%

是否有效。

问题识别

确定潜在问题后，应按以下步骤进行：

1. 确认问题确实存在。一直以来，在培训早期识别和确认胜任力不佳的学习者是比较困难的。造成这一困难的部分原因是对学习者特定发展阶段的要求不明确。培训项目通常可以通过各种不同的方式注意到胜任力不佳的学习者。尽管 Yao 和 Wright[15] 确认了在临床中最常见的是通过直接观察发现胜任力不佳的学习者，但他们也提出识别还可以通过重要事件或投诉、晨间报告、在培训考试表现不佳以及忽视患者照护责任造成不良后果。最可能提出上述问题而引起培训项目关注的是个人（包括总住院医师、主治医师

框 15.2　胜任力不佳学习者的干预方法

多模式评价

诊断问题并制订补救计划

实施包含刻意练习的干预措施或建立 / 监控预期行为

反馈与反思

重点进行重新评价以及认证已达成的结果

以及其他住院医师）。教师给出的书面评价中很少直接指出学习者胜任力不佳，最初的担心更常见于通过口头或者非正式的方式表达出来。在我们的经验中，数百名教师参与一个评价课程，教师们常认为很少使用正式报告是因为对学习者的预期表现要求不够明确，因而不确定是否应该向培训项目领导报告自己的担心。Ziring 等调查医学生的职业素养缺失中发现影响报告的因素包括：学生和教师不愿意报告缺失、缺乏识别和补救方面的师资培训、不清晰的学术政策以及无效的补救策略。[19] 即使进行了报告，关于学习者表现的早期反馈通常定义不清，并且很可能是可以解释或辩护的。像这样的反馈可以是，"我知道这只是单个事件，但是我的直觉告诉我事情不太对劲"。

为了更好地定义这些早期关注点，培训项目应该确定总体原则和分类框架，以辨别潜在的胜任力不佳学习者并采取措施。这样的分类框架显然应该包括合适的总体胜任力 [例如 ACGME 核心胜任力；加拿大专科医学教育指南（CanMEDS）的角色]，但也可包括学习环境、学习者的个人特点、法律和职业标准，而且一定程度上基于对胜任力不佳者的干预措施的特征。例如，Smith 等[20] 描述的框架将问题分为三个广泛的领域，包括总体胜任力（能力）、法律和职业标准以及表现 / 能力缺陷。

尽管使用率不高，但回顾学习者对培训项目的申请可以作为早期调查的一种途径。在对某个住院医师培训项目中问题住院医师进行的 20 年回顾性总结中，Brenner 等[21] 发现，通过院长推荐信或美国医学院校表现评价（medical school performance evaluation，MSPE）中存在的负面评论可以预料到许多问题行为。具体来说，诸如

"紧张、胆怯、缺乏好奇心或临床知识运用困难"之类的语言确实准确地描述了那些后来被认定为胜任力不佳的住院医师。尽管这是单机构研究，但考虑到早期问题识别的困难，回顾这些信息应被视为初步调查的一部分以帮助明确缺陷并制订补救计划（请参阅下文）。

即使使用适合医学教育阶段和医院环境的胜任力框架，培训项目还需要确定学习者何时显著偏离了职业发展的正常曲线，而需要对其进行干预。这种判定的系统化是非常困难的。正如 Caraccio 等在 2002 年所描述的那样，[22] 成功的胜任力导向的教育项目需要持续进行大量的形成性评价数据收集和反馈来指导发展性学习的过程。这种反馈应包括指出表现中的优点和缺点，并且形成双方达成一致的为改善某些方面表现而专门设计的干预计划。在正常发展过程中，可以通过学习者无法行动或未能成功完成商定的计划来早期发现胜任力不佳学习者。在美国，这被归入基于实践的学习和改进这一核心胜任力。Caraccio 还强调，学习者必须积极参与到胜任力导向的教育过程中。学习者应该积极地主动寻求自我评价 [23] 和反思，以促进他们不断取得能力提升。积极参与的学习者可以促进学习并消除关于预期结果是否达到的模糊性。但是，正如 Davis 等 [24] 和其他人所写的那样，不以外界评价为指导的自我评价并不是最好的方式。为学习者驱动的自我反思和自我评价制订明确的要求可以为学习者了解自己潜在的优势和劣势提供一个窗口，并有助于避免陷入"胜任力不佳（问题）类别"。

2. 确定学习者、教师和项目本身在问题的发生中所起的作用。如果认为所有问题都仅仅反映学习者的表现缺陷，就会忽略有些问题可能与师资能力或项目设计有关。从更广泛的角度解决问题可以帮助识别项目本身的问题，从而避免在课程或学习环境存在问题时，错误地将学习者认定为胜任力不佳。这样的检查有助于发现师资培训和职业成长的需求，当项目层面的系统问题给学习者产生过度压力和不切实际的表现要求时，应实现项目改进。通过确定在问题产生过程中每个利益相关者的作用，项目可以确保不断评估

和改善学习环境。ACGME 的临床学习环境评估（clinical learning environment review, CLER）计划 [25] 专门检查培训机构的学习和质量环境，了解环境对职业发展的影响。CLER 是培训项目检查其机构文化和学习氛围的有效框架。

3. 最后，培训项目必须确定问题事件是否确实需要干预。尽管从历史上看，项目可能倾向于在早期识别和阐明过程中最小化前哨事件的重要性，但 Evans 和 Brown [26] 已将有效的早期干预视为"教育监督的黄金标准"。Papadakas 等 [27] 已经表明，即使是很小的事件，例如拒绝接受反馈或医学院或住院医师培训项目教师报告的不成熟行为，实际上都可以预测出以后的独立执业中出现州许可委员会规定的不符合职业标准的行为。同样，Lipner 等 [28] 已确定在住院医师培训期间获得较低表现评级或未获得认证（5%）的内科住院医师在执业中也更有可能遇到州许可委员会规定相关的问题。这些研究强调了关注职业素养或行为方面的小问题非常重要。但是，需要注意的是，尽管这些研究确实显示出现许可委员会规定的负面行为的概率更高，但最终受到训诫的学习者的绝对数量很小。因此，应该更恰当地理解此类信息的含义——因缺陷而阻碍职业发展的风险更高。即使事实证明这些事件只是一些小失误，这些信息对于指导学习者未来的评价和行动计划仍具有价值。

在美国，培训项目目前利用临床胜任力委员会（CCCs）来协助识别胜任力不佳的学习者。通过 CCCs 进行有效的团队合作可以得出更好的判断。[8,29] CCC 的设置在学习者的职业生涯中创建了较早的易于接受的评价点，以确保可以进行有意义的早期干预。CCCs 还提供了在课程设置和授课中或总体学习环境中识别潜在系统性缺陷的机会。

尽管前面的步骤对于任何一个存在胜任力不佳学习者的系统都是必不可少的，但仅靠它们是不够的。项目必须制订政策，以便与相关的教师共享学习者的表现信息。这样的信息共享对于最大化每个学习者的职业发展、促进教师和学生双

方对发展过程的共同理解以及准确确定每个学习者当前和预期的表现水平是非常必要的。要实现这样的结果，整个医学教育界必须将医学教育文化发展为一种欢迎及促进形成性和终结性评价的文化，并认识到学习者的进步速度是不同的。因此，许多作为补救措施的干预措施都是进步过程的正常的一部分。我们不能夸大这一点——补救应被视为医学教育项目中的"正常"的过程。随着向基于胜任力框架的过渡，胜任力不佳的学习者现在可以按核心胜任力领域进行分类。并且随着评价项目和过程的不断演进和改善，更多而不是更少的学习者将被识别为胜任力不佳，在许多领域需要进行改进。在胜任力不佳的学习者中最常发现需要提升的核心胜任力领域仍然是医学知识和患者照护。[16]但是，采用 ACGME/ABMS 的六大核心胜任力使研究人员识别出胜任力不佳的学习者通常会在一个以上的胜任力领域内感到吃力，并且在所有胜任力范围内都能发现问题。

问题调查与分类

对胜任力不佳的学习者进行调查和分类的方法应尊重胜任力培养的发展性质，并且应基于胜任力。应以发展的眼光认识到学习者在特定胜任力领域的进步速度不同。培训项目需要定义学习者的进度何时在预期的标准之内不需要正式的干预，以及何时需要干预。当需要干预时，项目接下来必须定义何时干预措施值得报告，何时不值得报告。从根本上讲，此判断需要确定学习者是否适合继续在临床环境中工作。当患者安全受到威胁时，可能必须将学习者从临床环境中撤出，并且必须确定造成胜任力不佳的原因是否可以补救。此外，如果由于患者安全问题学习者的培训项目发生了较大改变，项目必须准备好在当地和国家当局的要求下进行报告。不幸的是，如果在规定的时间内无法进行补救或补救不成功，则学习者将无法继续留在该培训项目中。

但是，如果不会危及患者的安全，或可以进行补救，则项目必须确定胜任力不佳情况何时超出正常学习的预期轨迹或范围。如果确定学习者正在正常的学习轨迹和学习范围内进步，则补救措施不必是惩罚性的，最好将其作为个人的提升计划。例如，Kalet 等[48]使用"学术警告"一词

来描述早期补救的必要性，如果补救成功，则不必报告。但是，如果与学术警告相关的补救措施未成功，则可能会给予更严重的报告惩诫。这种发展方法的重要性在于项目可以创建提供评价和干预且不会带来长期惩罚性后果的学习环境。

项目还应使用公认的胜任力框架（例如 ACGME / ABMS 核心胜任力和 CanMEDS 角色）来定义胜任力不佳（见第1章）。例如，使用 CanMEDS 角色，Zbieranowshi 等[30]发现了在10年内，胜任力不佳的住院医师中平均有 2.6 个角色存在困难。在这项研究中，涉及的胜任力领域（降序排列）包括医学专家、专业人员、沟通者、管理者和合作者。使用 ACGME / ABMS 核心胜任力框架调查胜任力不佳的研究也发现了类似的结果。图 15.1、图 15.2 和图 15.3 列出了获得 ACGME 认证的内科、普通外科和儿科住院医师项目发现的每个 ACGME 核心胜任力领域需要补救的频率，当然学习者也可能在多个胜任力领域中均需要补救。[31-33]

但是，尽管这些特定的胜任力领域已有定义并被接受作为胜任力导向的医学教育的总体框架，但这些框架中对胜任力不佳的学习者的分类方式却缺乏标准。尽管医学知识不足是表现不佳的医学生中最常见的单一缺陷，但前面提到的许多胜任力框架已清楚表明培训项目需要在所有相关胜任力领域内对学习者进行有效的评价。

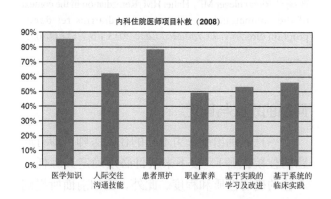

图 15.1　2007—2008 学年内科住院医师项目中项目主任报告的 532 个住院医师中每个核心胜任力领域中出现需要补救的胜任力不佳的频率

改编自 Dupras DM，Edson RS，Halvorsen AJ，et al："Problem residents"：prevalence，problems and remediation in the era of core competencies. *Am J Med* 2012；125（4）：421-425.

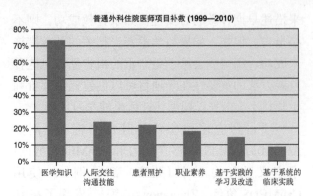

普通外科住院医师项目补救 (1999—2010)

图 15.2　11 年（1999—2010 年）内普通外科住院医师项目中项目主任报告的 348 个住院医师中每个核心胜任力领域中出现需要补救的胜任力不佳的频率

数据取自 Yaghoubian A，Galante J，Kaji A，et al：General surgery resident remediation and attrition：a multi-institutional study. *Arch Surg* 2012；147（9）：829-833, 2012.

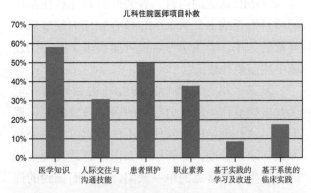

儿科住院医师项目补救

图 15.3　儿科住院医师项目中项目主任报告的 545 个住院医师中每个核心胜任力领域中出现需要补救的胜任力不佳的频率

改编自 Riebschleger MP, Haftel HM：Remediation in the context of the competencies：a survey of pediatrics residency program directors. *J Grad Med Educ* 2013；5（1）：60-63.

问题的定义与确定

一旦识别出胜任力不佳的住院医师（即有问题的住院医师），接下来项目必须确定其胜任力不佳的确切性质和程度。此外，正如前面所提到的，项目必须确定学习者在临床环境中继续工作是否会影响患者的安全。如果答案是肯定的，则必须将学习者撤离临床环境，直到完成全面评估为止。在成功干预发生之前，该人员不得返回临床环境。但是，如果患者的安全不会受到损害，那么学习者在调查期间可以继续临床工作，并获

得教师和同事的相应支持。Kogan 等[34] 提供了一种判断方法。这种方法要求学习者与患者之间的所有接触的结果必须始终是提供安全、以患者为中心、有效的患者照护。需通过平衡学习者的表现水平与教师提供的监督水平来实现这一结果。如果达成这一结果的监督水平无法实现，则学习者不应继续进行临床工作，甚至可能无法留在培训项目中。为了做出此决定，项目必须使用有关学习者实际表现的高质量信息以明确地确定胜任力不佳的严重程度。表 15.3 列出了生成每个核心胜任力方面的表现数据的评价方法，并且本书中有关特定评价方法的章节可以为准确判断学习者在哪方面胜任力不佳提供有效的指导。可根据问题表现和问题识别的情况选择具体方法进行准

表 15.3	基于胜任力的评价方法
核心胜任力	**可能的评价方法**
医学知识	标准化考试 病历诱导回顾 结构化的临床提问
患者照护	直接观察 病历诱导回顾 标准化病人 多来源反馈 病历审核 结构化学习档案集审查
人际交往与沟通技能	直接观察 标准化病人 多来源反馈 结构化学习档案集审查
职业素养	直接观察 多来源反馈 结构化的自我评价 学习档案集
基于实践的学习及改进	病历审核 临床片段 结构化的自我评价 循证医学工具 学习档案集审查
基于系统的临床实践	病历和临床照护审核 学习档案集审查 多来源反馈 团队合作评价

确判断。

如果判定学习者在临床环境中会损害患者的安全,建议进行"职责和学习胜任"评估以彻底调查和确定学习者表现缺陷的原因。职责胜任主要集中在患者安全和学习者提供临床照护的能力上。学习胜任则着重于学习者持续获得必要的知识、技能和态度并将其作为职业发展一部分的能力。两者对于设计补救项目都非常重要。为了确保透明性和公平性,岗位胜任评估内容的制订应当完备且明确。这样可以确保所有学习者都得到完整的评估,从而降低偏袒的风险,并最大程度地减少临床教育者诊断学习者时的风险。作为临床医生的教育者,项目师资还必须认识到他们对学习者而言是教育者而不是临床医生。出于道德和隐私原因,教师不得诊断学习者的健康状况。建立职责胜任项目还可以避免教师诊断甚至治疗学习者时可能出现的潜在偏倚和利益冲突。

例如在美国,项目只能推荐但不能在法律上强制要求学习者进行职责胜任评估。这种评估的结果可以鉴别学习者是能够胜任且没有任何缺陷或障碍,还是进行适当的改进或调整后能够胜任,或者不能胜任且没有可能进行改进或调整。如果在学习者的允许下提出了改进或者调整的建议,则必须对缺陷或提议的干预措施进行评估,以确定这种调整是否合理。

在制订职责胜任评估时,项目应寻求法律顾问、机构雇员或学生健康服务以及项目领导者的意见。理想情况下,该评估应包括完整的病史和体格检查、精神病筛查、对学习障碍的神经认知测试筛查以及根据胜任力不佳和问题的性质筛查药物和酒精滥用的情况。该评估必须保护学习者的隐私。该培训项目随后必须确定所提议的调整方案是否合理,是否可在不根本性改变教育项目的前提下开展,且不给项目增加过多经济负担或损害患者安全。

项目确定问题表现的原因后,将会发现有残疾或缺陷的学习者。根据世界卫生组织的定义,[35] 缺陷是指任何心理、生理或解剖结构或功能的丧失或异常。残疾是指任何限制或缺乏能力以正常的方式从事任何活动的人。

在美国,1973 年的《康复法案》第 504 条、[36] 1990 年的《美国残疾人法案》(Americans with Disabilities Act,ADA)[37] 和 2008 年的《ADA 修正案》[38] 为残疾个体提供了广泛的保护。ADA 立法专门将有残疾的人定义为有身体或精神障碍的个人,并很大程度上对个人的某项或者多项主要生命活动造成严重限制,以及有此类障碍的记录,或被视为具有此类障碍的个人。主要生命活动的定义包括呼吸、行走、交谈、听、看、进食、学习、阅读、集中注意力和思考。[39] 从这些定义中项目应能够意识到所有残疾都是障碍,但是并不是所有的障碍都会造成残疾。例如,尽管视力下降可能是一种障碍,但不一定是残疾。

美国的毕业后教育培训项目还应该确定他们所在的州是否还有其他保护残疾人的立法。如果州要求比 ADA 的要求严格,则州法律将取代 ADA 的要求。但是,如果州保护不太严格,则项目应遵循 ADA 标准。当 ADA 标准不适用时,项目应咨询其法律顾问以确保遵守适当的法律。

ADA 要求雇主提供合理调整"以使残疾雇员能够享受与处于类似状况的无残疾雇员相同的'就业福利和特权'。如果残疾雇员需要合理调整以获得平等的机会得到这些福利和特权,则雇主必须进行调整,除非负担过重"。[37] 例如,如果拟进行的调整要求学习者一次只照护 1 个患者,但是项目要求学习者能够同时照护至少 6 个患者,则不管有什么潜在的问题,这样的调整都是不合理的,它将从根本上改变教育项目。同样,如果拟进行的调整要求在任何时候都需要直接监督学习者,那么对于希望通过降低监督水平以逐渐独立工作的高年级住院医师而言是不合理的。

由于法院不断修改其对 ADA 的解释,因此项目在制订有关残疾以及所需调整的决定中应积极邀请法律顾问参与。要了解 ADA 的基本知识,项目应注意以下几点:

- 1990 年颁布的《美国残疾人法案》(ADA) 旨在为身体和精神障碍已严重限制一项或多项主要活动的人提供保护。根据 1990 年的法律,主要生命活动包括照顾自己、进行手工作业、行走、看、讲话、呼吸、学习和工作。在应用该标准时,关键问题包括确定所识别的缺陷是否真正限制了**主要生命活动**、所述的残疾是否严重限制了**大多数人**而非特定个体(例如医学生或住院医师),以及进行调整是否会**不合理地改变教育项目**。

- ADA 在 2008 年进行了修订，将思考、集中注意力和阅读也纳入了主要生命活动。法院先前的判决认定某些残疾，特别是学习障碍并不会实质性地限制主要生命活动，因此未受 ADA 的保护。这一扩大的定义可能对先前的此类法院判决提出质疑，并且扩大了按照法律应该受到残疾人保护的人数。

尽管一些学习者有残疾，另一些学习者可能有一定缺陷，但是没有严重到被认定为残疾的程度。不管缺陷是否导致残疾，项目都必须确定缺陷对学习者的幸福感及其履行医生职责能力的影响。项目还必须认识到缺陷或者残疾不能作为表现未达标的借口。教育项目为解决缺陷或残疾问题而进行的任何调整或改动，最终都必须要求有问题的学习者达到与其他所有学习者相同的培训结果。对于美国境外的项目，我们强烈建议教育领导者熟悉对有残疾和（或）缺陷的学习者有影响的地方和国家的法律和政策。

当项目调查胜任力不佳的学习者时，经常发现胜任力领域的不合格表现常与次要原因或影响因素有关。接下来将讨论这些。

次要原因和影响因素

倦怠

遗憾的是，倦怠已被确定为医学教育中的一个主要问题，在应对胜任力不佳的学习者时应考虑到倦怠。倦怠可以定义为暴露于环境和内部压力下而应对和适应能力不足，导致情绪和身体耗竭。倦怠具有三个经典的特征——情绪耗竭、去人性化和职业成就感低下。倦怠被认为是一种心理状况，而非精神病学诊断。多项研究已将倦怠视为医学界长久以来存在的问题。据报道，医学生的倦怠率高达 50%。[40] Rosen 等 [41] 在 2006 年进行的一项研究发现，实习期开始时有 4.3% 的实习医师表现出倦怠。到当年年底，倦怠率增加到 55.3%。所有的专科医师项目中倦怠率从 27% 到 75% 不等。如此高的医生工作倦怠持续到独立执业阶段。Shanafelt 等 [42] 发现，与普通人群相比，在医生中倦怠更普遍。表 15.4 中总结了这些发现。

表 15.4	倦怠：医师与普通人群相比	
	医师	普通人群
倦怠症状	46%	28%
对工作与生活的平衡不满意	40%	23%
每周工作 60 小时	38%	10%

表 15.5	倦怠的原因和解决方案
原因	可能的解决方案
缺乏控制	有目的地工作
工作期望不明确	避免不必要的工作或委托给他人
工作场所动力失调	给他人赋能
价值不匹配	掌控并积极管理时间
工作不适合	多做运动
活动达到极限	学习如何应对压力
缺乏社会支持	
工作 - 生活失衡	

通常情况下，当个人面临表 15.5 所列情况时就会出现倦怠现象，并且可以通过干预措施来给学习者赋能。项目可以使用 Maslach 倦怠指数来评估倦怠情况。[43] 该调查方法被设计用于医疗和其他服务行业，每次费用约为 1.25 美元，需要 10 ~ 15 分钟完成。如前所述，倦怠可能是由个人原因或者项目层面原因触发。因此，识别倦怠时，应认识到项目本身的特点可能会导致倦怠，例如轮转或值班安排。

缺陷

除筛查倦怠外，项目还应调查导致问题表现的其他原因或次要原因。常见的次要原因被描述为 "7D"（框 15.3）。尽管所有这些次要原因在医疗专业人员中都会出现，但以下缺陷值得进行专门探讨。据报道，约有 5% 的医学生存在学习障碍（learning disability，LD），包括注意缺陷多动障碍。[44] 尽管在 GME 中没有给出这些潜在缺陷准确的发生率，但是许多学习者发现，进入临床工作之前的应对策略并不适用于需要整合大量不同数据以即刻提供患者医疗服务的情况。

10% ~ 15% 的医生在其职业生涯中会出现药物滥用问题，尽管没有明确给出医学院、住院医

框 15.3	缺陷的"7D"

Depression——抑郁

Disease——疾病

Deprivation——剥夺

Disability——残疾

Distraction——注意力分散

Disordered personality——人格失常

Drug/substance abuse——药物 / 物质滥用

师培训和专科医师培训过程中的药物滥用的发生率，但是很显然，学习者存在药物滥用的风险。2008 年的一项研究中显示，药物滥用中，酒精占 50%，阿片类药物占 36%，兴奋剂占 6%。接受调查的医生中，50% 存在多重用药，14% 存在静脉注射药物史。17% 曾经接受过戒断治疗。[45] 在麻醉学、急诊医学、精神病学专科中，麻醉性止痛药的使用率更高，据估计，比普通人群高 30 ～ 100 倍。尽管有了上述认识，检测药物滥用依然具有较大挑战性，部分原因是药物滥用的症状通常不明显，除非滥用者已表现出成瘾失代偿症状。

最后，项目还必须认识到，即便识别出残疾或缺陷，这也不能作为表现不合格的借口。如果进行适当的干预或调整后，学习者依旧不能达到提供安全有效的患者照护所需的水平，则该学习者不应继续参加培训项目。

确定适当的干预措施

一旦发现有问题的学习者并且确定了出现问题的原因，接下来就需要选择合适的纠正计划如补救或考察。多数情况下，补救措施适用于使用特定胜任力方面的发展性干预措施可以解决的问题。考察措施常用于非发展性问题，例如欠缺职业行为和（或）不当行为。乍一看，似乎很容易做出判断。但这种分类方法可能会导致形成错误的二分法，而实际上，欠缺职业行为 / 不当行为与职业素养不佳是连续性的"病谱"，界限并不总是清晰，下面的示例强调了做出判断有多困难。

最近有一位高年住院医师转入您的培训项目，但是您没有意识到任何"危险信号"（即在先前的培训项目中暴露出的问题）。该住院医师希望进入更加学术的项目。转入后不久，其他住院医师反映该住院医师有不合群行为，缺乏团队精神。该住院医师在换班时未完成检查就离开，实习医生也抱怨该问题住院医师通常不向其他人提供帮助。当其他人向该住院医师寻求帮助时，该住院医师常回答："你本应该知道怎么做，自己去查。"由于该住院医师拒绝帮助实习医生处理一个患者，该患者病情急剧恶化，医院快速反应小组到达处理之后患者病情才得到稳定。在这件事发生之后，您不得不进行干预。

尽管该住院医师表现出欠缺职业行为，应进入考察期甚至被解雇都是合理的解决方案。但另一种解释可能是此人具有严重的医学知识缺陷并因害怕被发现而不作为。因为该住院医师欠缺职业行为或者说非发展性的行为，使其进入考察期是合理的，但是不论是否要求学习者重复第一年的住院医师培训，集中一段时间对于其患者照护和医学知识胜任力采取补救措施可能也是合理的。这个例子强调了正确诊断胜任力不佳的重要性。

无论采取何种干预措施，项目都必须尽职地进行调查以确定干预的类型，必须与学习者明确沟通纠正措施计划的内容，并且必须详细记录干预措施的所有内容。为达到预期结果，项目在确定了适当的干预措施后应使学习者积极参与其中。采用自控学习方式可以促进学习者参与到干预措施中。[46] 自控学习要求学习者在参与干预措施时设定特定的目标，制订策略计划，进行自我监控和自我评价。

自控学习可以使学习者参与到事先计划、实际表现和后续反思这三个基本步骤中。自控学习还需要了解干预的内容，并认识到学习者如何实际响应干预会影响到干预措施的最终效果。自控学习还需要实质性的内在动力。如果内在动力不是胜任力不佳者的主要动力，那么成功补救的可能性就会降低。胜任力不佳的医生不能依靠外在动力（即制裁或惩戒的威胁）实现事业成功。将自控学习的关键原则纳入补救计划既合乎逻辑，也得到教育理论的支持。[46]

前面定义的补救通常是一种干预措施，旨在使学习者在有待改善的领域中表现出渐进的且持续的改善。它是发展性过程的一部分，但解决了通过正常学习提供的常规评价和反馈无法解决的问题。这种干预措施不该被视为惩罚性的措施。相反，应该认为其是确保学习者回到可接受的发展轨迹上的必要干预措施，所谓可接受的发展轨迹是指学习者通过该轨迹可以保证在将来的临床工作中能够提供安全有效的医疗服务。

按照美国的定义，补救不是需要向未来雇主、执照许可或认证机构报告的项目干预措施，但是项目必须明确确定何时需要此类报告。例行改进计划应成为医学教育过程的一部分。学习者还必须充分理解何时需要向各种主管部门（如执照许可委员会）报告补救措施计划。稍后将讨论考察期在美国属于需要报告的干预措施。

补救措施特定性地针对所发现的不足，应被视为达成改进的机会。补救措施必须有明确的时间线，并应有明确的中间目标和最终目标以判断干预是否成功。实现这些目标的过程通常是渐进的和连续的。当学习者无法在规定的时间范围内实现补救计划的目标时，项目将需要考虑将纠正性的措施转变为修正后的补救、考察期或解雇。不建议将补救措施作为一个开放性过程。教师和项目不应无限期地持续进行补救，尤其是在待定时间段内确定了合理的改进目标的情况下。

项目中涉及的所有利益相关者都必须认识到补救是胜任力导向教育的一部分，但项目必须确保按照合适的流程要求进行补救，并尊重学习者的隐私。有时，当其他的项目利益相关者意识到存在问题并担心该项目无法解决该问题时，可能会引起不满。为了最大程度地减小这种可能性，项目应该建立一种文化，对所有胜任力不佳的学习者进行调查，并在适当的时候实施并监管合适的干预措施。

将开始考察作为纠正性计划不是典型的发展性过程的一部分。它通常反映出学习者表现出了不可接受的必须停止的行为。考察可以作为最初的纠正性措施，也可以在补救失败后进行。与补救不同，考察要求立即停止有问题的行为和表现，而不是一个循序渐进的过程。例如，想要解决采集病史和体格检查不完整、无条理性的问题是渐进性的改善，而与之不同，因为欺骗而进入考察期则需要立即停止欺骗的行为。在考察期间只逐渐减少说谎的频率是不能被接受的。

与补救一样，需要对导致进入考察期的问题进行彻底调查，以找出可能的次要原因。应当对预期的行为标准进行审查，并应将咨询视为干预的一部分。遵守考察期的所有条款是学习者的责任。尽管教师应当在补救过程中给予建议或进行指导，但在必须启动考察的情况下，教师的作用是明确标准并监督和确保遵守考察条款。表 15.6 提供了这两种纠正性措施计划的比较。

干预评价

实施纠正性措施后，培训项目必须确定学习者在特定时间段内是否已达到干预措施的要求。所有纠正性措施的结果也必须有明确定义。如果学习者达到了干预措施的要求，那么他可以回到项目的工作岗位。尽管采取补救的目标是使学习者达到所有要求，但有些学习者可能仅能满足部分要求，或者部分达成目标。当部分达成目标时，则培训项目可以选择延长补救期限、延长所需的培训时间或使学习者进入考察期并做好最终将其解雇的准备。无论下一步如何，项目在做决定时都必须遵循已定义和建立的策略和惯例（正当程序），必须通过有效的沟通将结果告知学习者并且必须详细记录纠正过程的各个方面。图 15.4 中展示的流程图概述了此过程。

职业素养

从医学院毕业时，许多医学生都宣读了希波克拉底誓言。誓言的核心是承诺个人遵守道德，患者利益高于自身利益。尽管大多数教育者"一看到违背职业道德的行为就会意识到"，但是确

表 15.6	纠正性计划的比较	
	发展性的	**非发展性的**
措施	补救	考察
目标	改善	停止不适当的行为
预期过程	循序渐进的，充分的	立竿见影的，持续性的
教师的角色	导师／教练	执行／明确标准／监督
纠正计划不成功的结果	进一步补救／延长培训或解雇	解雇

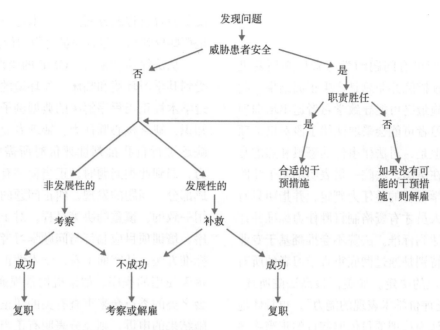

图 15.4　用建议采取的措施评价胜任力不佳学习者的流程图

定实际上如何进行定义、调查和补救职业素养缺失是非常具有挑战性的。尽管有非常清楚的例子说明需要进入考察期，甚至解雇的不专业的行为，但职业素养这一公认的胜任力领域，在一定程度上是发展性的，因此是可以进行补救的。

当项目处理职业素养相关问题时，职业认同形成轨迹和 Rest 的四元道德模式两个框架可以帮助项目对学习者的职业成长进行概念化。美国内科学会（ABIM）的医学职业素养基础宪章也是一个可以确定职业素养合适标准的高水平框架。[47] 框 15.4 中强调了相关原则和责任。

根据 Kalet 和 Chou 的定义 [48]，职业认同在实现特定目标的过程中逐渐形成。最初，个人努力实现特定目标并获得对行动的认可。随着职业认同的形成、团队合作、社会标准和工作与生活平衡的概念成为人们关注的焦点，最终个人成为习惯于模糊性和复杂性的有原则的人。作为发展的过程，这种轨迹并不是所有的专业人员都能实现的。Rest 的四元道德模式将道德敏感性、判断力、动机和执行确定为道德的、不道德的，专业的或不专业的行为的组成部分。[49] 尽管超出了本章的范围，但上述每一个组成部分都能通过标准化的测评方法来评价个人的职业素养，以发现可能的补救措施。希望更全面地了解这些框

框 15.4	医师宪章的原则和责任

基本原则

患者福利至上原则

患者自主原则

社会公正原则

职业责任

提高职业胜任力

对患者真诚

维护患者隐私

与患者保持恰当的关系

提升医疗服务质量

推动医疗服务普及

公平分配有限的资源

学习科学知识

面对利益冲突保持信仰坚定

承担职业责任

摘自 American Board of Internal Medicine：The physician charter. 2005. Available at http：//abimfoundation.org/what-we-do/medical-professionalism-and -the-physician-charter/physician-charter.

架和评价的读者可以参阅 *Remediation in Medical Education: A Mid-Course Correction*（《医学教育中的补救：中期纠正》）。[48]

法律准则

尽管在识别出有问题的学习者后必须要进行干预，但干预措施并非总是产生正面结果。鉴于这些干预措施最终可能导致学习者退出培训项目，因此有学习者可能会采取法律手段对培训项目提出诉讼。但是，对法律事件的恐惧和焦虑常常被夸大了。在美国，法院一贯表明不愿干涉医学等专业领域学习者的胜任力判定，并指明只有该领域的专业人员才有资格制订胜任力标准并评价学习者是否达到标准。法院不会推翻基于专业判断的决定，特别是通过彻底审查学习者的所有表现记录而达成的决定。如美国最高法院所述，"法院尤其缺乏评价学术表现的能力"。更具体地说，如果法院认为培训项目依照制订的正当程序对学习者进行了审查，而且裁决是公平公正的，则法院将尊重培训项目的合理学术判定。

Minicucci 和 Lewis[50] 回顾了 1992—2002 年 10 年间的 329 起法院案件。其中 63% 的案件是由住院医师发起诉讼。40% 的案件中都有一位教师被确定为共同被告。80% 的诉讼中，原告对导致拒绝、降职或解雇的机构或培训项目提出质疑，超过一半的诉讼中原告声称自己受到歧视。13% 的原告声称该机构没有制订或遵守政策来审查、晋升、惩戒和终止工作。另外 13% 的原告称机构违反了雇佣合同。超过 90% 的情况下，法院裁决维持培训机构做出的判定。这突显了来自法律体系持续传递的信息，可通过以下三个原则来表示：

1. 司法尊重经审查学习者的全部医学表现记录后作出的专业判断
2. 司法支持合理的学术判定
3. 司法不干预

尽管这些法律先例减轻了担忧，但在应对胜任力不佳学习者时，项目必须制订并遵守完善的标准。美国境外的教育者应向其法律顾问咨询当地有关补救措施和考察措施的判例法。

首先也是最重要的，培训项目必须确定并遵循正当程序。所谓正当程序可定义为学术性正当程序和非学术性正当程序，在毕业后医学教育中则反映为住院医师和专科培训医师既是学习者又是雇员。学术性正当程序适用于学习者表现中反映教育过程的方面。非学术性正当程序解决的是那些反映出学习者雇员身份的行为方面。

从法律角度来看，GME 的受训者作为学生，受到其学习环境和临床工作环境的保护。能够通过学术性正当程序解决的典型例子包括缺乏医学知识、缺乏核心胜任力、缺乏专业培训，甚至是缺乏进行自我批判性评价时所需的自我反省能力。遇到此类问题时，正当程序有三个必要的组成部分：问题的发现，纠正问题的机会，以及使用一致的、慎重的决策过程。对于学术性正当程序，培训项目应制订与问题学习者接触时使用的标准方法。从字面上看，学术性正当程序应该是每天使用的程序。如果机构常规通过 GME 委员会之类的委员会来审查有关的纠正措施或此类措施结果的申诉，则充分表明有正当程序。合理程序的关键是对所有此类情况都遵循该程序。这是"您必须要做的程序"！

非学术性正当程序也包含上述三个组成部分，但是由于该程序通常会涉及学习者的雇员相关身份，而非教育相关的决定，因此遵循非学术性正当程序更加困难，在处理此类正当程序相关的情况时，项目应咨询机构的法律顾问并制订相应政策以保证遵守所有必要的标准和规范。属于此类问题的例子包括行为不端问题，例如欺骗、伪造医疗记录、骚扰、破坏性行为、盗窃和暴力。这些都是图 15.4 中强调的"非发展性"问题的例子。

即使对学术性正当程序和非学术性正当程序的区别有所了解，对胜任力不佳的学习者应该采用何种措施也不总是清晰明了的。在 GME 中，这一问题更加复杂。在职业发展的这一阶段，学习者既可以被视为学生，也可以被视为雇员。出于讨论的目的，GME 学习者应首先被视为学生。但是，从税法的角度来看，2011 年美国最高法院规定：教学医院必须为住院医师缴纳社会保险和医疗保险税，因为他们是工作者而非学生。尽管从税法而言是这样，但住院医师和专科培训医师需要同学生一样受到其学习环境和临床工作环境的保护。当职业素养标准如欺骗行为出现时，这种区别变得模糊。在这种情况下，GME 学习者需要遵守该机构的所有雇员需遵守的标准，并被视为非学术人员。这种区别很重要，因为机构为学习者作为雇员设定的正当程序符合雇佣法律，并且比针对学术或学生问题的正当程序更为复杂。

法律问题：一般准则

1. 培训项目主任需要有对学术和雇佣法律相关专业知识有专长的法律顾问，并应及早、频繁咨询法律顾问。坦白来说，最好的法律建议是预防性建议。

2. 培训项目必须了解并遵守现有的准则、政策和程序。法院一贯的做法表明：他们不会推翻根据机构政策和正当程序作出的合理学术判决。但是，不按照这些政策和正当程序标准进行判决则过于武断，缺乏合理性，辩护将难以成功。

3. 培训项目必须具有完善的正当程序，并且必须遵循这些程序。对于学术问题，这些程序不必太复杂。正当程序实际上可以说是"您必须要做的程序"。需要说明的是，必须严格始终如一地遵守正当程序。正当程序必须是公平的，必须包含对学习者在指控/问题上的某种形式的告知，并且必须让学习者有机会做出回应并表达自己的观点。必须有"改正的机会"，而且必须用合理、周全和标准化的方法来进行判定。

4. 项目必须就所有的担忧、问题、期望、干预措施以及满足和不满足干预措施的结果进行简明清晰的沟通，并且应详细记录包括评价人员提出的具体公正的意见、咨询和反馈的研讨，以及逐步完善的纠正计划、目标和成果的变化。

未来的挑战

随着对胜任力不佳的学习者采取措施的不断改进，完善特定职业发展水平的要求标准和结果依然是重中之重。医学教育者和整个医学界都有义务来确定如何让这些标准在整个职业生涯中切实反映出他们的职业发展。Papadakas 等[27] 的工作强调了预测医学生职业素养中出现的"小"失误的价值。作为同行，我们必须加深对这类数据的理解。更好地理解在医生的整个职业生涯中这些行为是如何出现的，将有助于促使人们认识到早期发现和干预以纠正此类行为的重要性。

未来针对胜任力不佳的学习者的措施一定不会再是偶然发现学习者的学习不足或学习迟缓后才启动的被动过程，而一定是对学习者的各个发展阶段有明确要求、有评价方法、有可以指导改进的数据、能够明确确定学习者的胜任力的完善的、系统性的方法。在整本书中，我们都强调了将功能强大的评价程序嵌入教育系统运转中的重要性。拥有设计完善的评价程序会使培训项目更好地识别和应对胜任力不佳的学习者。如果胜任力导向医学教育要完全发挥作用，培训项目文化也需要发展到一个理想的状态，在这种状态下，教师和学习者都能提出实施补救的要求。

总之，应对胜任力不佳的学习者是本科教育和毕业后医学教育的必然部分。为了最为有效地应对胜任力不佳的学习者，需要成功的体系对这些学习者存在的问题进行识别、调查、分类、干预和决断。此类系统应能够：

- 提供特定针对缺陷的干预措施
- 确定干预的目的（在最初阶段，应将补救措施作为改进的机会而不是纪律处分或惩罚措施。相反，考察是一种纪律处分，要求立即停止特定的问题行为）
- 列出与纠正性计划相关的所有责任和步骤
- 制订有明确指定结果的时间线，明确到达期限后未达到要求的后果（最好也标明中间步骤和目标）
- 提供导师对学习者的补救措施进行指导，或在必要的考察期间为学习者的遵守情况提供监督
- 利用诸如自控学习等教育理论来指导纠正性计划

最后，此类体系产生的所有干预措施都必须以适当的方式有效地传达给所有参与者，完整记录，保护所有参与者的隐私并遵循正当程序。

注释书目

可在 www.expertconsult.com 在线获取推荐的注释书目。

参考文献

1. Carroll L: BrainyQuote.com. Retrieved June 29, 2016, from BrainyQuote.com Website: http://www.brainyquote.com/quotes/quotes/l/lewiscarro165865.html.

2. Accreditation Council for Graduate Medical Education [USA]. *ACGME Outcome Project.* Chicago: ACGME; 2009. Available from http://www.acgme.org/Outcome.

3. Vaughn LM, Baker RC, Thomas DG. The problem learner. *Teach Learn Med.* 1998;10:217–222.

4. Yvonne S. The "problem" junior: whose problem is it? *BMJ.* 2008;336(7636):150–153.

5. Yao DC, Wright SM. The challenge of problem residents. *J Gen Intern Med.* 2001;16:486–492.

6. Leape LL, Fromson JA. Problem doctors: is there a systems-level solution? *Ann Intern Med.* 2006;144:107–115.

7. Accreditation Council for Graduate Medical Education: Milestones. http://www.acgme.org/acgmeweb/tabid/430/Programand InstitutionalAccreditation/NextAccreditationSystem/Milestones.aspx. Pages 6, 13, 14, and 16.

8. Andolsek K, Padmore J, Hauer K, et al. Clinical Competency Committees: A guidebook for programs. Available from http://www.acgme.org/acgmeweb/Portals/0/ACGMEClinicalCompetencyCommitteeGuidebook.pdf; 2015 Retrieved August 11, 2015.

9. Accreditation Council for Graduate Medical Education [USA]. *ACGME Outcome Project.* Chicago: ACGME; 2009a. Available from http://www.acgme.org/Outcome.

10. Frank JR, Snell L, Sherbino J (Eds): The draft CanMEDS 2015 physician competency framework. 2015. Available from www.royalcollege.ca/portal/page/portal/rc/common/documents/canmeds/framework/canmeds2015_framework_series_IV_e.pdf. Retrieved December 5, 2015.

11. Scottish Deans' Medical Curriculum Group [Scotland]. *The Scottish Doctor: Learning Outcomes for the Medical Undergraduate in Scotland: A Foundation for Competent and Reflective Practitioners.* 3rd ed. Edinburgh: SDMCG; 2009. Available from. http://www.scottishdoctor.org.

12. General Medical Council [UK]. *Tomorrow's doctors: Outcomes and standards for undergraduate medical education.* London: GMC; 2009. Available from http://www.gmc-uk.org/education/undergraduate/tomorrows_doctors.asp.

13. Graham IS, Gleason AJ, Keogh GW, et al. stralian curriculum framework for junior doctors. *Med J Aust.* 2007;186(suppl 7):S14–S19.

14. Van Herwaarden CLA, Laan RFJM, Leunissen RRM, eds. *The 2009 Framework for Undergraduate Medical Education in the Netherlands.* Utrecht: Dutch Federation of University Medical Centres; 2009.

15. Yao DC, Wright SM. National survey of internal medicine residency program directors regarding problem residents. *JAMA.* 2000;284(9):1099–1104.

16. Hauer KE, Ciccone A, Henzel TR, et al. Remediation of the deficiencies of physicians across the continuum from medical school to practice: a thematic review of the literature. *Acad Med.* 2009;84(12):1822–1832.

17. Crosson FJ, Leu J, Roemer BM, et al. Gaps in residency training should be addressed to better prepare doctors for a twenty-first-century delivery system. *Health Aff (Millwood).* 2011;30(11):2142–2148.

18. Mattar SG, Alseidi AA, Jones DB, et al. General surgery residency inadequately prepares trainees for fellowship: results of a survey of fellowship program directors. *Ann Surg.* 2013;258(3):440–449.

19. Ziring D, Danoff D, Grosseman S, et al. How do medical schools identify and remediate professionalism lapses in medical students? A study of U.S. and Canadian medical schools. *Acad Med.* 2015;90(7):913–920.

20. Smith CS, Stevens NG, Servis M. A general framework for approaching residents in difficulty. *Fam Med.* 2007;39(5):331–336.

21. Brenner AM, Mathai S, Jain S, et al. Can we predict "problem residents"? *Acad Med.* 2010;85:1147–1151.

22. Carraccio C, Wolfsthal SD, Englander R, et al. Shifting paradigms: from Flexner to competencies. *Acad Med.* 2002;77(5):361–367.

23. Eva K, Regehr G. "I'll never play professional football" and other fallacies of self-assessment. *J Contin Educ Health Prof.* 2008;28(1):14–19.

24. Davis DA, Mazmanian PE, Fordis M, et al. Accuracy of physician self-assessment compared with observed measures of competence. *JAMA.* 2006;296(9):1094–1102.

25. ACGME: The clinical learning environment review. Available at http://www.acgme.org/What-We-Do/Initiatives/Clinical-Learning-Environment-Review-CLER.

26. Evans D, Brown J. Supporting students in difficulty. In: Cantillon P, Wood D, eds. *ABC of Learning and Teaching in Medicine.* Oxford: Wiley-Blackwell; 2010:78–82.

27. Papadakis MA, Hodgson CS, Teherani A, et al. Unprofessional behavior in medical school is associated with subsequent disciplinary action by a state medical board. *Acad Med.* 2004;79(3):244–249.

28. Lipner RS, Young A, Chaudhry HJ, et al. Specialty certification status, performance ratings, and disciplinary actions of internal medicine residents. *Acad Med.* 2016;91(3):376–381.

29. Hauer KE, Cate OT, Boscardin CK, et al. Ensuring resident competence: a narrative review of the literature on group decision making to inform the work of clinical competency committees. *J Grad Med Educ.* 2016;8(2):156–164.

30. Zbieranowski I, Takahashi SG, Verma S, et al. Remediation of residents in difficulty: a retrospective 10-year review of the experience of a postgraduate board of examiners. *Acad Med.* 2013;88(1):111–116.

31. Dupras DM, Edson RS, Halvorsen AJ, et al. "Problem residents": prevalence, problems and remediation in the era of core competencies. *Am J Med.* 2012;125(4):421–425.

32. Yaghoubian A, Galante J, Kaji A, et al. General surgery resident remediation and attrition: a multi-institutional study. *Arch Surg.* 2012;147(9):829–833.

33. Riebschleger MP, Haftel HM. Remediation in the context of the competencies: a survey of pediatrics residency program directors. *J Grad Med Educ.* 2013;5(1):60–63.

34. Kogan J, Conforti L, Iobst WF, et al. Reconceptualizing variable rater assessments as both an educational and clinical care problem. *Acad Med.* 2014;89(5):721–727.

35. World Health Organization. International Classification of Impairments, Disabilities, and Handicaps. http://whqlibdoc.who.int/publications/1980/9241541261_eng.pdf; 1980.

36. U.S Department of Education. Protecting students with disabilities: frequently asked questions about Section 504 and the education of children with disabilities. http://www2.ed.gov/about/offices/list/ocr/504faq.html; 2015.

37. U.S. Department of Labor: Americans with Disabilities Act. https://www.dol.gov/general/topic/disability/ada.

38. U.S. Equal Employment Opportunity Commission. ADA Amendments Act of 2008. https://www.eeoc.gov/laws/statutes/adaaa.cfm; 2008.

39. 42 U.S.C. 12102(2)(a): US Code – Section 12102: Definition of disability. Available at http://codes.lp.findlaw.com/uscode/42/126/IV/12102.

40. Dyrbye L, Shanafelt T. A narrative review on burnout

experienced by medical students and residents. *Med Educ.* 2016;50(1):132–149.

41. Rosen IM, Gimotty PA, Shea JA, et al. Evolution of sleep quantity, sleep deprivation, mood disturbances, empathy, and burnout among interns. *Acad Med.* 2006;81(1):82–85.

42. Shanafelt TD, Boone S, Tan L, et al. Burnout and satisfaction with work-life balance among US physicians relative to the general US population. *Arch Intern Med.* 2012;172(18):1377–1385.

43. Maslach C, Jackson SE, Leiter M. The Maslach Burnout Inventory Manual. In: Zalaquett CP, Wood RJ, eds. *Evaluating Stress: A Book of Resources.* Lanhan, MD: Scarecrow Press; 1996:191–218. Available at https://www.researchgate.net/profile/Christina _Maslach/publication/277816643_The_Maslach_Burnout_Inve ntory_Manual/links/5574dbd708aeb.

44. Accardo P, Haake C, Whitman B. A learning disabled medical student. *J Dev Behav Pediatr.* 1989;10(5):253–258.

45. McLellan AT, Skipper GS, Campbell M, et al. Five year outcomes in a cohort study of physicians treated for substance use disorders in the United States. *BMJ.* 2008;337:a2038.

46. Durning SJ, Cleary TJ, Sandars J, et al. Viewing "strugglers" through a different lens: how a self-regulated learning perspective can help medical educators with assessment and remediation. *Acad Med.* 2011;86(4):488–495.

47. American Board of Internal Medicine: The physician charter. Available at http://abimfoundation.org/what-we-do/medical-professionalism-and-the-physician-charter/physician-charter.

48. Kalet A, Chou CL. *Remediation in Medical Education: A Mid-Course Correction.* New York: Springer; 2014.

49. Rest JR, Narvarez DF. *Moral Development in the Professions: Psychology and Applied Ethics.* Hillsdale, NJ: Lawrence Erlbam Associates; 1994.

50. Minicucci R, Lewis B. Trouble in academia: ten years of litigation in medical education. *Acad Med.* 2003;78(10):S13–S15.

第 *16* 章

培训项目评估

RICHARD E. HAWKINS, MD, FACP, AND STEVEN J. DURNING, MD, PHD
译者：郑雪晴　审校者：张　舒

章节纲要

引言

本书的重点是对学习者个体的评价。但是，教育领导者也有责任用与评价单个学习者同样严格的措施来评估培训项目。美国毕业后医学教育认证委员会（ACGME）将培训项目评估描述为"以监控和提高培训项目的质量和有效性为目的，对与项目的设计、实施和结果相关的信息进行系统性的收集和分析"。[1] 在大多数情况下，个人评价的数据汇总将有助于培训项目评估。但是，来自单个学习者的评价数据本身不足以对培训项目的表现给出严格的判定。培训项目评估包括分析系统及其所有交互部分，并进行必要的更改；一个教育体系不仅仅由单个学习者组成。因此，在进行培训项目质量判定以及提供改变、完善策略时，许多其他来源的信息也非常重要。[2,3]

培训项目评估对于任何教育机构都是必不可少的内容，并且应成为核心项目管理活动的一部分。系统地进行项目评估不仅有助于达到认证标准，履行对于公众、学习者和其他利益相关者的责任，而且还会促进培训项目的不断发展和完善。"系统的"和"不断的"概念对于成功进行项目评估确实至关重要。此外，在学术方面，培训项目评估还可以产生关于培训项目的"经验教训"，并且在进行严谨性和可重复性的验证后，可以帮助**其他**培训项目应对类似的挑战。人们可以使用 Glassick 准则（框 16.1）进行培训项目评估，并形成同行评议的文章进行发表。[4]

在本章中，我们首先讨论培训项目评估的**目**

框 16.1	Glassick 准则应用于项目评估 [4]

- 明确的目标
  - 目的明确说明了吗？重要的研究问题和（或）目的？
- 充分准备
  - 了解以前的学术考量吗？需要资源吗？
- 适当的方法
  - 符合目标吗？有效吗？
- 显著成果
  - 目标达成了吗？结果显著吗？
- 有效沟通
  - 写得好吗？合适的受众？传播？
- 反思
  - 严格的评估结果？用于提高未来工作质量的重要评估？

的，然后讨论各种培训项目评估的**模型**和**方法**，再过渡到有关培训项目评估各种问题的实用建议。我们将推荐给读者几个资源以补充对这个庞大且不断扩展的教育主题的理解。

评估目的

评估教育培训项目有多种原因，这些原因并不相互排斥。[5,6] 证明项目能够实现其既定目标是评估的主要目的之一。外部机构，例如医学教育联络委员会（LCME）、ACGME 和加拿大皇家内科及外科医师学院要求对本科和毕业后医学教育项目进行评估以维持培训项目的认证。内部利益相关者，特别是那些为教育活动提供财务支持的利益相关者，可能也希望教育领导者进行培训项目评估以确保稀缺资源得到合理使用。对学习者的成就和其他成果以及项目过程的评估也有助于给项目提供反馈，以指导进行改变或者持续改进。有关培训项目的质量、结果或项目影响力的信息可被一系列"消费者"所使用，如该培训项目的潜在申请人或该培训项目成果的受益者（例如住院医师培训项目主管或医院行政人员）。[5] 此外，从教育活动或干预措施评估中收集的信息可用于产生新的有关有效实践和创新的知识及经验教训，也可以与正在考虑或正在自己项目中部署类似活动或干预措施的人共享。[4,6-8]

评估模型概述

在制订评估计划时，项目负责人有多种模型和方法可供选择。评估模型在项目结果与过程的侧重程度、项目要素之间的关系以及最终使用定量还是定性方法方面有很大不同。在这个谱系的一端是更加实验性的模型，比如专注于项目结果并采用大多数医学教育者都熟悉的定量的目标和度量方法。医学教育工作者通常对随机临床试验、系统综述、定量数据的统计分析甚至是半定量调查数据产出的结果感到熟悉和信任，因为它们可以得出普适性的科学发现。[9] 然而，尽管人们对科学严谨的更为定量的方法充满信心，但认为单因素的变化应该或多或少直接导致测量结果成比例的变化，[2] 将培训项目的要素与结果之间的关系视为线性关系可能过于简化。此外，人们对使用几乎只关注项目结果量化措施的评估模型的满意度已经下降，因为这种方法产生的结果通常几乎不能表明该培训项目有效，这使人们担忧当前教育培训项目基本无效或者没有有效的办法识别培训项目的效果。[10,11]

关于评估模型认识的演变形成了一个范式，聚焦于教育项目如何促成改变，以及项目过程和活动如何影响结果的理论基础。理论驱动的评估模型通常将理论应用整合到设计、实施和解读研究中，并关注结果以外的内容，从而对项目和干预措施引发改变的原因和环境决定因素有更好的理解，并构建相关的新知识。[12] 尽管此类模型可能不同程度地使用定量方法，但它们更多地依赖定性方法（例如焦点小组、访谈、人种志和叙事法）以避免用某一单一结果来定量培训项目的价值，从而提供项目内部工作信息以指导项目在不同背景下的实施，并形成普适性的知识以供包括其他项目开发人员在内的一系列利益相关者使用。[9,10] 尽管评估人员对定性评估方法的信任度没有对定量评估方法那么高，但定性研究人员开发了许多策略（三角互证、成员校验、模式比对、负面个案分析和外部审核）使定性方法更加严格。[13] 通常使用定性方法的评估模型包括现实主义评估，CIPP 模型，前期、中期、后期模型和 MRC 复杂干预模型。这些模型将单个培训项目视为受各种内部和外部因素影响的复杂系统，并期望基于项目变量之间复杂的相互关系形成与环境紧密相关的评估结果。[12] 需要有更高参与性、定性的或理论方法来确定复杂的、多层面的举措的影响，这些举措的过程和背景变量可能更加复杂，出现预期结果的时间也不确定。[6,11,12]

项目评估模型具有悠久的历史，起源于质量保障文献。在下一节中，我们将概述易于实施的各种评估模型，对医学教育体系中的任何一种学术性培训项目的负责人都将有所帮助。的确，在整个医学教育体系中使用相同的项目评估模型将有助于促进项目评估目的达成，有助于教师和学习者的共享心理模型，并为学习者的进步和成长提供更清晰的目标和期望。

评估人员不应被模型或方法的使用所局限，而应从不同模型中找出最能满足其需求的方面，甚至可以确定不同方法如何通过弥补各自的缺陷而达成互补。[9,14] 的确有很多评估专家提倡使用"程序性方法"，即使用混合方法评估社会和卫生服务项目。[9,13] "应急"方法非常有用，因为其可以根据特定计划或项目的发展或复杂性对评估计划进行修改或调整。[6] 在决定评估方法时，务必要意识到不同模型或方法各自的局限性。[5]

下一节描述的模型中有一些共同特点值得特别说明。项目评估是一个循环的过程，最好以连续性的方式完成。就像无法只通过一项度量标准来评价个人的胜任力一样，项目评估也需要多项度量标准，因此需要纳入多种度量标准以帮助评估人员了解信息。的确，项目评估文献中反复出现的一个主题就是意料之外的发现。所选择的特定模型或模型组合受项目需求（例如符合认证标准）的驱动，鉴于这些需求会随培训阶段而变化，项目评估模型有相应的变化也就不足为奇。如本章前面所述，培训项目评估并不只是评价学习者的表现。在进行项目评估时，也建议使用其他的关注培训项目架构或者学习环境的度量标准。最后，越来越多的人支持从"心理测量"、线性的和结果导向的模型过渡到更加定性化、情境化和关系化的模型。

项目评估模型

目标与度量模型

目标与度量模型是稍后描述的"前期、中期、后期"模型的简化形式。在此模型中，首先要定义有限数量的目标（后期度量）。接下来，评估者列出一些用于确定是否达到目标的度量标准［定量和（或）定性测量——中期度量］。如果对于这些度量的表现都达到了可接受的水平，并且随着时间的推移可看出进步的轨迹以及整体的提升，则可确定项目是成功的。

比如，可以将熟练地进行操作这一表现列为目标。对应的度量可以包括一份操作记录，列出操作类型、日期、成功与否、经验教训，以及教师对操作熟练程度的认可（置信职业行为或其他的签字和签署同意）。成功意味着该操作记录中包含了足够的操作数量且质量合格，随着时间的推移操作数量有增长，并有对熟练性的最终认可。与此方法相一致，在项目评估的医学教育文献中也有针对同一特定目标联合使用两种（或更多）度量的若干示例。

Kirkpatrick 模型和 Moore 的扩展结果框架

Kirkpatrick 模型将项目评估的结果分为四个级别。[15] 这四个结果级别分别是反应、学习、行为和结果。和目标与度量模型一样，Kirkpatrick 模型本身并不是为项目评估专门设计的，而是作为一种采集单个学习者或集体学习者表现的方式。我们将以住院医师培训项目中评估同伴教学为例来介绍该模型。等级 1 或"反应"描述了学习者对学习经历的看法或反应。为了评估培训项目，可以使用标准化工具（例如月末评估表）让学习者对同伴教师进行评分。等级 2 或"学习"（表现为知识、技能或态度的改变）可以通过进行教学能力之前 / 之后的自我评价，例如可以使用评分工具。等级 3 或"行为"（应用所学知识时的行为或表现的变化）可以通过录制教学视频，并向学生进行反馈，或通过同伴教师进行客观结构化教学练习（OSTE）来采集。等级 4 或"结果"可以体现为接受了同伴教学的学习者的表现进步。

大量文献集中在最低的 Kirkpatrick 等级（反应或满意度）上，而不是更高的结果水平上。当然，收集学习者的满意度是项目评估的重要组成部分，但不应仅限于这种结果（必要但不充分）。使用 Kirkpatrick 模型的例子包括对临床科学家项目的评估[16]和医学教育中 Kirkpatrick 等级的证据。[17]Kirkpatrick 等级可能最常用于评估继续医学教育（CME）项目。Kirkpatrick 模型的缺点包括只关注项目的结果，而忽略资源使用、度量优先级或综合评价框架。Kirkpatrick 模型的优势在于其结果等级的可移植性，可以转化到许多教育领域中。最近，Moore 等将 Kirkpatrick 模型扩展到代表 Miller 金字塔最底层三个等级[18]的个人学习水平，并更好地关注 CME 对医师表现和治疗结局的影响（表 16.1）。[19]在规划和评估 CME 项目的概念模型中引入扩展后的框架，旨在推动 CME 项目改进以实现提升学习者表现水平和医疗质量结果。此模型与其前身 Kirkpatrick 模型一样，通常应用于 CME 的项目评估中。

逻辑模型

逻辑模型本身在严格意义上可能并不是一种评估模型或方法，而可以被视为一种可视化地表示项目资源、流程、产出和结果之间相互关系的更合理的方法，从而为项目规划、实施、管理和评估提供指导。[20]因此，逻辑模型在项目的规划、描述以及评估中可能很有帮助。[2]在开发逻辑模型的过程中，将基于培训项目的基本原理和理论假设创建培训的"路线图"，将短期和长期结果与旨在产生这些结果的连续过程和活动相关联。[6,20]项目逻辑模型的使用涉及一种基于理论的评估方法，前提是我们可以将结果分析与可以帮助我们更好地理解导致特定结果的过程和背景的方法结合起来，以最大程度地了解项目的影响以及最大影响因素。了解影响结果的背景因素（如何影响以及为什么影响）使我们能够确定改变的具体对象，并使想要实施类似项目的其他人员也可以充分了解并借鉴经验。[6]

逻辑模型方法被设计用于评估一些见效较慢

表 16.1	**Kirkpatrick 模型和 Moore 的扩展结果框架的比较**		
Kirkpatrick 等级	**Miller 金字塔等级**	**Moore 的扩展结果框架**	**评估方法**
		等级 1：参与	记录参与情况
等级 1：反应		等级 2：满足	调查参与者
等级 2：学习	知道	等级 3A：学习陈述性知识	自我评价 / 自我报告 笔试
	知道如何做	等级 3B：学习操作性知识	自我评价 / 自我报告 笔试（简答题，论述题） 案例讨论
	展示如何做	等级 4：能力	自我评价 / 自我报告 在真实或模拟环境中直接观察
等级 3：行为	做	等级 5：表现	自我评价 / 自我报告 在临床实践中直接观察 多来源反馈 照护质量（过程）度量
等级 4：结果		等级 6：患者健康	照护质量（结果）度量 （实践 / 机构水平）
		等级 7：公众健康	照护质量（结果）度量 （社会 / 人群水平）

改编自 Moore DE，Greene JS，Gallis HA：Achieving desired results and improved outcomes：integrating planning and assessment throughout learning activities. *J Contin Educ Health Prof* 2009；29（1）：1-15.

而且效果不易度量的复杂项目，例如在医疗服务系统中建立学习文化。[6] 在逻辑模型中，关键结构要素之一是影响力分析，该分析着眼于项目的远期效果，而不是像结果度量一样关注短期或中期结果。[5]

尽管逻辑模型的结构和过程可能会根据评估的目标和重点不同而有所差异，但它一定由几个关键的结构性要素组成（图 16.1）。在每个要素中填充细节的重复过程可以帮助项目负责人和评估人员更好地理解和阐明项目投入、成果、活动、过程和产出之间的逻辑顺序联系和关系，以及将这些要素联系在一起的内在理论和假设。[6,21] 此外，开发逻辑模型的过程可以帮助关键的利益相关者们对项目及预期目标达成共识和理解。[6]

基本的逻辑模型结构（图 16.1）始于项目的**投入**，这些投入是项目中可以使用的人力、财务、组织和社区资源。投入可以是物质的或智力的，例如教育技术、资金来源以及教师的技能和时间。[2] 这些资源被运用到项目**活动**中，即旨在产生预期项目结果的过程、工具、事件、技术以及其他行动。从某种意义上说，活动是项目内的干预措施或创新。[2] 活动可能包括为实现预期的改变或目标而开发的产品（教育材料）、服务（咨询）和基础设施。这些投入和活动共同构

成了项目的"**计划工作**"（图 16.1）。促进或阻碍改变的因素也可以包含在逻辑模型的计划工作组成部分中（图 16.2）。**保护性因素**包括诸如资金、设备、设施和合作者等资源。阻碍改变或阻止目标实现的因素，如限制性的政策和规定以及缺乏资源或支持等，则被认为是**风险因素**。[20]

产出是项目活动的直接结果，可能包括项目力图提供的不同类型、级别和目标的服务。它们代表项目活动 [2] 实施后实际发生了什么，通常对项目提供的产品和服务进行定量描述。产出的例子包括参加的课程数量、处理的患者数量或参加培训的教师数量。在凯洛格（Kellogg）基金会描述的基本逻辑模型中，根据何时可实现成果，将**成果**分为短期（1 ~ 3 年）和长期（4 ~ 6 年）。[20] 项目的成果通常根据项目学员的知识、技能、行为以及功能或状态水平的变化来确定。在医学教育项目中，患者治疗结局可能作为度量的重要结果。[2] **影响**是指对组织、系统和社会层面带来的更广泛的成果，而这些成果可能要等到项目实施或改变后 7 ~ 10 年才能显现出来。产出、成果和影响共同构成了项目的预期结果。[20]

在将逻辑模型应用于评估时，可以修改其基本结构从而更好地关注与背景和实施相关的并可能影响结果的因素（图 16.2）。例如，教师热情

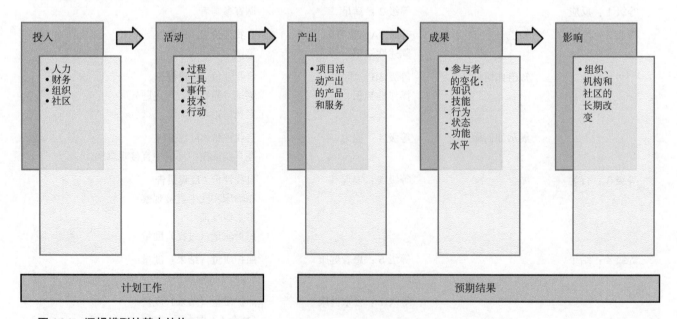

图 16.1 逻辑模型的基本结构

改编自 W. K. Kellogg Foundation: *W. K. Kellogg Foundation Logic Model Development Guide*. Updated January 2004. Available at https://www.wkkf.org/resource-directory/resource/2006/02/wk-kellogg-foundation-logic-model-development-guide.

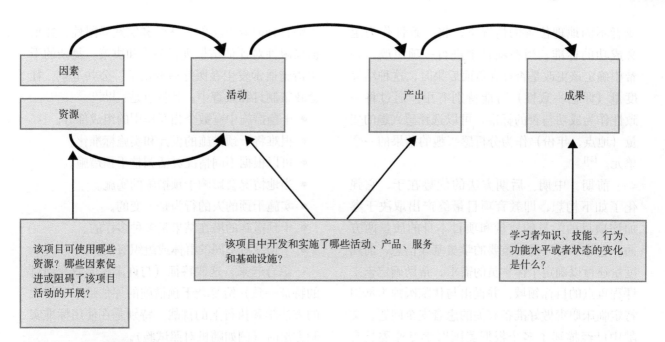

图 16.2　利用逻辑模型构建评估方案

引自 W. K. Kellogg Foundation: *W. K. Kellogg Foundation Logic Model Development Guide*. Updated January 2004. Available at https://www.wkkf.org/resource-directory/resource/2006/02/wk-kellogg-foundation-logic-model-development-guide.

之类的背景因素可能会影响人们参与各种项目活动的兴趣，进而对下游的产出及后续的成果产生影响。实施因素，比如未预期的缺乏关键学习资源或经手患者人数过少（或过多），可能会导致学习者在获得关键胜任力和认证方面出现问题。[20]尽管逻辑模型框架是以线性方式绘制的，但是随着时间的推移，框与框之间的关系可能会非常复杂，甚至构成循环。实际上，使用逻辑模型进行项目规划时，可以将成果和影响作为逻辑模型的开始，并通过"反向逻辑模型"来反推项目活动和资源需求的开发和实施。[22]

在医疗和医学教育中，逻辑模型可适用于许多项目或干预的评估，包括教育干预、师资培训活动以及公共卫生和研究项目。[21-23]逻辑模型最适用于评估对培训项目的修订或创新，特别是在项目负责人对改变在项目中如何发挥作用有所了解的情况下。与更为定量的方法不同，它不一定会提供项目活动与结果之间因果关系的证据。但它有助于产生高质量的信息，并增加人们对关键的项目要素之间关系的理解和共识，这将有助于进行项目规划和评估，并且可以作为监控项目过程、进行必要调整的参考点。[2,22]

前期、中期、后期模型

前期、中期、后期模型是一种较常用于学术目的的模型。该模型来源于质量保障文献，并将用于项目评估目的的度量分为三个阶段，即在项目开始之前（如基线度量）、在项目期间（如过程度量）和在项目之后（如产品或成果）。此模型非常灵活，评估者定义每个阶段的时间范围更为自由，而且每个阶段持续时间不必相同。此外，可以在项目周期（比如每年）的开始或最后的几天、几周或几个月进行前期或后期度量，例如，将住院医师培训的第 1 个月作为前期阶段，将最后 2 个月作为后期阶段。该模型建议在每个阶段（前期、中期、后期）收集定量和定性度量，以帮助评估人员发现非预期结果，它提供了一种帮助人们理解所观察到的关联的方法。它与前面讨论的逻辑模型有相同的特点；但是，不像逻辑模型，前期、中期、后期模型是为了项目评估而设计的。

通过在培训一开始就纳入根据学习者差异纠正后的基线度量，该模型可以提供比先前描述的目标与度量模型更有意义的结果。此外，通过使用前期、中期、后期方法，可以在不同培训年份或者不同地理位置的情况下，将一致性作为定义成功的标准。当在项目中进行一项更改，并希望确定该更改是否存在负面后果时，这种结果度量（评估一致性）可能特别有用。通过将一致性作为成功与否的标准，可以选择感兴趣的变量（地点，年份）作为分析感兴趣的结果的一个单元。[24]

前期、中期、后期方法的优势在于，它强化了如下构想，即教育项目最终产出取决于参加该项目的学员的质量和项目本身的质量两方面。它除了可以提供重要的学员基线信息，前期度量还可以确定个体学员的需求，帮助确定未来课程重点的目标领域，并提出与住院医师为承担特定临床职责做好准备有关的患者安全问题。文献中已经描述了多个根据美国医学专业委员会（ABMS）/ ACGME 的胜任力和里程碑构建的稳健的、多层面评估的示例。[25,26]

前期、中期、后期模型与质量保障文献中的投入、过程、产出模型（或 Donabedian 的结构、过程、成果模型）相关。关键的区别是投入、过程、产出模型将所需的资源作为"投入"，但没有明确诸如基线或前期度量。在此模型的背景中，过程度量是指我们对学习者采取的措施或项目过程中发生的事情（中期度量），而产出是成果或后期度量。但是，此模型定义的"过程"或"中期"度量可能包括我们通常归类为学习和（或）患者治疗结果度量（例如，第 2 年住院医师的在培考试表现，或住院医师培训期间每 6 个月对住院医师小组中患者的 HbA_{1c} 平均水平进行测量）。这就是说，前期、中期、后期模型的确可以鼓励评估人员列出需要的资源，并且考虑到可能出现的意料之外的结果，以帮助制订前期、中期、后期度量。附录 16.1 中提供了一个练习，以帮助想要使用此模型的教育工作者。

医学研究委员会复杂干预模型

医学研究委员会（Medical Research Council, MRC）制订和评估复杂干预措施的指南并不仅仅是提供评估措施，还提供了有关开发、试点、实施、评估和报告复杂干预措施以改善健康状况的全面知识。[11] 它旨在指导研究人员为复杂的干预措施选择最合适的评估方法，并帮助利益相关者

了解各种研究方法的方法学和实践局限性，并根据局限性对评估结果进行解读和决策。复杂的干预措施通常发生在医疗服务供给、公共卫生、社会政策制订和教育中，其特点是：[11,27]

- 干预措施中有数个相互作用的组成部分。
- 很难将干预措施的设计和实施标准化。
- 可以根据不同情况灵活调整干预措施。
- 当地情况会影响干预措施的实施。
- 实施干预的人的行为是可变的。
- 干预措施的潜在结果是多种多样的。
- 干预针对不同的群体或组织级别。

综合起来，这些特征（与许多医学教育项目的特征一致）给复杂干预措施的评估带来了巨大的方法学和执行上的挑战，特别是在使用标准实验方法时（例如随机对照试验）。

通常，鼓励评估人员对他们正在进行的评估任务使用最佳的可用的评估方法，以最大程度地减小偏差并最大化普适性。[28] 从这个角度来看，随机对照研究是控制选择性偏差或影响个体参与干预措施的其他系统性偏差的最佳方法。[11,27] 但是，在实践中，有许多因素会限制评估方法的选择。当随机对照试验不适用于给定的评估项目时，MRC 模型为如何使用实验和准实验方法提供了另一个很好的选择。表 16.2 列出了根据使用的实验方法的背景和适当性可选择的几种实验设计。[11]

MRC 指南规定，有时出于伦理或政策原因，对实验或准实验方法的随机性要求可能难以达到。[11] 在这种情况下，从理论性或统计学的角度来看，"最佳可用"方法可能不是最佳选择。[27] 决定最佳方法时要考虑的因素包括预期结果的时机和规模。非常宏大并且在干预后立刻出现的结果（例如，问责的医疗组织中的所有员工都可接受的教育干预，加上电子健康记录中的提醒，导致在 3 个月内完成干预的员工的所有符合条件的患者的结肠镜检查申请增加了 75%）可能对选择性偏差不那么敏感，因此可能没有必要进行随机化，使用对混淆变量进行调整的观察方法可能就足够了。此外，如果选择性偏差的可能性很小，则可以选择其他随机化方法；还有一些不使用实验的方法的伦理或实际原因（比如干预措施已经被证明有效，或者已广泛应用）；标准化的实验

表 16.2	评估复杂干预措施的随机对照试验的实验性替代方法	
方法	使用的理论基础	基本方法
整群随机试验	干预对对照组的污染可能导致效应量的估计偏差	不同群组（年级，班级，学校，住院医师培训项目）个体随机分配到对照组或干预组
阶梯设计	存在拒绝干预的实际或伦理因素（比如有效性的证据），或者不能同时对整个人群进行干预	将干预措施分阶段推广到不同的个体，并在干预阶段进行随机化
偏好试验和随机知情同意设计	干预的受者对干预有强烈的偏好	受者根据偏好进行分配或在获得知情同意之前随机分配
单病例随机对照设计	预期受者对干预的反应会有所不同，或者干预可能在不同受者中通过不同的机制起作用	受者以随机顺序接受干预；研究受者内部反应以及受者之间的反应

摘自 Craig P，Dieppe P，Macintyre S，et al.；Medical Research Council：Developing and evaluating complex interventions：new guidance. 1-39，2008. Available at http：//www.mrc.ac.uk/documents/pdf/complex-interventions-guidance/

方法成本高昂；一些选定的结果出现频率很低，并且使用标准实验方法不易识别。[11,27]

像其他模型一样，MRC 概述的方法对于确定复杂干预措施是否起作用只能提供部分答案。理解干预是否会在其他环境中起作用，理解其产生影响的内在机制，以及不同的个人和群体如何受到干预但产生不同的结果是同样重要的。[11] MRC 模型表明，"过程评估"能够为成果评估在检测干预实施的可变性、识别背景因素、阐明受试者结果存在差异的因果机制方面提供重要的补充。[11,27] 对过程评估结果的解读与干预结果有关，并且有助于帮助评估人员理解为什么干预导致了这样的结果以及其他人在不同的情境下会怎样实施干预。[11,29]

MRC 支持的一种有用方法是分阶段进行项目开发和评估，利用可行性和前期研究来关注与复杂干预有关的关键要素、问题或顾虑。[11] 通过前期研究解决关键问题或不确定性，将使评估人员能够进行更大规模的探索性研究，并用更明智的方法制订更全面的评估计划。[27] 如果对于干预措施的制订，实施或干预要素的接受程度不确定，或者需要估计样本量、回收率或效应量的大小，那么实施一项或多项较小规模的前期研究可能尤为有帮助。定性和定量方法（通过受试者访谈获得其对于如何参与干预的理解，使用出勤表衡量受者在干预活动中的参与度）可用于明确实施障碍，并为后续大规模评估研究提供数值估计。[11]

CIPP 模型

为响应联邦教育改革项目，对评估和可靠性的要求逐渐升高，CIPP 模型应运而生。人们认为，使用实验设计和基于目标的方法进行的传统评估方法（包括使用标准化的成就测验）满足学校需求的能力有限。CIPP 模型可以对存在于复杂、动态、真实条件下的教育项目进行综合评估。CIPP 是首字母缩写词，代表背景（context）、投入（input）、过程（process）和产出（product），它们是模型中使用的不同**类型**的评估。每种评估可以独立完成，也可以根据评估者的需求和目标以多种方式组合。从最初应用以来，CIPP 模型已成功应用于评估许多不同的学科、服务领域、项目和组织。[7]

在 CIPP 模型中，背景评估（C）侧重于项目需求或者项目变更或改进的需求。背景评估可以定义项目目标和优先级，以确保它们能够解决特定的需求或感兴趣的问题，或者更为回顾性地确定目标和优先级是否适当，能否满足项目的需求或需要解决的问题。背景评估可以看作扩展的需求评价，也可以评估该项目所在的环境以识别潜在的问题和障碍，以及有助于满足这些需求的条件和机会（人员、专业知识、资金）。评估者寻找有关该项目目标人群及其运行环境的信息。信息收集中可以使用多种方法，包括调查、访谈、集点小组、流行病学研究、数据分析和资料回顾。[7]

投入评估（I）侧重于该项目的基础策略或计划，以及用于实施该项目的策略或计划的资源。评估可能着重于该项目所采用的计划或策略的替代方案（例如，如果课程主管选择使用基于网络的方法来提供新的教育内容，评估人员可以考虑替代策略的价值，例如授课式讲座、指定阅读内容或小组活动等），以及计划好的资源（人员、财务等）的合理使用。评估人员可以使用投入评估来决定最佳计划以及资源的最佳使用，或者回顾性判断计划的质量及其成本效益。[7]

过程评估（P）的目标是项目计划或项目干预的实施，包括相关花费。评估人员监督或评价项目的计划是否按预期或要求实施（"实施保真度"）。执行良好的过程评估有助于确定不良结果出现的原因到底是规划不佳或策略过于薄弱，还是计划实施出现了问题。[7]

产出评估（P）侧重于项目或项目改变的实际结果，包括正面和负面改变，以及预期和非预期结果。产出评估通过分析一系列短期和长期成果来确定项目目标的实现程度。[7]

尽管 CIPP 模型侧重于改进、形成计划以及项目的实施或更改，但也可以通过回顾性的总结的方式来满足各种利益相关者的需求。[7]从形成性的角度来看，CIPP 模型试图回答计划中需要做的事（背景），计划是否正确（投入）以及是否正确地执行（过程）。总结性过程回答的问题集中在目标是否满足已确定的需求（背景），计划或策略设计是否得当（投入），计划或策略的实施是否有效（过程）以及是否成功实现了目标（产出）。[7]本质上，CIPP 评估类型的形成性作用是为制订或修改目标、规划和实施活动提供指导，而总结性作用则涉及对项目的目标、计划、实施过程以及是否成功实现目标进行判断。[7]

CIPP 模型已经成为护理教育中的应用模型。CIPP 在护理教育评估方面的优势包括：可以根据项目需求和预算随时使用一种或多种类型的评估，并可以使用多种数据源和收集方法来充分捕捉大学护理项目的复杂性。[30]在护理应用中的另一个示例是使用 CIPP 模型来评估在教学医院的护理部门中开展质量发展项目的过程。[31]在医学教育中，CIPP 模型已用于评估师资培训项目中职业素养的教学与评价。[32]在住院医师培训项目的评估中，CIPP 的使用促进了评估与教育项目的整合，使项目负责人可以根据项目的独特组成部分、资源和政策环境做出更明智的决策。[33]CIPP 模型提供了结构化且灵活的方法，使其对于减少院内感染的全国综合性项目的纵向的、形成性评估最为适用。CIPP 用户认为，CIPP 模型使他们能够随着时间的推移追踪多个项目组成部分，监控项目组成部分之间不断发展的关系，并不断从多个来源收集数据。[34]但是，作者建议那些使用 CIPP 模型的人应充分了解追踪多个组成部分及其相互作用方式所需的资源。

现实主义评估

现实主义评估是一种理论驱动的评估形式，它强调影响项目成果的背景和过程，而不仅仅是项目成果，现实主义评估旨在获得有关复杂项目如何运行的更深层次的解释。[8]使用现实主义方法的评估人员对简单地确定项目是否有效不太感兴趣，但对明确解释"在什么情况下，在哪些方面，什么对谁起作用，以及如何起作用"非常感兴趣。[35]这种方法的隐含含义是认为应用于不同地点或者不同背景下的干预措施不会在所有的地点、对所有的参与者，以及随着时间的推移都产生相同的效果。项目或干预措施是在社会体系中形成和实施的（它们实际上都有可能改变），而且项目及其对参与者的影响也会受到所在社会体系的影响。当地文化和关系以及现有的基础设施、政策和资源，都将影响项目的过程和成果。此外，项目参与者以及领导者和执行项目活动的人员的态度和能力也会影响项目的产出和成果。[35]

从现实主义的角度来看，项目就是在不断演进的社会环境中的复杂干预。与先前描述的 MRC 模型类似，Pawson 通过首字母缩写词 VICTORE 描述复杂干预措施的特征：[36]

- 意愿（Volitions）：该项目的参与者可能会有不同的反应。
- 实施（Implementation）：项目容易出现不一致和意外的后果。
- 背景（Contexts）：实施项目的环境会有所不同。
- 时间（Time）：随着时间推移，会有项目干预措施。

- 结果（**O**utcomes）：结果可能会有所不同，包括如何对其度量或解读。
- 竞争（**R**ivalry）：新的干预措施可能与其他项目或政策形成竞争或发生矛盾。
- 出现（**E**mergence）：干预的效果，包括对它的适应，以及意想不到的后果都会出现。

与此观点相关，又出现了四个概念来帮助理解并解释项目的运行方式，并反映该项目的内在理论基础：机制、背景、结果模式和背景 - 机制 - 结果模式结构。[35]

机制是指干预或项目的组成部分如何导致变更或特定结果，从而有助于解释项目目标的实现为什么成功或失败。机制与项目组成部分不同，但可以理解为与项目的资源和活动如何被接受、解读以及作用于参与者以产生特定的项目结果直接相关的流程、关系或者其他的无形因素。[12] 这些可能不是直接可见的，但可以从显示出其影响的观察数据中推断出来。而且，特定机制的影响不是固定或恒定的，而是主要取决于其运行的环境。[8,12,37] 一般而言，特定干预可能通过多种机制起作用。例如，为帮助改善公众健康管理设计的基于网络的干预措施可能会影响学习者的兴趣和变化，因为学习者对所使用的基于技术的学习形式感兴趣（机制 1），而其他参与者可能会因为逐渐对公共卫生产生兴趣而学习相关内容（机制 2），或者因为即将进行的健康服务研究选修课程（机制 3），或者因为其中包含了会影响其成绩的评价（机制 4）。

背景包括影响机制运行的项目实施的各种情况。[35] 像每个机制一样，背景对项目活动和结果有积极影响，也有消极影响。背景因素包括项目的地点、其文化、利益相关者和参与者的人口统计学及其关系、经济条件、技术和基础设施。在医学教育项目中，背景因素可能对教师和学习者在各自角色中的动机和能力产生重要影响。阐明背景对特定干预的影响对于理解其普适性的因果路径以及在将来其他环境中成功地复制干预非常重要。[8]

起作用的机制和背景因项目而异，在单个项目中随着时间的推移也会有所不同，所以项目的结果不是线性或单变量的。结果模式是项目或干预的最终结果，因为它们定义了项目中激活的不同机制的影响以及动态的背景特征对不同参与者群体的影响。[35] 结果模式将基于个人、地理、人口学、时间和实施相关因素反映参与者的最终差异。因此，需要采用多种评估方法来度量项目的各种产出和成果。这些方法可能包括一系列定性和定量方法，以评估意料之内的和意料之外的后果。[35]

参与现实主义评估要求评估人员形成、测试和完善有关项目为何和（或）如何起效并实现特定成果的理论。现实主义评估的评估人员参与了一个重复过程，该过程涉及观察和调查项目的过程和结果，构建有关项目如何运作的理论或解释，并不断将这种解释与新出现的数据以及修正和增强后的解释进行比较。[10] 但是，没有标准化方法或预先定义好的步骤来进行现实主义评估，采用现实主义方法的人使用了不同的策略。[12] 现实主义评估常用的一种方法涉及开发模型以帮助解释项目结果的潜在作用机制、实施干预措施或执行项目的背景，以及不同的参与群体如何受到影响以导致不同的结果（即结果模式）。这些模型由不同的背景 - 机制 - 结果模型（CMO）组成，CMO 模型结构包含背景和机制的变化，以及这些变化如何解释各种成果。[35]CMO 结构的产生为现实主义评估提供了较为有用的产出，通过进行现实主义评估，可以密切研究机制、背景和结果，检测后续的理论，启动其他分析。[38,39] 通过形成理论主张，解释 CMO 结构三个要素之间的关系，是现实主义评估的重要且常用的目标。[12,40] 评估方法涉及数据收集，以支持有关 CMO 结构潜在的机制、环境和结果模式之间的关系和联系的理论或主张。基于 CMO 结构的评估结果可对项目如何实现特定的结果模式的初始和不断发展的理论和主张进行修订和完善。[8] 图 16.3 展示了一个根据在医学教育项目评估中的不同应用进行现实主义评估的可用分步骤流程。[40,41]

现实主义评估过程包括考虑到可以检测的项目理论，然后测试各种基于理论的主张或假设，以了解各种机制和背景变量如何产生特定的项目结果。[12] 如前所述，现实主义评估的目标之一是完善对于以下内容的理解：哪些机制因为哪些参与者被激活，以及哪些背景因素影响了这些机制如何导致参与者产生可观察到的变化；[8] 哪些潜

步骤1：初始数据收集

对项目负责人进行访谈以了解项目的目的、资源、活动和产出，不同参与者（学习者，教师，利益相关者）的基本情况以及实施该项目的背景和环境

审查相关文件和文献以补充项目如何起效以及可能产生结果的相关信息

步骤2：开发背景–机制–结果（CMO）结构

开发最初的CMO结构以阐明可能实施项目的不同环境之间的潜在关系，能够解释项目结果的可能机制以及项目的预期结果或实际结果［取决于是否进行前瞻性现实主义评估或回顾性现实主义调查（或并行性现实主义调查）］

步骤3：生成关于项目的背景和机制如何导致项目结果的初步解释（理论，微型理论，假设，命题）

最初的解释应假设项目实施的背景和机制如何导致预期或观察到的结果（M＋C＝O）

此步骤的主要目标是生成可验证的假设，以推测项目的运行模式（此处选择的解释涵盖经常使用的多种不同的概念——理论，微型理论，假设和命题——这些概念在教育的现实主义评估的文献中应用不统一，并且经常是相互矛盾的）

步骤4：收集数据以测试有关 C＋M＝O 结构的解释

定性方法（访谈、焦点小组、观察法、文件审核等）旨在进一步了解影响项目结果的可能机制和背景特征，并补充结果评估的定量方法（例如，对参与者进行关于对项目满意度、学习成果以及项目的非预期成果的访谈）

定量方法则主要关注项目的结果，包括学习者或参与者的成果（自我评价调查，执照或资格审查，考试分数，项目负责人或雇主评定结果）、患者结局等

步骤5：修改和完善CMO结构和解释

定性和定量方法得出的数据可反映初始CMO结构（背景-机制-结果模式相互关系的假设）的准确性以及关于其与项目结果无关的解释

为实现项目评估目标，必要时可以重复执行步骤2～5

图 16.3   现实主义评估的可用分步骤流程

摘自 Salter KL，Kothari A：Using realist evaluation to open the black box of knowledge translation：a state-of-the-art review. *Implement Sci* 2014；9：115；Biamey A，Mackenzie M：Teories of change and realistic evaluation：peas in a pod or apples and oranges? *Evaluation* 2007；13（4）：439-455.

在机制或背景变量，或者这些变量的改变可以通过项目参与者引起了或可能引起结果模式发生变化？通过前瞻性的理论发展可以理解培训项目的计划性变更如何影响其在参与者中的结果，从而预测确定结果模式所必需的度量。或者，可以回顾性地考虑这些理论，以促进和推动人们更好地理解为什么干预措施或项目变更在不同的所选地区或项目或不同人口群体内会导致不同的结果。

基于项目结果的理论的假设是在 CMO 结构模型框架以内建立的，以充分了解影响结果模式的变量范围。[35] 为实现预期的结果改变需要调整哪些过程（机制）或者背景变量？或者哪些可能的与机制相关的因素或者背景因素会导致结果模式的差异？

现实主义评估已经应用于许多进行复杂干预的领域中，并且在医疗保健和医学教育项目中的

使用经验也越来越丰富。阐释现实主义方法在医疗保健和医学教育中的应用的示例包括评估基于急诊科的心理健康护理实践的新模型，[8] 增强临床实践知识转化的干预，[12] 使住院医师参与机构质量提升课程的因素，[38] 支持人际交往能力评价的机制，[39] 影响学习者的满意度和学习成果的基于互联网的医学教育的特征，[14] 师资培训活动的效果，[42] 以及全科医疗中质量改进项目的效果。[40]

与前期、中期、后期方法一样，现实主义评估的优势在于，它可以加强对影响项目结果的重要过程、结构、背景变量和其他（通常是意料之外的或非计划之中的）因素的调查、理解和解释。但是，由于现实主义评估需要使用多种方法和重复的方式来发展和完善项目的理论、假设和知识，因此必然会耗费大量时间和资源。此外，现实主义评估可能具有一定的智力挑战性，因为没有指南或已有的规则来指导其实施，并且很难决定和区分机制和背景变量，以及制订初始 CMO 结构。[12]

构建评估方案

在实施教育项目的评估计划时必须进行仔细的规划。关于评估什么、如何测量以及如何将结果用于项目改进需要进行周全的考虑。尽管设计完美的项目评估方案具有很大的挑战性，但为平衡利益相关者需求、方法学要求和资源限制的潜在利益竞争而进行的前期工作可以减少评估工作进行中的意外情况和阻碍。评估人员在决定如何实施项目评估时应考虑到一系列问题：过程、结构和（或）结果度量的分布，定性和（或）定量方法的使用，内部和（或）外部方法以及评估者的使用，衡量短期（当前／中期）和（或）长期结果以及资源的分配。[43]

构建严格的评估方案需要一整个团队。除了要仔细考虑进行评估所需的资金、空间、设备（例如计算机软件）和时间需求外，还必须注意一定要组建合适的团队来规划和实施评估。评估人员应该包括涵盖各种观点和专业知识的人，从而加强团队的能力，并且能够防止出现关于团队决策的文献中提到的"团体思维"。团队还需要对何为成功（结果）有清晰的认识。这可能需要

整合先前描述过的一个或多个模型，甚至构建新的模型。至关重要的是，项目评估工作必须符合项目的目标。

评估人员应考虑项目评估活动的时机和频率。某些项目评估方面每年至少进行一次（例如项目负责人、雇主或毕业生调查），因为每年都会有学习者入学、毕业，而且这也是认证机构的要求。但是，我们建议对于重复的课程、见习或住院医师轮转（作为分析评估单位）进行更频繁的评估，尤其是在开始新的培训项目时评估应该更加频繁。在新的培训项目开始时，因为是对该项目进行的第一轮评估，重大意外出现的可能性更高。对这一过程有帮助的一种方法是在评估过程中设立"旗帜"或"早期预警标志"。如果检测到一个或者多个此类标志，则应该更早地进行下一轮项目评估。为了在项目中合理地使用"旗帜"，认证机构提供了常见的项目引用列表。在评估计划中明确说明引用的原因可以有助于项目评估。

以下对评估方案中使用的度量和方法以及所收集的信息类型的说明，强调了仔细考虑和周全地规划如何使用各种形式的数据来支持评估的重要性。应特别注意如何系统地收集数据；什么时候以及在哪里收集；数据的来源；数据将如何被存储、分析和保护；以及最后如何将其用于对培训项目进行改进或评判。[44] 理想情况下，项目领导者应该建立一个数据库，其中包含有关机构、课程、教学和评价方法、教师和学习者的详细信息，以对项目进行全面的评估。医学教育研究专家建议，评估人员在项目要素的综合相关数据库的辅助下对项目进行评估时，应该采用流行病学方法。[45,46] 这样的数据库支持进行必要的高质量的观察性研究（横断面研究、队列研究、病例对照研究和纵向研究）和实验性研究（随机对照试验和其他随机设计），以支持系统性和信息性评估，并根据教学和评价方法的有效性建立证据基础。[45] 评估人员可以访问许多数据库以获取项目毕业生的重要信息（表 16.3）。[46] 各个项目和机构之间通过合作以达到更大的样本量，包括整个教育和执业的连续过程中的数据，并获取更广泛的背景因素，将有助于开展更强有力的研究项目并获得高质量的结果，也会为医学教育提供更重

表 16.3	可用于评估项目过程和结果的信息来源
机构	信息来源
AAMC	美国医学院申请服务（AMCAS）数据
	入学学生问卷
	毕业生问卷
	教师名册
	医学院入学考试成绩
AAMC/AMA	全国毕业后医学教育普查
ABMS	委员会认证状态
AMA	医师档案
CMS	医疗保险理赔数据
FSMB	国家医学委员会动态数据库
	联合身份验证服务
NBME	USMLE 通过 / 不通过结果和分数
	科目考试成绩

AAMC，美国医学院校协会；ABMS，美国医学专业委员会；AMA，美国医学会；CMS，美国医疗保险和医疗补助服务中心；FSMB，美国国家医学委员会联合会；NBME，美国国家医学考试委员会。除此之外，保险公司、医疗保健系统和计划、州卫生部门以及国家认证机构可能拥有其他医生和患者治疗结局的数据

改编自 Cook DA，Andriole DA，Durning S，et al：longitudinal research databases in medical education：facilitating the study of educational outcomes over time and across instituteons. *Acad Med* 2010；85（8）：1340-1346.

要的证据。[45,46]

确定评估目标

制订评估计划的第一步是确定评估的目标和对象。评估需要回答哪些重要问题？以下问题阐释了开始评估规划的基线（改编自 *W. K. Kellogg Foundation Evaluation Handbook*）：[6]

1. 您希望您的项目、计划或干预达成什么？
2. 您如何知道自己是否达成了目标？
3. 为实现目标，您将实施哪些活动和流程？
4. 哪些因素可能提升或阻碍您实现目标的能力？
5. 您如何确定这些因素对您实现目标的能力的影响？
6. 您想对其他对您的项目、计划或干预感兴趣的人（例如资助者、使用者和其他利益相关者）说什么？

利益相关者参与

在本科生和毕业后医学教育项目中有多个利益相关方，因此他们都应有机会制订和参与评估此类项目质量的过程。[47] 除直接评估团队之外，任何对项目做出贡献、影响或受项目影响或对项目表现负责的人都应有机会为评估规划和管理做出贡献。[3,22] 培训项目的毕业生的接收者对项目的规划和改变也应提供重要的的观点。理想情况下，项目评估应同时包括内部和外部的参与者。外部评估人员，例如来自另一机构的教育领导者，其评估可能更为客观，而且能为评估过程提供独特的或额外的见解或视角。[3] 为确保能够听到各种声音，最好能够同时具有互补的和竞争性的观点。[22]

让学习者自己参与评估过程也很重要。学生和住院医师对他们的教育经历的质量抱有期望，因此自然有资格就特定的项目表现要素作出反馈。为教育项目投入时间和精力的教师也应该参与项目的表现评价并从中受益。当然，重要的是要确保所有利益相关者都能够从项目评估过程中获得反馈，尤其是那些为项目的评估提供信息的人以及那些作为评价数据对象的人。[48] 那些为项目表现提供评价数据和意见的人需要知道他们的努力是被认可的，并且被纳入了项目改进活动中。[49]

让各种利益相关者参与项目评估还有许多其他好处。[22] 参与项目规划和评估可以促进主人翁精神和责任感，并可以鼓励对项目的投入以及采取基于评估结果的行动。让教育干预的接受者参与评估过程将促进其对公平性的认知，并可增强他们对干预措施的支持和参与。[11] 此外，获得广泛的观点和专业知识只会加强项目规划、实施和评估的审议过程。[22]

设计与方法

借用多种方法

我们前面介绍了最常用于评估医疗职业教育项目的模型。一般来说，采用多个模型的要素可以照顾到与判定项目质量有关的全部过程和结果，有利于构建一个可靠、全面的评估计划。可以将各种模型（例如概念框架）看作光源和透镜。结构、度量（稍后将详述）和预期关联性就像光源。每个模型的使用都有其内在的假设（内

含或外显的），因此，仅选择一个模型而排除其他模型就像是使用了放大镜，可能"丢失"用于改进项目的关键信息。

前面描述的几种模型包括定性和定量方法，用以全面测试关于项目如何运作、如何度量各种项目元素的理论。将来自不同评估模型的方法混合使用可以帮助弥补每种评估方法的差距或不足，并得出相互补充或加深了解的发现。[8,11,27] 一般而言，使用这些模型进行的初始评估的方法本质上可能更偏向于定性，例如，通过与项目负责人和参与者进行访谈、观察、资料分析以及文献综述来创建有关该项目如何达成结果的初始理论。[12] 很多时候，评估过程会产生不确定的或混合的结果，显示出不完全的、可变的甚至是无法预料的结果；评估人员的首要目标可能并不是证明项目是否有效，而是要了解评估结果是如何产生的，解释为什么背景因素会导致不同结果，以及提出结果间如何相互联系的理论。[35,37] 可能需要重复循环，包括通过反复讨论、项目理论、相关假设的调整、研究设计的更改和（或）假设以及数据收集方法的修改或补充等方式进行反思。[14] 评估过程的最终结果不一定是关于项目通过或不通过的决定，而是可以通过进一步了解该项目的工作方式和原理，提供指导改进项目的暂时性结论，用最佳方法使其更为有效。[35]

使用定量和定性方法

如先前关于评估模型所讨论的，同时使用定量和定性方法互补，可以有效地满足项目的评估需求。定量方法［例如来自各种笔试、客观结构化临床考试（OSCEs）或病历审查的汇总数据］通常被认为在向教育领导者提供高质量反馈方面具有优势；但是，定性方法（例如小组讨论、个人讨论和访谈、教师和学院观察）在项目评估的某些方面也发挥了重要作用。[43] 定量方法通常在进行数据收集和分析上更为省力，并且提供了一些利益相关者认可的外部客观性评价。例如，认证机构可能需要定量结果数据，这些数据可以为项目成功提供有意义的"基准"。当分析随机样本数据或大数据组时，或当可以轻松控制某些混杂变量以更好地确定因果关系时，定量方法是首选。但是，过于注重用定量方法进行结果测量可

能导致忽略关键的背景因素，这些因素影响结果并产生"中立"的印象，从而可能无法充分反映规划和改变教育项目时存在的张力和价值。[6,12] 排除或试图"控制"背景和过程变量的研究方法可能会限制人们理解项目是如何产生其特定结果的，以及在引入相同干预时，不同参与者群组之间、不同时间段或同一项目内为什么会出现差异。[37] 此外，如果可用的结果度量与利益相关者的需求不一致，方法、可能的结果无法适应或者无法与本地项目和利益相关者群体的需求、背景建立联系时，定量方法就不太可取了。[37]

当深度分析复杂或不断发展的现象，或者调查项目功能（或有限的因素）时，定性方法常常是更好的选择。定性方法通常需要解释背景、资源、参与者和实施因素之间的差异如何以及为什么会影响结果。当定量方法和变量不能满足本地项目和利益相关者的需求，并且当个人经历作为一个重要结果时，定性数据则很有价值。如果不确定选择哪种定量度量，以及预计会有新想法可能影响项目开发的进程时，使用定性技术尤其有用。[43] 定性数据也很重要，因为培训项目是"活的"实体，具有多个利益相关者、微系统、资源等并以非线性方式相互作用，因此标准的定量测量和分析可能无法完整描述项目中所发生的事件。定性方法可允许更及时地收集数据以识别出意外的问题或后果，并在造成严重破坏之前进行课程纠正，并为教育领导者提供与学习者、教师和其他利益相关者进行持续沟通的机制，因而可以鼓励利益相关者投入到不断发展的项目变化中。定性方法可能比定量方法更费时费力，可能无法就特定的假设给出确定的答案，而且可能产生重要的利益相关者认为不可信的结果。最后，当本地项目的背景和（或）活动不能推广到其他项目时，定性方法可能无法满足更多的利益相关者的需求。[13]

将定量和定性方法相结合的混合方法是可取的，因为它们让评估人员可以更加灵活地满足项目评估的需求，并且当描述性信息或参与者的观点能够补充定量结果时，以及当数值数据为更加定性的、基于理论的解释增加细节或精度时，有助于得出更强有力的结论。[13] 混合方法可提供更广泛的解决方案，以确定给定项目的有效性，并

找出可以改进的地方。同时包含定性和定量的方法，以及在考虑总体评估规划时强调单个方法的优缺点，将有助于最大化评估人员获取项目或计划复杂性和丰富性的能力。实际上，有效使用混合方法可以对不同方法之间的结果进行三角互证，从而有助于确认、补充甚至支持对项目过程和结果进行更细致的解读。[9] 混合方法还能使评估人员采集到大多数教育项目的多维特征。[8] 定性方法（例如访谈、小组讨论和观察）对理解项目或计划尤为有利，并有助于解释特定结果的出现原因。[6] 例如，最近使用混合方法来评估旨在增加医师人力以改善医疗资源匮乏群体的医疗保健的项目。除了医学生人口统计学的定量数据外，还有关于学习者体验的定性信息（小组讨论）和通过调查收集到的受项目影响的主要利益相关者群体的观点以进一步丰富信息。[50] 但另一方面，采用多种方法可能会使许多评估人员的资源和能力负担加重，并且可能会更加耗时、耗力、耗钱。[13]

度量

结构和过程度量

当前项目评估的重点之一是评估教育项目或干预措施的重要结果或者期望的结果。[44] 但是，尽管在评估教育经历的质量并进行项目改进时应强调教育和临床结果度量，但认识到可以通过评估项目的结构和过程（包括课程内容、教学和评价方法的全面性和可信性、教师的参与人数和参与程度、经治患者人数和种类等）确定项目的质量也很重要。[3,48] 对结构和过程的评估着重于项目中的各个活动和项目使用材料的有效性、项目中实际发生的事情以及反映项目目标的程度。[5] 在教师教学、教学材料的质量、临床轮转期间经治患者的数量和质量、课程和轮转的长度和强度、共同学习者的数量和能力、支持性基础设施以及非正式或隐性课程的影响的多变性都强调了获取项目过程和结构性信息的重要性。[51]

某些结果度量可能不具有像项目质量度量那样的效度，而过程度量可增加预测特定结果的价值。[3] 例如，患者数量是后续学习结果（如委员会认证考试的表现）的反映指标之一。[52] 除非对

项目的结构和过程有所了解，否则可能难以对结果数据进行解释或反应，以实现项目改进。过程度量对于解释如何或为什么获得某些结果是至关重要的，[3] 因此有助于确定针对特定结果应当在何处作出改进。[53] 在这里，定性度量比定量方法更有可能确定不同结果的原因。[3] 例如，负面结果可能是由于某项课程创新的设计存在缺陷，也可能是由于其实施方式存在问题（例如，在引入之前教师或学员没有接受培训）；如果没有深入了解相关过程，就无法解读结果并根据结果采取适当行动。[43]

在教育项目中使用的一系列评估方法对学习者提供反馈，以及告知对学习者进步的判定，这些构成了结构和过程度量。评估工作应包括对评价方案自身的审查。必须对评价方法进行定期审查和批判性分析，以确保评价方法的使用正确——与教育项目的目标和课程一致，并与学员的总体学习经历相关。[54] 教育项目负责人至少应该定期问自己一系列关于单个工具和整个项目的问题（包括与第 2 章所述的效度论证有关的问题）。首先，他们应该质疑评价内容是否适当。为本地 OSCE 选择的病例是否针对重要临床内容和任务？考虑到总体项目目标，为观察而选择接诊的真实患者的分布是否合理？必须避免与地点、偏好或核心教师的专业知识有关的观察分布不均。是否有足够的教师观察者参加学员评价？研究表明，与较少的评分者观察很多患者接诊相比，更多的评分者观察较少的患者接诊产生的结果更有说服力。[55]

评估人员应在项目内或项目之间比较各个评价的结果以确保结果有意义。可以预料到：整体性评分、OSCE 结果和在培考试（ITE）评分可能互不相关，因为它们衡量的是不同方面的胜任力。但是，如果本地的多项选择题考试的结果与美国国家医学考试委员会（NBME）科目考试或 ITE 结果有很大出入，则应该质疑本地考试的目的、设想及其质量。有时，可能是因为项目的课程与科目考试或 ITE 内容与国家重点不一致。

考虑到与被评价结构内容有关的特定测试的整体表现是很有必要的；也就是说，测试产生的结果是否与对所测能力的认知和所评价学员的知识一致？要认识到在特定水平的学员之间可能

存在明显的差异，但一般可以预见年资更高或经验更丰富的学员在大多数评价中将会获得更好的结果或更高的分数。除了此处讨论的内部评估之外，有关本地评价项目质量的其他信息可以且应该通过外部的定期审核（通过咨询或作为内部正式审核和外部认证流程的一部分）获得。最后很重要的一点，后面也将会讨论，可以将毕业生未来的表现作为研究当前评估方法效度的另一种方法。[54]

教师组成和师资培训是教育项目的核心结构度量，教师的参与度和教学质量是重要的过程度量。将临床教学质量与学习者成果（包括等级/分数、专业选择和考试成绩）相关联的研究，强调了分析教师表现的重要性。[51,56] 可通过多种学员调查或同行调查，或通过同事或项目负责人对教师表现的直接观察来评价教师。[51,57]

机构对教育项目中教师支持的认可提供了一种度量：项目是否成功地让教师将职业价值与参与教育、评价同事及受训的专业人员的责任相关联，这也应被视为一种项目过程度量。就像在基础科学或临床科学领域获得基金支持和科研产出可以奖励教师（例如晋升或其他形式的认可）一样，医学教育中的学术活动也应得到奖励。机构是否将教学视为一种有价值的社会（专业）活动？应该认识到医学教育中学术研究的多样性，包括对教学和评价方法的前瞻性研究、对现有知识进行解读并应用到教育项目和教学方法的开发中。[58]

结果度量

尽管结构和过程评价提供了重要信息，但教育过程的最终产物是学习者在患者医疗方面获得的临床能力和表现，而最终最有价值和信息充分的反馈应该是基于对教育成果的度量。[59] 在度量教育项目的效果时，可以从学习者的角度和（或）从他所服务的患者或社区的角度来定义成果。[60] 学习者的成果包括对胜任力、表现的衡量（反映在知识、技能或态度的逐步改善上），以及临床或治疗效果（包括对提供给单个患者或患者群体的医疗质量的度量）。[2,60] 与评估项目结构和过程相比，度量教育或临床结果具有更大的方法学和逻辑挑战性。重要的是要确定测量哪些结果

是合理的。尽管人们可能希望评估长期结果，但可能并不可行。而关注当下或中期的成果可能更有助于建立成果与项目特征和活动之间的因果关系。[22] 但是，总的来说，评估人员最好将精力集中在有意义的成果上，这些成果可能不易测量，但容易测量的成果对关键利益相关者而言不那么重要。[6]

在整个教育领域中，越来越多地采用胜任力导向的医学教育（CBME）框架，通过注重教育成果和要求多维评价方法促进了项目评估的工作。[61] 在学习者评价中应用许多高质量评价方法 [例如 ITE 和 NBME 科目考试、直接观察工具，如 mini-CEX（迷你临床评估练习）、标准化病人和其他模拟方法、病历审查以及多来源反馈]，有助于建立一套可用于项目评估的可靠的汇总数据（表 16.4）。由于人们对严格的基于工作的评价的兴趣日益浓厚，有助于纳入更多临床相关的教育成果，包括患者结局。国家组织，例如美国医学院校协会（推动为住院医师培训项目开发核心 EPA）和美国毕业后医学教育认证委员会（ACGME）（要求住院医师在培训期间完成关键里程碑评价），都是推动该领域发展的主要驱动力。[62,63] 从基于 EPA 或里程碑的评价中生成的数据可在教育项目培训期间或完成时用于项目评估。最近涉及两个基于专业里程碑的效度研究表明在住院医师培训期间，评分符合预期逐渐升高，这可能提供一种用于检测项目内部干预对住院医师成长的影响的敏感方法。[64,65]

学习者成果。项目评估应包括在培训项目中测得的教育成果以及反映其毕业生未来表现的教育成果。获取有关学习者能力的基线数据也很重要，以充分理解教育经历产生的影响，因为某些教育经历（如临床见实习课程）中许多差异仅仅是由于学习者自身的特征不同造成的。[3,24,66] 评估人员可能会采用多种方法，包括对学员评估数据汇总的分析（例如，平均项目培训得分），对学员、教师以及未来的项目负责人和雇主的调查（或访谈），里程碑和（或）EPA（请参阅第 1 章），以及针对当前学员和毕业生医疗实践和成果的研究。实际的项目评价过程可能包括廉价、应用广泛的测量方法以实现对项目表现的持续监控（雇主调查，监督委员会认证率或认证失败情况），

表 16.4	整个教育和执业过程中评价 ACGME / ABMS 核心胜任力的部分方法		
胜任力	本科医学教育	毕业后医学教育	继续职业发展 / 临床执业
医学知识	本地考试 美国医师考试委员会科目考试 美国执业医师考试步骤 1 和步骤 2——临床知识	本地考试 美国执业医师考试步骤 3 在培考试	委员会认证考试 认证维持考试 临床问题日志 自我评价考试
人际交往和沟通能力	直接观察 标准化病人 / 客观结构化临床考试 整体性评分 多来源反馈 学习档案集 美国执业医师考试步骤 2——临床技能	直接观察 标准化病人 / 客观结构化临床考试 整体性评分 学习档案集 多来源反馈 未告知的标准化病人 雇主意见调查*	直接观察 标准化病人 / 客观结构化临床考试 学习档案集 多来源反馈 未告知的标准化病人 患者调查 整体性评分 雇主意见调查*
职业素养	直接观察 标准化病人 / 客观结构化临床考试 多来源反馈 学习档案集	直接观察 标准化病人 / 客观结构化临床考试 多来源反馈 学习档案集 调查 雇主意见调查*	直接观察 多来源反馈 许可 / 执照获得 未告知的标准化病人 学习档案集 雇主意见调查*
患者照护	直接观察 标准化病人 / 客观结构化临床考试 整体性评分 病历审查 病历诱导回顾 学习档案集	直接观察 标准化病人 / 客观结构化临床考试 整体性评分 病历审查 病历诱导回顾 学习档案集 雇主意见调查*	直接观察 未告知的标准化病人 整体性评分 病历审查 病历诱导回顾 多来源反馈 许可 / 执照获得 认证维持考试 学习档案集 雇主意见调查*
基于实践的学习和改进	病历审查 病历诱导回顾 循证医学练习 学习档案集 标准化病人 / 客观结构化临床考试	病历审查 病历诱导回顾 循证医学练习 学习档案集 标准化病人 / 客观结构化临床考试 质量保障 / 表现改进计划 多来源反馈 学习档案集 雇主意见调查*	病历审查 病历诱导回顾 循证医学练习 学习档案集 标准化病人 / 客观结构化临床考试 质量保障 / 表现改进计划 多来源反馈 学习档案集 未告知的标准化病人 实践改进模块 雇主意见调查*
基于系统的临床实践	标准化病人 / 客观结构化临床考试 病历审查 病历诱导回顾 学习档案集	病历审查 病历诱导回顾 循证医学练习 学习档案集 标准化病人 / 客观结构化临床考试 质量保障 / 表现改进计划 多来源反馈 学习档案集 雇主意见调查*	病历审查 病历诱导回顾 循证医学练习 学习档案集 标准化病人 / 客观结构化临床考试 质量保障 / 表现改进计划 多来源反馈 学习档案集 未告知的标准化病人 实践改进模块 雇主意见调查*

ABMS，美国医学专科委员会；ACGME，美国毕业后医学教育认证委员会

* 雇主意见调查：培训完成后对雇主进行意见调查（例如，对医学院毕业后实习培训项目的主要负责人、毕业后医学教育的专科培训项目负责人或者毕业后医学教育的执业督导者进行意见调查）

或者可能涉及资源密集型评价方式的使用以进行特定项目的成果评价（使用未告知的标准化病人，以衡量改善家庭暴力筛查的干预是否成功）。

在确定评价教育成果的方法时，重要的是不能只包括笔试、课程评分或整体性评分。实际上，设计良好的基于表现的评价（例如 OSCEs）是评价重要技能和行为目标的理想工具，并且可以更好地预测未来的表现。[67] 来自其他基于观察的方法、病历审查或会议报告/参会的汇总数据，也可以用作所选胜任力领域中项目表现的指标。至关重要的是，从医学院教育开始就要包括对专业态度和行为的评测，因为这一领域的表现对于识别未来住院医师期间和临床执业中可能出现的问题具有预测价值。[68-70] 遗憾的是，要全面理解和开发适当的工具来评测选定的胜任力（如团队合作、终身学习、患者权益以及职业素养的某些方面）还需要做大量的工作。

教育领导者在评价教育成果时应设法在内部和外部度量之间取得平衡。内部方法（例如之前描述的汇总评估数据）或内部评估人员（例如教师和住院医师）可能会在某种程度上因个人参与该项目而产生偏倚。但是，这样的方法可以提供重要的信息和反馈，对项目结构、历史、目标和目的以及教育管理者的工作约束的理解可以丰富这些信息和反馈。外部评估人员和方法（例如 ITE）可以对项目过程和结果进行更客观的评估，而且还常常有以下优势：提供多个项目或机构之间的，或基于国内相似的受训者和项目队列的常模参照对比数据。[43]

与对个体受训者的评价一样，如果课程或项目目标与适当的评价工具相匹配，那么使用外部度量进行比较会更有效；类似地，通过使用相同或相似的评价工具，可以更好地进行不同水平能力和表现的比较。可用于评价教育项目质量的结果度量包括国家方法和地方方法。诸如美国国家医学考试委员会（NBME）科目考试、美国执业医师考试（USMLE）以及住院医师在培考试和委员会认证考试等标准化考试可与全国队列进行比较。本地联盟组织的临床技能考试可通过将学生和住院医师与本地或本地区内的同行群体进行比较而提供重要信息。仔细考虑打算测量什么以及各种工具实际测量哪些内容将有助于选择适当

的比较方法。外部评估流程，例如美国医学教育联络委员会（LCME）或美国毕业后医学教育认证委员会（ACGME）或住院医师培训评审委员会（RRC）审查，通常是由受过特定培训的人员进行的，而且其对于影响机构层面改变具有更强的力度。当然，抛开审核过程质量不说，大多数教育领导者并不希望依赖如此高利害的方法来获得有价值的、至关重要的项目评估信息。

评价毕业生的表现针对的可能是教育或职业成果，或侧重毕业生提供的照护所产生的临床实践和患者健康结果（下一部分中会介绍）。成果评估注重毕业生的能力和表现，因此具有操作和技术挑战性。首先是难以收集分布在多个机构和地理位置的毕业生信息。其次，毕业生先前的教育经历和成就与其未来能力和实践之间联系的强度仍不确定。[71] 研究表明，很难证明在医学院以及住院医师培训中的学业成绩和随后成为住院医师以及执业医师时的表现之间存在一致的关系。导致这种不一致的关系有多种原因；理解毕业生表现评估方法的可能缺陷对于开展合理的项目评估过程至关重要。尽管大多数关于教育成果的研究都侧重于医学院学习与随后在住院医师培训和执业中的行为和表现之间的关系，但在未来执业过程中评估住院医师培训项目的成果还有许多相关限制因素。医学教育专家和评估专家已经描述了这些限制因素，包括以下内容：[72-75]

1.　不同级别的表现包含内容不同。很难比较不同级别的表现，因为医学院、住院医师培训和执业中对能力和表现的期望是不同的。执业医师的表现不是住院医师表现的扩展，而住院医师的表现也不是对医学生的期望的扩展。随着人们在教育 - 执业的连续过程中成长，执业环境的复杂性、相关具体情况（包括临床专业）以及限制因素影响了医生的执业行为和表现。医学院中的成就反映了非常有限、相对简单的领域，而执业表现则反映了知识和技能、个人和职业特征以及各种患者相关和系统相关的因素之间的复杂关系。本科医学教育中的评价主要与教育过程和成果有关，对执业医师的评价重点在于衡量其职业成就 [委员会认证和认证维持（MOC）结果]，理想情况下应注重遵守循证医学过

程和治疗结局。毕业后医学教育（GME）环境则提供了从教育到临床成果评估的过渡。

2. 评价方法的局限性。所有水平的表现都是使用本质上存在不同程度缺陷的工具来衡量的。除了预测变量和标准变量可能反映不同的组成部分这一事实之外，二者均由可用于测量不同领域（或同一领域内的不同方面）的不精确的工具测量得到，因此存在有关解读效度的问题。例如，对四年级医学生的 OSCE 分数进行全面分析后可能会发现，他们对学员应具备的沟通能力掌握得非常好，而病史采集分数（与当地病例和检核表开发有关）实际反映的是与评价相关的面试技巧，而不是他们真正的临床数据收集能力（第 5 章）。然后可以将该预测变量与假定是在测量相同特质、但实际上是在测量认知和人际交往能力的组合的实习生迷你临床演练评估（mini-CEX）得分样本进行比较。在这种情况下，不能认为 OSCE 和 mini-CEX 的表现差异反映了能力的提高。应考虑到两种工具测量的是不同的特质，这可能解释了大部分差异的原因。

3. 干预时间。测量预测变量和标准变量之间间隔的时间越长，存在的关联越少，甚至消失。这是多种因素共同作用的结果，包括初始知识和技能的减退，以及干预期间可能发生的一系列教育、职业和个人事件与活动。这种局限性是由于本科教育与之后的执业行为之间不一定存在联系，并导致对毕业后医学教育的中期结果（例如实习生评分）进行了更加集中的评价。但是，专注于毕业后医学教育中的中期结果是合理的，因为本科医学教育的目的和目标就是使承担较为有限患者照护责任的毕业生做好进入 GME 的监督环境的准备。[43]

4. 各种测量挑战影响我们发现并准确量化整个教育和执业这一连续过程的关系的能力：

   a. 范围限制：相对而言，与一般人群相比，被评价的受试者（学生和医生）组成了一个相对同质的群体。使用传统的相关性和基于回归的分析可能很难检测出显著差异。

   b. 评价中使用的整体评分量表的典型偏态分布掩盖了我们发现相关性的能力。[76]

   c. 与反映偏倚相关的结果具有非代表性。已发表研究中自愿参与的性质影响了对结果的解读。某些学生拒绝参加以及监督者随后未能交回评分表与学生学习成绩低下以及住院医师培训表现较差有关。[77,78]

   d. 请参见 Gonnella 等 [74] 对于其他测量限制的更详细说明（评分的非线性分布，预测变量和标准变量的差异的影响，不同预测变量与标准变量之间的关系）。

尽管有这些限制，研究表明，在医学院的表现与随后的住院医师培训和执业期间的表现之间存在一定的关系，并且与实习期间表现的联系最强。例如，学业成绩极差或极好的学生在实习期间也很可能同样是表现极差或极好的实习生。[79] 在各种研究中，本科生测量指标（例如单次和多次的见实习评分，执照考试分数，教师临床评分，班级排名以及学业优异或学业问题的历史记录）在不同程度上与实习指导老师的评分、执照和委员会认证分数以及以后的学术隶属相关联。[74] 当观察到显著的相关性但该相关程度并不是特别强的时候，肯定不足以支持存在较强的关联。正如预期的那样，在概念上相似的度量之间存在更强的相关性，例如单独的执照考试步骤与 ITE 得分之间，以及实习评分与住院医师培训的教师评分之间的相关性。[79,80]

这些数据表明，将评价毕业生的表现作为项目结果度量存在潜在的价值和局限性。这些信息需要仔细地纳入整体的培训项目评估计划中。设计项目评估过程的一个重要目标是在决定要测量的属性、选择评价工具时，减少前面提到的局限性的影响。在可能的范围内，用于测量各个级别表现的工具应符合合理预期，即它们测量的是同样的临床胜任力或表现要素。人们应该理解每种工具实际上在测量什么，以及这些工具的可靠性，并用这些知识来解读结果。

在选择结果变量时，评估人员应考虑学习的最终效果和潜在终点。在未来的执业环境中，如何使培训各个阶段获得的知识和技能显现出来？在整个教育和执业的连续过程中，为测量相同或者相似的特质采取哪些评价方法是合理的？

表 16.4 中列出了一些可采用的测试组合，评估人员要能够认识到前面描述的潜在局限性，并且能够将这种理解整合到后续的结果解读中。对于更"简单"的医学知识以及人际交流技能领域而言，很容易选择合适的比较方法；但是对于更复杂的胜任力领域，选择可能更具挑战性。例如，如何在毕业生的执业过程中判断哪些人能够良好地应用基于实践的学习和改进（PBLI）以及基于系统的实践（SBP）的知识和原理？

教育领导者应当强调学生和住院医师参与项目评估的重要性，学生和住院医师不仅作为受访者提供有关课程质量的信息，而且应作为后续分析的数据来源。这要求受训者参与提供当前和未来的评价以及实践数据，从而为项目质量和改进的决策提供信息。应当在训练的早期就获得学员参与纵向数据收集的知情同意，以免因无应答偏倚而影响未来结果解读。还应该尽量在毕业后尽可能短的时间内测量选定的变量，主要是为了减少混淆变量（例如其他教育干预措施和执业背景的改变）的影响。

针对前述测量方法的局限性，一些专家建议使用受其影响较小的统计方法。使用非参数（无分布）统计数据集中于离散值，包括表现出色的人，以及特别要关注表现不佳或处于边缘的人，这样可能会更有效地识别重要的教育变量。[74] 这种方法涉及将分数或评级划分为任意类别。例如，在 9 分制量表中，出于比较目的，评级 1 ~ 3 将组成低级别，评级 4 ~ 6 构成中间级别，而评级 8 ~ 9 构成高级别。随后，在构成重要项目目标的领域中，人们会比较毕业生被划入特定级别的频率；或者使用预测（当前）和标准（未来）评价方法将毕业生分配到不同级别中，这对选择评价方法的价值将提供重要的效度信息。通常，与毕业生间差异相对较小的变量相比，评估者将可以预测后续胜任力不佳或表现较差的因素（反之亦然，具有较高的学术地位或卓越的临床水平）作为更加关键重要的信息更为有意义。教育领导者应谨记，诸如整体评级量表之类的工具，即使是由项目负责人实施，在检测缺陷方面可能也并不敏感，也无法向医学院教育领导者提供准确的反馈信息。[81] 前面建议过，如果住院医师培训项目负责人或随后的雇主对获得毕业生信

息的申请未予应答，则应该跟进随访，这值得引起注意，否则可能漏掉一些重要信息。

我们的评价方法局限性所带来的挑战之一，就是要在教育项目毕业后到受到其他教育活动和经历影响之前的时间内，将成果（学习者或临床）归因于教育项目或该项目的特定要素。评估人员可以考虑进行贡献分析，以更好地定义观察到的结果与项目活动之间的关系：项目活动或其他影响因素在多大程度上对测量结果做出了贡献。[82] 贡献分析首先清晰地阐述了项目理论，解释项目如何产生特定的目标结果[82]（表 16.5）。可以使用逻辑模型在项目过程和产出与短期、中期和长期成果之间建立潜在的因果联系。最终可能无法确切证明存在因果关系，但是贡献分析旨在证明"合理的关联"，将成果与项目活动联系起来，并减少项目与成果关系的不确定性。[83,84] 支持项目与观察到的结果之间存在因果关系的证据类型包括：[83]

- 结果在项目活动相关的预期时间内出现。
- 结果的暂时变化与项目活动水平的暂时变化相关。
- 结果与不同地点的实施强度相关。
- 其他影响因素作用的解释不够合理。
- 多条证据线支持项目活动的因果关系。

参与贡献分析有助于更好地理解项目要素及其运作方式，并能够确定与项目目标更贴合、为项目影响可提供更多信息的项目度量。[83,84]

住院医师或毕业生调查是常用的一种反馈方式，反映了住院医师培训项目是否让学员对临床执业做好准备。在大多数情况下，调查显示，项目在培训毕业生在特定领域的临床情况下提供医疗服务方面做得相当好。但是，有时这种调查可能有助于发现毕业生在实践中的某些内容、任务或非临床的要求中可能并没有做好准备。例如，对 8 个专科的高年资住院医师的执业准备情况进行的调查表明，在住院医师参与临床执业有意义的活动并能够做出贡献方面，多个项目和专科之间存在巨大差距。[85] 即将毕业的住院医师可以轻松地治疗所在专科中的大部分常见病例。但偶尔也会出现意外情况。住院医师反映，他们对特定的患者疾病状况或在某些特定情况下照护患者并没有做好准备（例如，8% 的精神科住院医师没

表 16.5 贡献分析六步法

步骤 1：确定要解决的因果问题	确定需要考虑的因果问题
	探索项目对预期结果的贡献的性质，以及该项目对结果产生作用的合理性
	确定可能影响结果的其他因素
步骤 2：建立改变理论及其带来的风险	建立改变的理论和基本原理，以解释项目如何产生预期结果
	建立逻辑模型/结果链，以说明项目对其产出和结果的贡献
	列出改变理论的基础假设
	考虑其他因素可能如何影响结果
	确定可以对改变理论提出哪些异议
步骤 3：收集支持项目贡献的改变理论和基本原理的现有证据	评价将项目与观察到的结果逻辑上联系起来的优缺点，以及项目对结果的贡献的合理性
	收集以下证据：
	主要结果（产出和成果）的发生
	改变理论所依据的假设以及解释项目贡献的基本原理的有效性
	其他潜在影响因素
步骤 4：评估改变理论和支持项目贡献的基本原理	确定将项目与观察到的结果相关联的证据的优缺点
	确定该项目对观测结果做出贡献的基本原理的可信度
	获得利益相关者对基本原理可信度的意见
	找出主要缺点用于进一步的数据收集
步骤 5：寻找更多证据	确定需要什么新数据/证据
	重新考虑和（或）适当地调整改变理论
	使用多种寻求三角互证的方法收集更多证据，以提高可信度
步骤 6：修订和加强改变理论和基本原理	专注于基本原理的缺点；加强证据以建立将项目活动与结果联系起来的更可靠的基本原理
	过程是选代的；根据需要返回步骤 4

改编自 Mayne，J. Contribution analysis：coming of age？ *Evaluation* 18（3）：270-280，2012.

有准备好诊断和治疗进食障碍；29%的妇产科住院医师没有准备好照护疗养院的患者）。在接受调查的所有 8 个专科中，在选择符合成本效益的治疗方法、参与质量保障、照护患者、与非医师医务人员合作以及在管理式医疗环境中执业这些方面很少有住院医师认为自己没有准备好。这些发现都表明大多数项目调查中已包含了关键条目；但是，关于常见基于专科和患者照护背景的偶然意外调查结果表明，调查应该保持广泛，并且对涉及项目质量的无根据的假设保持公正。

劳动力成果。对多样化的、胜任的医疗劳动力，医学教育体系的角色和贡献是什么？关于 GME 资助的全国性大讨论引发了这样的疑问。虽然整体而言，对于国家劳动力估计存在重大分歧，但是大家普遍认可在接受过训练的专科医师比例、医疗资源匮乏地区的医生分配、医生劳动力代表美国人口多样性程度方面，目前美国的劳动力不能满足国家的需要。从某种意义上说，多样的学习者的招募、培训和毕业指出了我们的本科医学教育和 GME 项目中越来越重要的过程和结果度量。考虑到为有限的 GME 项目联邦资助制订问责度量，最近有研究表明，国家数据库可以为大约 90%的医疗保险资助机构提供劳动力成果度量。[86] 至少在机构水平，项目评估工作应该开始包括毕业生的专业分布、对劳动力多样性的贡献以及在医疗资源匮乏地区进行执业。应考虑的其他过程度量包括新生的人口结构，致力于服务医疗资源匮乏人群的承诺，以及专科培训的目标；结构度量应强调纳入支持实现学习者目标（例如领导力和变革管理、文化胜任力、健康公平性、健康的社会和行为决定因素以及群体管理等方面的培训）的教育活动和师资培训活动。[50]

患者结局。因为医学教育的首要目的是提高患者的医疗质量，并且考虑到医学教育项目的大量公共投资，因此在教育成果度量中包含强调患者医疗质量和毕业生所照护的群体非常重要。[87-90]然而，与评价学习者成果所涉及的挑战相比，收集用于支持项目评估的临床结果数据所带来的逻辑和度量挑战更大。与评价学习者成果相比，向毕业生收集临床表现数据所面临的操作性挑战更加艰巨，因为毕业生很可能会分布于多个住院医师培训项目或实习地点。除操作方面的障碍外，评估人员还将面临巨大的度量挑战，包括侧重于医疗过程和结果度量的可用性和质量局限性；患者人群的病例组合和严重性差异；难以获得足够的样本量；因为患者喜好、系统因素以及其他临床团队成员的贡献所面临的挑战；以及干预与结果测量之间的滞后时间。[87,89,91]对教育过程与临床结果关系的怀疑，尤其是当两者间隔一段时间时，是使用临床数据来促进项目质量改善的又一个障碍。[87]已执业医师认为本科医学教育对他们后来的执业表现作用不大，但确实认为毕业后医学教育对他们未来的医学执业具有更大的影响。[92]

然而，有研究表明，医疗服务成果与先前的教育经历之间存在关系，并且其影响是可测量的。[87]研究显示，医师毕业的医学院会影响他们随后的处方和相应的患者治疗效果，以及他们的同行、非医师同事和患者对他们特定胜任力领域的评分。[93-95]在执照考试中得分较高的医学院毕业生，更有可能为特定适应证的患者提供更适当的咨询、处方和预防性照护。[96]随后，来自美国和加拿大的研究也支持学生在执照考试中的表现与他们提供的医疗质量之间的正向关系。[97,98]同样，已经发现住院医师培训项目的特点与委员会认证考试成绩相关，也与随后的专业胜任力同行评级相关。[52,99]更近期的研究表明，产科毕业生的住院医师项目可以预测该医生在医疗执业后数年中顺产和剖宫产的并发症发生率。[88,100]在以注重成本的医疗服务为特征的医疗保健系统中进行培训的实习医生更有可能在其认证考试中选择适当的保守治疗方案，但在临床上必要时仍具有选择更具侵入性的医疗方案的能力。[101]几项研究评估了对住院医师的培训干预措施在门诊环境中的结果，重点是治疗费用、遵守预防性保健建

议、咨询技巧和转诊。[102]最近的一项大型综述报告了发表的 90 多篇论文，描述了住院医师在培训过程中的各种医疗结果，包括医疗差错的发生频率、死亡率、手术时间以及手术过程中的估计失血量、气道管理、血糖控制、放射线读片。住院医师水平的临床结果研究主要集中在受训过程中的胜任力提升评价以及教育干预措施的影响。[90]

住院医师培训环境有利于评估与传统课程干预或涉及本地质量改进活动的经验性学习有关的医疗质量结果。[103,104]医疗质量测量（侧重于照护过程、患者体验或临床结果）天然适用于评估住院医师（或学生）对机构质量改善活动的参与情况。例如，Ogrinc 等描述了由于住院医师参与了机构中的整合质量改进课程，肺炎球菌疫苗接种、静脉血栓栓塞预防率、手卫生和戒烟率都得到了改善。[38]鉴于对患者医疗结果的责任有限，在 PBLI 和 SBP 中用临床医疗度量评估学生的表现更具挑战性。但是最近对医学生的其他角色（例如患者导引员）探索的关注为引入对医疗系统表现和治疗成效影响的评估提供了条件。[105]

尽管有许多研究将医学教育经历与患者的临床结果联系起来，但这类研究在医学教育项目评估方面的文章很少。[89,106]如前段描述的一些研究所述，一些关于临床结果的研究需要大量资源、相对复杂的设计以及大量的参与者。许多本科和毕业后教育项目的负责人并没有资源或专业知识来开展此类大型项目。但是，上述研究的作者和其他评估专家提出了方便大多数医学教育工作者使用临床数据以支持有意义的项目评估的几种方法：

1. 获取项目内毕业生表现数据的一种潜在方法是，顺着整个教育和执业的连续过程，采用研究合作伙伴、网络或联盟的形式，将多个项目的努力和资源整合起来。这样可以联合更多的专业人员，例如对患者医疗成果也感兴趣的医疗服务研究人员、经济学家、社会学家等。[87,89]

2. 使用注册系统，或其他允许在整个教育和执业连续过程中整合数据（包括电子健康记录数据）的数据库，促进利益相关者之间的协

作，并促进有关教育和临床度量的数据的结合和分析。[107]

3. 将注意力集中在对人群造成重大影响的常见疾病上是有道理的，因为适当的（或不适当的）治疗会对这些疾病产生重要且可测量的影响。[87] 人们更有可能从医疗保健系统或其他来源获得这些数据。

4. 在选择质量度量时，与国家、专业或机构的重点保持一致将增加数据的可信度，使现有的表现标准可用，并可增加数据用于度量教育成果的可能性。[108]

5. 研究人员应集中精力确定与医师行为直接相关的对教育敏感的成果指标。例如，患者积极度是患者与医师接触的直接结果，并提供了患者治疗依从性、糖尿病结局和医疗服务利用的有效替代指标。[107]

6. 评估人员应确定与特定健康结果相关，并决定特定健康结局的其他过程和学习者成果指标。这些可能代表学习者的知识和技能成果或患者的行为或态度的指标，可以作为临床成果的良好替代指标，而且可能不存在先前描述的某些度量方法的局限性（例如归因限制或不必要的滞后时间）。[89,91]

7. 最重要的是，评估人员在追求研究计划和确定目标相关结果时应该对目的和目标有深刻的认识。临床结果数据将有助于满足某些（但不是全部）测量需求和目标。实际上，对与重要项目目标不是很相关的医疗结果的过度关注可能会导致对非常重要的其他学习过程和成果的重视不足。[91]

学习环境

考虑教育项目对其所处的教育和临床环境的影响很重要，反之亦然，也要考虑学习环境对项目质量和学习者成果的影响。从项目对当地环境的影响来看，评估不仅有确保受训者及毕业生获得认知和行为方面的能力的责任，还应扩大教育项目对机构环境中基础设施和文化改变的影响。[58] 该项目在多大程度上影响教师和受训者的教学和学习经验，以及在多大程度上为当地临床环境带来正面（或负面）影响？衡量教育项目的效果可以通过测量该机构对当前医疗保健结果的影响来

实现。例如，在关注为糖尿病患者提供高质量常规照护的住院医师 PBLI 计划中，可以获得诸如患者满意度、健康状况评级或 HbA$_{1c}$ 水平等治疗成效。当然，在许多情况下，可能很难确定教育项目的实施/创新和机构文化或教育基础设施的完善是哪一个先出现。教育项目的质量与其环境之间可能存在某种相互关系。实际上，医学教育质量和医疗服务之间的关系，与机构内部支持创新和学术追求的文化相结合，是内科 RRC 赞助的教育创新项目的重要的潜在主题。作为对教育和质量中卓越和创新的回报，参与的住院医师培训项目的认证间隔被延长。[109]

除了考虑教育项目对其学习环境的影响外，理解和衡量该项目所在的学习环境对教育项目的影响及其学习者在实现关键项目目标方面的成功也很重要。[110,111] 已经开发了许多工具来评价医学教育的学习环境，但是，这些工具所测量的结构几乎没有一致性。然而，对这些工具所基于的理论框架进行的回顾确定了反映学习环境重要组成部分的三个领域：目标取向，关系，以及组织/调节。[110] 因此，选择用来评估项目学习环境的任何工具都应包含以下一个或多个要素：

1. 目标取向：关注环境如何通过其内容和目标来支持学习者的成长和发展。具体要素包括学习目标的明确性、学习内容的相关性以及建设性反馈的使用。

2. 关系维度：着重于环境的开放性和支持性。具体要素包括开放的交流、学习者的凝聚力和参与度，以及学习者和教师的社会和情感支持。

3. 调节和组织领域：着重于教育项目的维护和变化。具体要素包括项目内的组织和秩序，项目如何保持控制、表达期望并对变化做出响应，以及教师和学习者的角色。

Schönrock-Adema 等总结了评估医学教育学习环境的常用工具如何关联到这些领域。[110]

在毕业后医学教育中，美国毕业后医学教育认证委员会（ACGME）临床学习环境审查（CLER）项目引入对学习环境的结构化评价并将其作为认证的要求。[112]CLER 项目包括六个重点领域：患者安全，质量改善，医疗过渡，监管，职责监督、疲劳管理和缓解，以及职业素

养。CLER 关注该项目发起机构学习环境的基础
架构，以及其在多大程度上支持住院医师致力于
机构质量和安全，并支持六个重点领域内住院
医师的学习和发展。[112]《毕业后医学教育杂志》
2016 年 5 月期的增刊包括几篇文章，总结了前
297 次 CLER 实地考察的结果，包括经验教训和
改进 GME 学习环境的重要机会。[111,113]

报告与反馈

评估过程中的报告和（或）反馈应尽可能具
体（尤其是对于评估的任何建议），并应包括由
项目或特定干预措施得出的正面成果和负面结果
的详细说明。使用多种格式（口头汇报、详细的
书面报告、图表和图示）可能有助于描述项目的
评估结果。[11] 评估结果的报告应包括尽可能多的
与干预措施以及影响干预实施的背景因素相关的
信息，以便利益相关者确定评估结果与他们自己
的项目之间的相关性，或是否适合在其他环境中
再次实施该干预措施。[11,29] 全面地报告过程、结
果分析与改变，以及实施步骤或策略的变化并不
容易，一直是评估复杂干预、对评估结果的解读
和应对，以及在其他情况下采用此类干预措施所
面临的问题。[27]

总结

评估教育项目是项目负责人的核心责任。合
理的评估可以使教育项目满足资助者和认证机构
等利益相关者的需求和要求，以指导持续的改进
工作并支持基于医学教育实践的证据的发展。各
种模型和方法均有助于评估，建议评估人员以互
补的方式使用不同模型中最合适的要素以最好地
满足需求。

要制订高质量的评估计划，首先要明确评估
目标，并让想要确保教育项目取得成功的利益相
关者参与其中。除了借用各种评估方法以实现其
评估目标外，评估人员还应采用一系列结构、过
程和结果度量以全面了解项目，包括项目的实现
程度和项目改进的方式。最后，对于评估人员来
说，重要的是要通过向教育项目负责人提供准
确、全面和可行的反馈来构建闭环的评估流程。

注释书目

注释书目可见网页 www.expertconsult.com。

参考文献

1. Accreditation Council for Graduate Medical Education (ACGME): Glossary of terms. July 1, 2013. Available at http://www.acgme.org/Portals/0/PDFs/ab_ACGMEglossary.pdf?ver=2015-11-06-115749-460.
2. Frye AW, Hemmer PA. Program evaluation models and related theories: AMEE guide no. 67. *Med Teach*. 2012;34(5):e288–e299.
3. Durning SJ, Hemmer P, Pangaro LN. The structure of program evaluation: an approach for evaluating a course, clerkship, or components of a residency or fellowship training program. *Teach Learn Med*. 2007;19(3):308–318.
4. Glassick, C.E., M.T. Huber, and G.I. Maeroff, Scholarship assessed evaluation of the professoriate. 1st ed. 1997, San Francisco, CA: Jossey-Bass.
5. Goldie J. AMEE Education guide no. 29: evaluating educational programmes. *Med Teach*. 2006;28(3):210–224.
6. W. K. Kellogg Foundation: *W. K. Kellogg Foundation Evaluation Handbook*. Available at https://www.wkkf.org/resource-directory/resource/2010/w-k-kellogg-foundation-evaluation-handbook.
7. Stufflebeam DL, Coryn CLS. Daniel Stufflebeam's CIPP model for evaluation: an improvement- and accountability-oriented approach. In: *Evaluation Theory, Models and Applications*. 2nd ed. San Francisco: Jossey-Bass; 2014:309–339.
8. Wand T, White K, Patching J. Applying a realist(ic) framework to the evaluation of a new model of emergency department based mental health nursing practice. *Nurs Inq*. 2010;17(3):231–239.
9. McEvoy P, Richards D. A critical realist rationale for using a combination of quantitative and qualitative methods. *J Res Nurs*. 2006;11:66–78.
10. Haji F, Morin MP, Parker K. Rethinking programme evaluation in health professions education: beyond "did it work?". *Med Educ*. 2013;47(4):342–351.
11. Craig P, Dieppe P, Macintyre S, et al; Medical Research Council: Developing and evaluating complex interventions: new guidance. 1-39, 2008. Available at http://www.mrc.ac.uk/documents/pdf/complex-interventions-guidance/.
12. Salter KL, Kothari A. Using realist evaluation to open the black box of knowledge translation: a state-of-the-art review. *Implement Sci*. 2014;9:115.
13. Johnson RB, Onwuegbuzie AJ. Mixed methods research: a research paradigm whose time has come. *Educ Res*. 2004;33(7):14–26.
14. Wong G, Greenhalgh T, Pawson R. Internet-based medical education: a realist review of what works, for whom and in what circumstances. *BMC Med Educ*. 2010;10:12.
15. Kirkpatrick D. Evaluation of training. In: Craig RL, Bittel LR, eds. *Training and Development Handbook*. New York: McGraw-Hill; 1967:87–112.
16. Parker K, Burrows G, Nash H, Rosenblum ND. Going beyond Kirkpatrick in evaluating a clinician scientist programme: it's not "if it works" but "how it works.". *Acad Med*. 2011;86(11):1389–1396.
17. Yardley S, Dornan T. Kirkpatrick's levels and education "evidence.". *Med Educ*. 2011;46(1):97–106.

18. Miller GE. The assessment of clinical skills/competence/performance. *Acad Med.* 1990;65(suppl 9):S63–S67.

19. Moore Jr DE, Greene JS, Gallis HA. Achieving desired results and improved outcomes: integrating planning and assessment throughout learning activities. *J Contin Educ Health Prof.* 2009;29(1):1–15.

20. W. K. Kellogg Foundation: *W. K. Kellogg Foundation Logic Model Development Guide.* Updated January 2004. Available at https://www.wkkf.org/resource-directory/resource/2006/02/wk-kellogg-foundation-logic-model-development-guide.

21. Morzinski JA, Montagnini ML. Logic modeling: a tool for improving educational programs. *J Palliat Med.* 2002;5(4):566–570.

22. Sundra DL, Scherer J, Anderson LA. Prevention Research Centers Program Office: A guide on logic model development for the CDC's prevention research centers. Available at https://www.bja.gov/evaluation/guide/documents/cdc-logic-model-development.pdf.

23. Armstrong EG, Barsion SJ. Using an outcomes-logic-model approach to evaluate a faculty development program for medical educators. *Acad Med.* 2006;81(5):483–488.

24. Durning SJ, Pangaro L, Denton GD, et al. Intersite consistency as a measurement of programmatic evaluation in a medicine clerkship with multiple, geographically separated sites. *Acad Med.* 2003;78(suppl 10):S36–S38.

25. Hauff SR, Hopson LR, Losman E, et al. Programmatic assessment of level 1 milestones in incoming interns. *Acad Emerg Med.* 2014;21(6):694–698.

26. Lypson ML, Frohna JG, Gruppen LD, Wooliscroft JO. Assessing residents' competencies at baseline: identifying the gaps. *Acad Med.* 2004;79(6):564–570.

27. Craig P, Dieppe P, Macintyre S, et al. Developing and evaluating complex interventions: the new Medical Research Council guidance. *BMJ.* 2008;337. a1655.

28. Eccles M, Grimshaw J, Campbell M, Ramsay C. Research designs for studies evaluating the effectiveness of change and improvement strategies. *Qual Saf Health Care.* 2003;12(1):47–52.

29. Campbell NC, Murray E, Darbyshire J, et al. Designing and evaluating complex interventions to improve health care. *BMJ.* 2007;334(7591):455–459.

30. Singh MD. Evaluation framework for nursing education programs: application of the CIPP model. *Int J Nurs Educ Scholarsh* 1:(Article 13). 2004.

31. Petro-Nustas W. Evaluation of the process of introducing a quality development program in a nursing department at a teaching hospital: the role of a change agent. *Int J Nurs Stud.* 1996;33(6):605–618.

32. Steinert Y, Cruess S, Cruess R, Snell L. Faculty development for teaching and evaluating professionalism: from programme design to curriculum change. *Med Educ.* 2005;39(2):127–136.

33. Hogan MJ. Evaluating an intern/residency program. *J Am Osteopath Assoc.* 1992;92(7):912–915.

34. Kahn KL, Mendel P, Weinberg DA, et al. Approach for conducting the longitudinal program evaluation of the US Department of Health and Human Services National Action Plan to prevent healthcare-associated infections: roadmap to elimination. *Med Care.* 2014;52(2 Suppl 1):S9–S16.

35. Pawson R, Tilley N. Realist evaluation. Available at http://www.communitymatters.com.au/RE_chapter.pdf. Accessed July 26, 2016 2004.

36. Pawson R. *The Science of Evaluation: A Realist Manifesto.* London: Sage Publications; 2013.

37. Wong G, Greenhalgh T, Westhorp G, Pawson R. Realist methods in medical education research: what are they and what can they contribute? *Med Educ.* 2012;46(1):89–96.

38. Ogrinc G, Ercolano E, Cohen ES, et al. Educational system factors that engage resident physicians in an integrated quality improvement curriculum at a VA hospital: a realist evaluation. *Acad Med.* 2014;89(10):1380–1385.

39. Meier K, Parker P, Freeth D. Mechanisms that support the assessment of interpersonal skills: a realistic evaluation of the interpersonal skills profile in pre-registration nursing students. *J Pract Teach Learn.* 2014;12:6–24.

40. Schierhout G, Hains J, Si D, et al. Evaluating the effectiveness of a multifaceted, multilevel continuous quality improvement program in primary health care: developing a realist theory of change. *Implement Sci.* 2013;8:119.

41. Blamey A, Mackenzie M. Theories of change and realistic evaluation: peas in a pod or apples and oranges? *Evaluation.* 2007;13(4):439–455.

42. Sorinola OO, Thistlethwaite J, Davies D, Peile E. Faculty development for educators: a realist evaluation. *Adv Health Sci Educ Theory Pract.* 2015;20(2):385–401.

43. Woodward CA. Program evaluation. In: Norman GR, van der Vleuten CPM, Newble DI, eds. *International Handbook of Research in Medical Education.* Dordrecht: Kluwer Academic Publishers; 2002:127–155.

44. Musick DW. A conceptual model for program evaluation in graduate medical education. *Acad Med.* 2006;81(8):759–765.

45. Carney PA, Nierenberg DW, Pipas CF, et al. Educational epidemiology: applying population-based design and analytic approaches to study medical education. *JAMA.* 2004;292(9):1044–1050.

46. Cook DA, Andriole DA, Durning SJ, et al. Longitudinal research databases in medical education: facilitating the study of educational outcomes over time and across institutions. *Acad Med.* 2010;85(8):1340–1346.

47. Vroeijenstijn AI. Quality assurance in medical education. *Acad Med.* 1995;70(suppl 7):S59–S67.

48. Suwanwela C. A vision of quality in medical education. *Acad Med.* 1995;70(suppl 7):S32–S37.

49. Gerrity MS, Mahaffy J. Evaluating change in medical school curricula: how did we know where we were going? *Acad Med.* 1998;73(suppl 9):S55–S59.

50. Sokal-Gutierrez K, Ivey SL, Garcia R, Azzam A. Evaluation of the Program in Medical Education for the Urban Underserved (PRIME-US) at the UC Berkeley-UCSF Joint Medical Program (JMP): the first 4 years. *Teach Learn Med.* 2015;27(2):189–196.

51. Kogan JR, Shea JA. Course evaluation in medical education. *Teach Teacher Educ.* 2007;23:251–264.

52. Norcini JJ, Grosso LJ, Shea JA, Webster GD. The relationship between features of residency training and ABIM certifying examination performance. *J Gen Intern Med.* 1987;2(5):330–336.

53. Christensen L, Karle H, Nystrup J. Process-outcome interrelationship and standard setting in medical education: the need for a comprehensive approach. *Med Teach.* 2007;29(7):672–677.

54. Fowell SL, Southgate LJ, Bligh JG. Evaluating assessment: the missing link? *Med Educ.* 1999;33(4):276–281.

55. Margolis MJ, Clauser BE, Cuddy MM, et al. Use of the mini-clinical evaluation exercise to rate examinee performance on a multiple-station clinical skills examination: a validity study. *Acad Med.* 2006;81(suppl 10):S56–S60.

56. Griffith 3rd CH, Wilson JF, Haist SA, et al. Internal medicine clerkship characteristics associated with enhanced student examination performance. *Acad Med.* 2009;84(7):895–901.

57. Holmboe ES, Hawkins RE, Huot SJ. Effects of training in direct observation of medical residents' clinical competence: a randomized trial. *Ann Intern Med.* 2004;140(11):874–881.

58. Blumberg P. Multidimensional outcome considerations in assessing the efficacy of medical educational programs. *Teach*

Learn Med. 2003;15(3):210–214.

59. Stone SL, Qualters DM. Course-based assessment: implementing outcome assessment in medical education. *Acad Med.* 1998;73(4):397–401.

60. Bordage G, Burack JH, Irby DM, Stritter FT. Education in ambulatory settings: developing valid measures of educational outcomes, and other research priorities. *Acad Med.* 1998;73(7):743–750.

61. Holmboe ES, Sherbino J, Long DM, et al. The role of assessment in competency-based medical education. *Med Teach.* 2010;32(8):676–682.

62. Association of American Medical Colleges. *Core Entrustable Professional Activities for Entering Residency: Faculty and Learners' Guide.* Washington, DC: AAMC; 2014. Available at http://m embers.aamc.org/eweb/upload/Core%20EPA%20Faculty%20a nd%20Learner%20Guide.pdf.

63. Holmboe ES, Edgar L, Hamstra S. *The Milestones Guidebook. Version 2016.* Chicago: Accreditation Council for Graduate Medical Education; 2016. Available at http://www.acgme.org/Portals/0/MilestonesGuidebook.pdf.

64. Hauer KE, Clauser J, Lipner RS, et al. The internal medicine reporting milestones: cross-sectional description of initial implementation in U.S. residency programs. *Ann Intern Med.* 2016;165(5):356–362.

65. Beeson MS, Holmboe ES, Korte RC, et al. Initial validity analysis of the emergency medicine milestones. *Acad Emerg Med.* 2015;22(7):838–844.

66. Roop SA, Pangaro L. Effect of clinical teaching on student performance during a medicine clerkship. *Am J Med.* 2001;110(3):205–209.

67. Smith SR. Correlations between graduates' performances as first-year residents and their performances as medical students. *Acad Med.* 1993;68(8):633–634.

68. Brown E, Rosinski EF, Altman DF. Comparing medical school graduates who perform poorly in residency with graduates who perform well. *Acad Med.* 1993;68(10):806–808.

69. Papadakis MA, Teherani A, Banach MA, et al. Disciplinary action by medical boards and prior behavior in medical school. *N Engl J Med.* 2005;353(25):2673–2682.

70. Teherani A, Hodgson CS, Banach M, Papadakis MA. Domains of unprofessional behavior during medical school associated with future disciplinary action by a state medical board. *Acad Med.* 2005;80(suppl 10):S17–S20.

71. Kassebaum DG. The measurement of outcomes in the assessment of educational program effectiveness. *Acad Med.* 1990;65(5):293–296.

72. Arnold L, Willoughby TL. The empirical association between student and resident physician performances. In: Gonnella JS, Hojat M, Erdmann JB, Veloski JJ, eds. *Assessment Measures in Medical School, Residency, and Practice: The Connections.* New York: Springer; 1993:71–82.

73. McGuire C. Perspectives in assessment. In: Gonnella JS, Hojat M, Erdmann JB, Veloski JJ, eds. *Assessment Measures in Medical School, Residency, and Practice: The Connections.* New York: Springer; 1993:3–16.

74. Gonnella JS, Hojat M, Erdmann JB, Veloski JJ. A case of mistaken identity: signal and noise in connecting performance assessments before and after graduation from medical school. In: Gonnella JS, Hojat M, Erdmann JB, Veloski JJ, eds. *Assessment Measures in Medical School, Residency, and Practice: The Connections.* New York: Springer; 1993:17–34.

75. Hojat M, Gonnella JS, Veloski JJ, Erdmann JB. Is the glass half full or half empty? A reexamination of the associations between assessment measures during medical school and clinical competence after graduation. In: Gonnella JS, Hojat M, Erdmann JB, Veloski JJ, eds. *Assessment Measures in Medical School, Residency, and Practice: The Connections.* New York: Springer; 1993:137–152.

76. Hawkins RE, Margolis MJ, Durning SJ, Norcini JJ. Constructing a validity argument for the mini-Clinical Evaluation Exercise: a review of the research. *Acad Med.* 2010;85(9):1453–1461.

77. Verhulst SJ, Distlehorst LH. Examination of nonresponse bias in a major residency follow-up study. In: Gonnella JS, Hojat M, Erdmann JB, Veloski JJ, eds. *Assessment Measures in Medical School, Residency, and Practice: The Connections.* New York: Springer; 1993:121–127.

78. Vu NV, Distlehorst LH, Verhulst SJ, Colliver JA. Clinical performance-based test sensitivity and specificity in predicting first-year residency performance. In: Gonnella JS, Hojat M, Erdmann JB, Veloski JJ, eds. *Assessment Measures in Medical School, Residency, and Practice: The Connections.* New York: Springer; 1993:83–92.

79. Markert RJ. The relationship of academic measures in medical scholl to performance after graduation. In: Gonnella JS, Hojat M, Erdmann JB, Veloski JJ, eds. *Assessment Measures in Medical School, Residency and Practice: The Connections.* New York: Springer; 1993:63–70.

80. Kenny S, McInnes M, Singh V. Associations between residency selection strategies and doctor performance: a meta-analysis. *Med Educ.* 2013;47(8):790–800.

81. Lavin B, Pangaro L. Internship ratings as a validity outcome measure for an evaluation system to identify inadequate clerkship performance. *Acad Med.* 1998;73(9):998–1002.

82. Mayne J. Contribution analysis: an approach to exploring cause and effect. *ILAC Brief.* May 2008;16.

83. Mayne J. Addressing attribution through contribution analysis: using performance measures sensibly. *Discussion Paper, Office of the Auditor General of Canada.* June 1999.

84. Kotvojs F: Contribution analysis: a new approach to evaluation in international development. Paper presented at the Australian Evaluation Society 2006 International Conference, Darwin. Available at http://www.aes.asn.au/images/stories/files/conferences/2006/papers/022%20Fiona%20Kotvojs.pdf.

85. Blumenthal D, Gokhale M, Campbell EG, Weissman JS. Preparedness for clinical practice: reports of graduating residents at academic health centers. *JAMA.* 2001;286(9):1027–1034.

86. Chen C, Petterson S, Phillips RL, et al. Toward graduate medical education (GME) accountability: measuring the outcomes of GME institutions. *Acad Med.* 2013;88(9):1267–1280.

87. Tamblyn R. Outcomes in medical education: what is the standard and outcome of care delivered by our graduates? *Adv Health Sci Educ Theory Pract.* 1999;4(1):9–25.

88. Asch DA, Nicholson S, Srinivas SK, et al. How do you deliver a good obstetrician? Outcome-based evaluation of medical education. *Acad Med.* 2014;89(1):24–26.

89. Chen FM, Bauchner H, Burstin H. A call for outcomes research in medical education. *Acad Med.* 2004;79(10):955–960.

90. Van der Leeuw RM, Lombarts KM, Arah OA, Heineman MJ. A systematic review of the effects of residency training on patient outcomes. *BMC Med.* 2012;10:65.

91. Cook DA, West CP. Perspective: reconsidering the focus on "outcomes research" in medical education: a cautionary note. *Acad Med.* 2013;88(2):162–167.

92. Renschler HE, Fuchs U. Lifelong learning of physicians: contributions of different phases to practice performance. *Acad Med.* 1993;68(suppl 2):S57–S59.

93. Goldberg M, Tamblyn R, et al: Risk of adverse gastrointestinal events in seniors after prescription of nonsteroidal anti-inflammatory drugs: does training at specific medical schools affect patient outcome? The Canadian Pharmacoepidemiology Forum, 1995.

94. Lockyer JM, Violato C, Wright BJ, Fidler HM. An analysis of long-term outcomes of the impact of curriculum: a comparison

of the three- and four-year medical school curricula. *Acad Med.* 2009;84(10):1342–1347.

95. Monette J, Tamblyn RM, McLeod PJ, Gayton DC. Characteristics of physicians who frequently prescribe long-acting benzodiazepines for the elderly. *Eval Health Prof.* 1997;20(2):115–130.

96. Tamblyn R, Abrahamowicz M, Brailovsky C, et al. Association between licensing examination scores and resource use and quality of care in primary care practice. *JAMA.* 1998;280(11):989–996.

97. Norcini JJ, Boulet JR, Opalek A, Dauphinee WD. The relationship between licensing examination performance and the outcomes of care by international medical school graduates. *Acad Med.* 2014;89(8):1157–1162.

98. Wenghofer E, Klass D, Abrahamowicz M, et al. Doctor scores on national qualifying examinations predict quality of care in future practice. *Med Educ.* 2009;43(12):1166–1173.

99. Ramsey PG, Carline JD, Inui TS, et al. Predictive validity of certification by the American Board of Internal Medicine. *Ann Intern Med.* 1989;110(9):719–726.

100. Asch DA, Nicholson S, Srinivas S, et al. Evaluating obstetrical residency programs using patient outcomes. *JAMA.* 2009;302(12):1277–1283.

101. Sirovich BE, Lipner RS, Johnston M, Holmboe ES. The association between residency training and internists' ability to practice conservatively. *JAMA Intern Med.* 2014;174(10):1640–1648.

102. Bowen JL, Irby DM. Assessing quality and costs of education in the ambulatory setting: a review of the literature. *Acad Med.* 2002;77(7):621–680.

103. Dolan BM, Yialamas MA, McMahon GT. A randomized educational intervention trial to determine the effect of online education on the quality of resident-delivered care. *J Grad Med Educ.* 2015;7(3):376–381.

104. Hussain SA, Woehrlen TH, Arsene C, et al. Successful resident engagement in quality improvement: the Detroit Medical Center story. *J Grad Med Educ.* 2016;8(2):214–218.

105. Gonzalo JD, Graaf D, Johannes B, et al. Adding value to the health care system: identifying value-added systems roles for medical students. *Am J Med Qual.* 2016. [Epub ahead of print].

106. Prystowsky JB, Bordage G. An outcomes research perspective on medical education: the predominance of trainee assessment and satisfaction. *Med Educ.* 2001;35(4):331–336.

107. Kalet AL, Gillespie CC, Schwartz MD, et al. New measures to establish the evidence base for medical education: identifying educationally sensitive patient outcomes. *Acad Med.* 2010;85(5):844–851.

108. Haan CK, Edwards FH, Poole B, et al. A model to begin using clinical outcomes in medical education. *Acad Med.* 2008;83(6):574–580.

109. Accreditation Council for Graduate Medical Education: EIP program requirements. http://www.acgme.org. 2006.

110. Schönrock-Adema J, Bouwkamp-Timmer T, van Hell EA, Cohen-Schotanus J. Key elements in assessing the educational environment: where is the theory?. *Adv Health Sci Educ.* 2012;17(5). 827–742.

111. Thibault GE. The importance of an environment conducive to education. *J Grad Med Educ.* 2016;8(2):134–135.

112. Weiss KB, Wagner R, Nasca TJ. Development, testing, and implementation of the ACGME Clinical Learning Environment Review (CLER) program. *J Grad Med Educ.* 2012;4(3):396–398.

113. Wagner R, Weiss KB. Lessons learned and future directions: CLER National Report of Findings 2016. *J Grad Med Educ.* 2016;8(2 Suppl 1):55–56.

114. Clinical Learning Environment Review (CLER) National Report of Findings 2016. *J Grad Med Educ.* 8(2 Suppl 1):5–a39.

115. Findings from the Long-Term Career Outcome Study (LTCOS) and related work. *Mil Med.* 2015;180(Suppl 4):1–172.

项目评估练习

考虑一下您现有的教育项目或项目创新/新项目面临的一个特定挑战——事情进展不理想，或者您不知道事情的发展情况。

步骤1：与这一挑战有关的目标陈述。完成这句话："如果我知道……，我将对自己的培训项目感到满意"，或"我需要知道是否……"，或"如果发现……，我会很尴尬"。

步骤2：哪些"结果"或"后期"度量将帮助您确定回答问题的"成功"？请尽可能多地列出您认为可能会有帮助的内容，包括短期和长期措施。（用"*"标注您认为必不可少的内容）

　　短期结果度量　　　　　　　　　　　　　　　**长期结果度量**

步骤3：在项目实施过程中您会采取什么样的度量（评估）方法？这些度量应符合您想要的结果。

- 关于采取的这些度量方法需要考虑：可行性（是否可以进行）、可靠性和评估方法的有效性。

- 考虑采取的度量是过程度量还是结果度量？是定性的还是定量的？是必须进行的还是想要进行的？

我们来回顾做这些您可能需要的资源。

项目中采取的度量	过程度量 或 结果度量	定性 或 定量	必须的 或 想要的	资源 （时间、资金、 人力资源）

步骤4：需要采取哪些基线度量或"前期"度量？（帮助您比较干预组和对照组，纠正表现中的基线差异，理解培训项目的结果是什么）

• 考虑采取的度量是定性的还是定量的？是必须的还是想要的？

• 我们来回顾做这些可能需要的资源。

项目中采取的度量	定性/定量	必须的/想要的	资源（时间、资金、人力资源）

步骤5：发现评估的"黄旗和红旗"——哪些事情发生之后会让您寝食难安（比如资格认证的问题）？试着列出定量度量（数字）、定性度量（文字）、过程度量（内容）和产出度量。

黄旗（担忧，如果发现，必须更频繁地对数据进行"取样"）	红旗（如果发现的话必须立刻处理）

步骤6：回到步骤3～5，根据您的红旗和黄旗决定是否需要收集其他信息（"评估什么"——"前期""中期"和"后期"措施）。

步骤7：回到步骤3～6，在右边写下"需要的资源"（时间、人力资源、资金支持）和每一步实施过程中可能遇到的阻碍。

步骤8：这种干预措施可能存在的预料外的结果是什么？您怎样发现这些预料外的结果？

α 系数　coefficient alpha

B

本科医学教育　undergraduate medical education（UME）
笔试　written examination
变革承诺声明　commitment to change（CTC）statements
便携性　portability
标准化　standardization
标准化测试　standardized testing
标准设定　standard setting
标准相关证据　criterion-related evidence
标准效度　criterion validity
病例开发　case development
病例诱导回顾　chart-stimulated recall（CSR）
补救　remediation
部分任务训练器　part task trainer

C

操作胜任力　procedural competence
操作微创模拟训练器　procedures minimally invasive simulation trainer
操作性技能　procedural skill
测量标准误　standard error of measurement（SEM）
测试理论　test theory
测量模型　measure model
测试强化学习　test-enhanced learning
测试信度　test reliability
程序性评价　programmatic assessment
触觉虚拟现实设备　haptic VR device
刺激形式　stimulus format

D

达芬奇系统　Da Vinci system
德雷弗斯评价模型　Dreyfus model of evaluation
等级锚定描述　scale anchors
电子病历　electronic medical record
定量方法　quantitative method

定性方法　qualitative method
定性评价　qualitative assessment
多来源反馈　multisource feedback
多特征 - 多方法矩阵　multitrait-multimethod matrix
多项选择题　multiple choice question
多项选择题考试　multiple-choice examination

F

发展框架　developmental framework
翻译者　interpreter
反馈　feedback
反思能力　reflective ability
仿真度　fidelity
访谈　interviewing
非分析性推理　nonanalytic reasoning
分布误差　distributional error
分娩模拟器　birthing simulators
分数解释的效度　validity of score interpretation
分数锚定描述　scale anchor
分数膨胀　grade inflation
分析框架　analytic framework
分析性推理　analytic reasoning

G

概化　generalization
概化分析　generalizability analysis
概化理论　generalizability theory
概化系数　generalizability coefficient
概念模型　conceptual model
干预　intervention
高仿真模拟　high-fidelity simulation
工程仿真度　engineering fidelity
沟通技能　communication skills
构念无关变量　construct-irrelevant variance（CIV）
构念相关变量　construct-relevant variance
构念一致量表　construct-aligned scale
构念一致性　construct alignment

观察快照　observation snapshots

管理者　manager

国家标准化考试　national standardized examination

过程测量　process measure

过程评估　process evaluation

H

核心胜任力　core competency

患者 - 干预 - 比较 - 结果　patient-intervention-comparator-outcome（PICO）

患者安全　patient safety

患者报告的结果测量　patient-reported outcome measures（PROMs）

患者调查　patient survey

患者结局　patient outcome

汇报者　reporter

汇报者、解读者、管理者、教育者　RIME（reporter, interpreter, manager, educator）

混合方法　mixed method

霍桑效应　Hawthorne effect

J

基线测量　baseline measures

基于操作的评价　procedure-based assessment（PBA）

基于工作场所的评价　workplace-based assessment

基于工作的评价　work-based assessment

基于患者的检查　patient-based examination

基于模拟的评价　simulation-based assessment

基于内容的检核表　content-based checklist

基于实践的学习　practice-based learning

基于实践的学习和改进　practice-based learning and improvement（PBLI）

基于团队的诊断　team-based diagnosis

基于问卷的评价工具　questionnaire-based assessment tool

基于系统的实践　systems-based practice（SBP）

基于系统的学习　systems-based learning

基于证据的反馈模型　evidence-based feedback model

计算机任务训练器　computerized task trainers

计算机增强的人体模型模拟器　computer-enhanced mannequin simulators

技术性技能　technical skills

加拿大对专科医师的教育定位能力框架　Canadian Medical Education Directions for Specialists（CanMEDS）competency framework

加拿大大家庭医师学会　College of Family Physicians of Canada（CFPC）

监督　supervision

检核表　checklist

建设性反馈　constructive feedback

剑桥模型　Cambridge model

脚本一致性测试　script concordance test（SCT）

教导　coaching

教师　faculty

教师发展　faculty development

教育处方　educational prescription

教育效果　educational effect

接诊　encounter

接诊标准化病人　standardized patient encounter

结果　outcome

结果导向教育　outcome-based education

经典测试理论　classical test theory

决策　decision making

K

凯恩框架　Kane's framework

柯克帕特里克模型　Kirkpatrick model

可接受性　acceptability

可行性　feasibility

可用性　usability

可重复性　reproducibility

客观结构化技术性技能评价　objective structured assessment of technical skills（OSATS）

客观结构化临床考试　objective structured clinical examination（OSCE）

口头汇报　oral presentation

框架参考培训　frame-of-reference training（FORT）

L

Lasater 临床判断准则　Lasater clinical judgment rubric（LCJR）

里程碑　milestones

理论驱动的评价模型　theory-driven evaluation model

利益相关者　stakeholder

良好医疗实践　good medical practice

临床病例讨论　case-based discussion（CBD）

临床操作　clinical maneuver

临床过程　clinical process

临床技能　cinical skills

临床教学　clinical instruction

临床判断　clinical judgment

临床片段　clinical vignettes

临床胜任力委员会　Clinical Competency Committees（CCCs）

临床实践回顾　clinical practice review

临床推理　clinical reasoning
临床微系统　clinical microsystem
逻辑模型结构　logic model structure

M

梅奥临床技能评价考试　Mayo clinical skills assessment test （MCSAT）
美国毕业后医学教育认证委员会　Accreditation Council for Graduate Medical Education（ACGME）
美国残疾人法案　Americans with Disabilities Act（ADA）
美国国家医学考试委员会　National Board of Medical Examiners（NBME）
美国内科学委员会 American Board of Internal Medicine （ABIM）
美国外科在培考试（ITE）委员会　American Board of Surgery ITE（ABSITE）
美国医师执照考试　United States Medical Licensing Examination（USMLE）
美国医学研究所　Institute of Medicine（IOM）
美国医学院校协会　American Association of Medical Colleges
美国医学专科委员会　American Board of Medical Specialties（ABMS）
迷你临床评估练习　mini-clinical evaluation exercise（mini-CEX）
米勒金字塔　Miller's pyramid
描述性评价　descriptive assessment
模拟　simulation
模拟器　simulators
摩尔的扩展成果框架　Moore's expanded outcomes framework
目标导向　goal orientation
目标模型　goal model

P

偏好试验　preference trial
评定量表　rating scale
评分　scoring
评价　assessment
评价框架　evaluation framework
评价模型　evaluation model
评价者　assessor
评价者培训　rater training
评价者准确性　rater accuracy

Q

情境　scenario

R

R2C2 循证反馈模型　R2C2 evidence-based feedback model
人际交往和沟通技巧　interpersonal and communication skills
认证维持　maintenance of certification
认知负荷理论　cognitive load theory
认知领域教育目标分类法　taxonomy of educational objectives in the cognitive domain
乳腺检查训练器　breast examination trainers

情境认知　situated cognition
区分效度　discriminative validity
全面评定量表　global rating scale

S

胜任力　competency
胜任力不足　dyscompetency
胜任力导向医学教育　competency-based medical education
胜任力框架　competency framework
实践回顾　practice review
实践练习　practical exercise
实用性　practicality
实用主义方法　pragmatic approach
手术表现评级量表　operative performance rating scale （OPRS）
书面评价　written assessment

T

体格检查　physical examination
听众反应系统　audience response systems（ARSs）
团队合作　teamwork

W

外推法　extrapolation
微创模拟训练器　minimally invasive simulation trainer （MIST）
未告知的标准化病人　unannounced standardized patients
问题学习者　problem learner
问诊技巧　history-taking skill

X

相关误差　correlational errors
响应效度　responsive validity
项目成果　program outcome
项目评估　program evaluation
项目评估模型　program evaluation model
项目主任　program director
效度　validity

效度证据　validity evidence

谢菲尔德同行评审评价工具　Sheffield peer review assessment tool（SPRAT）

心理测量标准　psychometric criteria

心理测量学　psychometrics

心理仿真度　psychological fidelity

信度　reliability

信度系数　reliability coefficient

信息管理　information management

行为表现评价　performance assessment

行为表现维度培训　performance dimension training（PDT）

行为锚定评定量表　behaviorally anchored rating scale（BARS）

形成性反馈　formative feedback

形成性评价　formative assessment

虚拟现实模拟器　virtual reality simulator

学习档案集　portfolios

学习环境　learning environment

学习障碍　learning disability

学习者　learner

学习者 - 监督者关系　learner-supervisor relationship

学习者成果　learner outcomes

学员观察　trainee observation

循证实践　evidence-based practice

循证医学　evidence-based medicine

Y

一分钟导师　one-minute preceptor

医患沟通　physician-patient communication

医疗安全　care safety

医师评价回顾　physician assessment review（PAR）

医学教育　medical education

医学教育者　medical educator

医学访谈　medical interviewing

医学模拟　medical simulation

医学研究理事会复杂干预模型　medical research council model for complex interventions

语境机制结果模式　context-mechanism-outcome pattern

语境评估　context evaluation

语境因素　contextual factors

预测效度　predictive validity

晕轮误差　halo error

Z

在培考试　in-training examinations

在实践中学习和评价　learning and assessing by doing

责任性　accountability

增强现实训练器　augmented reality trainer

诊断性推理　diagnostic reasoning

整群随机试验　cluster randomized trial

执业医师　practicing physician

直接观察　direct observation

职业素养　professionalism

职业行为评价　assessment of professional behaviors（APB）

纸质病历　paper-based medical records

质量保障　quality assurance

质量改进行动　quality improvement movement

质量评价　quality assessment

置信决策　entrustment decision making

置信职业行为　entrustable professional activities

终结性评价　summative assessment

住院医师　residency

追踪观察　tracking observation

自动题目生成　automatic item generation（AIG）

自我调节学习　self-regulated learning（SRL）

自我评价　self-assessment

自我认知　self-perception

自主学习　self-directed learning